现代护理理论与实践

XIANDAI HULI LILUN YU SHIJIAN

主编　褚冉冉　曹晓赞　王凤娟　张　奕
　　　蒋萍萍　林　娟　沈一凡

黑龙江科学技术出版社
HEILONGJIANG SCIENCE AND TECHNOLOGY PRESS

图书在版编目（CIP）数据

现代护理理论与实践／褚冉冉等主编. -- 哈尔滨：
黑龙江科学技术出版社，2024.4

ISBN 978-7-5719-2354-9

Ⅰ．①现… Ⅱ．①褚… Ⅲ．①护理学 Ⅳ．①R47

中国国家版本馆CIP数据核字（2024）第069161号

现代护理理论与实践
XIANDAI HULI LILUN YU SHIJIAN

主　　编	褚冉冉　曹晓赞　王凤娟　张　奕　蒋萍萍　林　娟　沈一凡
责任编辑	包金丹
封面设计	宗　宁
出　　版	黑龙江科学技术出版社
	地址：哈尔滨市南岗区公安街70-2号　邮编：150007
	电话：（0451）53642106　传真：（0451）53642143
	网址：www.lkcbs.cn
发　　行	全国新华书店
印　　刷	黑龙江龙江传媒有限责任公司
开　　本	787 mm×1092 mm　1/16
印　　张	22.25
字　　数	563千字
版　　次	2024年4月第1版
印　　次	2024年4月第1次印刷
书　　号	ISBN 978-7-5719-2354-9
定　　价	238.00元

编委会

◎ **主　编**

褚冉冉　曹晓赞　王凤娟　张　奕

蒋萍萍　林　娟　沈一凡

◎ **副主编**

王　静　于媛媛　崔红学　邹　敏

周秀燕　文　贞　王美娟

◎ **编　委**（按姓氏笔画排序）

于媛媛（桓台县妇幼保健院）

王　静（滨州医学院附属医院）

王凤娟（巨野县北城医院）

王美娟（山东省公共卫生临床中心）

文　贞（武汉大学人民医院）

邹　敏（青岛市即墨区人民医院）

沈一凡（北京市经开区荣华社区卫生服务中心）

张　奕（青岛市黄岛区中医医院）

张爱玲（曹县人民医院）

林　娟（烟台毓璜顶医院）

周秀燕（青岛大学医疗集团西海岸第二医院/青岛慧康医院）

曹晓赞（宁津县人民医院）

崔红学（桓台县妇幼保健院）

蒋萍萍（中国人民解放军陆军第八十集团军医院）

褚冉冉（枣庄市立医院）

前 言
FOREWORD

护理工作在我国医疗卫生事业的发展中发挥着重要的作用,广大护理工作者在协助临床诊疗、救治生命、促进康复、减轻疼痛及增进医患和谐方面肩负着重大责任。随着现代医学与科学技术的快速发展,新的诊疗技术的不断更新,临床护理工作者的技术水平也在不断地提高。为了更好地为患者提供高质量的护理,护理工作者必须掌握扎实的护理基础知识、规范的操作技术、熟练的专业技能,形成默契的医护配合,为生命各阶段不同健康状况的患者提供全方位的优质护理服务。鉴于此,编者在参考大量相关文献的基础上,结合多年的临床经验,编写了《现代护理理论与实践》一书。

本书密切结合临床,编排深浅有度、详略得当,以认识疾病为前提,充分吸收了护理新理论、新知识和新技术,紧密联系医院实际,结合长期护理实践中行之有效的经验,对疾病的护理进行了总结提炼。本书首先简要介绍了护理学基本理论、临床护理操作、生命体征的观察与护理;然后从概述、病因、护理评估、护理措施等方面对临床常见科室疾病进行了较为详细的论述,包括神经内科、呼吸内科、心外科等。本书在编写过程中,充分考虑护理思维,以期进一步激发护理人员的临床思考,提升护理水平。本书内容涵盖面广,既注重基础,又突出重点,力求反映临床护理和护理研究的最新成果,适合广大医护工作者、医学院校师生参考阅读。

本书在编写过程中,编者付出了巨大努力,但由于编写经验不足,加之编写时间仓促,疏漏或不足之处恐在所难免,恳请广大读者和同行批评指正,以便改进、提高,使之逐步完善。

《现代护理理论与实践》编委会
2024 年 1 月

目 录
CONTENTS

第一章

护理学基本理论

第一节 系 统 理 论

一、系统的基本概念

(一)系统的概念

系统是由相互联系、相互依赖、相互制约、相互作用的事物和过程组成的,具有整体功能和综合行为的统一体。各种系统,尽管它的要素有多有少,具体构成千差万别,但总有两部分组成:一部分是要素的集合;另一部分是各要素间相互关系的集合。

(二)系统的基本属性

系统是多种多样的,但都具有共同的属性。

1.整体性

组成系统的每个部分都具有各自独特的功能,但这些组成部分不具有或不能代表系统总体的特性。系统整体并不是由各组成部分简单罗列和相加构成的,各部分必须相互作用、相互融合才能构成系统整体。因此,系统整体的功能大于并且不同于各组成部分的总和。

2.相关性

系统的各个要素之间都是相互联系、相互制约,若任何要素的性质或行为发生变化,都会影响其他要素,甚至系统整体的性质或行为。如人是一个系统,作为一个有机体,由生理、心理、社会文化等各部分组成,其整体生理功能又由血液循环、呼吸、消化、泌尿、神经肌肉和内分泌等不同系统和组织器官组成。当一个人神经系统受到干扰,就会影响他的消化系统、心血管系统的功能。

3.层次性

对于一个系统来说,它既是由某些要素组成,同时,它自身又是组成更大系统的一个要素。系统的层次间存在着支配与服从的关系。高层次支配低层次,决定系统的性质,低层次往往是基础结构。

4.动态性

系统是随时间的变化而变化。系统进行活动,必须通过内部各要素的相互作用,能量、信息、物质的转换,内部结构的不断调整以达到最佳功能状态。此外,系统为适应环境,维持自身的生存与发展,需要与环境进行物质、能量、信息的交流。

5.预决性

系统具有自组织、自调节能力,可通过反馈适应环境,保持系统稳态,这样就呈现某种预决性。预决性程度标志系统组织水平高低。

二、系统的分类

自然界或人类社会存在千差万别的各种系统,可从不同角度对它们进行分类。分类方法如下。

(一)按组成系统的要素性质分类

系统可分成自然系统与人造系统。自然系统如生态系统、人体系统等;人造系统如机械系统、计算机软件系统等。自然系统与人造系统的结合,称为复合系统,如医疗系统、教育系统。

(二)按组成系统的内容分类

系统可分为物质系统与概念系统。物质系统如动物、仪器等;概念系统如科学理论系统、计算机程序软件等。多数情况下,实物系统与概念系统是相互结合、密不可分的。

(三)按系统与环境的关系分类

系统可分为开放系统与封闭系统。封闭系统是指与环境间不发生相互作用的系统,即与环境没有物质、信息或能量的交换,事实上绝对的封闭系统是不存在的。与封闭系统相反,开放系统是指通过与环境间的持续相互作用,不断进行物质、能量和信息交流的系统,如生命系统、医院系统等。在开放系统中,按系统有无反馈可分为开环系统与闭环系统。没有反馈的系统称为开环系统,有反馈的系统称为闭环系统。

(四)按系统运动的属性分类

系统可分为动态系统与静态系统。动态系统如生物系统、生态系统;静态系统如一个建筑群、基因分析图谱等。

三、系统理论的基本原则及在护理实践中的应用

(一)整体性原则

整体性原则是系统理论最基本的原则,也是系统理论的核心。

1.从整体出发,认识、研究和处理问题

护理人员在处理患者健康问题时,要以整体为基本出发点,深入了解,把握整体,找出解决问题的有效方法。

2.注重整体与部分、部分与部分之间的相互关系

从整体着眼,从部分入手,把护理工作的重点放在系统要素的各种联系上。如医院的护理系统是指从护理部到病区助理护士,若任何一个要素薄弱,都会影响医院护理的整体效应。

3.注重整体与环境的关系

整体性原则要求护理人员在护理患者时,要考虑系统对环境的适应性,通过调整人体系统内部结构,使其适应周围环境,或是改变周围环境,使其适应系统发展的需要。

(二)优化原则

系统的优化原则是通过系统的组织和调节活动,达到系统在一定环境下最佳状态,发挥最好

功能。

1.局部效应应服从整体效应

系统的优化是与系统整体性紧密联系的,当系统的整体效应与局部效应不一致时,局部效应服从整体效应。护理人员在实施护理计划时,要善于抓主要矛盾,追求整体效应,实现护理质量、效率的最优化。

2.坚持多极优化

优化应贯穿系统运动的全过程。护理人员在护理患者时,为追求最佳护理活动效果,在确定患者健康问题、确定护理目标、制订护理措施、实施护理计划、建立评价标准时都要进行优化抉择。

3.优化的绝对性与相对性相结合

优化本身的"优"是绝对的,但优化的程度是相对的。护理人员在工作中选择优化方案时,应从实际出发、科学分析、择优而从,如工作中常会遇到病情复杂的患者或复杂研究问题,往往会出现这方面问题解决较好,而那方面问题却未能很好解决,且难找到完善的方案。这就要在相互矛盾的需求之中,选择一个各方面都较满意的相对优化方案。

(三)模型化原则

预先设计一个与真实系统相似的模型,通过对模型的研究来描述和掌握真实系统的特征和规律的方法称为模型化。在模型化过程中应遵循的原则称为模型化原则。在护理研究领域中应用的模型有多种,如形态上可分为具体模型与抽象模型,从性质上可分为结构模型与功能模型。在设计模型进行护理研究时,必须遵循模型化原则。模型化原则有以下 3 个方面。

1.相似性原则

模型必须与原型相似,这样建立的模型才能真正反映原型的某些属性、特征和运动规律。

2.简化原则

模型既应真实,又应是原型的简化,如无简化性,模型就失去它存在的意义。

3.客观性原则

任何模型总是真实系统某一方面的属性、特征、规律性的模仿,因此建模时,要以原型作为检验模型的真实性客观依据。

(周秀燕)

第二节　需 要 理 论

一、需要的概述

每个人都有一些基本的需要,包括生理的、心理的和社会的。这些需要的满足使人类得以生存和发展。

(一)需要的概念

需要是人脑对生理与社会要求的反应。人类的基本需要具有共性,在不同年代、不同地区或不同人群,为了自身与社会的生存与发展,必须对一定的事物产生需求,如食物、睡眠、情爱、交往等,这些需求反映在个体的头脑中,就形成了他的需要。当个体的需要得到满足时,就处于一种平衡状态,这种平衡状态有助于保持个体健康。反之,当个体的需要得不到满足时,个体则可能陷入紧张、焦虑、愤怒等负性情绪中,严重者可导致疾病的发生。

(二)需要的特征

1.需要的对象性

人的任何需要都是指向一定对象的。这种对象既可以是物质性的,也可以是精神性的。无论是物质性的还是精神性的需要,都必须有一定的外部物质条件才可获得满足。

2.需要的发展性

需要是个体生存发展的必要条件,如婴儿期的主要需要是生理需要,少年期则产生了尊重的需要。

3.需要的无限性

需要不会因暂时满足而终止,当某些需要满足后,还可产生新的需要,新的需要就会促使人们去开展新的满足需要的活动。

4.需要的社会历史制约性

人的各种需要的产生及满足均可受到所处环境条件与社会发展水平的制约。

5.需要的独特性

人与人之间的需要既有相同,也有不同,其需要的独特性是由个体的遗传因素、环境因素所决定。在临床工作中,护理人员应细心观察患者需要的独特性,及时给予合理的满足。

(三)需要的分类

常见的分类有两种。

1.按需要的起源分类

需要可分生理性需要与社会性需要。生理性需要如饮食、排泄等;社会性需要如劳动、娱乐、交往等。生理性需要主要作用是维持机体代谢平衡;社会性需要的主要作用是维持个体心理与精神的平衡。

2.按需要的对象分类

需要可分物质需要与精神需要。物质需要如衣、食、住、行等;精神需要如认识的需要、交往的需要等。物质需要既包括生理性需要,也包括社会性需要;精神需要是指个体对精神文化方面的要求。

(四)需要的作用

需要是个体从事活动的基本动力,是个体行为积极性的源泉。根据需要的作用,护理人员在护理患者时,既要满足患者的基本需要,又要激发患者依靠自己的力量恢复健康的需要。

二、需要层次论

许多哲学家和心理学家试图将人的需要这一概念发展成理论,并用以解释人的行为。心理学家亚伯拉罕·马斯洛提出了人类基本需要层次论,这一理论已被广泛应用于心理学、社会学和护理学等许多学科领域。

(一)需要层次论的主要内容

马斯洛将人类的基本需要分为 5 个层次,并按照先后次序,由低向高依次排列,包括生理的需要、安全的需要、爱与归属的需要、尊敬的需要和自我实现的需要。

1.生理的需要

生理的需要是人类最基本的需要,包括食物、空气、水、温度(衣服和住所)、排泄、休息和避免疼痛。

2.安全的需要

人需要一个安全、有秩序、可预知、有组织的世界,以使其感到有所依靠,不被意外的、危险的事情所困扰,即包括安全、保障、受到保护及没有焦虑和恐惧。

3.爱与归属的需要

人渴望归属于某一群体并参与群体的活动和交往,希望在群体或家庭中有一个适当的位置,并与他人有深厚的情感,即包括爱他人、被爱和有所归属,以免遭受遗弃、拒绝、举目无亲等痛苦。

4.尊敬的需要

尊敬的需要是个体对自己的尊严和价值的追求,包括自尊和被尊两方面。尊敬需要的满足可使人感到自己有价值、有能力、有力量和必不可少,使人产生自信心。

5.自我实现的需要

自我实现的需要是指一个人要充分发挥自己才能与潜力的要求,是力求实现自己可能之事的要求。

马斯洛在晚年时,又把人的需要概括为三大层次:基本需要、心理需要和自我实现需要。

(二)各需要层次之间的关系

马斯洛不仅将人的需要按照不同层次进行了划分,而且十分强调各层次之间的关系。他指出以下几点。

(1)必须首先满足较低层次的需要,然后再考虑满足较高层次的需要。生理需求是最低层次的,也是最重要的,人在最基本的生理需要满足后,才得以维持生命。

(2)通常一个层次的需要被满足后,更高一层的需要才会出现,并逐渐明显和强烈。例如,人的生理需要得到满足后,会争取满足安全的需要;同样,在安全的需要满足之后,才会提出爱和更高层次的需要。但是,有些人在追求满足不同层次的需要时会出现重叠,甚至颠倒。例如,有的科研工作者为探求科学真理(自我实现),不顾试验场所可能存在危害生命的因素(安全的需要);有的运动员为夺冠军,为祖国争光(自我实现),不考虑自己可能会受伤甚至致残(生理和安全的需要),也要勇往直前。

(3)维持生存所必需的低层次需要是要求立即和持续予以满足的,如氧气,越高层次的需要越可被较长久地延后,如性的需要、尊敬的需要等。但是,这些可被暂时延缓或在不同时期有所变化的需要是始终存在的,不可被忽视。

(4)人们满足较低层次需要的活动基本相同,如对氧的需要,都是通过呼吸运动来满足。而越是高层次的需要越为人类所特有,人们采用的满足方式越具有差异性,如满足自我实现需要的需要时,作家从事写作,科学家做研究,运动员参加竞赛等。同时,低层次需要比高层次需要更易确认、更易观测、更有限度,如人只吃有限的食物,而友爱、尊重和自我实现需要的满足则是无限的。

(5)随着需要层次向高层次移动,各种需要满足的意义对每个人来说越具有差异性。这是受个人的愿望、社会文化背景及身心发展水平所决定的。例如,有的人对有一个稳定的职业、受他人尊敬的职位就很满意了,而有的人还要继续学习,获得更高的学位,不断改革和创新。

(6)各需要层次之间可相互影响。例如,有些较高层次需要并非生存所必需,但它能促进生理功能更旺盛,使人的健康状态更佳、生活质量更高,如果不被满足,会引起焦虑、恐惧、抑郁等情绪,导致疾病的发生,甚至危及生命。

(7)人的需要满足程度与健康成正比。当所有的需要被满足后,就可达到最佳的健康状态。反之,基本需要的满足遭受破坏,会导致疾病。人若生活在高层次需要被满足的基础上,就意味着有更好的食欲和睡眠、更少的疾病、更好的心理健康和更长的寿命。

(三)需要层次论对护理的意义

需要层次论为护理学提供了理论框架,它是护理程序的理论基础,可指导护理实践有效进行。

(1)帮助护理人员识别患者未满足的需要的性质,以及对患者所造成的影响。

(2)帮助护理人员根据需要层次和优势需要,确定需要优先解决的健康问题。

(3)帮助护理人员观察、判断患者未感觉到或未意识到的需要,给予满足,以达到预防疾病的目的。

(4)帮助护理人员对患者的需要进行科学指导,合理调整需要间关系,消除焦虑与压力。

三、影响需要满足的因素

当人的需要大部分被满足时,人就能处于一种相对平衡的健康状态。反之,会造成机体环境的失衡,导致疾病的发生。因此,了解可能引起人的需要满足的障碍因素十分必要。

(一)生理障碍

生理障碍包括生病、疲劳、疼痛、躯体活动有障碍等,如因腹泻而影响水、电解质的平衡及食物摄入的需要。

(二)心理障碍

人处于焦虑、恐惧、愤怒、兴奋或抑郁等状态时会影响基本需要的满足,如引起食欲缺乏、失眠、精力不集中等。

(三)认知障碍和知识缺乏

人要满足自身的基本需要是要具备相关知识的,如营养知识、体育锻炼知识和安全知识等。人的认知水平较低时会影响对有关信息的接受、理解和应用。

(四)能力障碍

一个人具备多方面能力,如交往能力、动手能力、创造能力等。当个体某方面能力较差,就会导致相应的需要难以满足。

(五)性格障碍

一个人性格与他的需要产生和满足有密切关系。

(六)环境障碍

如空气污染、光线不足、通风不良、温度不适宜、噪声等都会影响某些需要的满足。

(七)社会障碍

缺乏有效的沟通技巧、社交能力差、人际关系紧张、与亲人分离等都会导致缺乏归属感和爱,也可影响其他需要的满足。

(八)物质障碍

需要的满足需要一定的物质条件,当物质条件不具备时,以这些条件为支撑的需要就无法满足。如生理需要的满足需要食物、水;自我实现的需要的满足需要书籍、实验设备等。

(九)文化障碍

如地域习俗的影响、信仰、观念的不同、教育的差别等,都会影响某些需要的满足。

四、患者的基本需要

一个人在健康状态下能够由自己来满足各类需要,但在患病时,情况就发生了变化,许多需要不能自行满足。这就需要护理人员作为一种外在的支持力量,帮助患者满足需要。

(一)生理的需要

1.氧气

缺氧、呼吸道阻塞、呼吸道感染等。

2.水

脱水、水肿、电解质紊乱、酸碱失衡。

3.营养

肥胖、消瘦、各种营养缺乏、不同疾病(如糖尿病、肾脏疾病)的特殊饮食需要。

4.体温

过高、过低、失调。

5.排泄

便秘、腹泻、大小便失禁等。

6.休息和睡眠

疲劳、各种睡眠形态紊乱。

7.避免疼痛

各种类型的疼痛。

(二)刺激的需要

患者在患病的急性期,对刺激的需要往往不很明显,当处于恢复期时,此需要的满足日趋重要。如长期卧床的患者,如果他心理上刺激的需要、生活上活动的需要不能得到满足,那就意味着其心理上、生理上都在退化。因此,卧床患者需要翻身、肢体活动,以减轻或避免皮肤受损、肌肉萎缩等。

长期单调的生活不但会引起体力衰退、情绪低落,而且智力也会受到影响,故应注意环境的美化,安排适当的社交和娱乐活动。对于长期住院的患者,更应注意满足其刺激的需要,如布置优美、具有健康教育性的住院环境,病友之间的交流和娱乐等。

(三)安全的需要

患病时由于环境的变化、舒适感的改变,安全感会明显降低,如担心自己的健康没有保障;寂寞和无助感;怕被人遗忘和得不到良好的治疗和护理;对各种检查和治疗产生恐惧和疑虑;对医护人员的技术不信任;担心经济负担问题等。具体护理内容包括以下两点。

1.避免身体伤害

应注意防止发生意外,如地板过滑、床位过高或没有护栏、病室内有噪声、院内发生交叉感染等均会对患者造成伤害。

2.避免心理威胁

应进行入院介绍和健康教育,增强患者自信心和安全感,使患者对医护人员产生信任感和信赖感,促进治疗和康复。

（四）爱与归属的需要

患病住院期间，由于与亲人的分离和生活方式的变化，这种需要的满足受到影响，就变得更加强烈，患者常常希望得到亲人、朋友和周围人的亲切关怀、理解和支持。护理人员要通过细微、全面的护理，与患者建立良好的护患关系，允许家属探视，鼓励亲人参与患者护理的活动，帮助患者之间建立友谊。

（五）自尊与被尊敬的需要

在爱和所属的需要被满足后，患者也会感到被尊敬和被重视，因而这两种需要是相关的。患病会影响自尊需要的满足，患者会觉得因生病而失去自身价值或成为他人的负担，护理人员在与患者交往中，应始终保持尊重的态度、礼貌的举止。

注意帮助患者感到自己是重要的、是被他人接受的，如礼貌称呼患者的名字，而不是床号；初次与患者见面时，护士应介绍自己的名字；重视、听取患者的意见；让患者做力所能及的事，使患者感到自身的价值。

在进行护理操作时，应注意尊重患者的隐私，减少暴露，为患者保密，理解和尊重患者的个人习惯、价值观、宗教信仰等，不要把护士自己的观念强加给患者，以增加其自尊和被尊感。

（六）自我实现的需要

个体在患病期间最受影响且最难满足的需要是自我实现的需要。特别是能力严重丧失时，如失明、耳聋、失语、瘫痪、截肢等。但是，疾病也会对某些人的成长起到促进作用，从而对自我实现有所帮助。此需要的满足因人而异，护理的功能是切实保证低层次需要的满足，使患者意识到自己有能力、有潜力，并加强学习，为自我实现创造条件。

五、满足患者需要的方式

护理人员满足患者需要的方式有 3 种。

（一）直接满足患者的需要

对于暂时或永久丧失自我满足某方面需要能力的患者，护理人员应采取有效措施来满足患者的基本需要，以减轻痛苦，维持生存。

（二）协助满足患者的需要

对于具有或恢复一定自我满足需要能力的患者，护理人员应有针对性地给予必要的帮助和支持，提高患者自护能力，促进早日康复。

（三）间接满足患者的需要

可通过卫生宣教、健康咨询等多种形式为护理对象提供卫生保健知识，避免健康问题的发生或恶化。

（褚冉冉）

第三节 自理理论

奥瑞姆是美国著名的护理理论学家之一。她在长期的临床护理、教育和护理管理及研究中，形成和完善了自理理论。强调护理的最终目标是恢复和增强人的自护能力，对护理实践有着重要的指导作用。

一、自理理论概述

奥瑞姆的自理理论主要包括自理结构、自理缺陷结构和护理系统结构。

(一)自理结构

每个人都有自理需要,而且因不同的健康状况和生长发育的阶段而不同。自理结构包括自我护理、自理能力、自理的主体、治疗性自理需要和自理需要等五个主要概念。

1.自我护理

自我护理是个体为维持自身的结构完整和功能正常,维持正常的生长发育过程,所采取的一系列自发的调节行为。人的自我护理活动是连续的、有意义的。完成自我护理活动需要智慧、经验和他人的指导与帮助。正常成人一般可以进行自我护理活动,但是婴幼儿和那些不能完全自我护理的成人则需要不同程度的帮助。

2.自理能力

自理能力是指人进行自我护理活动的能力,也就是从事自我照顾的能力。自理能力是人为了维护和促进健康及身心发展进行自理的能力,是一个趋于成熟或已成熟的人的综合能力。人为了维持其整体功能正常,根据生长发育的特点和健康状况,确定并详细叙述自理需要,进行相应的自理行为,满足其特殊需要,比如人有预防疾病和避免损伤的需要,在患病或受损伤后,有减轻疾病或损伤对身心损害的需要。奥瑞姆认为自理能力包括 10 个主要方面。①重视和警惕危害因素的能力:关注身心健康,有能力对危害健康的因素引起重视,建立自理的生活方式。②控制和利用体能的能力:人往往有足够的能量进行工作和日常生活,但疾病会不同程度地降低此能力,患病时人会感到乏力,无足够的能量进行肢体活动。③控制体位的能力:当感到不适时,有改变体位或减轻不适的能力。④认识疾病和预防复发的能力:患者知道引发疾病的原因、过程、治疗方法及预后,有能力采取与疾病康复和预防复发相关的自理行为,如改善或调整原有的生活方式、避免诱发因素、遵医嘱服药等。⑤动机:是指对疾病的态度。若积极对待疾病,患者有避免各种危险因素的意向或对恢复工作回归社会有信心等。⑥对健康问题的判断能力:当身体健康出现问题时,能作出决定,及时就医。⑦学习和运用与疾病治疗、康复相关的知识及技能的能力。⑧与医护人员有效沟通,配合各项治疗和护理的能力。⑨安排自我照顾行为的能力,能解释自理活动的内容和益处,并合理安排自理活动。⑩从个人、家庭和社会各方面,寻求支持和帮助的能力。

3.自理的主体

自理的主体是指完成自我护理活动的人。在正常情况下,成人的自理主体是本身,但是儿童、患者或残疾人等的自理主体部分是自己、部分为健康服务者或是健康照顾者,如护士等。

4.治疗性自理需要

在特定时间内,以有效的方式进行一系列相关行为以满足自理需要,包括一般生长发育的和健康不佳时的自理需要。

5.自理需要

为了满足自理需要而采取的所有活动,包括一般的自理需要,成长发展的自理需要和健康不佳的自理需要。

(1)一般的自理需要:与生命过程和维持人体结构和功能的整体性相关联的需求。①摄取足够的空气、水和食物。②提供与排泄有关的照料。③维持活动与休息的平衡。④维持孤独及社会交往的平衡。⑤避免对生命和健康有害因素。⑥按正常规律发展。

（2）发展的自理需要：与人的成长发展相关的需求；不同的发展时期有不同的需求；有预防和处理在成长过程中遇到不利情况的需求。

（3）健康不佳时的自理需要：个体在身体结构和功能、行为和日常生活习惯发生变化时出现的自理需要。包括以下几方面：①及时得到治疗。②发现和照顾疾病造成的影响。③有效地执行诊断、治疗和康复方法。④发现和照顾因医护措施引起的不适和不良反应。⑤接受并适应患病的事实。⑥学习新的生活方式。

基本条件因素：反映个体特征及生活状况的一些因素，包括年龄、健康状况、发展水平、社会文化背景、健康照顾系统、家庭、生活方式、环境和资源等。

（二）自理缺陷结构

自理缺陷结构是奥瑞姆理论的核心，是指人在满足其自理需要方面，在质或量上出现不足。当自理需要小于或等于自理主体的自理能力时，人就能进行自理活动。当自理主体的自理能力小于自理需要时，就会出现自理缺陷。这种现象可以是现存的，也可以是潜在的。自理缺陷包括两种情况：一种是当自理能力无法全部满足治疗性自理需要时，即出现自理缺陷；另一种是照顾者的自理能力无法满足被照顾者的自理需要。自理缺陷是护理工作的重心，护理人员应与患者及其家属进行有效沟通，保持良好的护患关系，以确定如何帮助患者，与其他医疗保健专业人士和社会教育性服务机构配合，形成一个帮助性整体，为患者及其家属提供直接帮助。

（三）护理系统结构

护理理论结构是在人出现自理缺陷时护理活动的体现，是依据患者的自理需要和自理主体的自理能力制定的。

护理力量是受过专业教育或培训的护士所具有的护理能力，即了解患者的自理需要及自理力量，并作出行动、帮助患者，通过执行或提高患者的自理力量来满足治疗性自理需要。

护理系统也是护士在护理实践中产生的动态的行为系统，奥瑞姆将其分为三个系统：即全补偿护理系统、部分补偿系统、辅助教育系统。各护理系统的适用范围、护士和患者在各系统中所承担的职责如下所述。

1.全补偿护理系统

患者没有能力进行自理活动；患者神志和体力上均没有能力；虽然神志清楚，知道自己的自理需要，但体力上不能完成；虽然体力上具备，但存在精神障碍无法对自己的自理需要作出判断和决定，对于这些患者需要护理给予全面的帮助。

2.部分补偿护理系统

这是满足治疗性自理需要，既需要护士提供护理照顾，也需要患者采取自理行动。

3.辅助教育系统

患者能够完成自理活动，同时也要求其完成；需要学习才能完成自理，没有帮助就不能完成。护士通过对患者提供教育、支持、指导，提高患者的自理能力。

这三个系统类似于我国临床护理中一直沿用至今的分级护理制度，即特级护理和一级护理、二级护理和三级护理。

奥瑞姆理论的特征：其理论结构比较完善且有新意；相对简单而且易于推广；奥瑞姆的理论与其他已被证实的理论、法律和原则也是一致的；奥瑞姆还强调了护理的艺术性及护士应具有的素质和技术。

二、自理理论在护理实践中的应用

奥瑞姆的自理理论被广泛应用在护理实践中,她将自理理论与护理程序有机地联系在一起,通过设计好的评估方法和工具评估患者的自理能力及自理缺陷,以帮助患者更好地达到自理。她将护理程序分为以下三步。

(一)评估患者的自理能力和自理需要

在这一步中,护士可以通过收集资料来确定病种存在哪些自理缺陷及引起自理缺陷的原因,评估患者的自理能力与自理需要,从而确定患者是否需要护理帮助。

1.收集资料

护士收集的资料包括患者的健康状况,患者对自身健康的认识,医师对患者健康的意见,患者的自理能力,患者的自理需要等。

2.分析与判断

在收集自理能力资料的基础上,确定以下问题:①患者的治疗性自理需要是什么。②为满足患者的治疗性自理需要,其在自理方面存在的缺陷有哪些。③如果有缺陷,由什么原因引起的。④患者在完成自理活动时具备的能力有哪些。⑤在未来一段时间内,患者参与自理时具备哪些潜在能力,如何制订护理目标。

(二)设计合适的护理系统

根据患者的自理需要和能力,在完全补偿系统、部分补偿系统和辅助教育系统中选择一个合适的护理系统,并依据患者智力性自理需要的内容制订出详细的护理计划,给患者提供生理和心理支持及适合于个人发展的环境,明确护士和患者的角色功能,以达到促进健康、恢复健康、提高自理能力的目的。

(三)实施护理措施

根据护理计划提供适当的护理措施,帮助和协调患者恢复和提高自理能力,满足患者的自理需要。

(沈一凡)

第二章

临床护理操作

第一节 铺 床 法

病床是病室的主要设备,是患者睡眠与休息的必须用具。患者尤其是卧床患者与病床朝夕相伴,因此,床铺的清洁、平整和舒适,可使患者心情舒畅,增强治愈疾病的自信心,并可预防并发症的发生。

铺床总的要求为舒适、平整、安全、实用、节时、节力。常用的病床有 3 种。①钢丝床:有的可通过支起床头、床尾(二截或三截摇床)而调节体位,有的床脚下装有小轮,便于移动。②木板床:为骨科患者所用。③电动控制多功能床:患者可自己控制升降或改变体位。

病床及被服类规格要求具体为以下几点。①一般病床:高 60 cm,长 200 cm,宽 90 cm。②床垫:长宽与床规格同,厚 9 cm。以棕丝制作垫芯为好,也可用橡胶泡沫、塑料泡沫制作垫芯;垫面选帆布制作。③床褥:长宽同床垫,一般以棉花制作褥芯,棉布制作褥面。④棉胎:长210 cm,宽 160 cm。⑤大单:长 250 cm,宽 180 cm。⑥被套:长 230 cm,宽 170 cm,尾端开口缝四对带。⑦枕芯:长 60 cm,宽 40 cm,内装木棉或高弹棉、锦纶丝绵,以棉布制作枕面。⑧枕套:长 65 cm,宽 45 cm。⑨橡胶单:长 85 cm,宽 65 cm,两端各加白布 40 cm。⑩中单:长 85 cm,宽170 cm。以上各类被服均以棉布制作。

一、备用床

(一)目的
铺备用床为准备接受新患者和保持病室整洁美观。

(二)用物准备
床、床垫、床褥、枕芯、棉胎或毛毯、大单、被套或衬单及罩单、枕套。

(三)操作方法
1.被套法
(1)将上述物品置于护理车上,推至床前。

(2)移开床旁桌,距床 20 cm,并移开床旁椅置床尾正中,距床 15 cm。

(3)将用物按铺床操作的顺序放于椅上。

（4）翻床垫，自床尾翻向床头或反之，上缘紧靠床头。床褥铺于床垫上。

（5）铺大单，取折叠好的大单放于床褥上，使中线与床的中线对齐，并展开拉平，先铺床头后铺床尾。①铺床头：一手托起床头的床垫，一手伸过床的中线将大单塞于床垫下，将大单边缘向上提起呈等边三角形，下半三角平整塞于床垫下，再将上半三角翻下塞于床垫下。②铺床尾：至床尾拉紧大单，一手托起床垫，一手握住大单，同法铺好床角。③铺中段：沿床沿边拉紧大单中部边沿，然后，双手掌心向上，将大单塞于床垫下。④至对侧：同法铺大单。

（6）套被套。①S形式套被套法（图2-1）：被套正面向外使被套中线与床中线对齐，平铺于床上，开口端的被套上层倒转向上约1/3。棉胎或毛毯竖向三折，再按S形横向三折。将折好的棉胎置于被套开口处，底边与被套开口边平齐。拉棉胎上边至被套封口处，并将竖折的棉胎两边展开与被套平齐（先近侧后对侧）。盖被上缘距床头15 cm，至床尾逐层拉平盖被，系好带子。边缘向内折叠与床沿平齐，尾端掖于床垫下。同上法将另一侧盖被理好。②卷筒式套被套法（图2-2）：被套正面向内平铺于床上，开口端向床尾，棉胎或毛毯平铺在被套上，上缘与被套封口边齐，将棉胎与被套上层一并由床尾卷至床头（也可由床头卷向床尾），自开口处翻转，拉平各层，系带，余同S形式。

（7）套枕套，于椅上套枕套，使四角充实，系带子，平放于床头，开口背门。

（8）移回桌椅，检查床单，保持整洁。

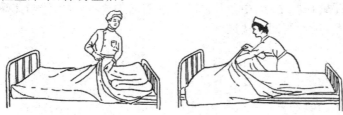

图 2-1 S形式套被套法

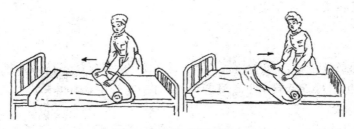

图 2-2 卷筒式套被套法

2.被单法

（1）移开床旁桌、椅，翻转床垫、铺大单，同被套法。

（2）将反折的大单（衬单）铺于床上，上端反折10 cm，与床头齐，床尾按铺大单法铺好。

（3）棉胎或毛毯平铺于衬单上，上端距床头15 cm，将床头衬单反折于棉胎或毛毯上，床尾同大单铺法。

（4）铺罩单，正面向上对准床中线，上端与床头齐，床尾处则折成斜45°，沿床边垂下。转至对侧，先后将衬单、棉胎及罩单同上法铺好。

（5）余同被套法。

13

（四）注意事项

（1）铺床前先了解病室情况，若患者进餐或做无菌治疗时暂不铺床。

（2）铺床前要检查床各部分有无损坏，若有则修理后再用。

（3）操作中要使身体靠近床边，上身保持直立，两腿前后分开稍屈膝以扩大支持面增加身体稳定性，既省力又能适应不同方向操作。同时手和臂的动作要协调配合，尽量用连续动作，以节省体力消耗，并缩短铺床时间。

（4）铺床后应整理床单及周围环境，以保持病室整齐。

二、暂空床

（一）目的
铺暂空床供新入院的患者或暂离床活动的患者使用，保持病室整洁美观。

（二）用物准备
同备用床，必要时备橡胶中单、中单。

（三）操作方法
（1）将备用床的盖被四折叠于床尾。若被单式，在床头将罩单向下包过棉胎上端，再翻上衬单做 25 cm 的反折，包在棉胎及罩单外面。然后将罩单、棉胎、衬单一并四折，叠于床尾。

（2）根据病情需要铺橡胶中单、中单。中单上缘距床头 50 cm，中线与床中线对齐，床沿的下垂部分一并塞床垫下。至对侧同上法铺好。

三、麻醉床

（一）目的
（1）铺麻醉床便于接受和护理手术后患者。

（2）使患者安全、舒适和预防并发症。

（3）防止被褥被污染，并便于更换。

（二）用物准备
1.被服类

同备用床，另加橡胶中单、中单两条。弯盘、纱布数块、血压计、听诊器、护理记录单、笔。根据手术情况备麻醉护理盘或急救车上备麻醉护理用物。

2.麻醉护理盘用物

治疗巾内置张口器、压舌板、舌钳、牙垫、通气导管、治疗碗、镊子、输氧导管、吸痰导管、纱布数块。治疗巾外放电筒、胶布等。必要时备输液架、吸痰器、氧气筒、胃肠减压器等。天冷时无空调设备应备热水袋及布套各 2 只、毯子。

（三）操作方法
（1）拆去原有枕套、被套、大单等。

（2）按使用顺序备齐用物至床边，放于床尾。

（3）移开床旁桌椅等同备用床。

（4）同暂空床铺好一侧大单、中段橡胶中单、中单及上段橡胶中单、中单，上段中单与床头齐。转至对侧，按上法铺大单、橡胶中单、中单。

（5）铺盖被。①被套式：盖被头端两侧同备用床，尾端系带后向内或向上折叠与床尾齐，将向门口一侧的盖被三折叠于对侧床边。②被单式:头端铺法同暂空床,下端向上反折和床尾齐,两侧边缘向上反折同床沿齐,然后将盖被折叠于一侧床边。

(6)套枕套后将枕头横立于床头,以防患者躁动时头部碰撞床栏而受伤(图2-3)。

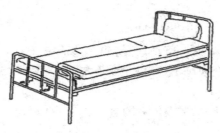

图2-3 麻醉床

(7)移回床旁桌,椅子放于接受患者对侧床尾。

(8)麻醉护理盘置于床旁桌上,其他用物放于妥善处。

(四)注意事项

(1)铺麻醉床时,必须更换各类清洁被服。

(2)床头一块橡胶中单、中单可根据病情和手术部位需要铺于床头或床尾。若下肢手术者将床单铺于床尾,头胸部手术者铺于床头。全麻手术者为防止呕吐物污染床单则铺于床头。一般手术者,只铺床中部中单即可。

(3)患者的盖被根据医院条件增减。冬季必要时可置热水袋两只加布套,分别放于床中部及床尾的盖被内。

(4)输液架、胃肠减压器等物放于妥善处。

四、卧有患者床

(一)扫床法

1.目的

(1)使病床平整无皱褶,患者睡卧舒适,保持病室整洁美观。

(2)随扫床操作协助患者变换卧位,又可预防压疮及坠积性肺炎。

2.用物准备

护理车上置浸有消毒液的半湿扫床巾的盆,扫床巾每床一块。

3.操作方法

(1)备齐用物,推护理车至患者床旁,向患者解释,以取得合作。

(2)移开床旁桌椅,半卧位患者,若病情许可,暂将床头、床尾支架放平,以便操作。若床垫已下滑,须上移与床头齐。

(3)松开床尾盖被,助患者翻身侧卧背向护士,枕头随患者翻身移向对侧。松开近侧各层被单,取扫床巾分别扫净中单、橡胶中单后搭在患者身上。然后自床头至床尾扫净大单上碎屑,注意枕下及患者身下部分各层应彻底扫净,最后将各单逐层拉平铺好。

(4)助患者翻身侧卧于扫净一侧,枕头也随之移向近侧。转至对侧,以上法逐层扫净拉平铺好。

(5)助患者平卧,整理盖被,将棉胎与被套拉平,掖成被筒,为患者盖好。

（6）取出枕头，揉松，放于患者头下，支起床上支架。

（7）移回床旁桌椅，整理床单位，保持病室整洁美观，向患者致谢意。

（8）清理用物，归回原处。

（二）更换床单法

1.目的

（1）使病床平整无皱褶，患者睡卧舒适，保持病室整洁美观。

（2）随扫床操作协助患者变换卧位，又可预防压疮及坠积性肺炎。

2.用物准备

清洁的大单、中单、被套、枕套，需要时备患者衣裤。护理车上置浸有消毒液的半湿扫床巾的盆，扫床巾每床一块。

3.操作方法

（1）适用于卧床不起，病情允许翻身者（图2-4）。①备齐用物推护理车至患者床旁，向患者解释，以取得合作。移开床旁桌椅，半卧位患者，若病情许可，暂将床头、床尾支架放平，以便操作。若床垫已下滑，须上移与床头齐。清洁的被服按更换顺序放于床尾椅上。②松开床尾盖被，助患者侧卧，背向护士，枕头随之移向对侧。③松开近侧各单，将中单卷入患者身下，用扫床巾扫净橡胶中单上的碎屑，搭在患者身上再将大单卷入患者身下，扫净床上碎屑。④取清洁大单，使中线与床中线对齐。将对侧半幅卷紧塞于患者身近侧，半幅自床头、床尾、中部先后展平拉紧铺好，放下橡胶中单，铺上中单（另一半卷紧塞于患者身下），两层一并塞入床垫下铺平。移枕头并助患者翻身面向护士。转至对侧，松开各单，将中单卷至床尾大单上，扫净橡胶中单上的碎屑后搭于患者身上，然后将污大单从床头卷至床尾与污中单一并丢入护理车污衣袋或护理车下层。⑤扫净床上碎屑，依次将清洁大单、橡胶中单、中单逐层拉平，同上法铺好。助患者平卧。⑥解开污被套尾端带子，取出棉胎盖在污被套上，并展平。将清洁被套铺于棉胎上（反面在外），两手伸入清洁被套内，抓住棉胎上端两角，翻转清洁被套，整理床头棉被，一手抓棉被下端，一手将清洁被套往下拉平，同时顺手将污棉套撤出放入护理车污衣袋或护理车下层。棉被上端可压在枕下或请患者抓住，然后至床尾逐层拉平后系好带子，掖成被筒为患者盖好。⑦一手托起头颈部，一手迅速取出枕头，更换枕套，助患者枕好枕头。⑧清理用物，归回原处。

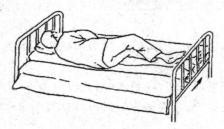

图2-4 卧有允许翻身患者床换单法

（2）适用于病情不允许翻身的侧卧患者（图2-5）。①备齐用物推护理车至患者床旁，向患者解释，以取得合作。移开床旁桌椅，半卧位患者，若病情许可，暂将床头、床尾支架放平，以便操作。若床垫已下滑，需上移与床头齐。清洁的被服按更换顺序放于床尾椅上。②2人操作。一人一手托起患者头颈部，另一人一手迅速取出枕头，放于床尾椅上。松开床尾盖被，大单、中单及橡胶中单。从床头将大单横卷成筒式至肩部。③将清洁大单横卷成筒式铺于床头，大单中线与床中线对齐,铺好床头大单。一人抬起患者上半身(骨科患者可利用牵引架上拉手,自己抬起身躯),将污大单、橡胶中单、中单一起从床头卷至患者臀下,同时另一人将清洁大单也随着污单拉至臀部。④放下上半身,一人托起臀部,一人迅速撤出污单,同时将清洁大单拉至床尾,橡胶中单放在床尾椅背上,污单丢入护理车污衣袋或护理车下层,展平大单铺好。⑤一人套枕套为患者枕好。一人备橡胶中单、中单,并先铺好一侧,余半幅塞患者身下至对侧,另一人展平铺好。⑥更换被套、枕套同方法一,两人合作更换。

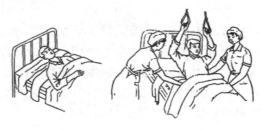

图 2-5　卧有不允许翻身患者床换单法

(3)盖被为被单式更换衬单和罩单的方法:①将床头污衬单反折部分翻至被下,取下污罩单丢入污衣袋或护理车下层。②铺大单(衬单)于棉胎上,反面向上,上端反折 10 cm,与床头齐。③将棉胎在衬单下由床尾退出,铺于衬单上,上端距床头 15 cm。④铺罩单,正面向上,对准中线,上端和床头齐。⑤在床头将罩单向下包过棉胎上端,再翻上衬单做 25 cm 的反折,包在棉胎和罩单的外面。⑥盖被上缘压于枕下或请患者抓住,在床尾撤出衬单,并逐层拉平铺好床尾,注意松紧,以防压迫足趾。

4.注意事项

(1)更换床单或扫床前,应先评估患者及病室环境是否适宜操作。需要时应关闭门窗。

(2)更换床单时注意保暖,动作敏捷,勿过多翻动和暴露患者,以免患者过劳和受凉。

(3)操作时要随时注意观察病情。

(4)患者若有输液管或引流管,更换床单时可从无管一侧开始,操作较为方便。

(5)撤下的污单切勿丢在地上或他人床上。

(沈一凡)

第二节　休息与睡眠护理

休息与睡眠是人类最基本的生理需要。良好的休息与睡眠如同充分的营养和适度的运动一样,对保持和促进健康起着重要作用。作为护士,必须了解睡眠的分期、影响睡眠的因素及患者的睡眠习惯,切实解决患者的睡眠问题,帮助患者达到可能的最佳睡眠状态。

一、休息

休息是指在一段时间内,通过相对地减少机体活动,使身心放松,处于一种没有紧张和焦虑的松弛状态。休息包括身体和心理两方面的放松,通过休息,可以减轻疲劳和缓解精神紧张。

（一）休息的意义和方式

1.休息的意义

对健康人来说,充足的休息是维持机体身心健康的必要条件;对患者来说,充足的休息是促进疾病康复的重要措施。休息对维护健康具有重要的意义,具体表现:①休息可以减轻或消除疲劳,缓解精神紧张和压力。②休息可以维持机体生理调节的规律性。③休息可以促进机体正常的生长发育。④休息可以减少能量的消耗。⑤休息可以促进蛋白质的合成及组织修复。

2.休息的方式

休息的方式是因人而异的,取决于个体的年龄、健康状况、工作性质和生活方式等因素。对不同的人而言,休息有着不同的含义。例如,对从事脑力劳动的人而言,他的休息方式可以是散步、打球、游泳等;而对于从事这些活动的运动员来讲,他的休息反而是读书、看报、听音乐。无论采取何种方式,只要达到缓解疲劳、减轻压力、促进身心舒适和精力恢复的目的,就是有效的休息。在休息的各种形式中,睡眠是最常见也是最重要的一种。

（二）休息的条件

要想得到充足的休息,应满足以下 3 个条件,即充足的睡眠、生理上的舒适和心理上的放松。

1.充足的睡眠

休息的最基本的先决条件是充足的睡眠。充足的睡眠可以促进个体精力和体力的恢复。虽然每个人所需要的睡眠时间有较大的区别,但都有最低限度的睡眠时数,满足了一定的睡眠时数,才能得到充足的休息。护理人员要尽量使患者有足够的睡眠时间和建立良好的睡眠习惯。

2.生理上的舒适

生理上的舒适也就是身体放松,是保证有效休息的前提。因此,在休息之前必须将患者身体上的不适降至最低程度。护理人员应为患者提供各种舒适服务,包括祛除或控制疼痛、提供舒适的体位或姿势、协助患者搞好个人卫生、保持适宜的温湿度、调节睡眠时所需的光线等。

3.心理上的放松

要得到良好的休息,必须有效地控制和减少紧张和焦虑,心理上才能得到放松。由于生病、住院时个体无法满足社会上、职业上或个人角色在义务上的需要,加之住院时对医院环境及医务人员感到陌生,对自身疾病的担忧等,患者常常会出现紧张和焦虑。因此,护理人员应耐心与患者沟通,恰当地运用知识和技能,提供及时、准确的服务,尽量满足患者的各种需要,才能帮助患者减少紧张和焦虑。

二、睡眠

睡眠是各种休息中最自然、最重要的方式。人的一生中有 1/3 的时间要用在睡眠上。任何人都需要睡眠,通过睡眠可以使人的精力和体力得到恢复,可以保持良好的觉醒状态,这样人才能精力充沛地从事劳动或其他活动。睡眠对于维持人的健康,尤其是促进疾病的康复,具有重要的意义。

（一）睡眠的定义

现代医学界普遍认为睡眠是一种主动过程,是一种知觉的特殊状态。睡眠时,人脑并没有停止工作,只是换了模式,虽然对周围环境的反应能力降低,但并未完全消失。通过睡眠,人的精力和体力得到恢复,睡眠后可保持良好的觉醒状态。

由此,可将睡眠定义为周期性发生的持续一定时间的知觉的特殊状态,具有不同的时相,睡眠时可相对地不做出反应。

(二)睡眠原理

睡眠是与较长时间的觉醒交替循环的生理过程。目前认为,睡眠由睡眠中枢控制。睡眠中枢位于脑干尾端,它向上传导冲动,作用于大脑皮质(也称上行抑制系统),与控制觉醒状态的脑干网状结构上行激动系统的作用相拮抗,引起睡眠和脑电波同步化,从而调节睡眠与觉醒的相互转化。

(三)睡眠分期

通过脑电图(EEG)测量大脑皮质的电活动,眼电图(EOG)测量眼睛的运动,肌电图(EMG)测量肌肉的状况,发现睡眠的不同阶段,脑、眼睛、肌肉的活动处于不同的水平。正常的睡眠周期可分为两个相互交替的不同时相状态,即慢波睡眠和快波睡眠。成人进入睡眠后,首先是慢波睡眠,持续80~120分钟后转入快波睡眠,维持20~30分钟后,又转入慢波睡眠。整个睡眠过程中有4或5次交替,越近睡眠的后期,快波睡眠持续时间越长。两种睡眠时相状态均可直接转为觉醒状态,但在觉醒状态下,一般只能进入慢波睡眠,而不能进入快波睡眠。

1.慢波睡眠

脑电波呈现同步化慢波时相,伴有慢眼球运动,肌肉松弛但仍有一定张力,亦称正相睡眠或非快速眼球运动睡眠(NREM)。在这段睡眠期间,大脑的活动下降到最低,使得人体能够得到完全的舒缓。此阶段又可分为4期。

(1)第Ⅰ期:为入睡期,是所有睡眠时相中睡得最浅的一期,常被认为是清醒与睡眠的过渡阶段,仅维持几分钟,很容易被唤醒。此期眼球有着缓慢的运动,生理活动开始减少,同时生命体征和新陈代谢逐渐减缓,在此阶段的人们仍然认为自己是清醒的。

(2)第Ⅱ期:为浅睡期。此期的人们已经进入无意识阶段,不过仍可听到声音,仍然容易被唤醒。此期持续10~20分钟,眼球不再运动,机体功能继续变慢,肌肉逐渐放松,脑电图偶尔会产生较快的宽大的梭状波。

(3)第Ⅲ期:为中度睡眠期,持续15~30分钟。此期肌肉完全放松,心搏缓慢,血压下降,但仍保持正常,难以唤醒并且身体很少移动,脑电图显示梭状波与δ波(大而低频的慢波)交替出现。

(4)第Ⅳ期:为深度睡眠期,持续15~30分钟。此期全身松弛,无任何活动,极难唤醒,生命体征比觉醒时明显下降,体内生长激素大量分泌,人体组织愈合加快,遗尿和梦游可能发生,脑电波为慢而高的δ波。

2.快波睡眠

快波睡眠亦称异相睡眠或快速眼球运动睡眠(REM)。此期的睡眠特点是眼球转动很快,脑电波活跃,与觉醒时很难区分。其表现与慢波睡眠相比,各种感觉功能进一步减退,唤醒阈值提高,极难唤醒,同时骨骼肌张力消失,肌肉几乎完全松弛。此外,这一阶段还会有间断的阵发性表现,如眼球快速运动、部分躯体抽动,同时有心排血量增加、血压上升、心率加快、呼吸加快而不规则等交感神经兴奋的表现。多数在醒来后能够回忆的生动、逼真的梦境都是在此期发生的。

睡眠中的一些时相对人体具有特殊的意义,如在NREM第Ⅳ期的睡眠中,机体会释放大量的生长激素来修复和更新上皮细胞和某些特殊细胞,如脑细胞,故慢波睡眠有利于促进生长和体力的恢复。而REM睡眠则对于学习记忆和精力恢复似乎很重要。因为在快波睡眠中,脑耗氧量增加,脑血流量增多,且脑内蛋白质合成加快,有利于建立新的突触联系,可加快幼儿神经系统成熟。同时快波睡眠对保持精神和情绪上的平衡最为重要。因为这一时期的梦境都是生动的、充满感情色彩的,此梦境可减轻、缓解精神压力,使人将忧虑的事情从记忆中消除。非快速眼球运动睡眠与快速眼球运动睡眠的比较见表 2-1。

表 2-1 非快速眼球运动睡眠与快速眼球运动睡眠的比较

项目	非快速眼球运动睡眠	快速眼球运动睡眠
脑电图	第Ⅰ期:低电压 α 节律 8~12 次/秒 第Ⅱ期:宽大的梭状波 14~16 次/秒 第Ⅲ期:梭状波与 δ 波交替 第Ⅳ期:慢而高的 δ 波 1~2 次/秒	去同步化快波
眼球运动	慢的眼球转动或没有	阵发性的眼球快速运动
生理变化	呼吸、心率减慢且规则 血压、体温下降 肌肉渐松弛 感觉功能减退	感觉功能进一步减退 肌张力进一步减弱 有间断的阵发性表现:心排血量增加,血压升高,呼吸加快且不规则,心率加快
合成代谢	人体组织愈合加快	脑内蛋白质合成加快
生长激素	分泌增加	分泌减少
其他	第Ⅳ期发生夜尿和梦游	做梦且为充满感情色彩、稀奇古怪的梦
作用	有利于个体体力的恢复	有利于个体精力的恢复

(四)睡眠周期

对大多数成人而言,睡眠是每 24 小时循环一次的周期性程序。一旦入睡,成人平均每晚经历 4~6 个完整的睡眠周期,每个睡眠周期由不同的睡眠时相构成,分别是 NREM 睡眠的 4 个时相和 REM 睡眠,持续 60~120 分钟,平均为 90 分钟。睡眠周期各时相按一定的顺序重复出现。这一模式总是从 NREM 第Ⅰ期开始,依次经过第Ⅱ期、第Ⅲ期、第Ⅳ期之后,返回 NREM 的第Ⅲ期然后到第Ⅱ期,再进入 REM 期,当 REM 期完成后,再回到 NREM 的第Ⅱ期(图 2-6),如此周而复始。在睡眠时相周期的任一阶段醒而复睡时,都需要从头开始依次经过各期。

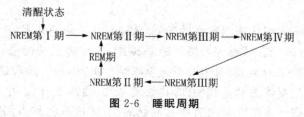

图 2-6 睡眠周期

在睡眠周期中,每一时相所占的时间比例随睡眠的进行而有所改变。一般刚入睡时,个体进入睡眠周期约 90 分钟后才进入 REM 睡眠,随睡眠周期的进展,NREM 第Ⅲ、Ⅳ时相缩短,REM 阶段时间延长。在最后一个睡眠周期中,REM 睡眠可达到 60 分钟。因此,大部分 NREM 睡眠发生在上半夜,REM 睡眠则多在下半夜。

(五)影响睡眠的因素

1.生理因素

(1)年龄:通常人睡眠的需要量与其年龄成反比,但有个体差异。新生儿期每天睡眠时间最长,可达16~20小时,成人7~8小时。

(2)疲劳:适度的疲劳,有助于入睡,但过度的精力耗竭反而会使入睡发生困难。

(3)昼夜节律:"睡眠-觉醒"周期具有生物钟式的节律性,如果长时间频繁地夜间工作或航空时差,就会造成该节律失调,从而影响入睡及睡眠质量。

(4)内分泌变化:妇女月经前期和月经期常出现嗜睡现象,绝经期妇女常失眠,与内分泌变化有关。

(5)寝前习惯:睡前的一些行为习惯,如看报纸杂志、听音乐、喝牛奶、洗热水澡或泡脚等,当这些习惯突然改变或被阻碍进行时,可能使睡眠发生障碍。

(6)食物因素:含有较多 L-色氨酸的食物,如肉类、乳制品和豆类都能促进入睡,缩短入睡时间,是天然的催眠剂;少量饮酒能促进放松和睡眠,但大量饮酒会干扰睡眠,使睡眠变浅;含有咖啡因的浓茶、咖啡及可乐饮用后使人兴奋,即使入睡也容易中途醒来,且总睡眠时间缩短。

2.病理因素

(1)疾病影响:几乎所有疾病都会影响睡眠。例如,各种原因引起的疼痛未能及时缓解时严重影响睡眠,精神分裂症、强迫性神经症等患者常处于过度觉醒状态。生病的人需要更多时间的睡眠来促进机体康复,却往往因为多种症状困扰或特殊的治疗限制而无法获得正常的睡眠。

(2)身体不适:身体的舒适是获得休息与安睡的先决条件,饥饿、腹胀、呼吸困难、憋闷、身体不洁、皮肤瘙痒、体位不适等都是常见的影响睡眠的原因。

3.环境因素

睡眠环境影响睡眠状况,适宜的温湿度、安静、整洁、舒适、空气清新的环境常可增进睡眠,反之则会对睡眠产生干扰。

4.心理因素

焦虑不安、强烈的情绪反应(如恐惧、悲哀、激动、喜悦)、家庭或人际关系紧张等常常影响患者的睡眠。

5.其他

食物摄入多少、体育锻炼情况、某些药物等也会影响睡眠形态。

(六)促进睡眠的护理措施

1.增进舒适

人们在感觉舒适和放松时才能入睡。为了使患者放松,对于一些遭受病痛折磨的患者采用有效镇痛的方法;做好就寝前的晚间护理,如协助患者洗漱、排便;帮助患者处于正确的睡眠姿势,妥善安置身体各部位的导管、引流管以及牵引、固定等特殊治疗措施。

2.环境控制

人们睡眠时需要的环境条件包括适宜的室温和通风、最低限度的声音、舒适的床和适当的照明。一般冬季室温18～22℃、夏季25℃左右、湿度以50%～60%为宜;根据患者需要,睡前开窗通风,清除病房内异味,使空气清新;保持病区尽可能地安静,尽量减少晚间交谈;提供清洁、干燥的卧具和舒适的枕头、被服;夜间调节住院单元的灯光。

3.重视心理护理

多与患者沟通交流,找出影响患者休息与睡眠的心理社会因素,通过鼓励倾诉、正确指导,消除患者紧张和焦虑情绪,恢复平静、稳定的状态,提高休息和睡眠质量。

4.建立休息和睡眠周期

针对患者的不同情况,帮助患者建立适宜的休息和睡眠周期。患者入院后,原有的休息和睡眠规律被打乱,护士应在患者醒时进行评估、治疗和常规护理工作,避免因一些非必要任务而唤醒患者,同时鼓励患者合理安排日间活动,适当锻炼。

5.尊重患者的睡眠习惯

病情允许的情况下,护理人员应尽可能根据患者就寝前的一些个人习惯,选择如提供温热饮料,允许短时间的阅读、听音乐,协助沐浴或泡脚等方式促进睡眠。

6.健康教育

使患者了解睡眠对健康与康复的重要作用,心、身放松的重要意义和一些促进睡眠的常用技巧。与患者一起讨论有关休息和睡眠的知识,分析困扰患者睡眠的因素,针对具体情况给予相应指导,帮助患者建立有规律的生活方式,养成良好的睡眠习惯。

（沈一凡）

第三节 口腔护理

一、卧床患者

(一)目的
保持患者口腔清洁,预防口腔感染,观察口腔黏膜和舌苔有无异常,便于了解病情变化。

(二)操作前准备

1.告知患者或家属

告知患者或家属操作目的、方法、注意事项、指导配合。

2.评估患者

(1)病情、意识状态、自理能力、治疗情况、合作程度。

(2)口唇、口腔黏膜、牙龈、舌苔状况;有无活动性义齿。

3.操作护士

操作护士应着装整洁、修剪指甲、洗手、戴口罩。

4.物品准备

准备治疗车、治疗盘、口腔护理包、口腔护理液、温开水、一次性多用巾(或毛巾)、手电筒、隔离衣、快速手消毒剂、消毒桶、污物桶;遵医嘱准备口腔用药。

5.环境

保持环境整洁、安静。

(三)操作过程

(1)穿隔离衣,携带用物至患者床旁,核对腕带及床头卡。

（2）协助患者取适宜体位、头偏向操作者。

（3）患者颌下垫多用巾,放置弯盘。

（4）用温水棉球湿润口唇。

（5）用药液棉球擦拭牙齿表面、颊部、舌面、舌下及硬腭部。

（6）清点棉球,温开水漱口。

（7）擦净面部,观察口腔情况,必要时遵医嘱用药。

（8）撤去多用巾。

（9）整理床单位,协助患者恢复舒适体位。

（10）整理用物,按医疗垃圾分类处理用物。

（11）脱隔离衣。

（12）擦拭治疗车。

（13）洗手、记录、确认医嘱。

（四）注意事项

（1）擦拭过程中,动作应轻柔,特别是对有凝血功能障碍的患者,应防止碰伤黏膜及牙龈。

（2）协助有活动性义齿的患者清洗义齿。

（五）评价标准

（1）患者或家属知晓护士告知的事项,对服务满意。

（2）患者感觉舒适,口腔清洁,黏膜、牙齿无损伤。

（3）遵循查对制度,符合标准预防原则。

（4）操作过程规范、安全,动作轻柔。

二、昏迷患者

（一）目的

为昏迷患者行口腔护理,使患者感觉舒适,预防感染。

（二）操作前准备

1.告知家属

告知家属操作目的、方法。

2.评估患者

（1）病情、意识状态、自理能力、治疗情况、合作程度。

（2）口唇、口腔黏膜、牙龈、舌苔状况;有无活动性义齿。

3.操作护士

操作护士应着装整洁、修剪指甲、洗手、戴口罩。

4.物品准备

准备治疗车、口腔护理包、口腔护理液、手电筒,遵医嘱选择口腔药物、开口器、温开水、快速手消毒剂、隔离衣、消毒桶、污物桶。

（三）操作步骤

（1）穿隔离衣,携带用物至患者床旁,核对腕带、床头卡。

（2）协助患者取安全、适宜体位。

（3）颌下垫治疗巾,放置弯盘。

(4)用温水棉球湿润嘴唇,牙关紧闭者使用开口器。

(5)用药液棉球擦洗方法同口腔护理。

(6)用温水棉球再次擦洗。

(7)清点棉球,观察口腔情况。

(8)协助患者取舒适卧位。

(9)整理用物及床单位,按医疗垃圾分类处理用物。

(10)脱隔离衣,擦拭治疗车。

(11)洗手、记录、确认医嘱。

(四)注意事项

(1)操作时避免弯钳触及牙龈或口腔黏膜。

(2)棉球不宜过湿,操作中注意夹紧棉球,防止棉球遗留在口腔内,禁止漱口。

(3)协助有活动性义齿的患者清洗义齿。

(4)使用开口器时从第二臼齿处放入。

(五)评价标准

(1)家属知晓护士告知的事项,对服务满意。

(2)遵循查对制度,消毒隔离、标准预防原则。

(3)护士操作过程规范、熟练,动作轻柔。

三、气管插管患者

(一)目的

为气管插管患者行口腔护理,使患者舒适、预防感染。

(二)操作前准备

1.告知患者或家属

告知患者或家属操作目的、方法。

2.评估患者

(1)病情、生命体征、意识状态与合作程度。

(2)口腔黏膜有无出血点、溃疡、异味,以及口腔卫生状况。

(3)气管导管外露部分距门齿的长度。

3.操作护士

操作护士应着装整洁、修剪指甲、洗手、戴口罩。

4.物品准备

准备治疗车、口腔护理包、一次性密闭式吸痰管、快速手消毒剂、隔离衣、消毒桶、污物桶等。

5.环境

保持环境整洁、安静。

(三)操作步骤

(1)穿隔离衣,携带用物至患者床旁,核对腕带、床头卡。

(2)根据患者的病情,协助患者摆好体位。

(3)检查气囊压力,进行气管插管吸痰,并吸净口腔内的分泌物。

(4)测量气管导管外露部分距门齿的长度。

(5)两人配合,一人固定导管,另一人进行口腔护理(同昏迷患者口腔护理操作)。

(6)操作完毕后,将牙垫置于导管的一侧并固定,定期更换牙垫位置。

(7)再次测量气管导管外露长度和气囊压力。

(8)观察胸廓起伏情况,听诊双肺呼吸音。

(9)整理用物及床单位,按医疗垃圾分类处理用物。

(10)脱隔离衣,擦拭治疗车。

(11)洗手、记录、确认医嘱。

(四)注意事项

(1)操作前测量气囊压力。

(2)操作前后认真清点棉球数量,禁止漱口,可采取口鼻腔冲洗。

(3)检查气管导管深度和外露长度,避免移位和脱出。

(4)适当约束躁动者或对其应用镇静药。

(五)评价标准

(1)患者或家属能够知晓护士告知的事项,对服务满意。

(2)遵循查对制度,符合无菌技术、标准预防原则。

(3)操作过程规范、安全,动作娴熟。

(沈一凡)

第四节　氧疗技术

一、鼻导管/面罩吸氧

(一)目的

鼻导管/面罩吸氧可以纠正各种原因造成的缺氧状态,提高患者血氧含量及动脉血氧饱和度。

(二)操作前准备

1.告知患者

告知患者操作目的、方法、注意事项、配合方法。

2.评估患者

(1)病情、意识、呼吸状态、缺氧程度、心理反应、合作程度。

(2)鼻腔状况:有无鼻息肉、鼻中隔偏曲或分泌物阻塞等。

3.操作护士

操作护士应着装整洁、修剪指甲、洗手、戴口罩。

4.物品准备

准备治疗车、一次性吸氧管或吸氧面罩、湿化瓶、蒸馏水、氧流量表、水杯、棉签、吸氧卡、笔、快速手消毒剂、污物桶、消毒桶。

5.环境

保持环境安全、安静、整洁。

(三)操作过程

(1)携带用物至患者床旁,核对腕带及床头卡。

(2)协助患者取适宜体位。

(3)清洁双侧鼻腔。

(4)正确安装氧气装置,管路或面罩连接紧密,确定氧气流出通畅。

(5)根据病情调节氧流量。

(6)固定吸氧管或面罩。

(7)填写吸氧卡。

(8)用氧过程中密切观察患者呼吸、神志、氧饱和度及缺氧程度改善情况等。

(9)整理床单位,协助患者取舒适卧位。

(10)整理用物,按医疗垃圾分类处理用物。

(11)擦拭治疗车。

(12)洗手、记录、确认医嘱。

(四)注意事项

(1)保持呼吸道通畅,注意气道湿化。

(2)保持吸氧管路通畅,无打折,分泌物堵塞或扭曲。

(3)面罩吸氧时,检查面部、耳郭皮肤受压情况。

(4)吸氧时先调节好氧流量再与患者连接,停氧时先取下鼻导管或面罩,再关闭氧流量表。

(5)注意用氧安全,尤其是使用氧气筒给氧时注意防火、防油、防热、防震。

(6)长期吸氧患者,每天更换一次湿化瓶内蒸馏水,每周浸泡消毒一次湿化瓶,每次30分钟,然后洗净、待干、备用。

(7)新生儿吸氧应严格控制用氧浓度和用氧时间。

(五)评价标准

(1)患者能够知晓护士告知的事项,对服务满意。

(2)操作过程规范、安全,动作娴熟。

二、一次性使用吸氧管

(一)目的

一次性使用吸氧管可以纠正各种原因造成的缺氧状态,提高患者血氧含量及动脉血氧饱和度。

(二)操作前准备

1.告知患者或家属

告知患者或家属操作目的、方法、注意事项、配合方法。

2.评估患者

(1)病情、意识、缺氧程度、呼吸、自理能力、合作程度。

(2)鼻腔状况。

3.操作护士

操作护士应着装整洁、修剪指甲、洗手、戴口罩。

4.物品准备

准备治疗车、氧流量表、人工肺、水杯、棉签、快速手消毒剂、吸氧卡、笔,必要时备吸氧面罩。

5.环境

保持环境安静、整洁。

(三)操作过程

(1)携带用物至患者床旁,核对腕带及床头卡。

(2)协助患者取舒适卧位。

(3)正确安装氧气装置。

(4)清洁鼻腔。

(5)根据病情调节氧流量。

(6)吸氧并固定吸氧管或面罩。

(7)观察患者缺氧改善情况。

(8)整理床单位,协助患者取舒适、安全卧位。

(9)整理用物,按医疗垃圾分类处理用物。

(10)擦拭治疗车。

(11)洗手、签字、确认医嘱。

(四)注意事项

(1)保持呼吸道通畅,注意气道湿化。

(2)保持吸氧管路通畅,无打折、分泌物堵塞或扭曲。

(3)面罩吸氧时,检查面部、耳郭皮肤受压情况。

(4)吸氧时先调节好氧流量再与患者连接,停氧时先取下鼻导管或面罩,再关闭氧流量表。

(5)注意用氧安全,尤其是使用氧气筒给氧时注意防火、防油、防热、防震。

(6)新生儿吸氧应严格控制用氧浓度和用氧时间。

(五)评价标准

(1)患者或家属能够知晓护士告知的事项,并能配合,对服务满意。

(2)操作过程规范、安全,动作娴熟。

(曹晓赞)

第五节 雾 化 吸 入

一、操作目的

(1)用于止咳平喘,帮助患者解除支气管痉挛。

(2)改善肺通气功能。

(3)湿化气道。

(4)预防和控制呼吸道感染。

二、操作流程

(一)评估

(1)患者的心理状态,合作程度。

(2)对氧气雾化吸入法的认识。

(3)环境整齐、安静,用氧安全的认识。

(二)准备

(1)按需备齐用物,根据医嘱备药。

(2)环境:四防(火、油、热、震)。

(3)查对、解释。

(三)雾化实施

(1)取坐位、半坐卧位。

(2)将氧气雾化吸入器与氧气连接,调节氧气流量(8~10 L/min),检查出雾情况。

(3)协助患者将喷气管含入口中并嘱其紧闭双唇做深慢呼吸。

(四)处理

(1)吸毕,取下雾化器,关闭氧气开关,擦净面部,询问感觉,采取舒适卧位。

(2)观察记录:雾化吸入的情况。

(3)用物:妥善清理,归原位。

三、操作关键环节提示

(1)每次雾化吸入时间不应超过20分钟,如用液体过多应计入液体总入量内。若盲目用量过大有引起肺水肿或水中毒的可能。

(2)有增加呼吸道阻力的可能。当雾化吸入完几小时后,呼吸困难反而加重,除警惕肺水肿外,还可能是由于气道分泌物液化膨胀阻塞加重的原因。

(3)预防呼吸道再感染。由于雾滴可带细菌入肺泡,故有可能继发革兰阴性杆菌感染,不但要加强口、鼻、咽的卫生护理,还要注意雾化器、室内空气和各种医疗器械的消毒。

(4)长期雾化吸入治疗的患者,所用雾化量必须适中。如果湿化过度,可致痰液增多,对危重患者神志不清或咳嗽反射减弱时,常可因痰不能及时咳出而使病情恶化甚至死亡。如果湿化不够,则很难达到治疗目的。

(5)注意防止药物吸收后引起的不良反应。

(6)过多长期使用生理盐水雾化吸入,会因过多的钠吸收而诱发或加重心力衰竭。

(7)雾化器应垂直拿,用面罩罩住口鼻或用口含嘴,在吸入的同时应作深吸气,使药液充分到达支气管和肺内。

(8)氧流量调至4~5 L/min,请不要擅自调节氧流量,禁止在有氧环境附近吸烟或燃明火。

(9)雾化前半小时尽量不进食,避免雾化吸入过程中气雾刺激,引起呕吐。

(10)每次雾化完后要及时洗脸或用湿毛巾抹干净口鼻部留下的雾珠,防止残留雾滴刺激口鼻皮肤,以免引起皮肤过敏或受损。

(11)每次雾化完后要协助患者饮水或漱口,防止口腔黏膜感染。

(林　娟)

第六节 机械吸痰法

一、目的

清除呼吸道分泌物,保持呼吸道通畅,预防并发症发生。适用于排痰无力、痰液黏稠、意识不清、危重、老年体弱及身体各脏器衰竭者。可通过患者口腔、鼻腔、气管插管或气管切开处进行负压吸引。

二、准备

(一)用物准备

1.治疗盘外

电动吸引器或中心吸引器,包括马达、偏心轮、气体过滤器、压力表、安全瓶、贮液瓶、开口器、舌钳、压舌板、电源插座等。

2.治疗盘内

带盖缸 2 只(1 只盛消毒一次性吸痰管若干根、1 只盛有消毒液的盐水瓶)、消毒玻璃接管、治疗碗 2 只(1 只盛无菌生理盐水、1 只盛消毒液用于消毒玻璃接管)、弯盘、消毒纱布、无菌弯血管钳 1 把、消毒镊子 1 把、棉签 1 包、液状石蜡、冰硼散等,急救箱 1 个备用。

(二)患者、护理人员及环境准备

患者取舒适体位,稳定情绪,了解吸痰目的、方法、注意事项及配合要点。护理人员应衣帽整齐,修剪指甲,洗手,戴口罩。环境安静、整洁、光线、温湿度适宜。

三、操作步骤

(1)携用物至病床旁,接通电源,打开开关,调节负压,检查吸引器性能。

(2)检查患者口腔(昏迷患者可借助压舌板及开口器)、鼻腔,有无义齿,如有应先取下活动义齿,患者头部转向一侧,面向操作者。

(3)连接吸痰管,先吸少量生理盐水。用于检查吸痰管是否通畅,并润滑吸痰管前端。

(4)一手反折吸痰管末端,另一手持无菌弯血管钳或无菌镊子夹取吸痰管前端,插入口咽部 10～15 cm(过深可触及支气管处,易堵塞呼吸道)后,放松吸痰管末端,先吸口咽部分泌物,再吸气管内分泌物。吸痰时采取上下左右旋转向上提吸痰管的方法,有利于呼吸道分泌物吸出,避免损伤呼吸道黏膜。每次吸引时间少于 15 秒,防止缺氧。

(5)吸痰管拔出后,用生理盐水抽吸。防止分泌物堵塞吸痰管。

(6)观察患者呼吸道是否畅通及面部、呼吸、心率、血压等情况及吸出液的色、质、量。

(7)协助患者擦净面部分泌物,整理床单位,取舒适体位。

(8)处理用物,吸痰管玻璃接头清洁后,放入盛有消毒液的治疗碗中浸泡,或清洁后,置低温消毒箱内消毒备用。

(9)洗手,观察并记录治疗效果与反应。

四、注意事项

(1)严格无菌操作,吸痰管应即吸即弃。

(2)吸痰动作应轻柔,以防呼吸道黏膜损伤。

(3)痰液黏稠者可配合叩击、雾化吸入,提高治疗效果。

(4)储液瓶内的液体不得超过 2/3。

(5)每次吸痰时间不超过 15 秒,以免缺氧。

(6)两次吸痰间隔不少于 30 分钟。

(7)气管隆嵴处不宜反复刺激,避免引起咳嗽反射。

(林　娟)

第七节　导　尿　技　术

一、女患者导尿

(一)目的

为昏迷、尿潴留、尿失禁或会阴部有损伤者留置尿管,以保持局部干燥清洁,协助临床诊断、治疗、手术。

(二)操作前准备

(1)告知患者或家属操作目的、方法、注意事项、配合方法及可能出现的并发症。

(2)签知情同意书。

(3)评估患者:病情、意识状态、自理能力、合作程度、耐受力、膀胱充盈度、会阴部清洁程度及皮肤黏膜状况。

(4)操作护士:着装整洁、修剪指甲、洗手、戴口罩。

(5)物品准备:治疗车、一次性导尿包、一次性多用巾、快速手消毒剂、隔离衣、污物桶、消毒桶;必要时备会阴冲洗包、冲洗液、便盆。

(6)环境:整洁、安静、温度适宜、私密。

(三)操作过程

(1)穿隔离衣,携带用物至患者床边,核对患者腕带及床头卡。

(2)关闭门窗。

(3)协助患者摆好体位,脱去对侧裤腿,盖在近侧腿部,取仰卧屈膝位。

(4)两腿外展,暴露会阴部。

(5)多用巾铺于患者臀下,打开导尿包外包装,初步消毒物品置于两腿之间。

(6)一手戴手套,将碘伏棉球放入消毒弯盘内,另一手持镊子,依次消毒阴阜,双侧大阴唇,双侧小阴唇外侧、内侧和尿道口(每个棉球仅用 1 次),顺序为由外向内、自上而下。

(7)脱手套,处理用物,使用快速手消毒剂洗手。

(8)将导尿包置于患者双腿之间,打开形成无菌区。

（9）戴无菌手套,铺孔巾。

（10）检查气囊,将导尿管与引流袋连接备用,将碘伏棉球放于无菌盘内,用液状石蜡纱布润滑尿管前端至气囊后4～6 cm。

（11）用纱布分开并固定小阴唇,再次按照无菌原则消毒尿道口,左、右小阴唇内侧,最后1个棉球在尿道口停留10秒。

（12）更换镊子,夹住导尿管插入尿道内4～6 cm,见尿后再插入5～7 cm,夹闭尿管开口。

（13）按照导尿管标明的气囊容积,向气囊内缓慢注入无菌生理盐水,轻拉尿管至有阻力后,连接引流袋。

（14）脱手套,妥善固定引流管及导尿袋,使其位置低于膀胱,尿管标识处注明置管日期。

（15）整理床单位,协助患者取舒适卧位。

（16）整理用物,按医疗垃圾分类处理用物。

（17）脱隔离衣,擦拭治疗车。

（18）洗手,记录置管日期,尿液的量、性质、颜色等,确认医嘱。

（四）注意事项

（1）严格执行查对制度和无菌操作技术原则。

（2）保护患者隐私。

（3）对膀胱高度膨胀且极度虚弱的患者,第一次放尿不得超过1 000 mL,以免膀胱骤然减压,引起血尿和血压下降,导致虚脱。

（4）为女患者插尿管时,如导尿管误入阴道,应另换无菌导尿管重新插管。

（5）插入尿管的动作要轻柔,以免损伤尿道黏膜。

（6）维持密闭的尿路排泄系统于患者的膀胱水平以下,避免挤压导尿袋。

（五）评价标准

（1）患者或家属知晓护士告知的事项,对操作满意。

（2）遵循查对制度,符合无菌技术、标准预防原则。

（3）操作规范、安全,动作娴熟。

（4）尿管与尿袋连接紧密,引流通畅,固定稳妥。

二、男患者导尿

（一）目的

男患者导尿的目的同女性患者。

（二）操作前准备

评估男性患者有无前列腺疾病等引起尿路梗阻的情况,余同女性患者。

（三）操作过程

（1）穿隔离衣,携带用物至患者床边,核对患者腕带及床头卡。

（2）关闭门窗。

（3）协助患者摆好体位,脱去对侧裤腿,盖在近侧腿部,取仰卧屈膝位。

（4）两腿外展,暴露会阴部。

（5）多用巾铺于患者臀下,打开导尿包外包装,初步消毒物品置于两腿之间。

（6）一手戴手套,将碘伏棉球放入消毒弯盘内,另一手持镊子,依次消毒阴阜、阴茎、阴囊。用纱布裹住患者阴茎,使阴茎与腹壁呈 60°角,将包皮向后推,暴露尿道口,用碘伏棉球由内向外螺旋式消毒尿道口、龟头及冠状沟 3 次,每个棉球仅用 1 次。

(7)脱手套,处理用物,用快速手消毒剂洗手。

(8)将导尿包置于患者双腿之间,打开形成无菌区。

(9)戴无菌手套,铺孔巾。

(10)检查气囊,将导尿管与引流袋连接备用,将碘伏棉球放于无菌盘内,用液状石蜡纱布润滑尿管前端至气囊后 20～22 cm。

(11)一手持纱布,包裹阴茎后稍提起,与腹壁呈 60°角,将包皮后推,暴露尿道口。以螺旋方式消毒尿道口、龟头、冠状沟 3 次,每个棉球仅用 1 次,最后一个棉球在尿道口停留 10 秒。

(12)提起阴茎,与腹壁呈 60°角,更换镊子,持导尿管对准尿道口,轻轻插入 20～22 cm,见尿后再插入 5～7 cm。

(13)按照导尿管标明的气囊容积,向气囊内缓慢注入无菌生理盐水,轻拉尿管有阻力后,撤孔巾。

(14)脱手套,妥善固定引流管及尿袋,尿袋的位置应低于膀胱,尿管应有标识并注明置管日期。

(15)整理床单位,协助患者取舒适卧位。

(16)整理用物,按医疗垃圾分类处理用物。

(17)脱隔离衣,擦拭治疗车。

(18)洗手,记录置管日期,尿液的量、性质、颜色等,确认医嘱。

(四)注意事项

(1)严格执行查对制度和无菌操作技术原则。

(2)保护患者隐私。

(3)对膀胱高度膨胀且极度虚弱的患者,第一次放尿不得超过 1 000 mL,以免膀胱骤然减压引起血尿和血压下降,导致虚脱。

(4)插入尿管的动作要轻柔,以免损伤尿道黏膜。

(5)男性患者包皮和冠状沟易藏污垢,导尿前要彻底清洁,插入导尿管前建议使用润滑止痛胶,插管遇阻力时切忌强行插入,必要时请专科医师插管。

(五)评价标准

(1)患者或家属知晓护士告知的事项,对操作满意。

(2)遵循查对制度,符合无菌技术、标准预防原则。

(3)操作规范、安全,动作娴熟。

(4)尿管与尿袋连接紧密,引流通畅,固定稳妥。

(林　娟)

第八节　静　脉　输　液

一、准备

(一)仪表

着装整洁,佩戴胸牌,洗手,戴口罩。

（二）用物

注射盘内放干棉球缸、一次性输液器、网套、止血带、橡皮小枕及一次性垫巾、弯盘、0.75％碘酊、棉签、胶布、启盖器、药液瓶外贴输液标签（上写患者姓名、床号、输液药品、剂量、用法、日期、时间、输液架）。

二、操作步骤

（1）根据医嘱备齐用物，携至床旁查对床号、姓名、剂量、用法、时间、药液瓶和面貌，并摇动药瓶对光检查。

（2）做好解释工作，询问大小便，备胶布。

（3）开启铝盖中心部分（如备物时加完药可省去）套网套，消毒瓶塞中心及瓶颈，挂于输液架上，检查输液器并打开，插入瓶塞至针头根部。

（4）排气，排液 3～5 mL 至弯盘内。

（5）选择血管，置小枕及垫巾，扎止血带，消毒皮肤，待干。

（6）再次查对床号、姓名、剂量、用法、时间、药液瓶和面貌。

（7）再次检查空气是否排尽，夹紧，穿刺时左手绷紧皮肤并用拇指固定静脉，见回血，松止血带及螺旋夹。

（8）胶布固定，干棉球遮盖针眼，调节滴速，开始 15 分钟应慢，无异常调节至正常速度。

（9）交代注意事项，整理床及用物。

（10）爱护体贴患者，协助卧舒适体位。

（11）洗手，消毒用物。

三、临床应用

（一）静脉输液注意事项

（1）严格执行无菌操作和查对制度。

（2）根据病情需要，有计划地安排轮流顺序，如需加入药物，应合理安排，以尽快达到输液目的，注意配伍禁忌。

（3）需长期输液者，要注意保护和合理使用静脉，一般从远端小静脉开始。

（4）输液前应排尽输液管及针头内空气，药液滴尽前要按需及时更换溶液瓶或拔针，严防造成空气栓塞。

（5）输液过程中应加强巡视，耐心听取患者的主诉，严密观察注射部位皮肤有无肿胀，针头有无脱出、阻塞或移位，针头和输液器衔接是否紧密，输液管有无扭曲受压，输液滴速是否适宜及输液瓶内溶液量等，及时记录在输液卡或护理记录单上。

（6）需 24 小时连续输液者，应每天更换输液器。

（7）颈外静脉穿刺置管，如硅胶管内有回血，须及时用稀释肝素溶液冲注，以免硅胶管被血块堵塞；如遇输液不畅，须注意是否存在硅胶管弯曲或滑出血管外等情况。

（二）常见输液反应及防治

1.发热反应

（1）减慢滴注速度或停止输液，及时与医师联系。

（2）对症处理，寒战时适当增加盖被或用热水袋保暖，高热时给予物理降温。

（3）按医嘱给抗过敏药物或激素治疗。

（4）保留余液和输液器，必要时送检验室做细菌培养。

（5）严格检查药液质量、输液用具的包装及灭菌有效期等，防止致热物质进入体内。

2.循环负荷过重（肺水肿）

（1）立即停止输液，及时与医师联系，积极配合抢救，安慰患者，使患者有安全感和信任感。

（2）为患者安置端坐位，使其两腿下垂，以减少静脉回流，减轻心脏负担。

（3）加压给氧，可使肺泡内压力升高，减少肺泡内毛细血管渗出液的产生，同时给予20%～30%乙醇湿化吸氧。因乙醇能降低肺泡内泡沫的表面张力，使泡沫破裂消散，从而改善肺部气体交换，迅速缓解缺氧症状。

（4）按医嘱给用镇静剂、扩血管药物和强心剂如洋地黄等。

（5）必要时进行四肢轮流结扎，即用止血带或血压计袖带做适当加压，以阻断静脉血流，但动脉血流仍通畅。每隔5～10分钟轮流放松一侧肢体的止血带，可有效地减少静脉回心血量，待症状缓解后，逐步解除止血带。

（6）严格控制输液滴速和输液量，对心、肺疾病患者及老年人、儿童尤应慎重。

3.静脉炎

（1）严格执行无菌操作，对血管壁有刺激性的药物应充分稀释后应用，并防止药物溢出血管外。同时，要有计划地更换注射部位，以保护静脉。

（2）患肢抬高并制动，局部用95%乙醇或50%硫酸镁行热湿敷。

（3）理疗。

（4）如合并感染，根据医嘱给予抗生素治疗。

4.空气栓塞

（1）立即停止输液，及时通知医师，积极配合抢救，安慰患者，以减轻恐惧感。

（2）立即为患者置左侧卧位（可使肺的位置低于右心室，气泡侧向上漂移到右心室，避开肺动脉口）和头低足高位（在吸气时可增加胸内压力，以减少空气进入静脉。由于心脏搏动将空气混成泡沫，分次小量进入肺动脉内）。

（3）氧气吸入。

（4）输液前排尽输液管内空气，输液过程中密切观察，加压输液或输血时应专人守护，以防止空气栓塞发生。

（林　娟）

第三章

生命体征的观察与护理

第一节 体 温

体温由三大营养物质糖、脂肪、蛋白质的氧化分解而产生。50％以上迅速转化为热能,50％贮存于三磷酸腺苷(ATP)内,供机体利用,最终仍转化为热能散发到体外。正常人体的温度是由大脑皮质和丘脑下部体温调节中枢所调节(下丘脑前区为散热中枢,下丘脑后区为产热中枢),并通过神经、体液因素调节产热和散热过程,保持产热与散热的动态平衡,所以正常人有相对恒定的体温。

一、正常体温及生理性变化

(一)正常体温

通常说的体温是指机体内部的温度,即胸腔、腹腔、中枢神经的温度,又称体核温度,较高且稳定。皮肤温度称体表温度。临床上通常用测量口温、肛温、腋温来衡量体温。在这三个部位测得的温度接近身体内部的温度,且测量较为方便。三个部位测得的温度略有不同,口腔温度居中,直肠温度较高,腋下温度较低。同时在三个部位进行测量,其温度差一般不超过 1 ℃。这是由于血液在不断地流动,将热量很快地由温度较高处带往温度较低处,因而机体各部的温度一般差异不大。

体温的正常值不是一个具体的点,而是一个范围。机体各部位由于代谢率的不同,温度略有差异,常以口腔、直肠、腋窝的温度为标准,个体体温可以较正常的平均温度增减 0.3～0.6 ℃,健康成人的平均温度波动范围见表 3-1。

表 3-1　健康成人不同部位温度的波动范围

部位	波动范围
口腔	36.2～37.2 ℃
直肠	36.5～37.5 ℃
腋窝	36.0～37.0 ℃

(二)生理性变化

人的体温在一些因素的影响下,会出现生理性的变化,但这种体温的变化,往往是在正常范围内或是一闪而过的。

1.时间

人的体温24小时内的变动范围为0.5～1.5 ℃,呈周期性变化一般清晨2～6时体温最低,下午2～6时体温最高。这种昼夜的节律波动,与机体活动代谢的相应周期性变化有关。如长期从事夜间工作的人员,可出现夜间体温上升、日间体温下降的现象。

2.年龄

新生儿因体温调节中枢尚未发育完全,调节体温的能力差,体温易受环境温度影响而变化;婴幼儿由于代谢率高,体温可略高于成年人;老年人代谢率较低,血液循环变慢,加上活动量减少,因此体温略低于成年人。

3.性别

一般来说,女性比男性有较厚的皮下脂肪层,维持体热能力强,故女性体温较男性高约0.3 ℃。并且女性的基础体温随月经周期出现规律变化,即月经来潮后逐渐下降,至排卵后,体温又逐渐上升。这种体温的规律性变化与血中孕激素及其代谢产物的变化有关。

4.环境温度

在寒冷或炎热的环境下,机体的散热受到明显的抑制或加强,体温可暂时性的降低或升高。另外,气流、个体暴露的范围大小亦影响个体的体温。

5.活动

任何需要耗力的劳动或运动活动,都使肌肉代谢增强,产热增加,体温升高。

6.饮食

进食的冷热可以暂时性地影响口腔温度,进食后,由于食物的特殊动力作用,可以使体温暂时性地升高0.3 ℃左右。

另外,强烈的情绪反应、冷热的应用以及个体的体温调节机制都对体温有影响,在测量体温的过程中要加以注意并能够做出解释。

二、异常体温的观察

人体最高的耐受热为40.6～41.4 ℃,低于34 ℃或高于43 ℃,则极少存活。升高超过41 ℃,可引起永久性的脑损伤;高热持续在42 ℃以上24小时常导致休克及严重并发症。所以对于体温过高或过低者应密切观察病情变化,不能有丝毫的松懈。

(一)体温过高

体温过高又称发热,是由于各种原因使下丘脑体温调节中枢功能障碍,产热增加而散热减少,导致体温升高超过正常范围。

1.原因

(1)感染性:如病毒、细菌、真菌、螺旋体、立克次体、支原体、寄生虫等感染引起的发热最多见。

(2)非感染性:无菌性坏死物质的吸收引起的吸收热、变态反应性发热等。

2.发热分类

以口腔温度为例,按照发热的高低将发热分为以下几种。

(1)低热:37.5～38 ℃。

(2)中等热:38.1～39 ℃。

(3)高热:39.1～41 ℃。

(4)超高热:41 ℃及以上。

3.发热过程

发热的过程常根据疾病在体内的发展情况而定,一般分为三个阶段。

(1)体温上升期:特点是产热大于散热。主要表现为皮肤苍白、干燥无汗,患者畏寒、疲乏,体温升高,有时伴寒战。方式有骤升和渐升。骤升指体温在数小时内升至高峰,如肺炎球菌导致的肺炎;渐升指体温在数小时内逐渐上升,数天内达高峰,如伤寒。

(2)高热持续期:特点是产热和散热在较高水平上趋于平衡。主要表现为体温居高不下,皮肤潮红、呼吸加深加快,脉搏增快并有头痛、食欲缺乏、恶心、呕吐、口干、尿量减少等症状,甚至惊厥、谵妄、昏迷。

(3)体温下降期:特点是散热增加,产热趋于正常,体温逐渐恢复至正常水平。方式有骤降和渐降。主要表现为大量出汗、皮肤潮湿、温度降低为体温骤降。老年人易出现血压下降、脉搏细速、四肢厥冷等循环衰竭的休克症状。骤降指体温一般在数小时内降至正常,如大叶性肺炎、疟疾;渐降指体温在数天内降至正常,如伤寒、风湿热等。

4.热型

将不同的时间测得的体温绘制在体温单上,互相连接就构成体温曲线。各种体温曲线形状称为热型。有些发热性疾病有特殊的热型,通过观察体温曲线可协助诊断。但需注意,药物的应用可使热型变得不典型。常见的热型有以下几种。

(1)稽留热:体温持续在 39～40 ℃,达数天或数周,24 小时波动范围不超过 1 ℃。常见于大叶性肺炎、伤寒等急性感染性疾病的极期。

(2)弛张热:体温 39 ℃以上,24 小时体温波动幅度可超过 2 ℃,但最低温度仍高于正常水平。常见于化脓性感染、败血症、浸润性肺结核、风湿热等疾病。

(3)间歇热:体温骤然升高达高峰后,持续数小时又迅速降至正常,经过一天或数天间歇后,体温又突然升高,如此有规律地反复发作,常见于疟疾。

(4)不规则热:发热不规律,持续时间不定。常见于流行性感冒、肿瘤等疾病引起的发热。

(二)体温过低

体温过低是指由于各种原因引起的产热减少或散热增加,导致体温低于正常范围,称为体温过低。当体温低于 35 ℃时,称为体温不升。体温过低的原因如下。

(1)体温调节中枢发育未成熟:如早产儿、新生儿。

(2)疾病或创伤:见于失血性休克、极度衰竭等患者。

(3)药物中毒。

三、体温异常的护理

(一)体温过高

降温措施有物理降温、药物降温及针刺降温。

1.观察病情

加强对生命体征的观察,定时测量体温。一般每天测温 4 次,高热患者应每 4 小时测温一次,待体温恢复正常3天后,改为每天1~2次,同时观察脉搏、呼吸、血压、意识状态的变化;及时了解有关各种检查结果及治疗护理后病情好转还是恶化。

2.饮食护理

(1)补充高蛋白、高热量、高维生素、易消化的流质或半流质饮食,如粥、鸡蛋羹、面片汤、青菜、新鲜果汁等。

(2)多饮水,每天补充液量2 500~3 000 mL,必要时给予静脉滴注,以保证入量。

由于高热时,热量消耗增加,全身代谢率加快,蛋白质、维生素的消耗量增加,水分丢失增多,同时消化液分泌减少,胃肠蠕动减弱,所以宜及时补充水分和营养。

3.使患者舒适

(1)安置舒适的体位让患者卧床休息,同时调整室温和避免噪声。

(2)口腔护理:每天早、晚刷牙,饭前、饭后漱口,不能自理者,可行特殊口腔护理。由于发热患者唾液分泌减少,口腔黏膜干燥,机体抵抗力下降,极易引起口腔炎、口腔溃疡,因此口腔护理可预防口腔及咽部细菌繁殖。

(3)皮肤护理:发热患者退热期出汗较多,此时应及时擦干汗液并更换衣裤和床单等,以保持皮肤的清洁和干燥,防止皮肤继发性感染。

4.心理调护

注意患者的心理状态,对体温的变化给予合理的解释,以缓解患者紧张和焦虑的情绪。

(二)体温过低

(1)保暖:①给患者加盖衣被、毛毯、电热毯等或放置热水袋,注意小儿、老人、昏迷者,热水袋温度不宜过高,以防烫伤。②暖箱。适用于体重小于2 500 g,胎龄不足35周的早产儿、低体重儿。

(2)给予热饮。

(3)监测生命体征:监测生命体征的变化,至少每小时测体温1次,直至恢复正常且保持稳定,同时观察脉搏、呼吸、血压、意识的变化。

(4)设法提高室温:维持室温在22~24 ℃为宜。

(5)积极宣教:教会患者避免接触导致体温过低的因素。

四、测量体温的技术

(一)体温计的种类及构造

1.水银体温计

水银体温计又称玻璃体温计,是最常用的最普通的体温计。它是一种外标刻度为红线的真空玻璃毛细管。其刻度范围为35~42 ℃,每小格0.1 ℃,在37 ℃刻度处以红线标记,以示醒目。体温计一端贮存水银,当水银遇热膨胀后沿毛细管上升;因毛细管下端和水银槽之间有一凹陷,所以水银柱遇冷不致下降,以便检视温度。

根据测量部位的不同可将体温计分为口表、肛表、腋表。口表的水银端呈圆柱形,较细长;肛表的水银端呈梨形,较粗短,适合插入肛门;腋表的水银端呈扁平鸭嘴形。临床上口表可代替腋表使用。

2.其他

如电子体温计、感温胶片、可弃式化学体温计等。

(二)测体温的方法

1.目的

通过测量体温,判断体温有无异常了解患者的一般情况及疾病的发生、发展规律,为预防、诊断、治疗提供依据。

2.用物准备

(1)测温盘内备体温计(水银柱甩至 35 ℃以下)、秒表、纱布、笔、记录本。

(2)若测肛温,另备润滑油、棉签、手套、卫生纸、屏风。

3.操作步骤

(1)洗手、戴口罩,备齐用物,携至床旁。

(2)核对患者信息并解释目的。

(3)协助患者取舒适卧位。

(4)测体温。根据病情选择合适的测温方法:①测腋温,擦干汗液,将体温计放在患者腋窝,紧贴皮肤屈肘,臂过胸,夹紧体温计。测量 10 分钟后,取出体温计用纱布擦拭,读数。②测口温法,嘱患者张口,将口表水银端放于舌下热窝处。嘱患者闭嘴用鼻呼吸,勿用牙咬体温计。测量时间3～5分钟。嘱患者张口,取出口表,用纱布擦拭并读数。③测肛温法,协助患者取合适卧位,露出臀部。润滑肛表前端,戴手套用手垫卫生纸分开臀部,轻轻插入肛表水银端3～4 cm。测量时间 3～5 分钟并读数。用卫生纸擦拭肛表。

(5)记录。先记录在记录本上,再绘制在体温单上。

(6)整理床单位。

(7)消毒用过的体温计。

4.注意事项

(1)测温前应注意有无影响体温波动的因素存在,如 30 分钟内有无进食、剧烈活动、冷热敷、坐浴等。

(2)体温值如与病情不符,应重复测量,必要时做肛温和口温对照复查。

(3)腋下有创伤、手术或消瘦夹不紧体温计者不宜测腋温;腹泻、肛门手术、心肌梗死的患者禁测肛温;精神异常、昏迷、婴幼儿等不能合作者及口鼻疾病或张口呼吸者禁测口温;进热食或面颊部热敷者,应间隔30分钟后再测口温。

(4)对小儿、重症患者测温时,护士应守护在旁。

(5)测口温时,如不慎咬破体温计,应:①立即清除玻璃碎屑,以免损伤口腔黏膜。②口服蛋清或牛奶,以保护消化道黏膜并延缓水银的吸收。③病情允许者,进食粗纤维食物,以加快水银的排出。

(三)体温计的消毒与检查

1.体温计的消毒

为防止测体温引起的交叉感染,保证体温计清洁,用过的体温计应消毒。

(1)先将体温计分类浸泡于含氯消毒液内 30 分钟后取出,再用冷开水冲洗擦干,放入清洁容器中备用。集体测温后的体温计,用后全部浸泡于消毒液中。

(2)5 分钟后取出清水冲净,擦干后放入另一消毒液容器中进行第二次浸泡,半小时后取出清水冲净,擦干后放入清洁容器中备用。

(3)消毒液的容器及清洁体温计的容器每周进行 2 次高压蒸汽灭菌消毒,消毒液每天更换一次,若有污染随时消毒。

(4)传染病患者应设专人体温计,单独消毒。

2.体温计的检查

在使用新的体温计前,或定期消毒体温计后,应对体温计进行校对,以检查其准确性。将全部体温计的水银柱甩至 35 ℃以下,同一时间放入已测好的 40 ℃水内,3 分钟后取出检视。若体温计之间相差0.2 ℃以上或体温计上有裂痕者,取出不用。

(沈一凡)

第二节 呼 吸

一、正常呼吸及生理性变化

(一)正常呼吸

机体不断地从外界环境摄取氧气并将二氧化碳排出体外的气体交换过程称为呼吸。它是维持机体新陈代谢和功能活动所必需的生理过程之一。一旦呼吸停止,生命也将终止。

正常成人在安静状态下呼吸是自发的,节律规则,均匀无声且不费力,每分钟 16~20 次。

(二)生理性变化

呼吸受许多因素的影响,在不同生理状态下,正常人的呼吸也会在一定范围内波动,各年龄段呼吸频率见表 3-2。

表 3-2　各年龄段呼吸频率

年龄	呼吸频率/(次/分)
新生儿	30~40
婴儿	20~45
幼儿	20~35
学龄前儿童	20~30
学龄儿童	15~25
青少年	15~20
成人	12~20
老年人	12~18

1.年龄

年龄越小,呼吸频率越快。

2.性别

同年龄的女性呼吸频率比男性稍快,如新生儿的呼吸约为 44 次/分。

3.运动

肌肉的活动可使呼吸系统加快,呼吸也因说话、唱歌、哭、笑以及吞咽、排泄等动作有所改变。

4.情绪

强烈的情绪变化,如害怕、恐惧、愤怒、紧张等会刺激呼吸中枢,导致屏气或呼吸加快。

5.其他

如环境温度升高或海拔增加,均会使呼吸加快加深。

二、异常呼吸的观察

(一)频率异常

1.呼吸过速

呼吸过速指呼吸频率超过 24 次/分,但仍有规则,又称气促。多见于高热、疼痛、甲状腺功能亢进的患者。一般体温每升高 1 ℃,呼吸频率增加 3～4 次/分。

2.呼吸过慢

呼吸过慢指呼吸频率缓慢,低于 12 次/分。多见于麻醉药或镇静剂过量、颅脑疾病等呼吸中枢受抑制者。

(二)节律异常

1.潮式呼吸(陈-施呼吸)

潮式呼吸其表现为呼吸由浅慢到深快,达高潮后又逐渐变浅变慢,经过 5～30 秒的暂停,又重复出现上述状态的呼吸,呈潮水般涨落。发生机制是由于呼吸中枢兴奋性减弱,血中正常浓度的二氧化碳不能引起呼吸中枢兴奋,只有当缺氧严重、动脉血二氧化碳分压增高到一定程度,才能刺激呼吸中枢,使呼吸加强;当积聚的二氧化碳呼出后,呼吸中枢失去有效刺激,呼吸逐渐减弱甚至停止。多见于脑炎、尿毒症等患者,常表现呼吸衰竭。一些老年人在深睡时也可出现潮式呼吸,是脑动脉硬化的表现。

2.间停呼吸(比奥呼吸)

有规律地呼吸几次后,突然停止呼吸,间隔一个短时期后又开始呼吸,如此反复交替。其产生机制与潮式呼吸一样,但预后更严重,常在临终前发生。见于颅内病变或呼吸中枢衰竭的患者。

3.点头呼吸

在呼吸时,头随呼吸上下移动,患者已处于昏迷状态,是呼吸中枢衰竭的表现。

4.叹气式呼吸

间断一段时间后作一次大呼吸,伴叹气声。偶然的一次叹气是正常的,可以扩张小肺泡,多见于精神紧张、神经官能征患者。如反复发作叹气式呼吸,是临终前的表现。

(三)深浅度异常

1.深度呼吸

深度呼吸又称库斯莫呼吸,是一种深长而规则的大呼吸。常见于尿毒症、糖尿病等引起的代谢性酸中毒的患者。由于增加的氢离子浓度刺激呼吸感受器引起,有利于排出较多的二氧化碳调节血液中酸碱平衡。

2.浅快呼吸

呼吸浅表而不规则,有时呈叹息样。见于呼吸肌麻痹、胸肺疾病、休克患者,也可见于濒死的患者。

（四）声音异常

1.鼾声呼吸

由于气管或大支气管内有分泌物积聚,呼吸深大带鼾声。多见于昏迷或神经系统疾病的患者。

2.蝉鸣样呼吸

由于细支气管、小支气管堵塞,吸气时出现高调的蝉鸣音,多因声带附近有异物阻塞,使空气进入发生困难所致。多见于支气管哮喘、喉头水肿等患者。

（五）呼吸困难

呼吸困难是指因呼吸频率、节律或深浅度的异常,导致气体交换不足,机体缺氧。患者自感空气不足、胸闷、呼吸费力,表现为焦虑、烦躁、鼻翼翕动、口唇发绀等,严重者不能平卧。

三、呼吸的测量

（一）目的

通过测量呼吸,观察、评估患者的呼吸状况。以协助诊断,为预防、诊断、康复、护理提供依据。

（二）准备

治疗盘内备秒表、笔、记录本、棉签（必要时）。

（三）操作步骤

（1）测量脉搏后,护士仍保持诊脉手势,观察患者的胸、腹起伏情况及呼吸的节律、性质、声音、深浅,呼出气体有无特殊气味,呼吸运动是否对称等。

（2）以胸（腹）部一起一伏为一次呼吸,计数1分钟。正常情况下测30秒。

（3）将呼吸次数绘制于体温单上。

（四）注意事项

（1）尽量去除影响呼吸的各种生理性因素,在患者精神松弛的状态下测量。

（2）由于呼吸受意识控制,所以测呼吸时,不应使患者察觉。

（3）呼吸微弱或危重患者,可用少许棉花置其鼻孔前,观察棉花纤维被吹动的次数,计数1分钟。

（4）小儿、呼吸异常者应测1分钟。

（于媛媛）

第三节 血 压

血压是指血液在血管内流动时对血管壁的侧压力。一般是指动脉血压,如无特别注明均指肱动脉的血压。当心脏收缩时,主动脉压急剧升高,至收缩中期达最高值,此时的动脉血压称收缩压。当心室舒张时,主动脉压下降,至心舒末期达动脉血压的最低值,此时的动脉血压称舒张压。

一、正常血压及生理性变化

(一)正常血压

在安静状态下,正常成人的血压范围为(12.0~18.5)/(8.0~11.9)kPa,脉压为 4.0~5.3 kPa。血压的计量单位,过去多用 mmHg(毫米汞柱),后改用国际统一单位 kPa(千帕斯卡)。两者换算公式:1 kPa=7.5 mmHg、1 mmHg=0.133 kPa。

(二)生理性变化

在各种生理情况下,动脉血压可发生各种变化,影响血压的生理因素有以下几种。

1.年龄

随着年龄的增长血压逐渐增高,以收缩压增高较显著。儿童血压的计算公式:①收缩压=80+年龄×2;②舒张压=收缩压×2/3。

2.性别

青春期前的男女血压差别不显著。成年男子的血压比女性高 0.7 kPa(5 mmHg);绝经期后的女性血压又逐渐升高,与男性差不多。

3.昼夜和睡眠

血压在上午 8~10 时达全天最高峰,之后逐渐降低;午饭后又逐渐升高,下午 4~6 时出现全天次高值,然后又逐渐降低;至入睡后 2 小时,血压降至全天最低值;早晨醒来又迅速升高。睡眠欠佳时,血压稍增高。

4.环境

寒冷时血管收缩,血压升高;气温高时血管扩张,血压下降。

5.部位

一般右上肢血压常高于左上肢,下肢血压高于上肢。

6.情绪

紧张、恐惧、兴奋及疼痛均可引起血压增高。

7.体重

血压正常的人发生高血压的危险性与体重增加成正比。

8.其他

吸烟、劳累、饮酒、药物等都对血压有一定的影响。

二、异常血压的观察

(一)高血压

目前基本上采用世界卫生组织(WHO)和国际高血压学会(ISH)高血压治疗指南的高血压定义,即在未服抗高血压药的情况下,成人收缩压≥18.7 kPa(140 mmHg)和/或舒张压≥12.0 kPa(90 mmHg)者。95%的患者为病因不明的原发性高血压,多见于动脉硬化、肾炎、颅内压增高等,最易受损的部位是心、脑、肾、视网膜。

(二)低血压

一般认为血压低于 12.0/6.7 kPa(90/50 mmHg)正常范围且有明显的血容量不足表现如脉搏细速、心悸、头晕等,即可诊断为低血压。常见于休克、大出血等。

(三)脉压异常

脉压增大多见于主动脉瓣关闭不全、主动脉硬化等;脉压减小多见于心包积液、缩窄性心包炎等。

三、血压的测量

(一)血压计的种类和构造

1.水银血压计

水银血压计分立式和台式两种,其基本结构都包括输气球、调节空气的阀门、袖带、能充水银的玻璃管、水银槽几部分。袖带的长度和宽度应符合标准:宽度比被测肢体的直径宽20%,长度应能包绕整个肢体。充水银的玻璃管上标有刻度,范围为 $0\sim40.0$ kPa($0\sim300$ mmHg),每小格表示 0.3 kPa(2 mmHg);玻璃管上端和大气相通,下端和水银槽相通。当输气球送入空气后,水银由玻璃管底部上升,水银柱顶端的中央凸起可指出压力的刻度。水银血压计测得的数值相当准确。

2.弹簧表式血压计

弹簧表式血压计由一袖带与有刻度 $2.7\sim4.0$ kPa($20\sim30$ mmHg)的圆盘表相连而成,表上的指针指示压力。此种血压计携带方便,但欠准确。

3.电子血压计

电子血压计袖带内有一换能器,可将信号经数字处理,在显示屏上直接显示收缩压、舒张压和脉搏的数值。此种血压计操作方便,清晰直观,不需听诊器,使用方便、简单,但欠准确。

(二)测血压的方法

1.目的

通过测量血压有无异常,了解循环系统的功能状况,为诊断、治疗提供依据。

2.准备

听诊器、血压计、记录纸、笔。

3.操作步骤

(1)测量前,让患者休息片刻,以消除活动或紧张因素对血压的影响;检查血压计,如袖带的宽窄是否适合患者、玻璃管有无裂缝、橡胶管和输气球是否漏气等。

(2)向患者解释,以取得合作。患者取坐位或仰卧位,被测肢体的肘臂伸直、掌心向上,肱动脉与心脏在同一水平。坐位时,肱动脉平第4肋软骨;卧位时,肱动脉平腋中线。如手臂低于心脏水平,血压会偏高;手臂高于心脏水平,血压会偏低。

(3)放平血压计于上臂旁,打开水银槽开关,将袖带平整地缠于上臂中部,袖带的松紧以能放入一指为宜,袖带下缘距肘窝 $2\sim3$ cm。如测下肢血压,袖带下缘距腘窝 $3\sim5$ cm。将听诊器胸件置于腘动脉搏动处,记录时注明下肢血压。

(4)戴上听诊器,关闭输气球气门,触及肱动脉搏动。将听诊器胸件放在肱动脉搏动最明显的地方,但勿塞入袖带内,以一手稍加固定。

(5)挤压输气球囊打气至肱动脉搏动音消失,水银柱又升高 $2.7\sim4.0$ kPa($20\sim30$ mmHg)后,以每秒 0.5 kPa(4 mmHg)左右的速度放气,使水银柱缓慢下降,视线与水银柱所指刻度平行。

(6)在听诊器中听到第一声动脉音时,水银柱所指刻度即为收缩压;当搏动音突然变弱或消失时,水银柱所指的刻度即为舒张压。当变音与消失音之间有差异时,或危重者应记录两个读数。

(7)测量后,驱尽袖带内的空气,解开袖带。安置患者于舒适卧位。

(8)将血压计右倾45°,关闭气门,气球放在固定的位置,以免压碎玻璃管;关闭血压计盒盖。

(9)用分数式,即收缩压/舒张压(mmHg)记录测得的血压值,如14.7/9.3 kPa(110/70 mmHg)。

4.注意事项

(1)测血压前,要求安静休息20~30分钟,如运动、情绪激动、吸烟、进食等可导致血压偏高。

(2)血压计要定期检查和校正,以保证其准确性,切勿倒置或震动。

(3)打气不可过猛、过高,如水银柱里出现气泡,应调节或检修,不可带着气泡测量。

(4)如所测血压异常或血压搏动听不清时,需重复测量。先将袖带内气体排尽,使水银柱降至"0",稍等片刻再行第二次测量。

(5)对偏瘫、一侧肢体外伤或手术后患者,应在健侧手臂上测量。

(6)排除影响血压值的外界因素,如袖带太窄、袖带过松、放气速度太慢测得的血压值偏高,反之则血压值偏低。

(7)长期测血压应做到四定:定部位、定体位、定血压计、定时间。

（崔红学）

第四节 瞳 孔

正常瞳孔双侧等大等圆,直径2~5 mm。瞳孔的改变在临床上有重要意义,尤其是对神经内、外科患者。瞳孔的变化是人体生理病理状态的重要体征,有时根据瞳孔变化,可对临床某些危重疑难病症做出判断和神经系统的定位分析。

一、异常性瞳孔扩大

(一)双侧瞳孔扩大

两侧瞳孔直径持续在6 mm以上,为病理状态。如昏迷患者双侧瞳孔散大,对光反应消失并伴有生命体征明显变化,常为临终前瞳孔表现;枕骨大孔疝患者双侧瞳孔先缩小后散大,直径超过6 mm,对光反应迟钝或消失;应用阿托品类药物时双侧瞳孔可扩大超过6 mm,伴有阿托品化的一些表现;另外还见于双侧动眼神经、视神经损害,脑炎、脑膜炎、青光眼等疾病。

(二)一侧瞳孔扩大

一侧瞳孔直径大于6 mm。常见于小脑幕切迹疝,病侧瞳孔直径先缩小后散大;单侧动眼神经、视神经受损害;艾迪综合征中表现为一侧瞳孔散大,只有在暗处强光持续照射瞳孔才出现缓慢收缩,光照停止后瞳孔缓慢散大(艾迪瞳孔或强直瞳孔);还见于海绵窦综合征,结核性脑膜炎,眶尖综合征等多种疾病。

二、异常性瞳孔缩小

(一)双侧瞳孔缩小

双侧瞳孔直径小于 2 mm。见于有机磷、镇静安眠药物的中毒;脑桥、小脑、脑室出血的患者。

(二)一侧瞳孔缩小

单侧瞳孔直径小于 2 mm。见于小脑幕切迹疝的早期;由脑血管病,延髓、脑桥、颈髓病变引起的霍纳征,表现为一侧瞳孔缩小、眼裂变小、眼球内陷,伴有同侧面部少汗;另外由神经梅毒、多发性硬化眼部带状疱疹等引起的阿罗瞳孔,表现为一侧瞳孔缩小,对光反应消失,调节反射存在。

(三)两侧瞳孔大小不等

两侧瞳孔大小不等是颅内病变指征,如脑肿瘤、脑出血、脑疝等。

(四)瞳孔对光反应改变

瞳孔对光反射的迟钝或消失。常见于镇静安眠药物中毒、颅脑外伤、脑出血、脑疝等疾病,是病情加重的表现。

（文　贞）

第四章

神经内科护理

第一节 癫 痫

一、定义

（一）癫痫

癫痫是一组由不同病因所引起，脑部神经元过度同步化，且常具有自限性的异常放电所导致的综合征，以发作性、短暂性、重复性及通常为刻板性的中枢神经系统功能失常为特征。

（二）痫性发作

痫性发作为大脑神经元的一次不正常的过度放电，并包括高度同步的一些行为上的改变。

（三）急性发作

由于大脑结构出现损害或代谢障碍，或急性全身性的代谢紊乱而引起的痫性发作，例如低血糖、酒精中毒等可能引起易感个体痫性发作。

二、病因

癫痫的病因复杂，是获得性和遗传性因素等多因素共同作用的结果。目前，根据病因分为三类，即症状性、特发性（遗传性）和隐源性。病因与年龄有明显的关系。在新生儿期病因主要为感染、代谢异常（如维生素 B_6 依赖、低血糖、低钙血症）、出生时缺氧、颅内出血和脑部发育异常；婴儿或年龄小的儿童的病因主要为热性惊厥、遗传代谢性或发育异常性疾病、原发性/遗传性综合征、感染、发育异常和退行性变化；儿童和青春期年轻人主要病因为海马硬化、原发性/遗传性综合征、退行性疾病、发育异常、创伤和肿瘤；成年人最常见的病因为创伤、肿瘤、脑血管病、先天性代谢病、酒精/药物、海马硬化、感染、多发性硬化和退行性疾病；老年人的主要病因为脑血管病、药物/酒精、肿瘤、创伤和退行性变化（如痴呆病）。

三、发病机制

尚不完全清楚，一些重要的发病环节已为人类所知，发病机制见图4-1。

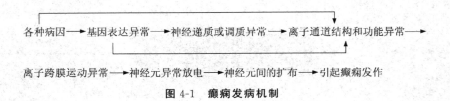

图 4-1　癫痫发病机制

四、分类

(一)癫痫发作的国际分类

国际抗癫痫联盟关于癫痫发作的分类参照两个标准:①发作起源于一侧或双侧脑部;②发作时有无意识丧失。其依据是脑电图和临床表现,详见表 4-1。

表 4-1　癫痫发作的国际分类

分类	分类
Ⅰ.部分性(局灶性,局限性)发作	Ⅱ.全身(全面)发作
单纯部分性发作	失神发作
运动症状发作	典型失神发作
躯体感觉或特殊感觉症状性发作	不典型失神发作
有自主神经症状的发作	肌阵挛发作
有精神症状的发作	阵挛性发作
复杂部分性发作	强直发作
单纯部分性发作起病,继而意识丧失	强直阵挛发作
发作开始就有意识丧失	失张力发作
部分性发作进展至继发全身发作	Ⅲ.不能分类的癫痫发作
单纯部分性发作继发全身发作	
复杂部分性发作继发全身发作	
单纯部分性发作进展成复杂部分性发作.然后继发全身发作	

(二)癫痫和癫痫综合征的国际分类

癫痫和癫痫综合征的国际分类见表 4-2。

表 4-2　癫痫和癫痫综合征的国际分类

分类	分类
Ⅰ.与部位有关的癫痫(局部性、局灶性、部分性)	隐源性或症状性癫痫
与发病年龄有关的特发性癫痫	West 综合征(婴儿痉挛)
具有中央颞区棘波的良性儿童期癫痫	Lennox-Gastaut 综合征
具有枕区发放的良性儿童期癫痫	肌阵挛-起立不能性癫痫
原发性阅读性癫痫	肌阵挛失神发作性癫痫
症状性	症状性全身性癫痫
儿童慢性进行性局限型癫痫状态	无特殊病因
有特殊促发方式的癫痫综合征	早发性肌阵挛性脑病

续表

分类	分类
颞叶癫痫	伴爆发抑制的早发性婴儿癫痫性脑病
额叶癫痫	其他症状性全身性发作
枕叶癫痫	特殊性综合征
顶叶癫痫	其他疾病状态下的癫痫发作
隐源性:通过发作类型、临床特征、病因学以及解剖学定位	Ⅲ.不能确定为局灶性或全身性的癫痫或癫痫综合征
Ⅱ.全身型癫痫和癫痫综合征	有全身性和部分性发作的癫痫
与年龄有关的特发性全面性癫痫	新生儿癫痫
良性家族性新生儿惊厥	婴儿重症肌阵挛性癫痫
良性新生儿惊厥	慢波睡眠中伴有连续性棘慢波的癫痫
良性婴儿阵挛性癫痫	获得性癫痫性失语
儿童失神发作	其他不能确定的发作
青少年失神发作	没有明确的全身或局灶特征的癫痫
青少年肌阵挛性癫痫	Ⅳ.特殊综合征
觉醒时全身强直阵挛发作的癫痫	热性惊厥
其他全身性特发性癫痫	孤立单次发作或孤立性单次癫痫状态
特殊活动诱导的癫痫	由乙醇、药物、子痫、非酮症高血糖等因素引起急性代谢或中毒情况下出现的发作

五、癫痫发作的临床表现

癫痫发作的共同特征:发作性、短暂性、重复性和刻板性。不同类型癫痫发作的特点分述如下。

(一)部分性发作

此类发作起始时的临床表现和脑电图均提示发作起源于大脑皮质的局灶性放电,根据有无意识改变和继发全身性发作又分为以下几类。

1.单纯部分性发作

单纯部分性发作起病于任何年龄,发作时患者意识始终存在,异常放电限于局部皮质内,发作时的临床表现取决于异常放电的部位。分为以下4类。

(1)部分运动性发作:皮质运动区病灶诱发的局灶性运动性癫痫表现为身体相应部位的强直和阵挛。痫性放电按人体运动区的分布顺序扩展时称Jackson发作,多起始于拇指和示指、口角或趾和足。阵挛从起始部位逐渐扩大,可以扩展至一侧肢体或半身,但不扩展至全身。神志始终清楚。发作过后可有一过性发作的肢体瘫痪,称Todd瘫痪,可持续数分钟至数天。病灶位于辅助运动区时,发作表现为头或躯体转向病灶的对侧、一侧上肢外展伴双眼注视外展的上肢。

(2)部分感觉(体觉性发作或特殊感觉)性发作:不同感觉中枢的痫性病灶可诱发相应的临床表现,如针刺感、麻木感、视幻觉、听幻觉、嗅幻觉、眩晕和异味觉等。

(3)自主神经性发作:包括上腹部不适、呕吐、面色苍白、潮红、竖毛、瞳孔散大和尿失禁等。

(4)精神性发作:表现为情感障碍、错觉、结构性幻觉、识别障碍和记忆障碍等。

2.复杂部分性发作

复杂部分性发作起病于任何年龄,但青少年多见。痫性放电通常起源于颞叶内侧或额叶,也可起源于其他部位。发作时有意识障碍,发作期脑电图有单侧或双侧不同步的病灶。常见以下类型。①单纯部分性发作开始,继而意识障碍;②自动症:是在癫痫发作过程中或发作后意识朦胧状态下出现的协调的、相适应的不自主动作,事后往往不能回忆,自动症可表现为进食样自动症、模仿样自动症、手势样自动症、词语性自动症、走动性自动症、假自主运动性自动症和性自动症等;③仅有意识障碍;④意识障碍伴有自动症。发作后常有疲惫、头昏、嗜睡,甚至定向力不全等。

3.部分性发作进展为继发全面性发作

部分性发作进展为继发全面性发作可表现为全身强直-阵挛、强直或阵挛,发作时脑电图为部分性发作迅速泛化成为两侧半球全面性发放。单纯部分性发作可发展为复杂部分性发作,单纯或复杂部分性发作也可进展为全面性发作。

(二)全面性发作

全面性发作的临床表现和脑电图都提示双侧大脑半球同时受累,临床表现多样,多伴有意识障碍并可能是首发症状,分为 6 类。

1.全面性强直-阵挛发作(generalized tonic-clonic seizure,GTCS)

这是最常见的发作类型之一,以意识丧失和全身对称性抽搐为特征,伴自主神经功能障碍。大多数发作前无先兆,部分患者可有历时极短含糊不清或难以描述的先兆。其后进入:①强直期,患者突然出现肌肉的强直性收缩,影响到呼吸肌时发生喘鸣、尖叫、面色青紫,可出现舌咬伤、尿失禁,持续 10~30 秒进入阵挛期;②阵挛期,表现为一张一弛的阵挛惊厥性运动,呼吸深而慢,口吐白沫,全身大汗淋漓,持续 30 秒至数分钟;③阵挛后期,阵挛期之末出现深呼吸,所有肌肉松弛。整个发作过程持续 5~10 分钟,部分患者进入深睡状态。清醒后常感到头昏、头痛和疲乏无力。发作间期脑电图半数以上有多棘慢复合波、棘慢复合波或尖慢复合波。发作前瞬间脑电活动表现为波幅下降,呈抑制状态,强直期呈双侧性高波幅棘波爆发,阵挛期为双侧性棘波爆发与慢波交替出现,发作后为低波幅不规则慢波。

2.强直性发作

强直性发作多见于弥漫性脑损害的儿童,睡眠中发作较多。表现为全身或部分肌肉的强直性收缩,往往使肢体固定于某种紧张的位置,伴意识丧失、面部青紫、呼吸暂停和瞳孔散大等。发作持续数秒至数十秒。发作间期脑电图可有多棘慢复合波或棘慢复合波,发作时为广泛性快活动或 10~25 Hz 棘波,其前后可有尖慢复合波。

3.阵挛性发作

阵挛性发作几乎都发生于婴幼儿,以重复性阵挛性抽动伴意识丧失为特征,持续 1 分钟至数分钟。发作间期脑电图可有多棘慢复合波或棘慢复合波,发作时为 10~15 Hz 棘波或棘慢复合波。

4.肌阵挛发作

肌阵挛发作发生于任何年龄。表现为突发短促的震颤样肌收缩,可对称性累及全身,可突然倒地,也可能限于某个肌群,轻者仅表现为头突然前倾。单独或成簇出现,刚入睡或清晨欲醒时发作频繁。发作间期脑电图呈现双侧同步的 3~4 Hz 多棘慢复合波或棘慢复合波,发作时可见广泛性棘波或多棘慢复合波。

5.失神发作

失神发作分为典型失神和非典型失神发作。①典型失神发作:儿童期起病,预后较好,有明显的自愈倾向。表现为突然发生和突然终止的意识丧失,同时中断正在进行的活动。有时也可伴有自动症或轻微阵挛,一般只有几秒钟。发作后即刻清醒,继续发作前活动,每天可发作数次至数百次。脑电图在发作期和发作间期均可在正常的背景上出现双侧同步对称的 3 Hz 棘慢复合波。②非典型失神发作:多见于有弥漫性脑损害的患儿,常合并智力减退,预后较差。发作和终止均较典型者缓慢,肌张力改变明显。发作期和发作间期脑电图表现为不规则、双侧不对称、不同步的棘慢复合波。两者鉴别见表 4-3。

表 4-3　典型失神发作与非典型失神发作的鉴别

鉴别要点	典型失神发作	非典型失神发作
持续时间	10～20 秒	较长
意识丧失	完全	不完全
开始	突然	不太突然
终止	突然	不太突然
发作次数	每天多次	较少
过度换气	常可诱发	不常诱发
合并现象	短暂眼睑阵挛	自动症、肌张力变化和自主神经表现
年龄	4～20 岁	任何年龄
病因	原发性	症状性
脑电图	背景正常,双侧对称同步 2～4 Hz 棘慢复合波	背景异常,不对称不规则 2～2.5 Hz 棘(尖)慢复合爆发,阵发性快波
治疗	疗效好	疗效差

6.失张力发作

失张力发作多见于发育障碍性疾病和弥漫性脑损害,儿童期发病。表现为部分或全身肌肉张力突然丧失,出现垂颈、张口、肢体下垂、跌倒发作或猝倒等。持续数秒至 1 分钟。可与强直性、非典型失神发作交替出现。发作间期脑电图为多棘慢复合波,发作时表现为多棘慢复合波、低电压、快活动脑电图。

六、常见癫痫及癫痫综合征的临床表现

(一)与部位有关的癫痫

1.与发病年龄有关的特发性癫痫

(1)具有中央-颞区棘波的良性儿童性癫痫:好发于 2～13 岁,有显著的年龄依赖性,多于15～16 岁前停止发作。男女比例为 1.5∶1。发作与睡眠关系密切,大约 75% 的患儿只在睡眠时发生。多表现为部分性发作,出现口部、咽部和一侧面部的阵挛性抽搐,偶尔可以涉及同侧上肢,有时会发展为全面强直-阵挛发作,特别是在睡眠中。一般,体格检查、神经系统检查及智力发育均正常。脑电图显示中央颞区单个或成簇出现的尖波或棘波,可仅局限于中颞部或中央区,也可向周围扩散。异常放电与睡眠密切相关,睡眠期异常放电明显增多。

(2)具有枕区放电的良性儿童癫痫:好发年龄 1～14 岁,4～5 岁为发病高峰。发作期主要表现为视觉异常和运动症状。一般,首先表现为视觉异常,如一过性视力丧失、视野暗点、偏盲和幻视等。视觉异常之后或同时可出现一系列的运动症状,如半侧阵挛、复杂部分发作伴自动症和全

身强直阵挛发作。发作后常常伴有头痛和呕吐,约30%的患者表现为剧烈的偏侧头痛。17%还伴有恶心、呕吐。发作频率不等,清醒和睡眠时都有发作。一般,体格检查、神经系统检查及智力发育均正常。典型发作间期脑电图表现为背景正常,枕区出现高波幅的双相棘波。棘波位于枕区或后颞,单侧或双侧性。

(3)原发性阅读性癫痫:由阅读引起,没有自发性发作的癫痫综合征。临床表现为阅读时出现下颌痉挛,常伴有手臂的痉挛,如继续阅读则会出现全身强直-阵挛发作。

2.症状性癫痫

(1)颞叶癫痫:主要发生在青少年,起病年龄为10~20岁,62%的患者在15岁以前起病。发作类型有多种,主要包括单纯部分性发作、复杂部分性发作以及继发全身性发作。发作先兆常见,如上腹部感觉异常、似曾相识、嗅觉异常、幻视和自主神经症状等。复杂部分性发作多表现为愣神,各种自动症如咀嚼、发音、重复动作以及复杂的动作等。发作间期脑电图正常或表现为一侧或双侧颞区尖波/棘波、尖慢波/棘慢波和慢波。蝶骨电极或长程监测可以提高脑电图阳性率。

(2)额叶癫痫:发作形式表现为单纯性或复杂性部分性发作,常伴有继发全身性发作。丛集性发作,每次发作时间短暂,刻板性突出,强直或姿势性发作及下肢双侧复杂的运动性自动症明显,易出现癫痫持续状态。发作间期脑电图可显示正常、背景不对称、额区尖波/棘波、尖慢波/棘慢波和慢波。

(3)枕叶癫痫:发作形式主要为伴有视觉异常的单纯性发作,伴有或不伴有继发全身性发作。复杂部分性发作是因为发放扩散到枕叶以外的区域所致。视觉异常表现为发作性盲点、偏盲、黑矇、闪光、火花、光幻视及复视等,也可出现知觉性错觉,如视物大小的变化或距离变化以及视物变形;非视觉性症状表现为眼和头强直性或阵挛性向病灶对侧或同侧转动,有时只有眼球转动,眼睑抽动或强迫性眼睑闭合。可见眼震。发作间期脑电图表现为枕部背景活动异常,如一侧性α波波幅降低、缺如或枕部尖波/棘波。

(4)顶叶癫痫:发作形式为单纯部分性发作,伴有或不伴有继发全身性发作。通常有明显主观感觉异常症状。少数有烧灼样疼痛感。

(5)儿童慢性进行性局限型癫痫状态:表现为持续数小时、数天,甚至数年的,仅影响身体某部分的节律性肌阵挛。脑电图表现为中央区局灶性棘慢波,但无特异性。

(6)有特殊促发方式的癫痫综合征:指发作前始终存在环境或内在因素所促发的癫痫。有些癫痫发作由特殊感觉或知觉所促发(反射性癫痫),也可由高级脑功能的整合(如记忆或模式认知)所促发。

(二)全身型癫痫和癫痫综合征

1.与发病年龄有关的特发性癫痫

(1)良性家族性新生儿惊厥:发病年龄通常在出生后2~3天。男女发病率大致相当。惊厥形式以阵挛为主,有时呈强直性发作,也可表现为呼吸暂停,持续时间一般1~3分钟,起病开始日内发作频繁,以后发作减少,有些病例的散在发作持续数周。发作期脑电图可见快波、棘波。发作间期脑电图检查正常。部分有病例局灶性或多灶性异常。

(2)良性新生儿惊厥:发作常在出生后3~4天发生,男孩多于女孩。惊厥形式以阵挛为主,可从一侧开始,然后发展到另一侧,很少为全身四肢同时阵挛,发作持续时间为1~3分钟。发作频繁。1/3患儿出现呼吸暂停。惊厥开始时神经系统检查正常,惊厥持续状态时可出现昏睡状态及肌张力低下。60%病例发作间期脑电图可见交替出现的尖样θ波,部分可显示局灶性异常。

发作期 EEG 可见有规律的棘波或慢波。

（3）良性婴儿肌阵挛癫痫：病前精神运动发育正常。发病年龄为出生后 4 个月至 3 岁，男孩多见。部分患者有热性惊厥史或惊厥家族史。发作表现为全身性粗大肌阵挛抽动，可引起上肢屈曲，如累及下肢可出现跌倒。发作短暂，1～3 秒。发作主要表现在清醒时，无其他类型的发作。脑电图背景活动正常，发作间期脑电图正常或有短暂的全导棘慢波、多棘慢波爆发，发作期全导棘慢波或多棘慢波爆发。

（4）儿童失神发作：发病年龄 3～10 岁，发病高峰年龄为 6～7 岁，男女之比约为 2∶3。发作形式为典型的失神发作。表现为突然意识丧失，但不跌倒，精神活动中断，正在进行的活动停止。两眼凝视前方，持续数秒钟，绝大多数在 30 秒以内，很少超过 45 秒。随之意识恢复。发作频繁，每天数次至数百次。临床表现可分为简单失神和复杂失神两种。简单失神发作仅有上述表现，约占 10%。复杂失神发作占大多数，表现为失神发作同时可伴有其他形式的发作，常见为轻微阵挛、失张力、自动症和自主神经的症状。患儿智力发育正常，神经系统检查无明显异常。脑电图表现为正常背景上双侧同步的 3 Hz 的棘慢波综合。光和过度换气可诱发发作。

（5）青少年期失神发作：在青春期或青春期前开始发作，无性别差异。发作形式为典型的失神发作，但其他临床表现与儿童失神癫痫不同。约 80% 伴有强直-阵挛发作。大部分患者在醒后不久发生。15%～20% 的病例伴有肌阵挛发作。发作频率明显少于儿童失神发作。智力发育正常。脑电图背景正常，发作期和发作间期显示 3 Hz 弥散性棘慢波综合。

（6）青少年肌阵挛性癫痫：发病年龄主要集中在 8～22 岁，平均发病年龄为 15 岁，发病无性别差异。发作形式以肌阵挛为主。约 30% 的患者发展为强直-阵挛、阵挛-强直-阵挛和失神发作。发作常出现在夜间、凌晨或打盹后。最早的症状往往是醒后不久即出现肌阵挛或起床不久手中所拿的物品突然不自主地掉落。85% 的患儿在起病数月或数年后出现全面性强直-阵挛发作，10%～15% 的患儿有失神发作。患者神经系统发育及智能均正常，神经影像学检查正常。一般不能自行缓解，亦无进行性恶化。发作期脑电图表现为广泛、快速和对称的多棘慢波，随后继发少数慢波。发作间期脑电图可有快速、广泛和不规则的棘慢波放电，睡眠剥夺、闪光刺激等可诱发发作。

（7）觉醒时全身强直阵挛发作的癫痫：起病于 10～20 岁，主要于醒后不久发作，第 2 个发作高峰为傍晚休息时间，绝大部分以全身强直阵挛发作为唯一发作形式。剥夺睡眠和其他外界因素可激发发作。常有遗传因素。

（8）其他全身性特发性癫痫：指其他自发性癫痫，如不属于上述综合征之一，可归于本项内。

（9）特殊活动诱导的癫痫：包括反射性癫痫及其他非特异因素（不眠、戒酒、药物戒断和过度换气）诱发的癫痫。

2.隐源性或症状性癫痫

（1）West 综合征（婴儿痉挛）：是一类病因不同、几乎只见于婴儿期的、有特异性脑电图表现且抗癫痫药物治疗效果不理想的癫痫综合征。由特异性三联征组成：婴儿痉挛、精神运动发育迟滞及 EEG 高度节律失调。85%～90% 的患儿在出生后 1 年内发病，发病高峰为 6～8 个月。发病性别无显著差异。痉挛可为屈曲性、伸展性和混合性三种形式。

（2）Lennox-Gastaut 综合征：特发性 LGS 无明确病因。症状性 LGS 的病因主要包括围产期脑损伤、颅内感染、脑发育不良、结节性硬化和代谢性疾病等。LGS 的主要特点包括起病年龄早，多在 4 岁前发病，1～2 岁最多见；发作形式多样，可表现为强直发作、肌阵挛发作、不典型失神发作、失张力发作和全身强直-阵挛性发作等多种发作类型并存;发作非常频繁;常伴有智力发育障碍。脑电图表现为背景活动异常、慢棘慢波复合(<3 Hz)。

(3)肌阵挛-猝倒性癫痫:常有遗传因素。起病年龄为 6 个月至 6 岁,发病高峰年龄为 3~4 岁。发作形式多样,常见轴性肌阵挛发作,以头、躯干为主,表现为突然、快速地用力点头、向前弯腰,同时两臂上举。有时,在肌阵挛后出现肌张力丧失,表现为屈膝、跌倒和不能站立。发病前智力发育正常,发病后有智力减退。脑电图早期有 4~7 Hz 节律,余正常,以后可有不规则快棘慢综合波或多棘慢波综合波。

(4)肌阵挛失神发作性癫痫:起病年龄 2~12.5 岁,发病高峰年龄为 7 岁,男性略多于女性。发作类型以失神发作和肌阵挛发作为主。表现为失神发作伴双侧节律性肌阵挛性抽动,发作持续时间较失神发作长,10~60 秒。约一半患儿在发病前即有不同程度的智力低下,但无其他神经系统的异常发现。脑电图上可见双侧同步对称、节律性的 3 Hz 棘慢复合波,类似失神发作。

3.症状性全身性癫痫及癫痫综合征

症状性全身性癫痫及癫痫综合征包括无特殊病因的早期肌阵挛性癫痫性脑病、伴爆发抑制的早发性婴儿癫痫性脑病,其他症状性全身性癫痫和有特殊病因的癫痫。

(1)早发性肌阵挛性脑病:出生后 3 个月内(多在 1 个月内)起病,男女发病率大致相当。病前无脑发育异常。初期为非连续性的单发肌阵挛(全身性或部分性),然后为怪异的部分性发作,大量的肌阵挛或强直阵挛。脑电图特征为"爆发-抑制",随年龄增长可逐渐进展为高度节律失调。家族性病例常见,提示与先天代谢异常有关。

(2)伴爆发抑制的早发性婴儿癫痫性脑病:又称大田原综合征。新生儿及婴儿早期起病,半数以上发病在 1 个月以内,男女发病率无明显差异。发作形式以强直痉挛为主。常表现为"角弓反张"姿势,极度低头、肢伸向前、身体绷紧。发作极为频繁。伴有严重的精神运动障碍,常在 4~6 个月时进展为婴儿痉挛。脑电图呈周期性爆发抑制波形是本病的特点,但并非本病所特有。

(三)不能分类的癫痫

1.新生儿癫痫

由于新生儿的特点,癫痫发作的临床表现常容易被忽略。发作包括眼水平性偏斜、伴或不伴阵挛、眼睑眨动或颤动、吸吮、咂嘴及其他颊-唇-口动作、游泳或踏足动作,偶尔为呼吸暂停发作。新生儿发作还见于肢体的强直性伸展、多灶性阵挛性发作和局灶性阵挛性发作。脑电图表现为爆发抑制性活动。

2.婴儿重症肌阵挛性癫痫

婴儿重症肌阵挛性癫痫起病年龄 1 岁以内,病因不清。发作形式以肌阵挛为主。早期为发热诱发长时间的全身性或一侧性惊厥发作,常被误诊为婴儿惊厥。1~4 岁以后渐出现无热惊厥。易发生癫痫持续状态。进行性精神运动发育倒退,特别是语言发育迟缓。60%的患儿有共济失调,20%的患儿有轻度的锥体束征。脑电图表现为广泛性棘慢波、多棘慢波。

3.慢波睡眠中伴有连续性棘慢波的癫痫

本型癫痫由各种发作类型联合而成。在睡眠中有部分性或全身性发作,当觉醒时为不典型失神,不出现强直发作。特征脑电图表现为在慢波睡眠相中持续的弥散性棘慢波。

4.获得性癫痫性失语

获得性癫痫性失语又称 Landau-Kleffner 综合征(LKS),主要特点为获得性失语和脑电图异常。本病的病因尚未明确,发病年龄在 18 个月至 13 岁,约 90%在 2~8 岁起病。男性发病略高于女性。发病前患儿语言功能正常。失语表现为能听到别人说话的声音,但不能理解语言的意义,逐渐发展为不能用语言进行交流,甚至完全不能表达。患儿已有的书写或阅读功能也逐渐丧失。失语的发展过程有 3 种类型:突发性失语,症状时轻时重,最终可以恢复;失语进行性发展,最终导致不可恢复的失语;临床逐渐出现失语,病情缓慢进展,失语恢复的情况不尽一致。80% 的患者合并有癫痫发作。约一半患者以癫痫为首发症状,而另一半以失语为首发症状。癫痫的发作形式包括部分运动性发作、复杂部分性发作、全面性强直一阵挛挛发作,失张力发作或不典型发作。清醒和睡眠时均有发作。发作的频率不等。70% 的患儿有精神行为异常,表现为多动、注意力不集中、抑郁、暴躁、智力减退、易激动和破坏性行为,有些患儿可表现为孤独症样动作。发作间期清醒脑电图背景活动多正常,异常脑电活动可见于单侧或双侧颞区单个或成簇的棘波、尖波或 $1.5 \sim 2.5$ Hz 的棘慢波综合。睡眠时异常放电明显增多,阳性率几乎 100%。有时异常放电呈弥漫性分布。

(四)特殊癫痫综合征

热性惊厥:指初次发作在 1 个月至 6 岁,在上呼吸道感染或其他感染性疾病的初期,当体温在 38 ℃ 以上时突然出现的惊厥,排除颅内感染或其他导致惊厥的器质性或代谢性异常。有明显的遗传倾向。发病与年龄有明显的依赖性,首次发作多见于 6 个月至 3 岁。

七、癫痫的诊断思路

(一)确定是否为癫痫

1.病史

癫痫有两个重要特征,即发作性和重复性。发作性是指突然发生,突然停止;重复性是指在一次发作后,间隔一定时间后会有第二次乃至更多次相同的发作。癫痫患者就诊时间多在发作间歇期,体格检查多正常,因此诊断主要根据病史。但患者发作时常有意识丧失,难以自述病情,只能依靠目睹患者发作的亲属及其他在场人员描述,经常不够准确。医师如能目睹患者的发作,对诊断有决定性的作用。

2.脑电图检查

脑电图的痫性放电是癫痫的一个重要特征,也是诊断癫痫的主要证据之一。某些形式的电活动对癫痫的诊断具有特殊的意义。与任何其他检查一样,脑电图检查也有其局限性,对临床表现为痫性发作的患者,脑电图检查正常不能排除癫痫,脑电图出现癫痫波形,而临床无癫痫发作的患者也不能诊断癫痫,只能说明其存在危险因素。目前,脑电图检查主要有常规脑电图检查、携带式脑电图检查及视频脑电图监测。随着视频脑电图监测的临床应用,提高了癫痫诊断的阳性率。

(二)明确癫痫发作的类型或癫痫综合征
不同类型的癫痫治疗方法亦不同,发作类型诊断错误可能导致药物治疗的失败。

(三)确定病因
脑部 MRI、CT 检查可确定脑结构性异常或损害。

八、癫痫的治疗

(一)药物治疗

首先明确癫痫诊断,然后根据脑电图(EEG)、神经影像学检查进一步确诊、确定发作类型及可能属于哪种癫痫综合征,最后确定病因,尤其对首次发作者。应注意,已知的与癫痫相关的可逆性代谢异常状态,如低、高血钠症,低、高血糖症,低血钙等;某些疾病,如高血压脑病、脑炎和颅内占位等;药物撤退或中毒,如酒精、巴比妥类等。一般情况下,首次发作后暂不进行药物治疗,通常推荐有计划的随诊。有多次(两次或两次以上)发作,其发作间隔≥24小时,应开始有规律运用抗癫痫药物治疗。用药前应向患者及其家属说明癫痫治疗的长期性、药物的毒副作用和生活中的注意事项。依从性是应用抗癫痫药物成败的关键因素之一。

根据发作类型选择抗癫痫药物(AEDS),部分性发作选择卡马西平(CBZ)和苯妥英钠(PHT),其次为丙戊酸钠(VPA)、奥卡西平(OXC)、氨己烯酸(VGB)、苯巴比妥(PB)、扑痫酮(PMD)、拉莫三嗪(LTG)、加巴喷丁(GBP)和托吡酯(TPM);全身性发作时,选用VPA。症状性癫痫选用CBZ或PHT;Lennox-Gastaut综合征选用氯硝安定和VPA;婴儿痉挛选用ACTH、VPA和硝基安定。失神发作首选乙琥胺(ESM),但在我国首选为VPA,其次为LTG、氯硝安定。肌阵挛发作首选VPA,其次为LTG、氯硝安定。原发性GTCS首选VPA、CBZ、PHT。

1.治疗原则

精简用药种类,坚持单药治疗。约80%的癫痫患者单药治疗有效,且比药物合用不良反应少;无药物相互作用;依从性比药物合用好;费用相对较少。所有新诊断的癫痫患者只要可能都应选用单药治疗。

2.联合用药原则

如单药治疗确实无效,可考虑在一种有效或效差的AEDS基础上加第2种AEDS。其一般原则是:①尽量不选择化学结构或作用机制相似的药物,如PB+PMD和PHT+CBZ;②药物之间相互作用大的一般不搭配,如PHT+CBZ(均为肝酶诱导剂);③毒副反应相同或可能产生特殊反应者不宜搭配,如PBC+CBZ(加重嗜睡)。坚持长期规则用药,AEDS控制发作后必须坚持长期服用的原则,除非出现严重不良反应,否则不宜随意减量或停药,以免诱发癫痫状态。

3.个体化治疗方案

每例患者应根据不同的发作类型和癫痫综合征、年龄和个体特殊情况(如妊娠、肝肾功能损害患者),从小剂量(小儿按千克体重)开始逐渐加量,观察临床反应,参考血药浓度,个体化调整维持剂量的大小。进行药物监测可提高药物的有效性和安全性,当有相互作用的药物联用时、癫痫发作控制不理想时、有药物中毒的迹象或症状出现时及加药或改变剂量后近2周时都应检查血药浓度。

4.疗程与增减药、停药原则

增药适当快,减药一定要慢。有缓慢减药(1~2年)与快速减药(1.5~9个月)两种方式。据资料统计,两种方式减药后癫痫复发的危险性无差异。但对有耐药性的药物,如PB要慢减,一种药停完后再停另一种药。

5.停药的条件

当癫痫患者用药≥2年无发作、24小时脑电图无痫样放电可考虑停药;一般,需要5~12个月的时间完全停用。停药前应再次检查脑电图及药物血浓度。如停药后复发,需重新治疗,复发后用药应持续3~5年再考虑停药,甚至有可能要终生服药。

目前有许多新的AEDS运用于临床,最常见的有托吡酯(妥泰,TPM)、加巴喷丁(GBP)、拉莫三嗪(LTG)、氨己烯酸(VGB)、唑尼沙胺(ZNS)、非氨酯(FBM)、替加平(TGB)、乐凡替拉西坦(LEV)、米拉醋胺(milacemide)、氟柳双胺(progabide)、氟苯桂嗪(西比灵)和司替戊醇

(stiripentol)等。新的 AEDS 可用于添加治疗和单一治疗,但基于目前临床应用有限、新药价格昂贵,一般多作为添加药物治疗顽固性癫痫,作为单一治疗的临床应用有待进一步总结经验。

(二)迷走神经刺激治疗

近年来,国外有学者采用间断迷走神经刺激辅助治疗癫痫,控制癫痫发作能取得一定疗效。临床实验研究表明,迷走神经刺激疗法可使发作减少 75%,高频率刺激优于低频率刺激。迷走神经刺激后常见的不良反应有声音嘶哑、轻咳、咽痛和感觉异常等,但治疗结束后,上述不良反应消失。迷走神经刺激疗法对心肺功能无明显影响,对难治性癫痫治疗是一种安全有效的新办法。

(三)手术治疗

目前,癫痫的治疗尽管有神经外科手术、立体定向放射或生物反馈技术等方法,但控制癫痫主要还是药物治疗。癫痫患者经过正规的抗癫痫药物治疗,最终仍有 15%~20% 成为难治性癫痫,这部分癫痫采用内科的药物治疗是无法控制发作的,因而应考虑外科手术治疗。但是,难治性癫痫的手术是否成功,关键在于手术前定位是否准确,应采用多种检查,但主要是电生理检查。一般头皮脑电图不能准确定位,必须做硬膜下电极或深部电极配合 Video 监测,监测到患者的临床发作,仔细分析发作前瞬间、发作中以及发作后脑电图变化才能准确定出引起癫痫发作的病灶。MRI、MRC(磁共振波谱)可起到重要辅助作用。此外,SPECT、PET 对癫痫病灶定位有重要价值,但并非绝对特异,对癫痫病灶定位一定要多方检查、综合分析,避免失误。目前,癫痫的手术治疗主要有以下几种:①大脑半球切除术;②局部、脑叶和多个脑叶切除术;③颞叶切除术;④胼胝体切开术;⑤立体定向术。

九、癫痫的护理

(一)主要护理诊断及医护合作性问题

1.清理呼吸道无效

其与癫痫发作时意识丧失有关。

2.生活自理缺陷

其与癫痫发作时意识丧失有关。

3.知识缺乏

患者缺乏长期正确服药的知识。

4.有受伤的危险

其与癫痫发作时意识突然丧失、全身抽搐有关。

5.有窒息的危险

其与癫痫发作时喉头痉挛、意识丧失、气道分泌物增多误入气管有关。

6.潜在并发症

脑水肿、酸中毒或水电解质失衡。

(二)护理目标

(1)患者呼吸道通畅。

(2)未发生外伤、窒息等并发症。

(3)患者的生活需要得到满足。

(4)对疾病的过程、预后和预防有一定了解。

(三)护理措施

1.一般护理

保持环境安静,避免过劳、便秘、睡眠不足、感情冲动及强光刺激等;适当参加体力和脑力活动,劳逸结合,做力所能及的工作,间歇期可下床活动,出现先兆即刻卧床休息;癫痫发作时应有专人护理,并加以防护,以免坠床及碰伤。切勿用力按压患者的肢体以免骨折。

2.饮食护理

给予清淡饮食,避免过饱,戒烟、酒。因发作频繁不能进食者给予鼻饲流质。

3.症状护理

当患者正处在意识丧失和全身抽搐时,首先应采取保护性措施,防止发生意外,而不是先给药。

(1)防止外伤:迅速使患者就地躺下,用厚纱布包裹的压舌板或筷子、纱布和手绢等置于上、下臼齿间以防咬伤舌头及颊部;癫痫发作时切勿用力按压抽搐的肢体,以免造成骨折及脱臼;抽搐停止前,护理人员应守护在床边观察患者是否意识恢复,有无疲乏、头痛等。

(2)防止窒息:患者应取头低侧卧位,下颌稍向前,解开衣领和腰带,取下活动性假牙,及时吸出痰液。必要时,托起下颌,将舌用舌钳拉出,以防舌后坠引起呼吸道阻塞。不可强行喂食、喂水,以免误入气管窒息或致肺内感染。

4.用药护理

根据癫痫发作的类型遵医嘱用药,切不可突然停药、间断和不规则服药,注意观察用药疗效和不良反应。

5.癫痫持续状态护理

严密观察病情变化,一旦发生癫痫持续状态,应立即采取相应的抢救措施。

(1)立即按医嘱地西泮 $10\sim20$ mg 缓慢静脉推注,速度每分钟不超过 2 mg,用药中密切观察呼吸、心律、血压的变化,如出现呼吸变浅、昏迷加深和血压下降,应暂停注射。

(2)保持病室环境安静,避免外界各种刺激,应设专人守护,床周加设护栏以保护患者免受外伤。护理人员的所有操作动作要轻柔,尽量集中。

(3)严密观察病情变化,做好生命体征、意识和瞳孔等方面的监测,及时发现并处理高热、周围循环衰竭和脑水肿等严重并发症。

(4)连续抽搐者应控制入液量,按医嘱快速静脉滴注脱水剂,并给氧气吸入,以防缺氧所致脑水肿。

(5)保持呼吸道通畅和口腔清洁,防止继发感染。

6.心理护理

癫痫患者常因反复发作、长期服药而精神负担加重,感到生气、焦虑和无能为力。护理人员应了解患者的心理状态,有针对性提供帮助。避免采取强制性措施等损害患者自尊心的行为。鼓励患者正确认识疾病,克服自卑心理,努力消除诱发因素,以乐观心态接受治疗。鼓励家属、亲友向患者表达不嫌弃和关爱的情感,解除患者的精神负担,增强其自信心。

7.健康指导

(1)避免诱发因素:向患者及家属介绍本病基本知识及发作时家庭紧急护理方法。避免诱发因素如过度疲劳、睡眠不足、便秘、感情冲动、受凉感冒和饥饿过饱等,反射性癫痫还应避免突然的声光刺激、惊吓和外耳道刺激等因素。

（2）合理饮食：保持良好的饮食习惯，给予清淡且营养丰富的饮食为宜，不宜辛辣、过咸，避免饥饿或过饱，戒烟酒。

（3）适当活动：鼓励患者参加有益的社交活动，适当参与体力和脑力活动，做力所能及的工作，注意劳逸结合，保持乐观情绪。

（4）注意安全：避免单独行动，禁止参与危险性的工作和活动，如攀高、游泳、驾驶车辆和带电作业等；随身携带简要病情诊疗卡，注明姓名、地址、病史和联系电话等，以备发作时取得联系，便于抢救。

（5）用药指导：应向患者及家属说明遵守用药原则的重要性，要坚持长期、规律服药，不得突然停药、减药和漏服药等。注意药物不良反应，一旦发现立即就医。

（四）护理评价

患者的基本生活需要得到满足，能够避免诱因，有效地预防发作，积极配合治疗。未发生并发症。

（王　静）

第二节　结核性脑膜炎

结核性脑膜炎是神经系统结核病最常见的类型。发病特点如下。①儿童发病高于成人：这是由于儿童抵抗力相对较低，防御功能薄弱，增加了感染的概率；②农村高于城市：这是由于农村卫生条件差，诊断、治疗和预防条件差；③北方高于南方：这是由于北方气候寒冷，人们为了保持室内温度居室很少开窗通风换气，造成相对密闭状态。如果家中有一传染源患者存在，则被感染的危险性很大。又因冬季长，阳光不足，结核菌易于生存，导致结核性脑膜炎发病。

一、感染途径与发病机制

（1）结核菌侵入血流，经脑膜动脉到达脑膜称为真性血行感染，多见乳幼儿。由于肺内原发灶恶化，发生干酪样坏死、液化形成原发空洞，或肺门淋巴结发生干酪样坏死，干酪物破溃使大量结核菌随着侵入血流内，开成结核菌血症，经血循环播散至脑膜。

（2）结核菌经血行播散到脉络丛形成结核病灶，以后病灶破入脑室，累及脑室室管膜系统，引起室管膜炎、脉络丛炎导致脑脊液分泌增多，故结核性脑膜炎通常并发交通性脑积水。

（3）全身粟粒性结核通过血循环直接播散到脑膜上。结核菌一旦在大脑皮质停留便有两种可能，一是不繁殖，故不产生活动性结核病变；二是繁殖，形成干酪样病变，侵犯脑室和蛛网膜下腔。该病变可突然排出干酪样物质和结核菌，引起急性结核性脑膜炎，而较多的情况是缓慢排出结核菌，引起亚急性或慢性结核性脑膜炎，临床以后者居多。

上述颅内结核病灶在某些诱因存在时，如高热、外伤、妊娠、传染病、营养缺乏和长期服用激素等都可使潜在病灶破溃，排出大量结核菌于蛛网膜下腔到脑基底池，直至全部脑膜感染。

（4）颅外感染灶以肺、纵隔内淋巴结为主，其次则为脊柱结核或椎旁脓肿、盆腔结核、肠系膜淋巴结结核及泌尿生殖系统结核并发结核性脑膜炎为多见。这是因为人的机体所有部位的活动性或干酪性结核病变都可借助淋巴、血行播散而发生结核性脑膜炎。上述各部位只是发生的概率多少有所不同。肺内任何类型的病变都可并发结核性脑膜炎,但是慢性纤维空洞型肺结核、肺硬化、肺结核瘤和已钙化的局灶型结核等并发结核性脑膜炎的概率明显减少。全身急性肺结核并发结核性脑膜炎概率最多,其次为原发综合征后期。

脊柱结核、椎旁脓肿、慢性结核性脓胸、盆腔及泌尿生殖系统结核病灶中的结核菌都可借椎动脉系统进入脑底动脉环,从而形成脑底脑膜炎。而椎静脉无静脉瓣且又与肋间静脉相通,胸腔内的长期炎症与充血,使肋间静脉长期充盈扩张,血流量增加,由于阵咳肺急剧收缩与扩张,不论肺或胸壁来的结核菌或干酪样物质,都易于通过肋间静脉沿椎静脉系统逆行感染形成脑底脑膜炎。

腹腔脏器结核处的结核菌及干酪物质,可因病变侵蚀门静脉系统与下腔静脉,结核菌进入肺血循环,从而形成周身粟粒结核与结核性脑膜炎。

脑附近组织如中耳、乳突窦、颈椎或颅骨的结核病灶可能直接侵犯脑膜,但引起发病者为数较少。

二、病理改变

结核性脑膜炎是在血管屏障受到破坏,结核菌经血液循环侵入脑膜的基础上发生的。以脑膜病变为最突出,但实际上炎症常同时侵犯到脑实质或同时伴有结核瘤、结核性脑动脉炎并引起脑梗死,或脑血管炎坏死而破裂出血等病变。亦可侵犯脊髓蛛网膜。现将主重病理分述如下。

(一)脑膜病变

结核菌侵入血管,由脑膜动脉弥散而发生。因此,最早期表现为血管的病变,血管的病理特点是以渗出和浸润性改变为主。脑膜血管充血、水肿,脑膜浑浊、粗糙、失去光泽、大量白色或灰黄色渗出物沿着脑基底、延髓、脑桥、脚间池、大脑外侧裂和视交叉等处蔓延,以底部与脑外侧裂最为显著。脑膜上有多数散在的粟粒样灰黄色或灰白色小结节。显微镜下见到软脑膜及蛛网膜下腔有弥散性细胞浸润。主要为单核细胞、淋巴细胞及少量中性粒白细胞。血管周围也有单核细胞及淋巴细胞浸润。此时,如能得到及时治疗,脑膜渗出性病变可全部被吸收。如治疗不规则,病变可呈慢性经过,以增生性病变为主。此时,颅底渗出物粘连、增厚和机化,出现较多的肉芽组织及干酪样坏死灶。

(二)脑实质病变

脑膜因炎症而产生渗出物,脑实质浅层可因脑膜炎而有脑炎改变,并发程度不等的脑水肿及脑肿胀。脑膜病变愈重,在相近的脑实质病变愈重。脑实质发生充血及不同程度的水肿。外观表现脑沟变浅,脑回变宽。严重者脑沟回消失而连成一片。在脑实质有结核结节、结核瘤的形成。显微镜下见到血管周围淋巴细胞炎性浸润,神经细胞有不同程度的退行性病变及胶质细胞增生,还有髓鞘脱失。脑实质可见出血性病变,多数为点状出血,少数呈弥漫甚至大片出血。

(三)脑血管病变

结核性脑膜炎时,由于炎症的渗出和增生,可产生动脉内膜炎或全动脉炎。在脑膜动脉的外膜、中层以及在血管内膜都有炎症改变。这些血管的炎症变化可发展成类纤维性坏死或完全干酪样化,结果导致血栓形成梗死。这些情况在未经抗结核治疗的患者表现更为明显。梗死可以是表浅的,但当动脉被累及时,基底节动脉也往往发生梗死,从而导致脑组织软化。

(四)脑脊液通路阻塞及脑积水

结核性脑膜炎时,大量灰黄色或灰白色黏稠的渗出物蔓延到延髓、脑桥、脚间池、大脑外侧裂和视交叉等处蛛网膜。这些渗出物及水肿液包围、挤压颅底血管及神经引起第Ⅱ、Ⅲ、Ⅵ和Ⅶ对脑神经损害。随着病情迁延，聚集在脑底部的渗出物进而发生干酪样坏死及纤维蛋白增生机化，形成又硬又厚的结核肉芽组织，阻碍脑脊液的循环，继而发生交通性脑积水。

当结核性脑膜炎急性期，结核炎症侵及脑室内脉络丛及室管膜时，使之充血、水肿、浑浊和增厚，有结核结节和干酪坏死。当脑脊液循环通路发生阻塞时，如一侧或双侧室间孔狭窄，阻塞可出现一侧或双侧侧脑室扩张，如导水管狭窄或阻塞时可发生第三脑室以上的扩张。当第四脑室正中孔或外侧孔开口处被大量干酪物阻塞，可发生整个脑室扩张，称之为非交通性脑积水。在结核性脑膜炎晚期或慢性期因脑室极度扩大或结核瘤压迫脑血循环使回流受阻，或蛛网膜回吸收障碍，或因颅底渗出物机化，粘连堵塞，脑脊液部分或全部不能流入蛛网膜下腔，而形成慢性脑积水。

（五）脊髓和脊膜病变

结核性脑膜炎常伴有脊髓蛛网膜炎，脊髓早期以炎性渗出为主，脊髓各段脊膜肿胀、充血、水肿和粘连增厚，可见大量结核结节和干酪样坏死。粘连脊膜可以包绕成囊肿，或形成瘢痕将蛛网膜下腔完全闭塞。其病变可以弥散而不规则分布在颈、胸和腰段，也可只局限于1～2脊髓节段。如粘连严重，病变范围广泛，影响了脊髓腔脑脊液循环，或使脊髓的血管受压，脊髓发生软化或退化性变化：脊髓实质在显微镜下可见单核细胞浸润、髓鞘脱失，神经细胞出现退行性变化和坏死。

（六）脑结核瘤的形成

脑结核瘤来自血行播散，在脑内或脊髓内形成块状结核肉芽肿，多见于脑内，好发于小脑、大脑半球、脑皮质等各部位。少见于脊髓内。大小不一，一般以0.5 cm以上的结核结节称为结核瘤。其小如黄豆，大如栗子，可单个孤立存在，也有多个融合成团或串状。一旦结核瘤液化破溃入脑部或脊髓血管或直接侵入脑室及蛛网膜下腔则发生结核性脑膜炎或结核性脊膜炎。

三、临床表现

（一）临床症状与体征

1.一般症状

发病年龄多为儿童及少年，但成人也不少见，儿童以3岁以下居多，成人以18～30岁发病较多。男女发病无差异。四季均可发病，以春季较多。起病多缓慢或呈亚急性，但也有呈急性的。起病时有发冷发热，全身过敏，畏光，周身疼痛，食欲减低，精神差，便秘，头痛，呕吐。有的呼吸道症状较为突出，如咳嗽、喘憋和缺氧等；有的消化道症状突出，以腹泻多见，便秘较少。

2.神经系统症状

（1）脑膜刺激征：颈和腰骶神经根受炎症渗出物刺激，多数患者出现颈部伸肌收缩，颈项强直，克氏征阳性，布氏征阳性。但少数患者没有或仅晚期出现。婴儿及老年患者此征不甚典型。

（2）脑神经损害症状：结核性脑膜炎的病理变化主要为颅底炎症。脑神经通过颅底受到炎症渗出物的刺激、包埋、压迫；或结核性栓塞性动脉内膜炎，使脑实质缺血、软化；或脑结核瘤侵及脑神经核及其通路；以及颅内高压的影响均可导致脑神经损害。临床多见于面神经，次为外展神经、动眼神经、视神经，可以是部分的或完全的，也可以是一侧的或双侧的，可以是结核性脑膜炎的首发症状，但多数于病象明显时出现。

（3）颅内压增高的症状。①头痛：由于颅内压增高，引起脑血管张力增高及脑膜紧张，或脑膜炎症刺激脑神经末梢而产生头痛。为结核性脑膜炎首发症状，常较剧烈而持久，以枕后痛多见，因结核性脑膜炎的病变部位大多以脑底为主,不少也可出现额颞部痛。②呕吐:由于脑室内压力增高或结核炎症刺激迷走神经核及延髓网状结构导致呕吐,是颅压增高、脑膜受刺激的一个常见症状,多发生于头痛剧烈时,有的呈喷射性呕吐,可伴或不伴恶心,若在晨间空腹出现,且无恶心先兆,则更有意义。③视盘水肿:由于颅压增高,压迫其内通过的视网膜中央血管,妨碍来自视网膜中央血管周围与视神经周围间歇的液体流通,发生视神经盘水肿,进而萎缩而失明。④意识障碍:颅压增高,炎症刺激引起脑皮质缺血、缺氧以及脑干网状结构受损,导致意识障碍,可表现为嗜睡、昏睡、意识模糊、谵妄,甚至昏迷。⑤脑疝:颅压进一步增高,脑组织向压力小的地方移动,形成脑疝。临床上常见小脑幕切迹疝(颞叶钩回疝)及枕骨大孔疝(小脑扁桃体疝)。小脑幕切迹疝表现为昏迷、一侧瞳孔散大、光反射消失、对侧肢体瘫痪、全身抽搐及生命体征改变。枕骨大孔疝表现为急性发生、突然呼吸停止、深昏迷、双侧瞳孔散大、光反射消失、四肢弛缓、血压下降和迅速死亡。

(4)脑实质损害症状。由于结核性脑膜炎可同时侵犯脑实质,或合并脑血管病变,脑组织缺血、缺氧、软化,导致脑实质损害,临床表现多种多样,常见有以下几种。①瘫痪:可出现偏瘫、单瘫、截瘫、四肢瘫,以偏瘫多见。②去大脑强直:临床呈现牙关紧闭,向后伸仰,双侧上下肢伸直,常伴呼吸不规则,肌肉颤搐。为中脑红核水平以下和脑桥上部的神经结构破坏或功能中断所致,常见于小脑幕切迹疝。③去皮质强直:表现为双上肢屈曲,双下肢强直性伸直。为中脑红核水平以上的双侧内囊及皮质损害所致。强痛刺激可诱出去大脑皮质强直反应。④四肢手足徐动、震颤,为基底神经损害所致。⑤舞蹈样运动:表现为极快的不规则和无意义的不自主运动如挤眉、弄眼、吐舌、耸肩等,为基底节、小脑、黑质病损所致。

(5)自主神经受损症状:表现为皮质-内脏联合损害如呼吸异常、循环障碍、胃肠紊乱和体温调节障碍,还可表现肥胖、尿崩症和脑性失盐综合征等。

(6)脊髓受损症状:结核性脑膜炎随病情的进展,病变可蔓延至脊髓膜、脊髓神经根和脊髓实质,临床上表现为脊神经受刺激和脊髓受压迫症状,椎管不通畅,脑脊液呈结核性脑膜炎改变等。结核性脊髓蛛网膜炎、椎管内结核瘤及脊柱结核均可伴发不同程度的脊髓损害。

(二)临床分型

目前国内大致把结核性脑膜炎分为以下几型。

1.单纯型结核性脑膜炎

这是临床上较常见的一种类型。病变主要限于脑膜,临床表现具有脑膜刺激症状和体征,以及典型的结核性脑膜炎脑脊液改变,无意识障碍、昏迷、抽搐等脑实质受损症状,若能早期诊断,及时治疗,预后较好。

2.脑膜脑炎型

除脑膜炎症状外,同时出现脑实质弥散性或局限性受损表现如精神症状(精神运动性兴奋、幻觉);不同程度的意识障碍,严重时昏迷、瘫痪抽搐和失语;少数可出现异常运动如偏侧舞蹈、手足徐动、震颤等以及自主神经功能紊乱症状,如尿崩症、过度睡眠等。此型临床症状严重,一般预后较差。

3.结核性脑膜炎并发缺血性脑血管病

临床上也常见,表现为在清醒的发展过程中较快地(1~3天)出现或突然出现单瘫或偏瘫,以及其他神经系统局灶性症状和体征。如损害优势半球可伴有失语,此为大脑中动脉或颈内动脉发生闭塞。若四肢瘫伴小脑共济失调则为基底动脉闭塞。脑血管造影常显示管径变细、局部狭窄或闭塞。

4.浆液型结核性脑膜炎

婴幼儿、儿童较成人多见,常伴有活动性结核病灶,多由于结核病的中毒反应所致。浆液渗出物只限于脑底部,视交叉附近,临床表现脑膜刺激征轻微,脑脊液压力增高,细胞(以淋巴细胞为主)和蛋白轻度增高或正常。可出现头痛、发热、盗汗和感觉过敏等结核中毒症状。经过治疗,可以很快恢复,预后良好。

5.脊髓型

幼儿及儿童多见,结核炎症侵犯脊髓导致脊髓压迫和软化。临床表现除脑膜刺激征外,还合并脊髓横贯性完全性或部分性损害,表现病灶水平以下运动障碍,深浅感觉障碍及二便障碍。脑脊液可黄变,蛋白细胞分离,脑脊液动力学试验可不通或半通。此型恢复很慢,预后不良。

6.结核性慢性蛛网膜炎

结核性慢性蛛网膜炎不多见,主要是由于结核性脑膜炎病变局限于部分脑膜或脊膜,呈一种慢性炎症经过,引起软膜、蛛网膜增厚,形成粘连。粘连的脑膜或脊膜可以包绕形成囊肿或形成瘢痕将脑或脊髓的蛛网膜下腔部分压闭。前者如阻碍了脑脊液循环可出现严重的颅压增高症状;后者如影响了脊髓的脑脊液循环或供应脊髓的血管受压,脊髓发生软化,则临床出现脊髓受损症状。脊髓碘油造影见低动缓慢,分散呈点滴状或索条状,或出现不规则充盈缺损。

(三)临床分期

结核性脑膜炎发病过程一般比较缓慢,临床上可以分为早期、中期和晚期。此三期是结核性脑膜炎在无化疗前自然发展的临床表现。

1.早期(前驱期)

一般见于起病的1～2周,起病缓慢,多表现一般结核的中毒症状如发热、食欲缺乏、消瘦、精神差和感觉过敏。由于脑膜刺激征缺乏,造成早期诊断的困难。

2.中期(脑膜刺激期)

1～2周,表现为头痛、呕吐和颈项强直,此期可出现颅压增高症状及脑实质受损症状,脊髓受损症状及自主神经功能障碍。腰穿脑脊液呈典型结核性脑膜炎变化。

3.晚期(昏迷期)

1～3周,以上症状加重,意识障碍加深进入昏迷,临床出现频繁抽搐,弛张高热,呼吸不整,去脑或去皮质强直,可出现脑疝危象,多因呼吸和循环中枢麻痹而死亡。

4.慢性期(迁延期)

结核性脑膜炎经化疗后,特别是经不规则化疗后,使病情迁延达数月之久。头痛、呕吐轻微可间断出现,意识可以清楚,脑膜刺激征轻微或缺如,脑脊液基本正常或变化不大。这样既不能定为晚期,又不是早期或中期。属慢性迁延期即病程超过1个月而病情又不符合晚期者。如今在化疗时代,此型在临床上颇为多见。

四、实验室及辅助检查

(一)血液检查

少数伴有轻度贫血,与长期低热、食欲缺乏、呕吐及营养不良有关。白细胞大都正常或轻度升高,少数严重病例可有明显的中性粒细胞升高,个别可出现类白血病反应。红细胞沉降率多升高,临床上一直将红细胞沉降率升高作为判断结核病活动性的依据之一,但红细胞沉降率并不能把结核病变的活动性部位反映出来。

(二)脑脊液检查

结核性脑膜炎脑脊液的变化出现较早,是诊断和鉴别诊断之一。

1.脑脊液压力改变

一般都升高到 $1.765\sim1.961$ kPa($180\sim200$ mmH$_2$O)。外观:可为清亮或呈淡黄色,甚至呈草黄色,或稍浑浊或毛玻璃状。有时,因纤维蛋白原含量过多,脑脊液放出后可立即凝固于试管内。有的静置数小时至 24 小时后液面可形成薄膜,对诊断结核性脑膜炎很有价值,但此现象并非结核性脑膜炎所特有。

2.脑脊液细胞学检查

结核性脑膜炎的脑脊液,绝大多数白细胞升高到($300\sim500$)$\times10^6$/L,甚至少数可达 1.5×10^9/L 以上,嗜中性粒细胞的比例较高,占 60%$\sim$80%。

3.脑脊液生化改变

(1)糖含量降低,一般常低于 4.5 mmol/L。病程早期糖量可以不低。随着病程的进展出现糖降低。糖越低越有诊断价值。其机制在于炎症时,细菌及白细胞对葡萄糖的利用增加;细菌毒素引起神经系统代谢改变;脑膜炎症细胞的代谢产物抑制了膜携带运转功能,致使糖由血向脑脊液运转发生障碍,脑脊液内糖量减少。但单独糖量降低一项指标不能作为诊断结核性脑膜炎的依据。因为影响糖量降低的因素很多,如脑脊液置放过久、呕吐、进食过少以及化脓性脑膜炎、隐球菌性脑膜炎等都可以影响脑脊液中糖的含量,而使糖量降低。

(2)氯化物降低,一般低于 120 mmol/L。氯化物含量降低,比糖的指标灵敏,其诊断意义比糖量降低更大,可作为结核性脑膜炎诊断的重要参考。病程越长,氯化物含量越低,诊断价值越大。特别在氯化物含量降低与糖含量平行降低时,更有诊断价值。其机制与葡萄糖降低相同。也有人认为由于结核性脑膜炎患者频发呕吐,大量出汗,服盐过少,与血浆氯化物减少有直接关系。

(3)蛋白质含量增高,对诊断、处理和预后观察具有重要作用。一般在 450 mg/L 以上。后期若发生椎管内蛛网膜粘连,蛋白质可增至 10 g/L 以上。但脑脊液蛋白变化没有葡萄糖、氯化物和细胞学检查敏感。如果结核性脑膜炎在治疗过程中,脑脊液蛋白持续增高或长期不能下降,则有可能成为慢性的危险,预后十分不良。同时,脑脊液蛋白增高不是结核性脑膜炎特有,只要脑膜及脉络丛有炎性改变或腰穿时外伤性出血,脑脊液蛋白含量就会增加甚至很高,且能持续很久不能吸收,故须结合葡萄糖及氯化物的变化综合分析判断。

4.脑脊液细菌学检查

细菌学检查为结核性脑膜炎的重要诊断依据,可用直接涂片,或用薄膜法找细菌,或培养结核菌生长。但目前无论集菌或培养阳性率均不很高,近年报道脑脊液 TB-PCR 及 TB-Ab 阳性率较高,对诊断有较高的意义。

5.脑脊液实验室检查

近年来,许多学者努力在免疫学方面进行研究,探索新的有效诊断方法,以解决结核性脑膜炎早期实验室诊断的问题。脑脊液中免疫球蛋白测定及淋巴细胞转化试验对结核性脑膜炎的诊断、鉴别诊断及预后判定上有一定意义。脑脊液中醛缩酶活性在结核性脑膜炎初期即显示升高,可作为早期诊断参考。溶菌酶的测定可作为结核性脑膜炎诊断及判定预后的参考。利用结核菌特异性免疫反应来检测脑脊液中结核菌可溶性抗原或特异性抗体,无疑会对确定诊断提供更有力的证据。此外,其他方法,如荧光素钠试验和溴化测定有助于结核性脑膜炎的早期诊断。色氨酸试验对结核性脑膜炎的诊断亦有一定意义。脑脊液中乳酸含量测定,可用于结核性脑膜炎的诊断和鉴别诊断的辅助方法。脑脊液中氨基酸的分析可作为早期诊断的参考。色谱仪的应用为近来诊断结核性脑膜炎提供了线索。

(三)CT检查

结核性脑膜炎CT扫描虽无特异性,但有其规律性变化。一般,在CT扫描上可显示直接及间接两方面的变化。直接变化主要有结核瘤、基底池渗出物及脑实质粟粒性结核;间接变化主要有脑积水、脑水肿及脑梗死等。CT的主要表现如下。

1.脑实质粟粒性病灶

脑实质粟粒性病灶是结核性脑膜炎早期组织内形成的粟粒样肉芽肿。CT表现为广泛分布于大脑皮质或脑组织内细小的密度均等的结节,强化扫描时密度增加。

2.脑膜密度增强

当位于大脑皮质或脑膜的粟粒样肉芽肿破入蛛网膜下腔后,脑膜产生大量渗出物,积聚于脑底各脑池内。早期病理变化以浆液性为主,此时CT扫描无变化;当浆液渗出被纤维素性渗出代替,并有结核性肉芽肿形成时,CT扫描在脑底部可显示已有改变的各脑池轮廓及脑膜广泛密度增强。最常见的部位是鞍上池、环池和大脑外侧裂等。

3.环状、盘状、团块状和点状阴影

环状、盘状、团块状和点状阴影是结核瘤的CT表现。结核瘤可发生于大脑或小脑的任何部位,多位于小脑幕上,分布在额叶、颞叶和顶叶;小脑幕下多在小脑半球或蚓部。结核性脑膜炎早期有较多的炎性反应,边缘胶原组织较少,周围为程度不等的炎性水肿区,此时CT平扫表现为高密度、等密度或低密度区,一般呈盘状或不规则团块状。等密度结核瘤平扫时仅可见一环形低密度带,即周围脑水肿区,如果没有周围脑水肿区,则等密度的结核瘤在平扫时不能辨认。平扫呈低密度的结核瘤不能与脑梗死鉴别,但强化扫描后结核瘤密度增强,脑梗死则不能增强。因此,强化扫描应视为确定结核瘤的必不可少的CT检查步骤。随病程延长,结核瘤边缘渐形成胶原组织,内部物质干酪化,周围组织水肿消失,平扫一般呈高密度盘状阴影,强化扫描表现中心密度较低,周边密度明显增强的环形影,少数可呈串珠样影,这是一种特征性表现。

4.脑室扩张和缩小

脑底部的渗出物阻塞脑脊液流通,导致脑脊液循环障碍,因而各脑室出现积水而扩张。CT扫描即可见各脑室有不同程度的扩张积水,其程度可随病程延长而加重,随抗结核治疗而减轻,直至恢复正常大小。但如脑池或其他梗阻部位形成纤维粘连时,则脑积水不能减轻甚至加重。在结核性脑膜炎的CT扫描中,脑积水发生率最高,出现时间亦早,国内报道阳性率占52.38%。此外尚见有脑室缩小,为急性广泛性脑实质水肿或为低颅压综合征所致。

5.脑室周围密度减低

为沿脑室周围分布的低密度带,强化扫描影像不增强,脑室周围密度减低与脑积水有密切关系。

6.局部或广泛低密度水肿区

结核性脑膜炎时因脑水肿程度不同,CT检查可有局部或广泛性低密度影或伴随中线移位。强化扫描影像不增强。

7.脑实质密度减低梗死区

这是脑软化的 CT 表现。由结核性脑膜炎时结核性动脉炎或动脉周围炎导致局部脑组织缺血、软化而形成,多见为大脑中动脉支配区受累。CT 扫描所见为脑实质局部或广泛性低密度区,形状不规则,范围大小不一,强化扫描不增强。

8.索状、结节状高密度影像

索状密度增高影像是由于结核性炎症累及动脉内膜及外壁所形成,强化扫描密度增强;结节状高密度影像是由结节性小肉芽肿所构成,强化扫描后密度增强。索状与结节混合高密度影像表明脑动脉、脑实质同时具有结核性改变强化,扫描后密度增强。索状与结节混合高密度影像表明脑动脉、脑实质同时具有结核性改变,强化扫描后密度增强。索状影像为早期结核性脑膜炎特征性表现,具有诊断上的意义。

此外,对于结核性脑膜炎各型,CT 能显示的病变部位与临床表现基本一致,因此 CT 扫描还可协助判断病变的部位和范围。为结核性脑膜炎的诊断提供了一种重要的检测手段。

五、诊断与鉴别诊断

(一)诊断

诊断结核性脑膜炎除脑脊液内结核菌检出阳性外,还没有其他特异性检查方法,从而在诊断方面还存在着一定的困难。但结核性脑膜炎脑脊液内结核菌的阳性率很低,因此单靠脑脊液结核菌检出以确定诊断是不明智的。综合判断是必需的,如症状的特征、颅内压高低;脑脊液氯化物、糖减低及蛋白含量的增多,脑脊液细胞学呈混合细胞反应;意识障碍与麻痹的出现;与临床表现一致的规律性 CT 变化等迄今是惯用的诊断手段,其中动态观察脑脊液的生化及细胞学检查具有重要诊断价值,特别强调如下数值界限:①颅压增高在 1.961 kPa(200 mmH$_2$O)以上;②脑脊液氯化物下降到 65 mmol/L 以下时,且有逐渐递减或持续之趋势;③脑脊液糖含量下降到 4.5 mmol/L以下时,且有逐渐递减或持续之趋势;④脑脊液蛋白含量增高到 450 mg/L 以上,且有逐渐递增之趋势;⑤脑脊液白细胞总数局限于(300～500)×10^6/L 个,持续时间较长的以淋巴细胞、激活淋巴细胞为主混合细胞反应;⑥用玻片离心沉淀法收集脑脊液标本,发现结核菌,对诊断有重要意义。1～5 项均超出正常数值对诊断有肯定意义;其中,有 4 项异常对诊断有重要意义;2～3 项异常仅具有参考意义。

为做到早期诊断,凡有以下情况者应高度怀疑结核性脑膜炎:①微热 1 周以上伴无症状者;②未查明原因的烦躁、嗜睡或哭闹、失眠等脑症状;③出现不明原因的神经定位症状;④癫痫样抽搐伴发热者;⑤呕吐伴有微热查不到原因者;⑥持续 2 周以上头痛查不到原因者。此时,需及时反复腰穿行脑脊液检查。

(二)鉴别诊断

典型的结核性脑膜炎临床诊断并不困难,但在结核性脑膜炎的早期或不典型病例,诊断不十分容易,常与结核性脑膜炎发生混淆而难于鉴别的疾病如下。

1.化脓性脑膜炎

化脓性脑膜炎起病急,除发热外很快出现呕吐、抽风、嗜睡和昏迷和早期即有脑膜刺激征,可伴感染性休克或全身败血症表现及硬膜下积液;血白细胞高,中性粒细胞高,有核左移现象及中毒性颗粒;胸片可有肺炎、肺脓肿和脓胸;结核菌素试验多为阴性;脑脊液检查最为重要,化脓性脑膜炎时脑脊液外观早期仍清亮,稍后显浑浊或呈脓性。细胞数每立方毫米可达数千至数万;氯化物降低不如结核性脑膜炎明显,但糖降低更著,蛋白升高相似。离心后的脑脊液涂片及培养可找到化脓细菌。脑脊液细胞学检查在渗出期,以嗜中性粒细胞反应为主。由于致病因素的持续作用,有些嗜中性粒细胞胞体变小,染色变灰,核染色质浓密呈块状,胞质浑浊,颗粒消失,胞体破碎或轮廓模糊,而成为脓细胞,感染严重时嗜中性粒细胞胞质内可见中毒性颗粒及相应的致病菌;增生期以单核-吞噬细胞反应为主,嗜中性粒细胞急剧减少;修复期以淋巴细胞反应为主,直至嗜中性粒细胞完全消失,小淋巴细胞和单核细胞比例正常化。

2.病毒性脑膜炎

发热、呕吐、抽风、意识障碍和精神症状发展较快,伴有各种病毒感染的特殊症状,有些显示季节性,结核菌素试验多阴性,胸片多正常,血常规白细胞总数及中性粒细胞可正常或偏高,脑积水罕见。脑脊液检查对鉴别极其重要。外观五色透明,白细胞为$(50\sim500)\times10^6/L$,糖及氯化物含量正常,蛋白正常或轻度增高。脑脊液细胞学检查早期可有明显的嗜中性粒细胞反应,但因持续时间短(可仅数小时,一般为$24\sim48$小时),又因患者往往来诊较迟,致使化验检查很难见到病毒性脑膜炎时脑脊液的嗜中性粒细胞反应。而由淋巴细胞、激活淋巴细胞和浆细胞的增加所代替,形成病毒性脑膜炎的典型的脑脊液细胞学图像——淋巴样细胞反应。随着病情发展而进入修复阶段时,可出现单核细胞反应。在单纯疱疹病毒性脑膜炎的淋巴样细胞中常可见到特征性的胞质内包涵体。国内已有学者用单克隆抗体(McAb)酶联免疫吸附试验(ELISA)和免疫荧光快速诊断法检测脑脊液单纯病毒抗原和抗体,使早期诊断成为可能。

3.新型隐球菌性脑膜炎

其与结核性脑膜炎的临床表现和脑脊液改变很相似,唯一可靠的鉴别方法,是脑脊液经细胞玻片离心后,对所收集物行MGG染色,常可在脑脊液标本中直接发现隐球菌,菌体圆形,直径$5\sim15~\mu m$,MGG染色呈蓝色,无核,常于圆形菌体上长出有较小的芽孢,菌体中心折光性较强;或做墨汁染色黑底映光法可见圆形,具有厚荚膜折光之隐球菌孢子;脑脊液培养亦可发现隐球菌。脑脊液细胞学变化以激活淋巴细胞和单核-吞噬细胞反应为主,后者常可吞噬隐球菌,类似脂肪吞噬细胞和红细胞吞噬细胞。

4.癌性脑膜炎

有一些中枢神经系统转移癌为脑软膜的弥散性癌转移,而脑内并无肿块,称为癌性脑膜炎,多见于中年以上患者,系由肺癌或身体其他器官的恶性肿瘤转移到脑膜而引起,发病急,病程进展快,迅速恶化死亡。如为肺癌转移时,X射线检查可显示癌性病灶,且无临床结核病中毒症状。脑脊液细胞学检查常常发现有癌细胞。而对部分此类患者采用CT扫描也常常难以发现。

5.淋巴细胞脉络丛脑膜炎

结核性脑膜炎的脑脊液除了细胞数增加外,还有糖、氯化物的减少。而本病脑脊液糖和氯化物含量一般少有改变;淋巴细胞增多并占绝对优势,无粒细胞反应期;预后良好。

六、治疗

结核性脑膜炎应采取综合治疗,治疗必须及时和彻底。

(一)抗结核药物治疗

结核性脑膜炎的抗结核药物治疗原则同肺结核一样,即早期、适量、联合、规律及全程用药。为了提高疗效,结核性脑膜炎化疗药物选择应考虑脑膜的结构,从药物动力学和药物的通透性来决定。此外,一般有炎症的脑膜,其血管的通透性是增加的,有利于抗生素及化疗药物进入脑脊液。

以药物通透性及总体有效性的标准选择结核性脑膜炎系统治疗的药物,首选 5 化治疗,强化期治疗方案为 INH、RFP、SM、PZA 和 EMB(PAS)使用 3～4 个月,在此期脑脊液基本恢复正常,然后转入巩固期治疗,INH、RFP、PZA 或 INH、RFP、EMB 使用 5～6 个月。脊髓型或部分危重者疗程适当延长到 12 个月。一般,经 9～12 个月的治疗可取得良好的效果。

用药剂量:成人 INH 0.6～0.9 g/d,SM 0.75～1 g/d,PZA 1.5 g/d,PAS 8～12 g/d,EMB 0.75～1 g/d,RFP 0.45～0.6 g,儿童 INH 15～30 mg/(kg·d),SM 15～30 mg/(kg·d),RFP 10～20 mg/(kg·d),PZA 20～30 mg/(kg·d),PAS 200～300 mg/(kg·d)。

近年来,国内外有关耐药菌逐年增加的报道,如从患儿接触史中提示有原发耐药或通过治疗发生继发耐药时,应及时改用其他抗结核药,如氟嗪酸、卷曲霉素、利福喷丁、丁胺卡那霉素和力排肺疾等。

对有下列情况之一者应考虑耐药的可能:①脑脊液培养出结核菌,并证实为耐药菌株;②不规则治疗超过 3 个月或中途自行停药者;③不规则化疗 6 个月疗效不佳者;④传染源是久治不愈的结核患者或不规则治疗者,复发的结核性脑膜炎患者;⑤肺结核或肺外结核合并结核性脑膜炎者;可根据药物敏感试验,治疗反应,必要时再改动治疗方案。

(二)激素治疗

激素具有抗炎、抗感染、抗纤维化、抗过敏及抑制海士曼(Herxheimer)反应的作用。激素与抗结核药物合用可提高结核性脑膜炎之疗效,对此目前认识基本一致。

1.应用激素的作用

减少脑膜的炎性渗出,促进脑和脑膜的炎症的消散和吸收,对防止纤维组织增生有良好的效果。减轻继发的动脉内膜炎和脑软化及神经根炎;减轻炎症反应,抑制结缔组织增生。

激素能抑制海士曼反应,防止患者在急性期死亡,有人解释这种现象是由于大量结核菌死亡,释放出大量结核蛋白引起反应所致;改善机体的应激能力和一般状态,促进食欲,增加消化液的分泌,有利于疾病的恢复,使患者较顺利地度过危险期;激素尚可补充某些严重的结核患者存在的肾上腺皮质功能不全,并可减少抗结核药物的毒性反应。

2.激素使用原则

(1)使用激素应有明确目的,一般是促使脑和脑膜的炎症消散和吸收,防止纤维组织增生和动脉炎等,它主要对渗出性病变疗效最好。因此,在急性期越早应用越好,急性期使用激素的剂量应该充分,以求迅速控制急性渗出性炎症。

(2)对于不同类型使用激素的原则也不尽相同,对脑膜炎型开始可用短期突击性的大剂量激素,以后维持时间也要长。此型不仅全身应用激素,还要积极配合鞘内注入激素,才能收到良好的效果。

(3)使用激素的具体剂量和时限根据机体的反应、病变的性质和轻重和体重大小等因素来确定,以达到上述临床效果为目的,经巩固一个阶段后应考虑及时减少激素的剂量和逐步停药的问题。

(4)对晚期患者虽疗效较差也可适当应用。因晚期者以增生的干酪性病变占优势,但仍有渗出性病变,其临床征象主要是由于脑水肿和脑膜渗出性病变引起的。

(5)使用激素静脉输注比口服效果好。

3.应用剂量及疗程

对急性期患者多用短期突击大剂量的激素,以求迅速控制炎性反应。因患者多有呕吐,服药后不能保证吸收,所以对重症患者常采用静脉输注给药。

用法:氢化可的松(亦可用地塞米松)静脉输注,成人剂量为 150~200 mg/d,小儿 5~7 mg/(kg·d),情况好转后改用口服强的松,成人口服 30 mg/d,儿童口服 15 mg/d。临床症状和脑脊液检查明显好转,病情稳定时开始减量,一般首次减量在用药后第 3~5 周,以后每 7~10 天减量 1 次,每次减量为 5 mg。总疗程为 8~12 周(早期及部分患者 8~10 周即可),总疗程不宜超过 3 个月,若病情实属需要而难以停药时,也可适当延长至半年,但用药时间超过 3 个月患者尸检证实,肾上腺皮质萎缩程度与激素应用时间长短成正比。

激素减量的时间不应呆板地确定,主要根据具体情况而定。在激素减量过程中,由于减量过快脑膜炎症状未得到控制或由于患者对激素形成了依赖,此时可重新出现脑膜刺激征或颅高压的症状,脑脊液化验又出现反跳现象。这种情况观察数天后,如仍未消退,应增加激素的用量至最低有效量,待上述症状完全消失,脑脊液基本变到原来水平再缓慢减量。

(三)抗脑水肿治疗

无论急性期或慢性期出现颅压增高时,采取适当措施来降低颅内压,控制脑水肿是结核性脑膜炎治疗极其重要的环节。

脱水疗法主要作用是利用高渗溶液提高血浆渗透压,使血与脑脊液和脑组织内不同浓度所造成的渗透压差异进行脱水,使脑组织及脑脊液中的部分液体通过血循环经肾脏排出,从而达到减轻脑水肿,降低颅内压的目的。

1.甘露醇

甘露醇是临床最常用的脱水药,广泛使用于结核性脑膜炎伴有颅压增高的患者。甘露醇通过血与脑和血与脑脊液间渗透压差而产生脱水作用。一般配成 20% 过饱和溶液,同时须加温使其溶解,否则可发生休克。每次 1~2 g/kg,于 15 分钟内静脉滴注。静脉给药后 20 分钟开始起作用,2~3 小时作用最强,维持 4~6 小时,一般每天 2~4 次。不良反应甚少,偶可引起一时性头痛和心律失常。

2.甘油

复方甘油注射液是由甘油和氯化钠配制而成的灭菌水溶液。使脑脊液同血液间形成暂时性渗透压梯度,从而将细胞间及组织间隙中的水分吸入血中,使组织发生脱水状态。其优点:①降低颅内压迅速,且因进入脑组织的量不多,并参与代谢,故一般不伴"反跳";②选择性地脱去脑组织中的水分,对身体其他组织中的水分影响不大;③不引起过多的水及电解质的丢失,可较长时间使用;④能改善脑代谢及脑血流量,可提供热量。成人,一次 500 mL,每天 1~2 次,静脉滴注。也可口服,配成 50% 甘油盐水 60 mL,每天 4 次,适用于结核性脑膜炎所致慢性脑积水时,或甘露醇脱水后维持脱水。该药毒副作用甚少,偶出现血红蛋白尿,其发生率与滴注速度过快有关,故应严格控制滴注速度,以每分钟 2 mL 为宜。一旦发生血红蛋白尿,应及时停药,很快即可消失,恢复后可继续使用。

3.葡萄糖

葡萄糖能提高血浆渗透压,具有脱水利尿作用,使颅压迅速降低,血容量改善,提高血糖,供给能量,促进神经细胞的氧化过程,改善脑细胞代谢,有利于脑功能的恢复,且无不良反应,故常用于不需强烈脱水或适用于其他脱水剂的 2 次用药之间,以防止"反跳"出现,一般用 50% 葡萄糖 60 mL,静脉滴注,每天 2～4 次。

4.血白蛋白或浓缩血浆

血白蛋白或浓缩血浆直接使血胶体渗透压增高而引起脱水,降低颅内压;使抗利尿激素分泌减少而利尿;血黏度降低而有助于脑循环,还能补充蛋白质,参与氨基酸代谢,产生能量,故有其优点。一般,用 20%～25% 人血白蛋白 50 mL,或浓缩血浆 100～200 mL,每天静脉滴注 1～2 次,适用于重症结核性脑膜炎且营养及免疫功能低下者。由于脱水作用较差且价格昂贵,故常不作常规脱水剂作用。

5.利尿药

利尿药主要通过增加肾小球滤过率,抑制肾小管对钠、钾及氯离子的重吸收,使肾小管内保持较高的渗透压,减少水的再吸收,使尿量显著增加,而造成机体脱水,从而间接使脑组织脱水,降低颅内压。利尿剂的脱水功效远不及高渗脱水药,先决条件是肾功能良好和血压正常,适用于结核性脑膜炎时与甘露醇、葡萄糖合并使用,以增加脱水效果。

(1)呋塞米:20～40 mg,每天 3～4 次,也有主张用大剂量 250 mg,加入 500 mL 林格液,静脉滴注,1 小时内滴完。利尿作用持久,降低颅内压显著,可用于结核性脑膜炎急救。不良反应相对较少,偶见呕吐、皮疹、直立性低血压和粒细胞减少等。

(2)醋氮酰胺:一般用量 0.25～0.5 g,每天 2～3 次,连服 1 周。不良反应较少,长期大剂量可发生代谢性酸中毒,少见血尿、腹痛。适用于结核性脑膜炎急性脑积水进行不甚急剧及慢性进行性脑积水者,或用于高渗液静脉滴注疗程之前后。

(四)脑代谢活化剂治疗

结核性脑膜炎炎症、水肿和充血可使脑细胞功能受到严重的损害,为积极改善脑代谢紊乱,促进脑功能恢复,防止和减少脑损害的后遗症,可在急性期已过,病情稳定后应用促进脑细胞代谢,改善脑功能的药物即脑代谢活化剂。

1.胞磷胆碱

胞磷胆碱可促进磷脂代谢,改善神经细胞功能;提高脑干网状结构上行激活系统的作用,促进意识恢复;改善脑血管运动张力,增加脑血流,提高脑内氧分压,改善脑缺氧。一般以 250～500 mg 加入 25%～50% 葡萄糖 20～40 mL 静脉注射或 10% 葡萄糖液 500 mL 静脉滴注,也可肌内注射 250 mg,每天 2 次。

2.细胞色素 c

细胞色素 c 对组织的氧化和还原起促进作用。可增加脑血流和脑氧代谢率,从而改善脑代谢,一般 15～30 mg 加入 25%～50% 葡萄糖 20～40 mL 缓慢静脉推注或 10% 葡萄糖液 500 mL 静脉滴注,每天 1～2 次,连用 7～30 天。

3.三磷酸腺苷

三磷酸腺苷是机体能量的主要来源,可通过血-脑脊液屏障,为脑细胞的主要能源,可增加脑血循环,且能直接作用于脑组织,激活脑细胞的代谢,每次 20 mg 肌内注射,每天 1～2 次,或每次 20～40 mg 加入 25%～50% 葡萄糖 40 mL 静脉注射,或加入 5%～10% 葡萄糖 500 mL 静脉滴注,每天 1 次,2～3 周。

4.辅酶 A

辅酶 A 对糖、脂肪和蛋白质的代谢起重要作用,可促进受损细胞恢复功能,一般以 50～100 U 加 25%～50% 葡萄糖液 40 mL 静脉注射,或加入 5%～10% 葡萄糖液 500 mL 静脉滴注,每天 1 次,连用 2～3 周。常与三磷酸腺苷、细胞色素 c 合用可提高疗效。

(五)鞘内注射治疗

目前临床上多采用 INH＋地塞米松鞘内注射,这样既可减少抗结核药物的局部刺激作用,又可迅速地控制脑膜炎局部炎症反应。在实际工作中鞘内注射有如下优点。

(1)可提高脑脊液中 INH 和激素有效浓度,形成局部高浓度的杀灭结核菌的环境,有利于治疗。

(2)避免 INH 全身给药通过肝脏乙酰化形成乙酰异烟肼。

(3)迅速降低脑脊液中细胞数和蛋白含量,使脑脊液恢复正常时间快 1/2,并有效地预防和治疗椎管内脑脊液的阻塞。

(4)腰穿后放脑脊液降低颅内压,减轻脑水肿,防止脑疝形成,降低病死率。

因此,在全身应用抗结核药物和激素基础上并用鞘内注射可大大缩短结核性脑膜炎的疗程。鞘内注药:INH 50～100 mg,地塞米松 1～2 mg,1 次注入。开始每天 1 次,3 天后隔天 1 次,7 次为 1 个疗程。待病情好转、脑脊液恢复正常,则逐渐停用。注药前要放脑脊液 5～6 mL,如颅内压很高时放液要慎重,可将腰穿针芯不要全部拔出,以使脑脊液缓慢流出后再注药。患者昏迷前夕、晚期结核性脑膜炎是鞘内注射的最好适应证。

七、外科手术

侧脑室引流:适用于结核性脑膜炎所致急性脑积水,内科治疗无效者,特别是脑疝将要形成,或刚形成时,可起到抢救生命的明显效果;慢性脑积水急性发作时或慢性进行性脑积水用其他降颅压措施无效时也可考虑使用。不良反应是引流过速可致脑内静脉破裂,造成脑出血;引流过多可造成脑脊液分泌过多;引流过久可继发颅内细菌感染。在结核性脑膜炎治疗过程中,经常发生粘连梗阻而致难以控制的脑积水。可采用脑室、脑池分流术以达持久性的减低颅内压作用。

八、预后与转归

结核性脑膜炎发病急慢不定,但病程都较长,自愈者少,恶化、死亡者较多。自化疗应用以来,不良的预后大有改善。结核性脑膜炎的预后取决于抗结核药物治疗的早晚,以及开始治疗的方法正确与否;所感染的结核菌是否为耐药菌株;患者的发病年龄;治疗时期的病期、病型;是否合并脑积水;初治或复治(恶化或复发);脑脊液生化和细胞学变化等都能影响治疗的效果。这些综合因素和预后都有密切的关系。

结核性脑膜炎早期,脑底渗出物可因及时治疗而完全吸收,临床可无症状或症状完全好转,治疗后可无任何后遗症。脑脊液恢复正常,结核菌转阴,中枢神经系统的病灶亦可完全吸收。但是如果诊断和治疗被延误,则结核性脑膜炎颅底炎症由脑膜延及脑实质,引起意识障碍和精神症状。累及脑血管,引起脑软化、偏瘫、癫痫发作和失语。炎症波及间脑,引起严重自主神经功能紊乱。累及锥体外系出现各种异常运动。累及脑桥及延髓引起吞咽、迷走和副神经损害。患者因渗出物的粘连和压迫引起呼吸不畅或出现陈-施氏呼吸,可因呼吸中枢麻痹而死亡。上述不同程度的临床征象既是造成死亡的原因,也是出现后遗症的主要原因。常见有肢体运动障碍、视听觉障碍、智力障碍。当发生后遗症时,根据病情,选择使用新针疗法、推拿按压、中医中药、康复锻炼。药物方面可根据病情选用脑细胞代谢活化剂、脱水药物、内分泌制剂以及镇静地西泮剂型。

九、护理

(一)一般护理

(1)绝对卧床休息。卧床时间一般为半年,卧床给以头高位 15°～20°,颈项强直者去枕。

(2)保持病室安静,避免强光强声刺激。

(3)保持床单位整齐、清洁和干燥,加强皮肤护理,防止压疮的发生。

(4)注意保持大便通畅。3 天无大便,遵医嘱给予缓泻剂,预防颅内压增高。

(5)如呕吐或惊厥时,将患者侧卧,以免呕吐物吸入气管。

(6)饮食护理。易进高蛋白、高热量、高维生素、高糖和低脂饮食。

(7)心理护理。保持患者情绪稳定,避免精神紧张,帮助患者树立战胜疾病的信心,配合治疗。

(8)配合医师做好腰椎穿刺前、中、后的护理工作。

(9)密切观察神志、瞳孔、体温、脉搏、呼吸和血压等变化,及时记录。瞳孔忽大忽小时提示中脑受损。注意颅内高压及肢体活动情况。观察药物的不良反应。

(10)遵医嘱给予持续低流量吸氧。

(11)发热患者遵医嘱给予降温。做好口腔护理。

(12)昏迷患者注意眼睛的保护,做好各种管道的护理,保持通畅;严格无菌操作,防感染。对烦躁不安、抽搐的患者,给以保护性措施。保持呼吸道通畅,头偏向一侧,定期翻身叩背防坠积性肺炎。

(13)加强肢体功能锻炼,制订有效的肢体训练计划。

(二)颅内高压的护理

(1)观察患者头痛的程度及持续时间,有无呕吐,呕吐是否为喷射性及呕吐物的性质,患者的呼吸情况,判断颅内压升高的程度,为降颅压治疗提供依据。

(2)观察脱水剂的临床反应:①观察脱水前后患者头痛、呕吐物情况;②脱水剂快慢对病情的影响;③脱水剂间隔时间的影响;④严重颅内高压患者甘露醇与呋塞米间隔使用;⑤肾功能不全应观察尿量变化,以防肾功能恶化。

(3)侧脑室引流的护理:①首先做好侧脑室引流术前准备、术中护理;②术后观察脑脊液颜色及每天脑脊液引流量;③正确判断脑室内压力;④观察脑室内压力与临床症状的关系;⑤注意引流后的消毒、无菌处理。

十、健康教育

(1)讲解结脑患者的早期症状及特点,以便早发现早治疗。

(2)宣传结核病的传染传播途径、传染方式,注意个人卫生,杜绝随地吐痰,加强个人防护。

(3)讲解卧床休息的重要性,避免过早下床活动。

(4)坚持长期、规律服药原则。

(5)新生儿接种卡介苗是预防儿童结脑的有效措施。

(6)合理膳食,进高热量、高蛋白、高维生素、低脂及易消化的饮食。

(7)加强肢体功能锻炼。

(8)定期复查肝、肾功能,以及脑脊液、尿、痰和血常规。

(9)禁烟酒。

（王　静）

第三节 帕金森病

帕金森病旧称震颤麻痹,是发生于中年以上的中枢神经系统慢性进行性变性疾病,病因至今不明。多缓慢起病,逐渐加重。病变主要在黑质和纹状体。其他疾病累及锥体外系统也可引起同样的临床表现者,则称为震颤麻痹综合征或帕金森综合征。由 James Parkinson 首先描述。65 岁以上人群患病率为 1 000/10 万,随年龄增高,男性稍多于女性。

一、临床表现

(一)震颤

肢体和头面部不自主抖动,这种抖动在精神紧张时和安静时尤为明显,病情严重时抖动呈持续性,只有在睡眠后消失。

(二)肌肉僵直,肌张力增高

肌肉僵直,肌张力增高表现为手指伸直,掌指关节屈曲,拇指内收,腕关节伸直,头前倾,躯干俯屈,髋关节和膝关节屈曲等特殊姿势。

(三)运动障碍

运动减少,动作缓慢,写字越写越小,精细动作不能完成,开步困难,慌张步态,走路前冲,呈碎步,面部缺乏表情。

(四)其他症状

多汗、便秘、油脂脸、直立性低血压和精神抑郁症状等,部分患者伴有智力减退。

二、体格检查

(一)震颤

检查可发现静止性、姿势性震颤,手部可有搓丸样动作。

(二)肌强直

患肢肌张力增高,可因均匀的阻力而出现"铅管样强直",如伴有震颤则似齿轮样转动,称为"齿轮样强直"。四肢躯干颈部和面部肌肉受累出现僵直,患者出现特殊姿态。

(三)运动障碍

平衡反射、姿势反射和翻正反射等障碍以及肌强直导致的一系列运动障碍,写字过小症以及慌张步态等。

(四)自主神经系统体征

仅限于震颤一侧的大量出汗和皮脂腺分泌增加等体征,食管、胃及小肠的功能障碍导致吞咽困难和食管反流,以及顽固性便秘等。

三、辅助检查

(一)MRI

唯一的改变为在 T_2 相上呈低信号的红核和黑质网状带间的间隔变窄。

(二)正电子发射计算机断层扫描(PET)

PET可检出纹状体摄取功能下降,其中又以壳核明显,尾状核相对较轻,即使症状仅见于单侧的患者也可查出双侧纹状体摄取功能降低。尚无明确症状的患者,PET若检出纹状体的摄取功能轻度下降或处于正常下界,以后均发病。

四、诊断与鉴别诊断

(一)诊断

(1)帕金森病实验室检查及影像学检查多无特殊异常,临床诊断主要依赖发病年龄、典型临床症状及治疗性诊断(即应用左旋多巴有效)。

(2)帕金森病诊断明确后,还须进行UPDRS评分及分级,来评判帕金森病的严重程度并指导下步治疗。

(二)鉴别诊断

1.脑炎后帕金森综合征

通常所说的昏睡性脑炎所致帕金森综合征,已近70年未见报道,因此该脑炎所致脑炎后帕金森综合征也随之消失。近年报道病毒性脑炎患者可有帕金森样症状,但本病有明显感染症状,可伴有脑神经麻痹、肢体瘫痪、抽搐、昏迷等神经系统损害的症状,脑脊液可有细胞数轻-中度增高、蛋白增高、糖减低等。病情缓解后其帕金森样症状随之缓解,可与帕金森病鉴别。

2.肝豆状核变性

隐性遗传性疾病约1/3有家族史,青少年发病,可有肢体肌张力增高、震颤、面具样脸、扭转痉挛等锥体外系症状。具有肝脏损害,角膜K-F环及血清铜蓝蛋白降低等特征性表现。可与帕金森病鉴别。

3.特发性震颤

特发性震颤属显性遗传病,表现为头、下颌、肢体不自主震颤,震颤频率可高可低,高频率者甚似甲状腺功能亢进,低频者甚似帕金森震颤。本病无运动减少、肌张力增高及姿势反射障碍,并于饮酒后消失,普萘洛尔治疗有效等,可与原发性帕金森病鉴别。

4.进行性核上性麻痹

本病也多发于中老年,临床症状可有肌强直、震颤等锥体外系症状。但本病有凸出的眼球凝视障碍,肌强直以躯干为重、肢体肌肉受累轻而较好的保持了肢体的灵活性,颈部伸肌张力增高致颈项过伸与帕金森病颈项屈曲显然不同,均可与帕金森病鉴别。

5.Shy-Drager综合征

临床常有锥体外系症状,但因有突出的自主神经症状,如晕厥、直立性低血压、性功能及膀胱功能障碍,左旋多巴制剂治疗无效等,可与帕金森病鉴别。

6.药物性帕金森综合征

过量服用利血平、氯丙嗪、氟哌啶醇及其他抗抑郁药物均可引起锥体外系症状,因有明显的服药史,并于停药后减轻可资鉴别。

7.良性震颤

良性震颤指没有脑器质性病变的生理性震颤(肉眼不易觉察)和功能性震颤。功能性震颤包括:①生理性震颤加强(肉眼可见)多呈姿势性震颤,与肾上腺素能的调节反应增强有关;也见于某些内分泌疾病,如嗜铬细胞瘤、低血糖、甲状腺功能亢进。②可卡因和乙醇中毒以及一些药物的不良反应;癔症性震颤,多有心因性诱因,分散注意力可缓解震颤。③其他,如情绪紧张时和做精细动作时出现的震颤。良性震颤临床上无肌强直、运动减少和姿势异常等帕金森病的特征性表现。

五、治疗

(一)一般治疗

因本病的临床表现为震颤、强直、运动障碍、便秘和生活不能自理,故家属及医务人员应鼓励帕金森病早期患者多做主动运动,尽量继续工作,培养业余爱好,多吃蔬菜、水果或蜂蜜,防止摔跤,避免刺激性食物和烟酒。对晚期卧床患者,应勤翻身,多在床上做被动运动,以防发生关节固定、压疮及坠积性肺炎。

(二)药物治疗

帕金森病宜首选内科治疗,多数患者可通过内科药物治疗缓解症状。

各种药物治疗虽能使患者的症状在一定时期内获得一定程度的好转,但皆不能阻止本病的自然发展。药物治疗必须长期坚持,而长期服药则药效减退和不良反应难以避免。虽然有相当一部分患者通过药物治疗可获得症状改善,但即使目前认为效果较好的左旋多巴或复方多巴(美多芭及信尼麦),也有 15% 左右患者根本无效。用于治疗本病的药物种类繁多,现今最常用者仍为抗胆碱能药和多巴胺替代疗法。

1.抗胆碱能药物

该类药物最早用于 Parkinson 病的治疗,常用者为苯海索 2 mg,每天 3 次口服,可酌情增加;东莨菪碱 0.2 mg,每天 3~4 次口服;苯甲托品 2~4 mg,每天 1~3 次口服等。因苯甲托品对周围副交感神经的阻滞作用,不良反应多,应用越来越少。

2.多巴胺替代疗法

此类药物主要补充多巴胺的不足,使乙酰胆碱-多巴胺系统重获平衡而改善症状。最早使用的是左旋多巴,但其可刺激外周多巴胺受体,引起多方面的外周不良反应,如恶心、呕吐、厌食等消化道症状和血压降低、心律失常等心血管症状。目前不主张单用左旋多巴治疗,用它与苄丝肼或甲基多巴肼的复合制剂。常用的药物有美多芭、息宁或帕金宁。

(1)美多芭:是左旋多巴和苄丝肼 4:1 配方的混合剂。对病变早期的患者,开始剂量可用 62.5 mg,日服 3 次。如患者开始治疗时症状显著,则开始剂量可为 125 mg,每天 3 次;如效果不满意,可在第 2 周每天增加 125 mg,第 3 周每天再增加 125 mg。如果患者的情况仍不满意,则应每隔 1 周每天再增加 125 mg。如果美多芭的日剂量>1 000 mg,需再增加剂量只能每月增加 1 次。该药明显减少了左旋多巴的外周不良反应,但却不能改善其中枢不良反应。

(2)息宁:是左旋多巴和甲基多巴肼 10:1 的复合物,开始剂量可用 125 mg,每天 2 次,以后根据病情逐渐加量。其加药的原则和上述美多芭的加药原则是一致的。帕金宁是左旋多巴和甲基多巴肼 10:1 的复合物的控释片,它可使左旋多巴血浓度更稳定并达 4~6 小时,有利于减少左旋多巴的剂末现象、开始现象和剂量高峰多动现象。但是,控释片也有一些缺陷,如起效慢,并且由于在体内释放缓慢,有可能在体内产生蓄积作用,反而有时出现异动症的现象,改用美多芭后消失。

3.多巴胺受体激动剂

多巴胺受体激动剂能直接激动多巴胺能神经细胞突触受体,刺激多巴胺释放。

(1)溴隐亭:最常用,对震颤疗效好,对运动减少和强直均不及左旋多巴,常用剂量维持量为每天 15～40 mg。

(2)协良行:患者使用时应逐步增加剂量,以达到不出现或少出现不良反应的目的。一般来讲,增加到每天 0.3 mg 是比较理想的剂量,但对于个别早期的患者,可能并不需要增加到这个剂量,那么可以在你认为合适的剂量长期服用而不再增加。如果效果不理想,还可以根据病情的需要及对药物的耐受情况,每隔 5 天增加 0.025 mg 或 0.05 mg。

(3)泰舒达:使用剂量是每天 100～200 mg。可以从小剂量每天 50 mg 开始,逐渐增加剂量。在帕金森病的早期,可以单独使用泰舒达治疗帕金森病,剂量最大可增加至每天 150 mg。如果和左旋多巴合并使用,剂量可以维持在每天 50～150 mg。一般每使用 250 mg 左旋多巴,可考虑合并使用泰舒达 50 mg 左右。

(三)外科手术治疗

1.立体定向手术治疗

立体定向手术包括脑内核团毁损和脑深部慢性电刺激。

(1)脑内核团毁损。①第一次手术适应证:长期服药治疗无效或药物治疗不良反应严重者;疾病进行性缓慢发展已超过 3 年;年龄在 70 岁以下;工作能力和生活能力受到明显限制(按 Hoehn 和 Yahr 分级为Ⅱ～Ⅳ级);术后短期复发,同侧靶点再手术。②第二次对侧靶点毁损手术适应证:第一次手术效果好,术后震颤僵直基本消失,无任何并发症者;手术近期疗效满意并保持在 12 个月以上;年龄在 70 岁以下;两次手术间隔时间要 1 年;目前无明显自主神经功能紊乱症状或严重精神症状,病情仍维持在Ⅱ～Ⅳ级。

禁忌证:症状很轻,仍在工作者;年老体弱;出现严重关节挛缩或有明显精神障碍;严重的心、肝、肾功能不全,高血压脑动脉硬化者或有其他手术禁忌者。

(2)脑深部慢性电刺激(DBS):目前 DBS 最常用的神经核团为丘脑腹中间核(VIM),丘脑底核(STN)和苍白球腹后部(PVP)。

慢性刺激术控制震颤的效果优于丘脑腹外侧核毁损术,后者发生并发症也常影响手术的成功。通过改变刺激参数可减少不必要的不良反应,远期疗效可靠。该法尚可用于非帕金森性震颤,如多发硬化和创伤后震颤。

丘脑底核(STN)也是刺激术时选用的靶点。有学者报道应用此方法观察治疗一例运动不能的帕金森病患者。靶点定位方法为脑室造影,并参照立体定向脑图谱,同时根据慢性电极刺激和电生理记录进行调整。发现神经元活动自发增多的区域位于 AC-PC 平面下 2～4 mm,AC-PC 线中点旁 10 mm。对该处进行 130 Hz 刺激,可立即缓解运动不能症状(主要在对侧肢体),但不诱发半身舞蹈症等运动障碍。上述观察表明,对 STN 进行慢性电刺激可用于治疗运动严重障碍的帕金森病患者。

2.脑细胞移植和基因治疗

帕金森病脑细胞移植术和基因治疗已在动物实验上取得很大成功,但最近临床研究显示,胚胎脑移植只能轻微改善 60 岁以下患者的症状,并且 50% 的患者在手术后出现不随意运动的不良反应,因此,目前此手术还不宜普遍采用。基因治疗还停留在实验阶段。

六、护理

(一)护理评估

1.健康史评估

(1)询问患者职业,农民的发病率较高,主要是他们与杀虫剂、除草剂接触有关。

(2)评估患者家族中有无患此病的人,帕金森病与家族遗传有关,患者的家族发病率为7.5%～94.5%。

(3)评估患者居住、生活、工作的环境,农业环境中神经毒物(杀虫剂、除草剂),工业环境中暴露重金属等是帕金森病的重要危险因素。

2.临床观察评估

帕金森病常为 50 岁以上的中老年人发病,发病年龄平均为 55 岁,男性稍多,起病缓慢,进行性发展,首发症状多为动作不灵活与震颤,随着病程的发展,可逐渐出现下列症状和体征。

(1)震颤:常为首发症状,多由一侧上肢远端(手指)开始,逐渐扩展到同侧下肢及对侧肢体,下颌、口唇、舌及头部通常最后受累,典型表现是静止性震颤,拇指与屈曲的食指间呈"搓丸样"动作,安静或休息时出现或明显,随意运动时减轻或停止,紧张时加剧,入睡后消失。

(2)肌强直:肌强直表现为屈肌和伸肌同时受累,被动运动关节时始终保持增高的阻力,类似弯曲软铅管的感觉,故称为"铅管样强直";部分患者因伴有震颤,检查时可感到在均匀掌的阻力中出现断续停顿,如同转动齿轮感,称为"齿轮样强直",是由肌强直与静止性震颤叠加所致。

(3)运动迟缓:表现为随意动作减少,包括行动困难和运动迟缓,并因肌张力增高,姿势反射障碍而表现一系列特征性运动症状,如起床、翻身、步行、方向变换等运动迟缓;面部表情肌活动减少,常常双眼凝视,瞬目运动减少,呈现"面具"脸;手指做精细动作如扣纽扣、系鞋带等困难;书写时字越写越小,呈现"写字过小征"。

(4)姿势步态异常:站立时呈屈曲体姿,步态障碍甚为突出,患者自坐位、卧位起立困难,迈步后即以极小的步伐向前冲去,越走越快,不能及时停步或转弯,称慌张步态。

(5)其他症状:反复轻敲眉弓上缘可诱发眨眼不止。口、咽、腭肌运动障碍,讲话缓慢,语音低沉、单调,流涎,严重时可有吞咽困难。还有顽固性便秘、直立性低血压等;睡眠障碍;部分患者疾病晚期可出现认知功能减退、抑郁和视幻觉等,但常不严重。

3.诊断性检查评估

(1)头颅 CT 检查:CT 可显示脑部不同程度的脑萎缩表现。

(2)生化检测:采用高效液相色谱(HPLC)可检测到脑脊液和尿中 HVA 含量降低。

(3)基因检测:DNA 印迹技术、PCR、DNA 序列分析等在少数家族性帕金森病患者可能会发现基因突变。

(4)功能显像检测:采用 PET 或 SPECT 与特定的放射性核素检测,可发现帕金森病患者脑内 DAT 功能显著降低,且疾病早期即可发现,D_2 型 DA 受体(D_2R)活性在疾病早期超敏、后期低敏,以及 DA 递质合成减少,对帕金森病的早期诊断、鉴别诊断及病情进展监测均有一定的价值。

(二)护理问题

1.运动障碍

帕金森病患者由于其基底核或黑质发生病变,以致负责运动的锥体外束发生功能障碍,患者运动的随意肌失去了协调与控制,产生运动障碍并随之带来一定的意外伤害。

(1)跌倒:震颤、关节僵硬、动作迟缓、协调功能障碍常是患者摔倒的原因。

(2)误吸:舌头、唇、颈部肌肉和眼睑亦有明显的震颤及吞咽困难。

2.营养摄取不足

患者常因手、头不自主的震颤,进食时动作太慢,常常无法独立吃完一顿饭,以致未能摄取日常所需热量,因此,约有70%的患者有体重减轻的现象。

3.便秘

由于药物的不良反应、缺乏运动、胃肠道中缺乏唾液(因吞咽能力丧失,唾液由口角流出)、液体摄入不足及肛门括约肌无力,所以大多数患者有便秘。

4.尿潴留

吞咽功能障碍以致水分摄取不足,贮存在膀胱的尿液不足200~300 mL则不会有排尿的冲动感;排尿括约肌无力引起尿潴留。

5.精神障碍

疾病使患者运动障碍。协调功能不良、顺口角流唾液,而且又无法进行日常生活的活动,因此患者会有心情抑郁、产生敌意、罪恶感或无助感等情绪反应。由于外观的改变,有些患者还会发生因自我形象的改变而造成与社会隔离的问题。

(三)护理目标

(1)患者未发生跌倒或跌倒次数减少。

(2)患者有足够的营养;患者进食水时不发生呛咳。

(3)患者排便能维持正常。

(4)患者能维持部分自我照顾的能力。

(5)患者及家属的焦虑症状减轻。

(四)护理措施

1.安全护理

(1)安全配备:由于患者行动不便,在病房楼梯两旁、楼道、门把附近的墙上,增设沙发或木制的扶手,以增加患者开、关门的安全性;配置牢固且高度适中的座厕、沙发或椅。以利于患者坐下或站起,并在厕所、浴室增设可供扶持之物,使患者排便及穿脱衣服方便;应给患者配置助行器辅助设备;呼叫器置于患者床旁,日常生活用品放在患者伸手可及处。

(2)定时巡视:主动了解患者的需要,既要指导和鼓励患者增强自我照顾能力,做力所能及的事情,又要适当协助患者洗漱、进食、沐浴、如厕等。

(3)防止患者自伤:患者动作笨拙,常有失误,应谨防其进食时烫伤。端碗持筷困难者尽量选择不易打碎的不锈钢餐具,避免使用玻璃和陶瓷制品。

2.饮食护理

(1)增加饮食中的热量、蛋白质的含量及容易咀嚼的食物;吃饭少量多餐。定时监测体重变化;在饮食中增加纤维与液体的摄取,以预防便秘。

(2)进食时,营造愉快的气氛,因患者吞咽困难及无法控制唾液,所以有的患者喜欢单独进食;应将食物事先切成小块或磨研,并给予粗大把手的叉子或汤匙,使患者易于把持;给予患者充分的进食时间,若进食中食物冷却了,应予以温热。

(3)吞咽障碍严重者,吞咽可能极为困难,在进食或饮水时有呛咳的危险,而造成吸入性肺炎,故不要勉强进食,可改为鼻饲喂养。

3.保持排便畅通

给患者摄取足够的营养与水分,并教导患者解便与排尿时吸气后闭气,利用增加腹压的方法解便与排尿。另外,依患者的习惯,在进食后半小时应试着坐于马桶上排便。

4.运动护理

告之患者运动锻炼的目的在于防止和推迟关节僵直和肢体挛缩,与患者和家属共同制定锻炼计划,以克服运动障碍的不良影响。

(1)尽量参与各种形式的活动,如散步、太极拳、床边体操等。注意保持身体和各关节的活动强度与最大活动范围。

(2)对于已出现某些功能障碍或坐起已感到困难的患者,要有目的、有计划地锻炼。告诉患者知难而退或由他人包办只会加速功能衰退。如患者感到坐立位变化有困难,应每天做完一般运动后,反复练习起坐动作。

(3)必须指导患者注意姿势,以预防畸形。应小心观察头与颈部是否有弯曲的倾向。正确姿势有助于头、颈直立。躺于床上时,不应垫枕头,且患者应定期俯卧。

(4)本病常使患者起步困难和步行时突然僵住,因此嘱患者步行时思想要放松。尽量跨大步伐;向前走时脚要抬高,双臂摆动,目视前方而不要注视地面;转弯时,不要碎步移动,否则会失去平衡;护士和家属在协助患者行走时,不要强行拖着患者走;当患者感到脚黏在地上时,可告诉患者先向后退一步,再往前走,这样会比直接向前容易。

(5)过度震颤者让他坐在有扶手的椅子上,手抓着椅臂,可以稍加控制震颤。

(6)晚期患者出现显著的运动障碍时,要帮助患者活动关节,按摩四肢肌肉,注意动作轻柔,勿给患者造成疼痛。

(7)鼓励患者尽量试着独立完成日常生活的活动,自己安排娱乐活动,培养兴趣。

(8)让患者穿轻便宽松的衣服,可减少流汗与活动的束缚。

5.合并抑郁症的护理

帕金森病患者的抑郁与帕金森疾病程度呈正相关,即患者的运动障碍愈重对其神经心理的影响愈严重。在护理患者时要教会患者一些心理调适技巧:重视自己的优点和成就;尽量维持过去的兴趣和爱好,积极参加文体活动,寻找业余爱好;向医师、护士及家人倾诉内心想法,疏泄郁闷,获得安慰和同情。

6.睡眠异常的护理

(1)创造良好的睡眠环境:建议帕金森病患者要有舒适的睡眠环境,如室温和光线适宜;床褥不宜太软,以免翻身困难;为运动过缓和僵直较重的患者提供方便上下床的设施;卧室内放尿壶及便器,有利于患者夜间如厕等。避免在有限的睡眠时间内实施影响患者睡眠的医疗护理操作。必须进行的治疗和护理操作应穿插于患者的自然觉醒时,以减少被动觉醒次数。

(2)睡眠卫生教育:指导患者养成良好的睡眠习惯和方式。建立比较规律的活动和休息时间表。

(3)睡眠行为干预。①刺激控制疗法:只在有睡意时才上床;床及卧室只用于睡眠,不能在床上阅读、看电视或工作;若上床15~20分钟不能入睡,则应考虑换别的房间,仅在又有睡意时才上床(目的是重建卧室与睡眠间的关系);无论夜间睡多久,清晨应准时起床;白天不打瞌睡。②睡眠限制疗法:教导患者缩短在床上的时间及实际的睡眠时间,直到允许躺在床上的时间与期望维持的有效睡眠时间一样长。当睡眠效率超过 90％时,允许增加 15～20 分钟卧床时间。睡眠效率低于 80％,应减少 15～20 分钟卧床时间。睡眠效率 80％～90％,则保持卧床时间不变。最终,通过周期性调整卧床时间直至达到适度的睡眠时间。③依据睡眠障碍的不同类型和药物的半衰期遵医嘱有的放矢地选择镇静催眠药物,并主动告知患者及家属使用镇静催眠药的原则,即最小剂量、间断、短期用药,注意停药反弹、规律停药等。

7.治疗指导

药物不良反应的观察如下。

(1)遵医嘱准时给药,预防或减少"开关"现象、剂末现象、异动症的发生。

(2)药物治疗初起可出现胃肠不适,表现为恶心、呕吐等,有些患者可出现幻觉。但这些不良反应可以通过逐步增加剂量或降低剂量的办法得到克服。特别值得指出的是,有一部分患者过分担心药物的不良反应,表现为尽量推迟使用治疗帕金森病的药物,或过分地减少药物的服用量,这不仅对疾病的症状改善没有好处,长期如此将导致患者的心、肺、消化系统等出现严重问题。

(3)精神症状:服用安坦、金刚烷胺药物后,患者易出现幻觉,当患者表述一些离谱事时,护士应考虑到是服药引起的幻觉,立即报告医师,遵医嘱给予停药或减药,以防其发生意外。

8.功能神经外科手术治疗护理

(1)手术方法:外科治疗方法目前主要有神经核团细胞毁损手术与脑深部电刺激器埋置手术两种方式。原理是为了抑制脑细胞的异常活动,达到改善症状的目的。

(2)手术适应证:诊断明确的原发性帕金森病患者都是手术治疗的适合人群,尤其是对左旋多巴(美多芭或息宁)长期服用以后疗效减退,出现了"开关"波动现象、异动症和"剂末"恶化效应的患者。

(3)手术并发症:因手术靶点的不同,会有不同的并发症。苍白球腹后部(PVP)切开术可能出现偏盲或视野缺损,丘脑腹外侧核(VIM)毁损术可出现感觉异常如嘴唇、指尖麻木等,丘脑底核(STN)毁损术可引起偏瘫。

(4)手术前护理:①术前教育,相关知识教育。②术前准备,术前一天头颅备皮;对术中、术后应用的抗生素遵医嘱做好皮试;嘱患者晚 12:00 后开始禁食、水、药;嘱患者清洁个人卫生,并在术前晨起为患者换好干净衣服。③术前 30 分钟给予患者术前哌替啶 25 mg 肌内注射;并将一片美巴多备好交至接手术者以便术后备用。④患者离病房后为其备好麻醉床、无菌小巾、一次性吸痰管、心电监护。

(5)手术后护理:①交接患者:术中是否顺利、有无特殊情况发生、术后意识状态、伤口的引流情况等。②安置患者于麻醉床上,头枕于无菌小巾上,取平卧位,嘱患者卧床 2 天,减少活动,以防诱发颅内出血;嘱患者禁食、水、药 6 小时后逐渐改为流食、半流食、普通饮食。③术后治疗效果观察:原有症状改善情况并记录。④术后并发症的观察:术后患者会出现脑功能障碍、脑水肿、颅内感染、颅内出血等合并症。因此,术后严密观察患者神志、瞳孔变化,有无高热、头疼、恶心、呕吐等症状;有无偏盲、视野变窄及感知觉异常;观察患者伤口有无出血及分泌物等。⑤心电监测、颅脑监测 24 小时,低流量吸氧 6 小时。

9.给予患者及家属心理的支持

对于心情抑郁的患者,应鼓励其说出对别人依赖感的感受。对于怀有敌意、罪恶感或无助感的患者,应给予帮助与支持,提供良好的照顾。寻找患者有兴趣的活动,鼓励患者参与。

10.健康教育

(1)指导术后服药,针对手术的患者,要让患者认识到手术虽然改善运动障碍,但体内多巴胺缺乏客观存在,仍需继续服药。

(2)指导日常生活中的运动训练,告知患者运动锻炼的目的在于防止和推迟关节僵直和肢体挛缩,与患者和家属共同制定锻炼计划,以克服运动障碍的不良影响。①关节活动度的训练:脊柱、肩、肘、腕、指、髋、膝、踝及趾等各部位都应进行活动度训练。对于脊柱,主要进行前屈后伸、左右侧屈及旋转运动。②肌力训练:上肢可进行哑铃操或徒手训练;下肢股四头肌的力量和膝关节控制能力密切相关,可进行蹲马步或反复起坐练习;腰背肌可进行仰卧位的桥式运动或俯卧位的燕式运动,腹肌力量较差行仰卧起坐训练。③姿势转换训练:必须指导患者注意姿势,以预防畸形。应小心观察头与颈部是否有弯曲的倾向。正确姿势有助于头、颈直立。躺于床上时,不应垫枕头,且患者应定期俯卧,注意翻身、卧位转为坐位、坐位转为站位训练。④重心转移和平衡训练:训练坐位平衡时可让患者重心在两臀间交替转移,也可训练重心的前后移动。训练站立平衡时双足分开 5~10 cm,让患者从前后方或侧方取物,待稳定后便可突然施加推或拉外力,最好能诱发患者完成迈步反射。⑤步行步态训练:对于下肢起步困难者,最初可用脚踢患者的足跟部向前,用膝盖推挤患者腘窝使之迈出第一步,以后可在患者足前地上放一矮小障碍物,提醒患者迈过时方能起步。抬腿低可进行抬高腿练习,步距短的患者行走时予以提醒;步频快则应给予节律提示。对于上下肢动作不协调的患者,一开始嘱患者做一些站立相的两臂摆动,幅度可较大;还可站于患者身后,两人左、右手分别共握一根体操棒,然后喊口令一起往前走。手的摆动频率由治疗师通过体操棒传给患者。⑥让患者穿轻便宽松的衣服,可减少流汗与活动的束缚。

(王 静)

第四节 脑 梗 死

脑梗死又称缺血性脑卒中,是指由于脑供血障碍引起脑缺血、缺氧,使局部脑组织发生不可逆性损害,导致脑组织缺血、缺氧性坏死。临床常按发病机制,将脑梗死分为脑血栓形成、脑栓塞、脑分水岭梗死和脑腔隙性梗死等。下面重点介绍脑血栓形成和脑栓塞。

一、脑血栓形成

脑血栓形成是脑梗死中最常见的类型,是指由于脑动脉粥样硬化等原因导致动脉管腔狭窄、闭塞或血栓形成,引起急性脑血流中断,脑组织缺血、缺氧、软化和坏死;又称为动脉粥样硬化血栓形成性脑梗死。

(一)病因和发病机制

1.病因

最常见的病因是动脉粥样硬化,其次为高血压、糖尿病和高血脂等。血黏度增高、血液高凝状态也可以是脑血栓形成的原因。

2.发病机制

神经细胞在完全缺血、缺氧后十几秒即出现电位变化,随后大脑皮质、小脑、延髓的生物电活动也相继消失。脑动脉血流中断持续 5 分钟,神经细胞就会发生不可逆性损害,出现脑梗死。急性脑梗死病灶由缺血中心区及其周围的缺血半暗带组成。其中,缺血中心区由于严重缺血、细胞能量衰竭而发生不可逆性损害;缺血半暗带由于局部脑组织还存在大动脉残留血液和/或侧支循环,缺血程度较轻,仅功能缺损,具有可逆性,故在治疗和神经功能恢复上具有重要作用。

(二)临床表现

脑血栓形成好发于中老年人。多数患者有脑血管病的危险因素,如冠心病、高血压、糖尿病和血脂异常等。部分患者有前驱症状,如肢体麻木、头痛、眩晕和 TIA 反复发作等。多在安静状态下或睡眠中起病,如晨起时发现半身不遂。症状和体征多在数小时至 1~2 天达高峰。患者一般意识清楚,但当发生基底动脉血栓或大面积脑梗死时,病情严重,可出现意识障碍,甚至有脑疝形成,最终导致死亡。

临床症状复杂多样,取决于病变部位、血栓形成速度及大小、侧支循环状况等,可表现为运动障碍、感觉障碍、语言障碍、视觉障碍等。

1.颈内动脉系统受累

颈内动脉系统受累可出现三偏征(对侧偏瘫、偏身感觉障碍、同向性偏盲),优势半球受累可有失语,非优势半球病变可有体像障碍;还可出现中枢性面舌瘫、尿潴留或尿失禁。

2.椎-基底动脉系统受累

椎-基底动脉系统受累常出现眩晕、眼球震颤、复视、交叉性瘫痪、构音障碍、吞咽困难和共济失调等,还可出现延髓背外侧综合征、闭锁综合征等各种临床综合征。如基底动脉主干严重闭塞导致脑桥广泛梗死,可表现为四肢瘫、双侧瞳孔缩小、意识障碍和高热,常迅速死亡。

(三)实验室及其他检查

(1)头颅 CT 检查:发病 24 小时内图像多无改变,24 小时后梗死区出现低密度灶。对超早期缺血性病变、脑干、小脑梗死及小灶梗死显示不佳。

(2)头颅 MRI 检查:发病数小时后,即可显示 T_1 低信号、T_2 长信号的病变区域。与 CT 相比,还可以发现脑干、小脑梗死及小灶梗死。功能性 MRI[弥散加权成像(DWI)及灌注加权成像(PWI)]可更早发现梗死灶,为超早期溶栓治疗提供了科学依据。目前认为,弥散-灌注不匹配区域为半暗带。

(3)脑血管造影(DSA)、磁共振血管成像(MRA)、CT 血管成像(CTA)、血管彩超及经颅多普勒超声等检查,有助于发现血管狭窄、闭塞、痉挛的情况。

(4)血液化验、心电图及经食道超声心动图等常规检查,有助于发现病因和危险因素。

(5)脑脊液检查一般正常。大面积脑梗死时,脑脊液压力可升高,细胞数和蛋白可增加;出血性梗死时可见红细胞。目前,由于头颅 CT 等手段的广泛应用,脑脊液已不再作为脑卒中的常规检查。

(四)诊断要点

中老年患者有动脉粥样硬化等危险因素,病前可有反复的 TIA 发作;安静状态下起病,出现局灶性神经功能缺损,数小时至 1~2 天达高峰;头颅 CT 在 24~48 小时出现低密度灶;一般意识清楚,脑脊液正常。

(五)治疗要点

1.急性期治疗

重视超早期(发病 6 小时以内)和急性期的处理,溶解血栓和脑保护治疗最为关键。但出血性脑梗死时,禁忌溶栓、抗凝、抗血小板治疗。

(1)一般治疗:①早期卧床休息,保证营养供给,保持呼吸道通畅,维持水、电解质平衡,防治肺炎、尿路感染、压疮、深静脉血栓和上消化道出血等并发症;②调控血压:急性期患者会出现不同程度的血压升高,处理取决于血压升高的程度和患者的整体状况。但血压过低对脑梗死不利,会加重脑缺血。因此,当收缩压<24.0 kPa(180 mmHg)或舒张压<14.7 kPa(110 mmHg)时,可不需降压治疗。以下情况应当平稳降压:收缩压>29.3 kPa(220 mmHg)或舒张压>16.0 kPa(120 mmHg),梗死后出血,合并心肌缺血、心力衰竭、肾衰和高血压脑病等。

(2)超早期溶栓治疗:目的是通过溶栓使闭塞的动脉恢复血液供应,挽救缺血半暗带的脑组织,防止发生不可逆性损伤。治疗的时机是影响疗效的关键,多在发病6小时内进行,并应严格掌握禁忌证:①有明显出血倾向者;②近期有脑出血、心肌梗死和大型手术病史者;③血压高于24.0/14.7 kPa(180/110 mmHg);④有严重的心、肝和肾功能障碍者。溶栓的并发症可能有梗死后出血、身体其他部位出血、溶栓后再灌注损伤、脑组织水肿和溶栓后再闭塞。美国FDA及欧洲国家均已批准缺血性脑卒中发病3小时内应用重组组织型纤溶酶原激活剂(rt-PA)静脉溶栓治疗,不仅显著减少患者死亡及严重残疾的危险性,而且还大大改善了生存者的生活质量。我国采用尿激酶(UK)对发病6小时内,脑CT无明显低密度改变且意识清楚的急性脑卒中患者进行静脉溶栓治疗是比较安全、有效的。现有资料不支持临床采用链激酶溶栓治疗。动脉溶栓较静脉溶栓治疗有较高的血管再通率,但其优点被耽误的时间所抵消。

(3)抗血小板、抗凝治疗:阻止血栓的进展,防止脑卒中复发,改善患者预后。主要应用阿司匹林50~150 mg/d或氯吡格雷75 mg/d。

(4)降纤治疗:降解血中纤维蛋白原,增强纤溶系统活性,抑制血栓形成。主要药物有巴曲酶、降纤酶、安克洛酶和蚓激酶。

(5)抗凝治疗:急性期抗凝治疗虽已广泛应用多年,但一直存在争议。常用普通肝素及低分子肝素等。

(6)脑保护剂治疗:胞磷胆碱、钙通道阻滞剂、自由基清除剂和亚低温治疗等。

(7)脱水降颅压治疗:大面积脑梗死时,脑水肿严重,颅内压会明显升高,应进行脱水降颅压治疗。常用药物有甘露醇、呋塞米和甘油果糖,方法参见脑出血治疗。

(8)中医中药治疗:可以降低血小板聚集、抗凝、改善脑血流、降低血黏度和保护神经。常用药物有丹参、三七、川芎、葛根素及银杏叶制剂等,还可以针灸治疗。

(9)介入治疗:包括颅内外血管经皮腔内血管成形术及血管内支架置入术等。

2.恢复期治疗

(1)康复治疗:患者意识清楚、生命体征平稳、病情不再进展48小时后,即可进行系统康复治疗。包括运动、语言、认知、心理、职业与社会康复等内容。

(2)二级预防:积极寻找并去除脑血管病的危险因素,适当应用抗血小板聚集药物,降低脑卒中复发的危险性。

(六)护理评估

1.病史

(1)病因和危险因素:了解患者有无颈动脉狭窄、高血压、糖尿病、高脂血症和TIA病史,有无脑血管疾病的家族史,有无长期高盐、高脂饮食和烟酒嗜好,是否进行体育锻炼等。详细询问TIA发作的频率与表现形式,是否进行正规、系统的治疗。是否遵医嘱正确服用降压、降糖、降脂、抗凝及抗血小板聚集药物,治疗效果及目前用药情况等。

(2)起病情况和临床表现:了解患者发病的时间、急缓及发病时所处状态,有无头晕、肢体麻木等前驱症状。是否存在肢体瘫痪、失语、感觉和吞咽障碍等局灶定位症状和体征,有无剧烈头痛、喷射性呕吐、意识障碍等全脑症状和体征及其严重程度。

(3)心理-社会状况:观察患者是否存在因疾病所致焦虑等心理问题;了解患者和家属对疾病发生的相关因素、治疗和护理方法、预后及如何预防复发等知识的认知程度;患者家庭条件与经济状况及家属对患者的关心和支持度。

2.身体评估

(1)生命体征:监测血压、脉搏、呼吸和体温。大脑半球大面积脑梗死患者因脑水肿导致高颅压,可出现血压和体温升高、脉搏和呼吸减慢等生命体征异常。

(2)意识状态:有无意识障碍及其类型和严重程度。脑血栓形成患者多无意识障碍,如发病时或病后很快出现意识障碍,应考虑椎-基底动脉系统梗死或大脑半球大面积梗死。

(3)头颈部检查:双侧瞳孔大小、是否等大及对光反射是否正常;视野有无缺损;有无眼球震颤、运动受限及眼睑闭合障碍;有无面部表情异常、口角歪斜和鼻唇沟变浅;有无听力下降或耳鸣;有无饮水呛咳、吞咽困难或咀嚼无力;有无失语及其类型;颈动脉搏动强度、有无杂音。优势半球病变时常出现不同程度的失语,大脑后动脉血栓形成可致对侧同向偏盲,椎-基底动脉系统血栓形成可致眩晕、眼球震颤、复视、眼肌麻痹、发音不清和吞咽困难等。

(4)四肢脊柱检查:有无肢体运动和感觉障碍;有无步态不稳或不自主运动。四肢肌力、肌张力,有无肌萎缩或关节活动受限;皮肤有无水肿、多汗、脱屑或破损;括约肌功能有无障碍。大脑前动脉血栓形成可引起对侧下肢瘫痪,颈动脉系统血栓形成主要表现为病变对侧肢体瘫痪或感觉障碍。如为大脑中动脉血栓形成,瘫痪和感觉障碍限于面部和上肢;后循环血栓形成可表现为小脑功能障碍。

3.实验室及其他检查

(1)血液检查:血糖、血脂、血液流变学和凝血功能检查是否正常。

(2)影像学检查:头部 CT 和 MRI 有无异常及其出现时间和表现形式;DSA 和 MRA 是否显示有血管狭窄、闭塞、动脉瘤和动静脉畸形等。

(3)TCD 检查:有无血管狭窄、闭塞、痉挛或侧支循环建立情况。

(七)常用护理诊断合作性问题

(1)躯体活动障碍:与运动中枢损害致肢体瘫痪有关。

(2)语言沟通障碍:与语言中枢损害有关。

(3)吞咽障碍与意识障碍:或延髓麻痹有关。

(八)护理目标

(1)患者能掌握肢体功能锻炼的方法并主动配合进行肢体功能的康复训练,躯体活动能力逐步增强。

(2)患者能采取有效的沟通方式表达自己的需求,能掌握语言功能训练的方法并主动配合康复活动,语言表达能力逐步增强。

(3)患者能掌握恰当的进食方法,并主动配合进行吞咽功能训练,营养需要得到满足,吞咽功能逐渐恢复。

(九)护理措施

1.加强基础护理

保持环境安静、舒适。加强巡视,及时满足日常生活需求。指导和协助患者洗漱、进食、如厕或使用便器、更衣及沐浴等,更衣时注意先穿患侧、先脱健侧。做好皮肤护理,帮助患者每2小时翻身一次,瘫痪一侧受压时间间隔应更短,保持床单位整洁,防止压疮和泌尿系统感染。做好口腔护理,防止肺部感染。

2.饮食护理

根据患者具体情况,给予低盐、低脂和糖尿病饮食。吞咽困难、饮水呛咳者,进食前应注意休息。稀薄液体容易导致误吸,故可给予软食、糊状的黏稠食物,放在舌根处喂食。为预防食管反流,进食后应保持坐立位半小时以上。有营养障碍者,必要时可给予鼻饲。

3.药物护理

使用溶栓、抗凝药物时应严格注意药物剂量,监测凝血功能,注意有无出血倾向等不良反应;口服阿司匹林患者应注意有无黑便情况;应用甘露醇时警惕肾脏损害;使用血管扩张药尤其是尼莫地平时,监测血压变化。同时,应积极治疗原发病,如冠心病、高血压和糖尿病等,尤其要重视对 TIA 的处理。

4.康复护理

康复应与治疗并进,目标是减轻脑卒中引起的功能缺损,提高患者的生活质量。在急性期,康复主要是抑制异常的原始反射活动,重建正常运动模式,其次才是加强肌肉力量的训练。①指导体位正确摆放:上肢应注意肩外展、肘伸直、腕背伸和手指伸展;下肢应注意用沙袋抵住大腿外侧以免髋外展、外旋,膝关节稍屈曲,足背屈与小腿成直角。可交替采用患侧卧位、健侧卧位和仰卧位。②保持关节处于功能位置,加强关节被动和主动活动,防止关节挛缩变形而影响正常功能。注意先活动大关节,后活动小关节,在无疼痛状况下,应进行关节最大活动范围的运动。③指导患者床上翻身、移动和桥式运动的技巧,训练患者的平衡和协调能力,以及进行自理活动和患肢锻炼的方法,并教会家属如何配合协助患者。④康复过程中要注意因人而异、循序渐进的原则,逐渐增加肢体活动量,并预防废用综合征和误用综合征。

5.安全护理

为患者提供安全的环境,床边要有护栏;走廊、厕所要装扶手;地面要保持平整干燥,防湿、防滑,去除门槛或其他障碍物。呼叫器应放于床头患者随手可及处;穿着防滑的软橡胶底鞋;护理人员行走时不要在其身旁擦过或在其面前穿过,同时避免突然呼唤患者,以免分散其注意力;行走不稳或步态不稳者,可选用三角手杖等合适的辅助工具,并保证有人陪伴,防止受伤。夜间起床时要注意3个半分钟,即"平躺半分钟、床上静坐半分钟、双腿下垂床沿静坐半分钟",再下床活动。

6.心理护理

脑血栓形成的患者,因偏瘫致生活不能自理、病情恢复较慢、后遗症较多等问题,常易产生自卑、消极、急躁等心理。护理人员应主动关心和了解患者的感受,鼓励患者做力所能及的事情,并组织病友之间进行交流,使之积极配合治疗和康复。

(十)护理评价

(1)患者掌握肢体功能锻炼的方法并在医护人员和家属协助下主动活动,肌力增强,生活自理能力提高,无压疮和坠积性肺炎等并发症。

（2）患者能通过非语言沟通表达自己的需求，主动进行语言康复训练，语言表达能力增强。

（3）患者掌握正确的进食或鼻饲方法，吞咽功能逐渐恢复，未发生营养不良、误吸、窒息等并发症。

（十一）健康指导

1.疾病预防指导

对有发病危险因素或病史者，指导进食高蛋白、高维生素、低盐、低脂、低热量清淡饮食，多食新鲜蔬菜、水果、谷类、鱼类和豆类，保持能量供需平衡，戒烟、限酒；应遵医嘱规则用药，控制血压、血糖、血脂和抗血小板聚集；告知改变不良生活方式，坚持每天进行30分钟以上的慢跑、散步等运动，合理休息和娱乐；对有TIA发作史的患者，指导在改变体位时应缓慢，避免突然转动颈部，洗澡时间不宜过长，水温不宜过高，外出时有人陪伴，气候变化时注意保暖，防止感冒。

2.疾病知识指导

告知患者和家属疾病发生的基本病因和主要危险因素、早期症状和及时就诊的指征；指导患者遵医嘱正确服用降压、降糖和降脂药物，定期复查。

3.康复指导

告知患者和家属康复治疗的知识和功能锻炼的方法，帮助分析和消除不利于疾病康复的因素，落实康复计划，并与康复治疗师保持联系，以便根据康复情况及时调整康复训练方案。如吞咽障碍的康复方法包括：唇、舌、颜面肌和颈部屈肌的主动运动和肌力训练；先进食糊状或胶冻状食物，少量多餐，逐步过渡到普通食物；进食时取坐位，颈部稍前屈（易引起咽反射）；软腭冰刺激；咽下食物练习呼气或咳嗽（预防误咽）；构音器官的运动训练（有助于改善吞咽功能）。

4.鼓励生活自理

鼓励患者从事力所能及的家务劳动，日常生活不过度依赖他人；告知患者和家属功能恢复需经历的过程，使患者和家属克服急于求成的心理，做到坚持锻炼，循序渐进。嘱家属在物质和精神上对患者提供帮助和支持，使患者体会到来自多方面的温暖，树立战胜疾病的信心。同时，也要避免患者产生依赖心理，增强自我照顾能力。

（十二）预后

脑血栓形成的急性期病死率为5%～15%，存活者中致残率约为50%。影响预后的最主要因素是神经功能缺损程度，其他还包括年龄、病因等。

二、脑栓塞

脑栓塞是指血液中的各种栓子，随血液流入脑动脉而阻塞血管，引起相应供血区脑组织缺血坏死，导致局灶性神经功能缺损。

（一）病因和发病机制

脑栓塞按栓子来源分为两类。

1.心源性栓子

心源性栓子为脑栓塞最常见病因，约占95%。引起脑栓塞的心脏疾病有房颤、风湿性心脏病、心肌梗死、心肌病、感染性心内膜炎、先天性心脏病和心脏手术等，其中房颤是引起心源性脑栓塞最常见的原因。

2.非心源性栓子

非心源性栓子可见于主动脉弓和颅外动脉的粥样硬化斑块及附壁血栓的脱落，还可见脂肪滴、空气、寄生虫卵和肿瘤细胞等栓子或脓栓。

（二）临床表现

任何年龄均可发病，风湿性心脏病、先天性心脏病等以中、青年为主，冠心病及大动脉病变以老年为主。一般，无明显诱因，也很少有前驱症状。脑栓塞是起病速度最快的脑卒中类型，症状常在数秒或数分钟内达高峰，多为完全性卒中。起病后多数患者有意识障碍，但持续时间常较短。临床症状取决于栓塞部位、大小及侧支循环的建立情况，表现为局灶性神经功能缺损。发生在颈内动脉系统的脑栓塞约占 80%。脑栓塞发生出血性梗死的机会较脑血栓形成多见。

（三）辅助检查

（1）头颅 CT、MRI 检查：可显示脑栓塞的部位和范围。

（2）常规进行超声心动图、心电图、胸部 X 射线片等检查，以确定栓子来源。

（3）脑血管造影、MRA、CTA、血管彩超和经颅多普勒超声等检查，有助于发现颅内外动脉的狭窄程度和动脉斑块。

（4）脑脊液检查：压力正常或升高，蛋白质常升高。感染性栓塞时白细胞增加；出血性栓塞时可见红细胞。

（四）诊断要点

任何年龄均可发病，以青壮年较多见；病前有心房颤动、风湿性心脏病和动脉粥样硬化等病史；突发偏瘫、失语等局灶性神经功能缺损症状，数秒或数分钟内症状达高峰；头颅 CT、MRI 等有助于明确诊断。

（五）治疗要点

1.脑部病变的治疗

其与脑血栓形成的治疗大致相同。尤其主张抗凝、抗血小板聚集治疗，防止形成新的血栓，预防复发。但出血性梗死、感染性栓塞时，应禁用溶栓、抗血小板和抗凝治疗。

2.原发病治疗

目的是根除栓子来源，防止复发。如心源性脑栓塞容易再发，急性期应卧床休息数周，避免活动，并积极治疗房颤等原发心脏疾病。感染性栓塞时应积极应用抗生素。脂肪栓塞时可用 5% 碳酸氢钠等脂溶剂。

（六）护理评估/诊断/目标及措施

参见本节"脑血栓形成"部分。

（七）健康指导

告知患者和家属本病的常见病因和控制原发病的重要性；指导患者遵医嘱长期抗凝治疗，预防复发；在抗凝治疗中定期门诊复诊，监测凝血功能，及时在医护员指导下调整药物剂量。

（八）预后

脑栓塞急性期病死率为 5%~15%，多死于严重脑水肿引起的脑疝、肺部感染和心力衰竭。栓子来源不能消除者容易复发，复发者病死率更高。

（蒋萍萍）

第五章

呼吸内科护理

第一节　支气管哮喘

支气管哮喘简称哮喘,是由多种细胞和细胞组分参与的气道慢性炎症性疾病。这种慢性炎症导致气道高反应,通常出现广泛多变的可逆性气流受限,并引起反复发作性的喘息、气急、胸闷或咳嗽症状,常在夜间和/或清晨发作,多数患者可自行缓解或经治疗后缓解。

一、病因

本病的病因尚未完全明了。哮喘与多基因遗传有关,同时受遗传因素和环境因素的双重影响,个体过敏体质及外界环境的影响是发病的危险因素。

二、临床表现

(一)症状

典型表现为发作性伴有哮鸣音的呼气性呼吸困难。严重者可呈强迫坐位或呈端坐呼吸,干咳或咳大量白色泡沫痰,甚至出现发绀等。

(二)体征

发作时胸部呈过度充气状态,双肺可闻及广泛的哮鸣音,呼气音延长。但在轻度哮喘或非常严重哮喘发作时,哮鸣音可不出现,称寂静胸。

(三)并发症

发作时可并发气胸、长期反复发作和感染可并发慢性支气管炎,肺气肿等。

三、治疗原则及要点

目前尚无特效的治疗办法,但长期规范化治疗可使哮喘症状能得到控制,减少复发乃至不发作,使患者能与正常人一样生活、学习和工作。治疗原则:消除病因及诱因,控制哮喘急性发作,预防复发。

(一)消除病因

部分患者能找到引起哮喘发作的变应原或其他非特异刺激因素,立即使患者脱离变应原是防治哮喘最有效的方法。

(二)药物治疗

1.缓解哮喘发作

此类药物主要作用是舒张支气管,故也称支气管舒张药。如β_2受体激动药、茶碱类、抗胆碱药等。

2.控制和预防哮喘发作

此类药物主要治疗哮喘的气道炎症,亦称抗炎药。如糖皮质激素、白三烯拮抗药;色甘酸钠是非糖皮质激素类抗炎药物。

(三)急性发作期治疗

急性发作治疗目的是尽快缓解气道阻塞,纠正低氧血症,恢复肺功能,预防进一步恶化或再次发作,防止并发症。

(四)哮喘的长期治疗

哮喘一般经过急性期治疗,症状得到控制,但哮喘的慢性炎症病理生理改变仍然存在,因此,必须制订哮喘的长期治疗方案。

四、护理评估

(一)病史

1.患病及治疗经过

询问患者发作时症状,咳嗽程度,持续时间,诱发或缓解因素等。

2.评估与哮喘有关的病因和诱因

(1)有无接触变应原。

(2)有无主动或被动吸烟,吸入污染空气等。

(3)有无进食虾、蟹、牛奶、鱼、蛋类等食物。

(4)有无服用普洛萘尔、阿司匹林等药物史。

(5)有无气候变化,剧烈运动等诱发因素。

(6)有无易激动,焦虑等精神因素。

(7)有无哮喘家族史。

3.心理-社会评估

哮喘是一种气道慢性炎症性疾病,患者对环境等多种激发因子易过敏,发作性症状反复出现。

(二)身体评估

(1)一般状态:评估患者的生命体征和精神状态。

(2)皮肤和黏膜。

(3)胸部体征:观察有无辅助呼吸肌参与呼吸和三凹征出现。

(三)实验室及其他检查

1.血常规检查

有无嗜酸性粒细胞、中性粒细胞增高。

2.动脉血气分析

有无 PaO_2 降低,$PaCO_2$ 增高,呼吸性酸中毒和代谢性碱中毒。

3.特异性变应原的检测

特异性 IgE 有无增高。

4.痰液检查

涂片有无嗜酸性粒细胞,痰培养有无致病菌。

5.其他

肺功能检查。

五、护理措施

(1)病室空气必须流通、新鲜,无灰尘、烟雾及其他一切刺激性物质。室内不宜摆放花草,以免香气诱发哮喘发作。

(2)给予营养丰富的清淡饮食,多吃水果、蔬菜。禁止食入可能引起哮喘发作的食物,如鱼、虾、蟹等。急性发作时,以流质食物为宜。

(3)了解患者生活及工作环境,观察发作诱因及饮食习惯,以便寻找过敏原及避免接触过敏原。密切观察患者生命体征,观察有无发作先兆,如口干、咳嗽、胸闷、气短、呼吸困难等,及时通知医师给予处理;必要时雾化吸入,协助拍背排痰,保持呼吸道通畅。

(4)哮喘发作严重时,协助患者选择舒适的卧位,加强监护,遵医嘱给予支气管扩张剂等药物,伴发绀、呼吸困难等,遵医嘱给予吸氧,纠正低氧血症,必要时机械通气。因患者呼吸频率快,水分大量蒸发,痰液黏稠不易咳出,嘱患者多饮水,必要时补液。

(5)心理护理:很多患者因哮喘反复发作,对疾病产生恐惧心理,所以医护人员对待患者要亲切,多与患者交流,讲解哮喘的诱发因素及用药注意事项。在急性发作时守护及安慰患者,解除患者紧张情绪。

六、健康指导

(一)疾病知识指导

指导患者增加对哮喘激发因素、发病机制、控制目的和效果的认识,提高患者治疗的依从性。

(二)用药指导

指导患者了解目前使用药物的作用、用药时间、频率和方法。

(三)正确使用定量雾化吸入器

1.定量雾化吸入器

需要患者协调呼吸动作,正确使用是保证治疗成功的关键。

2.干粉吸入器

常用的有都保装置和准纳器。

(四)心理指导

精神心理因素在哮喘的发生发展过程中起重要作用,培养良好的情绪和战胜疾病的信心是哮喘治疗和护理的重要内容。

(五)出院指导

1.避免诱因指导

指导患者有效控制可诱发哮喘发作的各种因素。

2.病情监测指导

指导患者识别哮喘发作的先兆表现和病情加重的征象。

(1)如突然出现精神紧张、打喷嚏、干咳,以及鼻咽、眼部等黏膜刺激症状或呼吸道感染症状和体征。

(2)自述胸部有压迫窒息感,应想到哮喘发作的可能。

（王美娟）

第二节　支气管扩张症

支气管扩张症是指感染、理化、免疫或遗传等原因引起支气管壁肌肉和弹力支撑组织破坏所导致一支或多支直径大于 2 mm 的近端支气管不可逆性扩张。主要临床表现为慢性咳嗽、咳大量脓痰和/或反复咯血。多有童年麻疹、百日咳或支气管肺炎等病史。

一、病因

(一)支气管-肺部感染

婴幼儿期支气管-肺组织感染是支气管扩张最常见的原因。支气管炎症引起支气管黏膜充血、水肿和分泌物阻塞管腔,致使引流不畅而加重感染。

(二)支气管阻塞

肿瘤、异物、感染、支气管周围肿大的淋巴结或肺癌的压迫使支气管阻塞导致肺不张,胸腔负压直接牵拉支气管管壁,导致支气管扩张。

(三)支气管先天性发育缺损和遗传因素

支气管发育先天障碍,如巨大气管-支气管症是先天性结缔组织异常、管壁薄弱导致器官和主支气管扩张。弥漫性的支气管扩张发生于存在遗传、免疫或解剖缺陷的患者。

(四)全身性疾病

如类风湿关节炎、溃疡性结肠炎、系统性红斑狼疮、人免疫缺陷病毒(HIV)感染等疾病可同时伴有支气管扩张。

二、临床表现

(一)症状

1.慢性咳嗽、大量脓痰

痰量与体位有关,这是支气管扩张部位分泌物积储,当体位改变时,分泌物刺激支气管黏膜引起咳嗽和排痰。

2.反复咯血

50%～70%的患者有不同程度的咯血,可分为痰中带血或大量咯血,咯血量有时与病情严重程度、病变范围不一致。

3.继发肺部感染

其特点是同一肺段反复发生肺炎并迁延不愈,这是由于扩张的支气管清除分泌物的功能丧失,引流差,易反复发生感染。

4.慢性感染中毒症状

如反复感染,可出现发热、乏力、食欲减退、消瘦、贫血等。

(二)体征

1.早期轻度支气管扩张

患者可无异常体征,反复感染后由于病变位置固定,重复体检时肺部湿啰音部位固定不变。有时可闻及哮鸣音,常伴杵状指(趾)。

2.早期或干性支气管扩张

可无异常肺部体征,病变重或继发感染时可闻及下胸部、背部固定而持久的局限性粗湿啰音,有时可闻及哮鸣音。

三、治疗原则及要点

支气管扩张症的治疗原则是保持呼吸道引流通畅,控制感染,处理咯血,必要时手术治疗。

(一)控制感染

控制感染是支气管扩张症急性感染期的主要治疗措施。应根据临床表现和痰培养结果,选用有效的抗菌药物。

(二)清除气道分泌物

清除气道分泌物应加祛痰药物,可口服溴己新;盐酸安溴索片等。可通过振动、叩背、体位引流和雾化吸入等方法促进气道内分泌物的清除。

(三)改善气流受限

应用支气管舒张剂可改善气流受限,伴有气道高反应及可逆性气流受限的患者疗效明显。

(四)外科治疗

对于反复呼吸道急性感染或大咯血者,或病变局限在一叶或一侧肺组织,经充分的内科治疗仍顽固反复发作,全身状况良好者,可考虑手术切除病变肺段或肺叶。

四、护理评估

(一)健康史

1.患病及诊疗经过

有无受凉、气候变化等诱因。既往诊断,治疗和护理经过,是否服用过止咳、祛痰药及药物的种类、剂量和疗效。

2.目前状况

评估咳嗽发生的急缓、性质及持续时间。评估痰液的颜色、性质、量、气味,咳痰与体位的关系,痰液是否顺利排除。有无发热、胸痛、呼吸困难等表现。评估咯血量,症状和持续时间,有无窒息,继发感染的表现。

3.相关病史

询问患者有无支气管扩张的基础疾病,如支气管肺炎、肿瘤、先天发育不全等,有无糖尿病、高血压等相关疾病。

（二）身体评估

1.一般状态

评估患者营养状态,排泄情况,有无烟酒嗜好等。

2.专科评估

是否有口唇、甲床青紫伴鼻翼翕动等缺氧表现;触诊胸部语音震颤变化及胸膜摩擦音,胸廓两侧运动是否对称;肺部叩诊音有无浊音或实音;听诊有无呼吸音减弱;支气管呼吸音及干、湿啰音等。

3.心理-社会评估

评估患者对支气管扩张症的发生、病程、预后及健康保健知识是否了解。

（三）辅助检查

1.影像学检查

（1）胸部 X 线有无轨道征表现,有无卷发状阴影。

（2）CT 检查有无柱状扩张或成串成簇的囊状扩张。

2.纤维支气管镜检查

纤维支气管镜检查能确定患者的出血、扩张和阻塞肺部。

3.其他

血常规有无白细胞和中性粒细胞增高,肺功能测定有无气流受限。

五、护理措施

（一）环境

保持室内空气新鲜流通,室温保持 18～20 ℃,相对湿度以 55％～60％为宜。如果空气干燥,气管纤毛运动减弱,痰液更不易咳出。

（二）休息与活动

高热和咯血患者需卧床休息,协助患者选取舒适体位,慢性患者适当活动,分散患者注意力,让患者参加力所能及的工作和生活活动,增加自信心。

（三）饮食与卫生

加强营养,摄入高热量、高蛋白、高维生素饮食,发热患者给予高热量流质饮食,以补充机体能量消耗。指导患者晨起、睡前、饭后和体位引流后漱口,以增加食欲,鼓励患者每天饮水 1 500 mL,充足的水分可稀释痰液。

（四）病情观察

观察痰液的性状、颜色、量和气味,对咯血患者应密切观察咯血量及颜色、呼吸、血压、脉搏、体温变化,有无窒息发生,一旦发生应立即抢救。

（五）促进痰液排出

指导患者有效咳嗽,湿化呼吸道,遵医嘱给予患者雾化吸入,同时服用祛痰剂,利于痰液的排出。

（六）体位引流

根据病变部位采取适当体位,原则上病变部位位于高处,引流支气管开口向下,有利于潴留的分泌物随重力作用流入大支气管和气管排出。引流时间一般每天 2～3 次,每次 15～20 分钟,宜在饭前进行,引流时辅以胸部叩击,指导患者进行有效咳嗽,以提高引流效果。引流过程中应注意病情变化,如面色苍白、发绀、心悸、呼吸困难等异常,应立即停止。引流完毕,擦净口周的痰液,给予漱口,并记录排出的痰量和性质,必要时送检。

(七)咯血的护理

(1)注意观察咯血的先兆症状,如胸闷、心前区灼热感、头晕、喉部发痒、口有腥味或痰中带血丝,出现上述症状要通知医师及时处理,防止大咯血发生。

(2)保持患者安静,并给予精神安慰消除恐惧,防止情绪波动再度引起咯血。

(3)给予一般护理并做好护理记录。患者平卧或卧向患侧,平卧时头偏向一侧。

(4)嘱患者将痰或血块尽量咳出,轻轻呼吸,不可屏气,保持呼吸道通畅,防止窒息。

(5)备好抢救车、药品、氧气、气管切开包、纤维支气管镜、吸引器、输血用物及备血。

(6)遵医嘱使用止血药物,静脉点滴缓慢注入垂体后叶素,至少 10 分钟推完,观察有无恶心、便意、腹痛及血压升高等不良反应,心绞痛、高血压患者及妊娠者禁用。

(7)注意观察意识状态、血压、脉搏、呼吸、体温,密切注意失血性休克的出现。

(8)患者突然出现胸闷、躁动、呼吸困难、咯血不畅时,应立即将患者臀部垫高,头低位。轻拍健侧背部,排出血块,保持呼吸道通畅。

(9)适当给予镇静剂,慎用镇咳药,禁用吗啡及可待因,以免抑制呼吸中枢和咳嗽反射,使血块不易排出,引起窒息。

(10)出血期应给予高热量、易消化食物,禁食刺激性食物,保持排便通畅,避免过度用力及剧烈咳嗽。

(11)出现喷射性大咯血时,立即通知医师。若咯血突然停止,并从鼻腔中喷射出少量血液,呼吸浅表,发绀或血块留置在气管中,引起窒息,立即用顺位引流,取头低位,倾斜 45°～90°,捶击患者背部,以利血块咳出。如无效,即刻配合医师做气管插管或用气管镜吸出凝血块。

(八)心理护理

由于疾病时间长,患者易产生焦虑的心理,护理人员应关心患者,讲解支气管扩张反复发作的原因及治疗进展,帮助患者树立战胜疾病的信心,患者咯血时应陪伴在床旁,及时帮助患者清除污物,指导患者使用放松术,如缓慢深呼吸等,必要时给予镇静剂,消除紧张情绪。

(王美娟)

第三节　肺　炎

肺炎指终末气道、肺泡和肺间质的炎症,可由病原微生物感染、理化因素、免疫损失、过敏及药物所致。

一、病因

感染为最常见病因。正常的呼吸道免疫防御机制使气管隆嵴以下的呼吸道保持无菌。当病原体数量多,毒力强和宿主呼吸道局部和全身免疫防御系统损害,即可发生肺炎。

二、临床表现

(一)症状

一般起病急,典型表现为突然畏寒、发热,或先有短暂"上呼吸道感染"病史,随后咳嗽、咳痰或原有呼吸道症状加重,并出现脓性痰或血痰,伴或不伴胸痛。病变范围大者可有呼吸困难、发绀。

(二)体征

早期肺体征不明显,典型体征为肺实变体征、湿啰音。

三、治疗原则及要点

一般肺炎的治疗原则首先是控制感染,以青霉素为首选,辅以对症治疗和支持疗法。休克型肺炎主要是扩充血容量和早期使用足量有效的抗生素,同时采取吸氧、纠正酸中毒、应用血管扩张药和糖皮质激素等多项综合治疗措施。

(一)抗感染治疗

初始采用经验治疗,初始治疗后根据临床反应,细菌培养和药物敏感试验,给予特异性的抗生素治疗。

(二)对症和支持治疗

根据患者的具体病情给予降温、祛痰、平喘、调节机体营养状态等治疗。

(三)并发症的预防与处理

密切观察,合理用药,预防并发症的发生。

四、护理评估

(一)健康史

1.患病及诊治经过

询问有关病因,有无受凉、感冒、劳累等诱发因素。

2.目前状况

评估患者发热、咳嗽、咳痰等情况,患者有无胸痛等伴随症状发生。

3.相关病史

有无糖尿病、循环系统疾病等慢性病史。

4.心理-社会评估

由于起病急骤,个别患者预后较差,评估患者有无紧张焦虑等心理状况。

(二)身体评估

1.一般状态

评估患者的生命体征、如体温变化、呼吸与血压有无异常等;患者的营养状态,面容及意识状态等。

2.专科评估

评估患者有无颜面潮红、口唇发绀、淋巴结肿大等。

(三)辅助检查

辅助检查:①评估有无白细胞计数升高,中性粒细胞核左移,淋巴细胞升高等;②胸部 X 线检查有无肺纹理增粗、炎性浸润影等;③痰培养有无细菌生长,药敏实验结果;④血气分析是否有 PaO_2 减低和/或 $PaCO_2$ 升高。

五、护理措施

(一)环境要求

环境清洁安静,阳光充足、空气清新。室内每天通风 2 次,每次 15～30 分钟,室温保持 18～20 ℃,相对湿度 55%～60% 为宜,防止空气干燥,气管纤毛运动降低,痰液不易咳出。

(二)活动与休息

急性期患者卧床休息,减少组织氧消耗,病情缓解后逐渐增加机体活动量,以活动后不感心慌、气急、劳累为原则。

(三)饮食护理

给予清淡易消化的高热量、高维生素、高蛋白或半流质饮食。

(四)心理护理

做好心理护理,应多与患者沟通,消除患者烦躁,焦虑的情绪。

(五)高热护理

1.观察病情

观察体温、脉搏、呼吸、血压的变化情况,尤其是儿童、老年人、久病体弱者。

2.保暖

寒战时可用空调、热水袋、被褥保暖,避免烫伤。

3.降温

高热患者可给予物理降温,遵医嘱给予小剂量退热药降温,儿童注意防止惊厥发生。

4.及时补充营养及水分

鼓励多饮水,暂不能进食者遵医嘱静脉补液,不宜过快。

5.口腔清洁

高热时唾液分泌减少,抵抗力下降,易引起口腔干裂,应保持口腔清洁湿润。

6.皮肤清洁

协助大量出汗患者进行温水擦浴,注意保持皮肤清洁、干燥。

(六)促进排痰

采取有效的咳嗽、拍背、雾化吸入,遵医嘱给予祛痰剂等。

(七)改善呼吸

有低氧血症患者给予氧气吸入,提高血氧饱和度,改善呼吸困难。

(八)胸痛的护理

患者胸痛常随呼吸、咳嗽而加重,可采取患侧卧位,用多头带固定患侧胸廓减轻疼痛。

六、健康指导

(一)疾病预防指导

指导患者及家属了解肺炎的病因和诱因。避免着凉、吸烟、酗酒,防止过度疲劳。

(二)疾病知识指导

向患者介绍肺炎的发病机制、典型表现、治疗方法和疾病的发展和并发症。建议患者自我监测症状,早发现、早治疗。

(三)活动与休息指导

保证充足休息时间,注意锻炼身体,尤其是耐寒的锻炼,以增强机体抵抗力。

(四)出院指导

肺炎虽可治愈,但若不注意,易复发。应积极防治上呼吸道感染。

(1)向患者介绍肺炎的基本知识,强调预防的重要性。

(2)增加营养摄入,保证充足休息时间,增加机体对感染的抵抗力。

(3)纠正吸烟等不良习惯,避免受凉、酗酒等诱发因素。

(王美娟)

第四节　慢性阻塞性肺疾病

慢性阻塞性肺疾病简称慢阻肺,是以气流受限为特征的肺部疾病,气流受限不完全可逆,呈进行性发展,但是可以预防和治疗。慢阻肺主要累及肺脏,但也可以引起肺外各器官的损害。

一、病因

(一)吸烟

吸烟为重要的发病因素,吸烟者慢性支气管炎的患病率比不吸烟者高 2～8 倍,烟龄越长,吸烟量越大,慢阻肺患病率越高。

(二)职业粉尘和化学物质

解除职业粉尘及化学物质,浓度过高或时间过长时,均可产生与吸烟类似的慢阻肺。

(三)空气污染

大气中的有害气体可损伤气道黏膜上皮,使纤毛清除功能下降,黏液分泌增加,为细菌感染增加条件。

(四)感染因素

与慢性支气管炎类似,感染亦是慢阻肺发生发展的重要因素之一。

(五)蛋白酶-抗蛋白酶失衡

蛋白酶对组织有损伤和破坏作用,抗蛋白酶对弹性蛋白酶等多种蛋白酶具有抑制功能。

(六)氧化应激

有研究表明,慢阻肺患者的氧化应激增加。

(七)其他

如自主神经功能失调、营养不良、气温变化都有可能参与慢阻肺的发生发展。

二、临床表现

(一)症状

起病缓慢、病程较长,反复急性发作。

1.慢性咳嗽

常晨间咳嗽明显,夜间有阵咳或伴有排痰,随病程发展咳嗽可终身不愈。

2.咳痰

咳痰量因人而异,为白色黏液或浆液性泡沫痰,偶可带血丝。合并细菌感染后则变为黏液脓性。

3.气短或呼吸困难

早期在劳累时出现,逐渐加重,以致在日常活动甚至休息时也感到气短,是慢阻肺的标志性症状。

4.喘息和胸闷

重度患者或急性加重时出现喘息和胸闷。

5.其他

晚期慢阻肺患者有体重下降、食欲减退等。

(二)体征

早期体征可无异常,随疾病发展可出现以下体征。

1.视诊

胸廓前后径增大,肋间隙增宽,剑突下胸骨下角增宽,称为桶状胸。

2.触诊

双侧语颤减弱或消失。

3.叩诊

肺部过清音,心浊音界缩小,肺下界和肝浊音界下降。

4.听诊

两肺呼吸音减弱,部分患者可闻及湿性和/或干性啰音。

三、治疗原则及要点

(一)稳定期治疗

主要是减轻症状,阻止病情发展或缓解肺功能下降,改善患者的活动能力,提高患者生活质量,降低死亡率。

1.教育与管理

劝导吸烟患者戒烟是减慢肺功能损害的最有效措施。因职业或环境粉尘、刺激性气体所致者,应脱离污染环境。

2.支气管舒张药

短期按需应用以缓解症状,长期规则应用以减轻症状。

3.祛痰药

对痰不易咳出者可选用盐酸氨溴索,N-乙酰半氨酸或羧甲司坦等药物。

4.糖皮质激素

目前认为 $FEV_1 < 50\%$ 预计值并有并发症或反复加重的慢阻肺患者可规律性吸入糖皮质激素治疗,有助于减少急性发作频率,提高生活质量。

5.长期家庭氧疗

对慢阻肺慢性呼吸衰竭者,可提高生活质量和生存率。

6.夜间无创通气治疗

部分严重夜间低氧血症的慢阻肺患者能够获益与夜间无创机械通气,目前常用方法包括经鼻持续气道正压、经鼻间歇正压通气和经鼻/面罩双水平气道正压通气。

(二)急性加重期治疗

首先确定原因及病情严重程度,最多见是细菌或病毒感染,使气道炎症和气流受限加重,严重时并发呼吸衰竭和右心衰竭。应根据病情严重程度决定治疗方法或住院治疗。

四、护理评估

(一)健康史

1.患病及诊疗经过

发病是否与寒冷季节或气候变化有关系,工作环境中有无接触职业粉尘和化学物质。

2.现病史

评估呼吸困难发生的诱因、特点,与活动和体位的关系,对日常生活活动影响。

3.相关病史

询问患者有无吸烟史和慢性咳嗽、咳痰病史,有无肺血管疾病或神经肌肉疾病病史。

4.心理-社会评估

患者因长期患病,社会活动减少,长期治疗使家庭经济负担加重,易出现焦虑和抑郁的心理状态。

(二)身体评估

1.一般状态

评估患者的生命体征,有无体温升高、脉率增快、血压异常、呼吸的频率深度及节律改变。神志有无改变。

2.专科评估

观察患者有无口唇、甲床青紫伴鼻翼翕动等缺氧表现,有无桶状胸;触诊胸部语音震颤变化及胸摩擦感,胸廓两侧是否对称;肺部叩诊有无过清音;听诊有无两肺呼吸音减弱,湿性啰音和/或干性啰音。

(三)辅助检查

(1)肺功能检查。

(2)影像学检查:X线检查有无肺纹理增粗,有无肺气肿改变。

(3)动脉血气分析:有无低氧血症、高碳酸血症、酸碱平衡失调等。

(4)其他:血常规有无白细胞计数升高,中性粒细胞核左移。痰培养有无致病菌,药敏试验结果等。

五、护理措施

(一)保持室内空气新鲜

温度(23～25 ℃)、湿度(50％～60％)适宜。病室每天通风2次,每次30分钟。冬季嘱患者注意保暖,避免直接吸入冷空气。

(二)饮食

以高热量、高蛋白质、易消化、高维生素的软食、半流食为宜,少食多餐,避免辛辣刺激,避免食用产气食物,嘱其多饮水。必要时静脉输液补充营养。

(三)休息

急性期卧床休息,呼吸困难时抬高床头,取半卧位或坐位。恢复期可适当增加活动量,以患者不感到疲劳为宜。

(四)氧疗

指导患者持续低流量吸氧,吸入浓度为 $25\%\sim30\%$,吸氧流量为 $1\sim2$ L/min,每天持续 15 小时以上,告知患者及家属氧疗的重要性,观察患者氧疗症状有无改善。

(五)观察病情变化

如神志、呼吸深度、频率、口唇和甲床的颜色。监测血氧、血气变化及咳嗽、咳痰、呼吸困难情况。

(六)保持呼吸道通畅

指导患者进行有效咳嗽和排痰,避免无效咳嗽,减少体力消耗。排痰困难者可行体位引流或雾化吸入,必要时吸痰。正确留取标本,观察痰的颜色、形状、气味等。

(七)呼吸功能锻炼

指导患者坚持进行腹式呼吸和缩唇呼吸训练,有助于增加通气量,降低呼吸频率,改善肺泡有效通气量。

(八)生活护理

对于生活不能自理的患者做好生活护理,保持口腔、会阴、皮肤、头发、手足清洁。

六、健康指导

(一)疾病知识指导

让患者了解慢阻肺的相关知识,了解使病情恶化的因素。劝导患者戒烟是预防本病的重要措施。

(二)保持室内空气清新

定时通风,避免烟雾、粉尘刺激,气候骤变时防止受凉。

(三)饮食指导

呼吸功能的增加可使热量和蛋白质消耗增多,易导致营养不良。应制订出富含高热量、高蛋白、高维生素的饮食计划。

(四)呼吸锻炼

每天进行腹式呼吸和缩唇呼吸锻炼,以改善通气,增加有效呼吸,鼓励加强耐寒锻炼。

(五)康复锻炼

使患者理解康复锻炼的重要性,发挥患者进行康复锻炼的主观能动性。

(六)心理疏导

引导患者适应慢性病并以良好的心态对待疾病,解除焦虑、紧张情绪。

(七)家庭氧疗

护理人员应指导患者和家属做以下几点。

(1)了解氧疗的目的及注意事项。

(2)注意供氧装置周围严禁烟火,防止氧气燃烧爆炸。

(3)氧疗装置应定期进行更换,清洁。

(王美娟)

第五节　慢性肺源性心脏病

慢性肺源性心脏病简称慢性肺心病,指由于肺组织、肺血管或胸廓的慢性病变引起肺组织功能异常,产生肺血管阻力增加,肺动脉压力增高,使右心室扩张和/或肥厚,伴或不伴右心功能衰竭的心脏病,并排除先天性心脏病和左心病变引起者。

一、病因

(一)支气管、肺疾病

以慢性阻塞性肺疾病最为多见,占 80%~90%,其次为支气管哮喘、支气管扩张症、重症肺结核、间质性肺炎等。

(二)胸廓运动障碍性疾病

较少见,严重脊柱侧后凸、脊椎结核、类风湿关节炎、胸膜广泛粘连等造成的严重胸廓或脊椎畸形,以及神经肌肉疾病如脊髓灰质炎等,均可引起胸廓活动受限、肺受压、支气管变形,导致肺功能受损。气道引流不畅,肺部反复感染,并发肺气肿或纤维化。

(三)肺血管疾病

慢性血栓栓塞性肺动脉高压、肺小动脉炎、原发性肺动脉高压等引起肺血管阻力增加、肺动脉高压和右心室负荷加重,发展为慢性肺心病。

(四)其他

原发性肺泡通气不足及先天性口咽畸形、睡眠呼吸暂停低通气综合征均可产生低氧血症,发展成慢性肺心病。

二、临床表现

(一)肺、心功能代偿期

1.症状

咳嗽、咳痰、气促,活动后可有心悸、呼吸困难、活动耐力下降。

2.体征

有不同程度的发绀和肺气肿体征,有右心室肥厚体征,部分患者可有颈静脉充盈。

(二)肺、心功能失代偿期

1.呼吸衰竭

(1)症状:呼吸困难加重,常有食欲下降、谵妄等肺性脑病的表现。

(2)体征:明显发绀、球结膜水肿、严重时出现颅内压升高的表现。

2.右心衰竭

(1)症状:明显气促、心悸、食欲缺乏、腹胀、恶心等。

(2)体征:发绀明显,颈静脉曲张,心率增快,可出现心律失常,肝大有压痛,肝颈静脉反流征阳性,重者可有腹水。

（三）并发症

肺性脑病、心律失常、消化道出血、肺栓塞及弥散性血管内凝血等。

三、治疗原则及要点

（一）急性加重期

积极控制感染，保持呼吸道通畅，改善呼吸功能，纠正缺氧和二氧化碳潴留，控制呼吸衰竭和心力衰竭，积极处理并发症。

1.控制感染

参考痰细菌培养及药敏试验选择抗生素。没有培养结果时，根据感染的环境及痰涂片结果选用抗生素，注意继发真菌感染的可能。

2.氧疗和改善通气功能

给予鼻导管或面罩给氧，纠正缺氧和二氧化碳潴留。

3.控制心力衰竭

慢性肺心病患者经积极控制感染，改善呼吸功能后心力衰竭便能得到改善，患者尿量增多，水肿消退，不需使用利尿药。

4.控制心律失常

一般经抗感染、纠正缺氧治疗后，心律失常可自行消失。

5.抗凝治疗

应用普通肝素或低分子量肝素防止微小动脉原位血栓的形成。

（二）缓解期

原则上采用中西医结合综合治疗措施，目的是增强免疫功能，去除诱发因素，避免急性加重的发生，使肺、心功能得到部分或全部恢复。

四、护理评估

（一）健康史

1.患病及诊疗经过

评估患者原有基础疾病及有无受凉、感染等急性加重诱因。

2.目前状况

评估患者意识；呼吸困难特点、严重程度和对日常生活的影响；咳嗽、咳痰特点；有无头痛、心悸及其发作频率；有无水肿及其特点、部位、程度等；以往治疗情况及有无家庭氧疗等经历。

3.心理-社会评估

该病为慢性疾病，治疗周期长、迁延不愈。急性加重期常伴活动耐力逐渐下降。

（二）身体评估

1.一般状态

评估患者生命体征是否有发热，呼吸频率、节律及形态的变化及脉搏频率、节律的变化；评估患者意识情况；皮肤变化；评估患者活动能力；营养与排泄状况。

2.专科评估

（1）胸部：视诊胸廓外形是否有桶状胸、叩诊有无过清音、有无呼吸音减弱，呼气相延长。

（2）心脏：视诊是否有剑突下心尖搏动，叩诊心浊音界扩大，听诊三尖瓣区闻及收缩期吹风样杂音。

(三)辅助检查

评估 X 线胸片有无肺动脉高压、右心室增大;评估心电图、超声心动图及血气分析结果等。

五、护理措施

(一)休息与活动

心肺功能失代偿期应绝对卧床休息,有利于心脏功能恢复,卧床期间指导患者在床上进行缓慢肌肉松弛活动,缓解期鼓励患者进行适当的腹式呼吸、缩唇呼吸等呼吸功能锻炼。

(二)饮食护理

给予高纤维素、易消化、不产气、清淡的饮食,若患者有明显水肿、腹水或少尿,应限制钠水摄入,钠盐<3 g/d,水<1 500 mL/d,增加蛋白质的摄入,碳水化合物控制在总热量的 60% 以下,尽量少食多餐。

(三)病情观察

观察呼吸的频率、节律;观察患者有无发绀,烦躁、失眠甚至出现定向障碍;监测血气分析,尤其是 PaO_2 和 $PaCO_2$;监测血压、心率、尿量,记录 24 小时出入量、电解质检查结果,有心力衰竭者应了解体重、皮肤水肿和盐的摄入情况。

(四)吸氧护理

根据缺氧和二氧化碳潴留的程度不同,合理用氧,一般予持续低流量、低浓度给氧,氧流量 1~2 L/min,浓度一般在 25%~29%,监测氧疗效果。

(五)保持呼吸道通畅

鼓励神志清楚的患者深呼吸和有效咳嗽,体弱、长期患病者应定时更换体位、拍背排痰,神志不清者予以吸痰。

(六)用药护理

(1)对二氧化碳潴留严重,呼吸道分泌物多的患者慎用镇静药、麻醉药。

(2)肺心病患者对洋地黄类药物耐受性低,易出现中毒反应,用药前应注意缺氧,防治低钾血症。

(3)利尿药应用后可出现低钾、低氯性碱中毒,痰液黏稠不易排出和血液浓缩,应注意预防。

(4)对肺性脑病患者可遵医嘱使用呼吸兴奋药,应注意保持气道通畅。

六、健康指导

(一)疾病预防指导

由于慢性肺心病是各种原发肺胸疾病晚期的并发症,应对高导致的呼吸困难和多脏器功能受累的临床表现。多数患者有明显的呼吸困难,急性呼吸衰竭早期表现为呼吸频率增加,病情严重时出现呼吸困难,辅助呼吸肌活动增加,可出现三凹征。高危人群进行宣传教育,劝导戒烟,积极防治原发病。

(二)增强抵抗力

加强饮食营养,以保证机体康复需要。

(三)出院指导

疾病知识指导:使患者和家属了解疾病发生、发展过程及防治原发病的重要性,减少反复发作的次数。

（四）定期门诊随访

告知患者及家属病情变化的征象,如体温升高、呼吸困难加重、咳嗽、剧烈咳痰不畅、嗜睡、口唇发绀等,需及时就医诊治。

（王美娟）

第六节　呼吸衰竭

呼吸衰竭简称呼衰,指各种原因引起的肺通气和/或换气功能严重障碍,使机体不能进行有效的气体交换,以致在静息状态下亦不能维持足够的气体交换,导致低氧血症伴(或不伴)高碳酸血症,进而引起一系列病理生理改变和相应临床表现的综合征。

一、病因

完整的呼吸过程由相互衔接并同时进行的外呼吸、气体运输和内呼吸三个环节来完成。导致呼吸衰竭的原因可以发生在正常呼吸运动中的任何一个被改变的环节。

（1）神经中枢及传导系统和呼吸疾病、呼吸道病变和胸廓疾病引起呼吸动力损害、气道阻力增加和限制肺扩张所致的单纯通气不足和通气与血流比例失调,发生缺氧伴高碳酸血症。

（2）肺组织病变如肺炎、肺不张、肺水肿、急性肺损伤及肺血管疾病和肺广泛纤维化,主要引起通气与血流比例失调、肺内静脉血分流和弥散功能损害的换气功能障碍。发生缺氧和动脉氧分压降低,严重者因呼吸肌疲劳伴高碳酸血症。

二、临床表现

呼吸衰竭除有原发疾病的表现外,主要为氧气和二氧化碳潴留所造成。

（一）呼吸困难

呼吸困难是主要表现。

（二）发绀

发绀是缺氧典型表现。当 SaO_2 低于 90% 时,出现口唇、指甲和舌发绀。

（三）精神-神经症状

急性呼吸衰竭可迅速出现精神紊乱、烦躁、昏迷、抽搐等症状。慢性呼吸衰竭随着 $PaCO_2$ 升高,出现先兴奋后抑制症状。

（四）循环系统

表现多数患者出现心动过速,严重缺氧和酸中毒时,可引起周围循环衰竭、血压下降、心律失常甚至心搏骤停。

（五）消化和泌尿系统

严重呼吸衰竭时可损害肝、肾功能,并发肺心病时出现尿量减少。部分患者可引起应激性溃疡而发生上消化道出血。

三、治疗原则及要点

治疗原则是保持呼吸道通畅,迅速纠正缺氧、二氧化碳潴留,改善通气,积极治疗原发病,消除诱因,加强一般支持治疗和对其他重要脏器功能的监测与支持,预防和治疗并发症,脏器功能的监测与支持。

(一)保持呼吸道通畅

气道不畅使呼吸阻力增加,呼吸功能消耗增多呼吸肌疲劳,气道阻塞致分泌物排出困难将加重感染,同时也可能发生肺不张,使气体交换面积减少,加重呼吸衰竭。

(二)氧疗和改善换气功能

任何类型的呼吸衰竭都存在低氧血症,故氧疗是呼吸衰竭患者的重要治疗措施,但不同类型的呼吸衰竭其氧疗的指征和给氧方法不同。

(三)增加通气量,改善 CO_2 潴留

1.呼吸兴奋剂

呼吸兴奋剂通过刺激呼吸中枢或外周化学感受器,增加呼吸频率和潮气量,改善通气。

2.机械通气

当机体出现严重的通气和/或换气功能障碍时,以人工辅助通气装置(呼吸机)来改善通气和/或换气功能,即为机械通气。

(四)抗感染

感染是慢性呼吸衰竭急性加重的常见诱因,一些非感染性因素诱发的呼吸衰竭加重也常继发感染,需要进行积极抗感染治疗。

(五)纠正酸碱平衡失调

急性呼吸衰竭患者常容易合并代谢性酸中毒,应及时纠正。

(六)病因治疗

在解决呼吸衰竭本身造成危害的前提下,针对不同病因采取适当的治疗措施是治疗呼吸衰竭的根本所在。

(七)重要脏器功能的监测与支持

重症患者需转入 ICU 进行积极抢救治疗,预防和治疗肺动脉高压、肺源性心脏病、肺性脑病、肾功能不全和消化道功能障碍,尤其要注意预防多器官功能障碍综合征的发生。

四、护理评估

(一)健康史

1.目前状况

评估患者呼吸困难程度、类型及对日常生活影响。

2.评估患者相关疾病

评估患者有无 COPD、重症肺炎等原发的肺部或神经肌肉病变及治疗情况。

(二)身体评估

1.一般状态

评估患者的日常活动的状态与活动耐力。

2.专科评估

视诊胸廓形态是否正常,胸壁是否可见三凹征等。

3.心理-社会评估

患者常因活动耐力下降而出现焦虑或抑郁情绪。

(三)辅助检查

评估患者动脉血气分析结果,是否表现为动脉血氧分压降低,或伴有动脉二氧化碳分压升高等。

五、护理措施

(1)提供安静、整洁、舒适的环境,限制探视,减少交叉感染。

(2)急性呼吸衰竭应绝对卧床休息,保持舒适体位,慢性呼吸衰竭代偿期,可适当下床活动。

(3)进食富有营养、高蛋白质、易消化饮食,不能进食者,给予鼻饲,保证足够热量及水的摄入。

(4)病情观察:除定时测体温、脉搏、呼吸、血压,准确记录出入量,观察瞳孔变化、指(趾)甲是否发绀外,还特别注意神志、呼吸、痰液。

(5)氧气疗法:依病情及病理、生理特点,采取不同的给氧方式,争取短时间内使氧分压高于6.7 kPa(50 mmHg),氧饱和度达到80%以上。

(6)保持呼吸道通畅:指导患者咳嗽、咳痰;痰液不易咳出者,可遵医嘱给予雾化吸入,不能自行排痰者,为患者翻身叩背及时吸痰。

(7)遵医嘱给予患者用药,并注意观察药物的不良反应;应用脱水剂、利尿剂,应注意观察疗效。

(8)应做好皮肤护理、生活护理;做好护理记录;备好抢救物品药品:如气管插管、气管切开包、吸痰器及强心剂、呼吸兴奋剂等。

六、健康教育

(一)疾病知识指导

向患者及家属讲解疾病的发生、发展和转归。

(二)生活指导

根据患者的具体情况指导患者制定合理的活动与休息计划。

(三)出院指导

1.康复指导

教会患者有效呼吸和咳嗽咳痰的技术,如缩唇呼吸、腹式呼吸、体位引流、胸部叩击等方法。

2.用药指导与病情监测

告知患者使用药物、剂量、用法和注意事项,若有咳嗽加剧、痰液增多、气急、发绀加重或神志改变等变化及早就医。

(王美娟)

第六章

心外科护理

第一节　动脉导管未闭

动脉导管未闭为主动脉与肺动脉之间的先天性异常通道,位于主动脉峡部和左肺动脉根部间。根据未闭动脉导管的粗细、长短和形态可分为管型、漏斗型和窗型。

一、病因

与胎儿发育的宫内环境因素和遗传环境因素有关。

二、临床表现

(一)症状

导管直径细、分流量小者常无明显症状。直径粗、分流量大者常并发充血性心力衰竭,表现为易激惹、气促、乏力、多汗、喂养困难、发育不良等。当病情发展为严重肺动脉高压且出现右向左分流时,可表现为下半身发绀和杵状指,称为"差异性发绀"。

(二)体征

胸骨左缘第二肋间闻及粗糙的连续性机械样杂音,以收缩末期最为响亮,向颈背部传导,常扪及连续性震颤。肺动脉高压时,表现为收缩期杂音或杂音消失,肺动脉瓣第二心音亢进。左向右分流量大者,可因相对性二尖瓣狭窄而闻及心尖部舒张中期隆隆样杂音。由于舒张压降低,脉压增大,有甲床毛细血管搏动、水冲脉、股动脉枪击音等周围血管征。

三、护理评估

(一)发育营养评估

评估患者发育状况是否达到同龄人水平,测量患者的身高和体重以评估其营养状态,同时对计算体表面积、指导用药等有重要意义。

(二)家族史

询问患者家族中是否有人患有先天型心脏病,了解患者母亲妊娠期的健康状况,因母亲怀孕前3个月受风疹病毒感染与动脉导管未闭发生率增高有关,询问患者是否为早产儿,早产儿的动脉导管壁平滑肌对高氧的敏感性降低而对前列腺素的敏感性升高,从而造成早产儿动脉导管未闭的发生率明显高于足月儿,且妊娠龄短、出生体重低时,动脉导管未闭的发生率显著增高。

(三)辅助检查

1.心电图检查

分流量小时,心电图多为正常或电轴左偏,分流量大时,心电图示左心室肥大或双室肥大。

2.X线检查

心影随分流量增大而增大,左心缘向下向左外延长。纵隔阴影增宽,主动脉结突出,可呈漏斗状,肺动脉圆锥平直或隆出,肺门血管阴影增深,肺纹理增粗。

3.超声心动图检查

可于降主动脉间与左肺动脉分叉处见一通道。

四、治疗原则及要点

(一)内科治疗

仅用于术前控制心力衰竭和感染,早产儿通过应用合成的前列腺抑制剂如吲哚美辛等来促进动脉导管的闭合。

(二)介入治疗

动脉导管未闭封堵术是目前疗效最好、技术最成熟的介入治疗手段之一。

(三)手术治疗

动脉导管未闭的治疗方法仍以外科手术为主。除症状不明显的幼儿可延期手术外,一经确认应立即手术治疗,较理想的手术治疗是3~5岁。其手术方法有动脉导管结扎术、动脉导管切断缝合术、经前纵隔动脉导管结扎术、体外循环下经肺动脉直视闭合术。

五、护理措施

(一)非手术治疗及术前护理

控制呼吸道感染:因动脉导管未闭患者肺血流多,抵抗力差,容易发生呼吸道感染,应注意防寒保暖,加强呼吸道护理。遵医嘱应用有效抗生素治疗控制感染外,还应注意听诊双肺呼吸音,观察呼吸的节律、频率、幅度及有无肺不张的存在。

(二)介入治疗护理

(1)术后平卧24小时,穿刺部位沙袋压迫12小时。

(2)注意观察穿刺部位出血、渗血的情况,以及足背动脉搏动情况。

(3)注意听诊心脏杂音,尤其注意是否已消失的杂音又重新出现或者出现新的杂音。

(4)注意观察患者的尿液颜色,睑结膜颜色以及发现有无溶血,尤其对于有残留分流者,术后1个月内禁止剧烈体力活动,术后1个月、3个月、6个月复查超声心动图及X线胸片。对于有残余分流者要积极预防感染性心内膜炎。

(5)术后遵医嘱静脉应用抗生素。

(三)术后护理

(1)心理及饮食护理。

(2)体位:导管切断缝合术后,应延长卧床休息时间,避免剧烈运动。

(3)病情观察。

(四)潜在并发症的观察及护理

1.高血压

密切观察血压的变化,术后可出现高血压,若持续增高可导致高血压危象,表现为烦躁不安、头痛、呕吐,有时伴腹痛。主要护理措施如下。①监测血压:术后密切检测血压的变化,并观察患儿有无烦躁不安、头痛、呕吐等高血压脑病的表现。②控制血压:控制液体入量。若血压偏高时,遵医嘱用输液泵给予硝普钠或酚妥拉明等降压药。③保持患儿镇静:必要时遵医嘱给予镇静、镇痛药物。

2.喉返神经损伤

左侧迷走神经经主动脉弓下方出发,紧绕导管下缘,向后延食管、气管沟上行,支配左侧声带。由于喉返神经的解剖位置,手术中极易误伤,导致左侧声带麻痹,出现声音嘶哑因此术后拔除气管插管后,先鼓励患儿发音,及时发现异常。若术后1～2天出现单纯性声音嘶哑,则可能是术中牵拉、挤压喉返神经或局部水肿所致,告知患儿应禁声和休息,应用激素和营养神经药物,一般1个月后可逐渐恢复。

六、健康指导

(1)手术后3个月内如感冒、腹泻、牙龈炎、扁桃体炎等以及不明原因的发热时,需及时治疗,适当应用敏感抗生素加以控制。

(2)出院后早期活动要适量,不要劳累过度,逐渐增加活动量和强度,尤其是在出院后1～3个月限制活动。

(3)出院6个月后复查胸片、心电图等,以后定期随访,以了解心功能的恢复情况。

(林　娟)

第二节　房间隔缺损

房间隔缺损是左、右心房之间的间隔先天性发育不全导致的左、右心房之间形成异常通路,是常见的小儿先天性心脏病之一,占我国先天性心脏病发病率的5%～10%。

一、病因

与胎儿发育的宫内环境因素和遗传环境因素有关。

二、临床表现

(一)症状

继发孔型儿童期多无明显症状,少数分流量大者出现发育迟缓、活动耐量差,青年期逐渐出现易疲劳、活动后气短等症状。原发孔型症状出现早,病情进展快。

(二)体征

1.视诊

原发孔缺损心脏明显增大,心前区隆起。继发孔缺损可出现发绀、杵状指。

2.触诊

心前区有抬举冲动感,少数可触及震颤。

3.听诊

肺动脉瓣区可闻及Ⅱ~Ⅲ级吹风样收缩期杂音,伴第二音亢进和固定分裂。分流量大者心尖部可闻及柔和的舒张期杂音。肺动脉高压者,肺动脉瓣区收缩杂音减轻,第二心音更加亢进和分裂。

三、护理评估

(一)家族史

询问患者家族中是否有人患有遗传性疾病,了解患者母亲妊娠期的健康状况,特别是母亲怀孕前 3 个月是否受风疹病毒感染和用药史。

(二)辅助检查

1.心电图检查

继发孔型房间隔缺损示电轴右偏呈不完全性或完全性右束支传导阻滞、右心室肥大、P 波高大。原发孔型房间隔缺损则常表现为电轴左偏、P-R 间期延长,aVF 主波向下,可有左心室高电压。

2.X 线检查

肺血增多,右心房、右心室增大,肺动脉圆锥突出,主动脉弓缩小,大量分流者透视下可见"肺门舞蹈征"。原发孔可呈现左心室扩大,肺门血管增大较显著。

3.超声心动图检查

可查出房间隔回声中断的征象,并可确定缺损的类型。

(三)心理社会评估

评估患者及家属对疾病、拟采取手术方案、手术前的配合、手术后康复知识的了解和掌握程度,评估患者对接受手术、手术可能导致的并发症、生理功能改变及预后的恐惧、焦虑程度和心理承受能力。

四、治疗原则及要点

(一)治疗原则

以手术治疗为主,适宜的手术年龄为 2~5 岁。

(二)手术适应证和禁忌证

原发孔房间隔缺损、继发孔房间隔缺损合并肺动脉高压者应尽早手术。艾森曼格综合征是手术禁忌证。

(三)手术方法

在体外循环下切开右心房,直接缝合或修补缺损,近年来也可通过介入性心导管术,应用双面蘑菇伞关闭缺损,此方法具有创伤小、术后恢复快的特点。

五、护理措施

(一)术前护理

1.注意休息

嘱患者尽量减少活动量,密切观察有无心力衰竭、感冒或肺部感染等症状,通知医师,尽早处理。

2.充分给氧

予以间断或持续吸氧,提高肺内氧分压,利于肺血管扩张,增加肺的弥散功能,纠正缺氧。

(二)术后护理

1.有效镇痛

判断疼痛的轻重程度,中、重度疼痛可遵医嘱给予口服或肌内注射镇痛药。

2.并发症的预防与护理

(1)急性左心衰竭:往往见于年龄较大的患者。由于长期左向右分流,左心室偏小,房缺修补术后,左室前负荷增加,若术中、术后输液的量或速度未控制则易诱发急性左心功能不全,临床表现为呼吸困难、咳嗽、咳痰、咯血等急性肺水肿症状,其主要护理措施包括:①严格控制输液量及输液速度;②术前可疑左房高压(>2.7 kPa)或左心功能不全者,每小时监测左房压,注意是否出现肺静脉高压;③加强观察,出现呼吸困难、发绀、咯泡沫痰时,警惕急性肺水肿,立即通知医师并协助处理;④遵医嘱及时应用吗啡、强心剂、利尿剂、血管扩张剂,并及时清理气道内分泌物;⑤应用呼吸机辅助呼吸者,采用呼气末正压呼吸。

(2)心律失常:少数上腔型房间隔缺损右房切口太靠近窦房结或上腔静脉阻断带太靠近根部而损伤窦房结,都将导致窦性或交界性心动过缓,这种心律失常需要安置心脏起搏器。术后出现的房性心律失常或室性期前收缩(较少见房室传导阻滞)一般经过对症处理均可恢复正常。其护理措施包括:①严密监测动态心动图;②维持静脉输液通道,以便发现异常时及时使用抗心律失常药物;③安置心脏起搏器者按护理常规维护。

六、健康指导

(一)饮食

以高蛋白、低盐、高纤维素饮食为主,少量多餐,勿暴饮暴食,限制烟、酒、茶、咖啡及刺激性食物。

(二)活动与学习

3~6个月要限制剧烈活动和重体力劳动。学龄儿童术后3~6个月可以正常上学。

(三)遵医嘱按时服药

不可随意停药,增减药物用量。

(四)复查

手术后3~6个月去医院复查心电图、胸片、心脏彩超等。如果无异常1年后再复查,2年后无异常就无需复查。

(林　娟)

第三节　室间隔缺损

室间隔缺损是指室间隔在胎儿期因发育不全导致的左、右心室之间形成异常交通,在心室水平产生左向右的分流。可单独存在,也可为复杂先天性心脏病合并室间隔缺损。室间隔缺损在所有先天性心脏病中发病率最高,占我国先天性心脏病发病率的 20%～30%。

一、病因

与胎儿发育的宫内环境因素和遗传环境因素有关。

二、临床表现

(一)症状

缺损小、分流量小者一般无明显症状。缺损大、分流量大者在出生后即出现症状,婴儿期可表现为反复发生呼吸道感染、充血性心力衰竭、喂养困难和发育迟缓,能度过婴儿期的较大室间隔缺损则表现为活动耐力较同龄人差,有劳累后气促、心悸。发展为进行性梗阻性肺动脉高压者,逐渐出现发绀和右心衰竭。

(二)体征

胸骨左缘 2～4 肋间闻及 Ⅲ 级以上粗糙响亮的全收缩期杂音,向四周广泛传导。分流量大者,心前区轻度隆起,收缩期杂音最响亮的部位可触及收缩期震颤,心尖部可闻及柔和的功能性舒张中期杂音。肺动脉高压导致分流量减少者,收缩期杂音逐渐减轻,甚至消失,而肺动脉瓣区第二音显著亢进,分裂明显,并可伴肺动脉瓣关闭不全的舒张期杂音。

三、护理评估

(一)家族史

询问患者家族中是否有人患有先心病。因室间隔缺损患者的后代,有较高的先心病发病率,尽管不一定是室间隔缺损。询问患者是否为早产儿,因早产儿有较高的发病率。

(二)辅助检查

1.心电图检查

分流小者,心电图大致正常,左室扩大者左侧心前导联 R 波电压增高,T 波高耸,右室有负荷时可见双室肥厚或右室肥厚、右束支阻滞。

2.X 线检查

X 线检查能显示肺血流量的多少,肺动脉段突出的程度及心脏各房室的大小。

3.超声心动图检查

超声心动图检查能显示室间隔缺损的部位、大小,而且能发现合并畸形。

4.右心导管检查

仅用于重度肺动脉高压病例的手术适应证选择等。

四、治疗原则及要点

(一)非手术治疗

缺损小、无血流动力学改变者,可门诊随访观察,有自行闭合的可能。

(二)手术治疗

1.手术适应证和禁忌证

缺损大和分流量大或伴肺动脉高压的婴幼儿,应尽早手术,缺损较小,已有房室扩大者需在学龄前手术,合并心力衰竭或细菌性心内膜炎者需控制症状后方能手术。艾森曼格综合征为手术禁忌。

2.手术方法

主要手术方法是在低温体外循环下行心内直视修补术。导管伞堵法是近年来治疗室间隔缺损的新方法,该方法创伤小,但目前仅适用于严格选择的病例,远期效果尚需进一步评估。

五、护理措施

(一)术前护理

(1)心理护理:①从语言、态度、行为方面与患者及家属建立信任关系,鼓励患者及家属提问题,及时为他们解答,鼓励说出其恐惧、焦虑的内心感受。②引导患者熟悉环境,参观 ICU 等,介绍手术相关知识,以减轻与检查、治疗、手术相关的焦虑与恐惧。③安排与手术成功的患者交流,增强对手术治疗的信心。④帮助家庭建立有效沟通,缓解家庭内部的压力。

(2)病情观察:①监测生命体征,每小时 1 次,若病情平稳,每 8 小时测 1 次。监测和记录 24 小时液体出入量。②观察有无异常啼哭、烦躁不安、四肢厥冷等,发现异常通知医师。③观察患者有无心力衰竭、上呼吸道感染或肺部感染等症状,发现异常通知医师。

(3)维持循环和呼吸功能稳定:①减少患者活动量,保证休息,避免哭闹。②心功能不全者,遵医嘱应用强心、利尿药,改善循环功能。③严重心律失常者,给予持续心电监护并遵医嘱给药。④加强呼吸道管理,呼吸困难、缺氧者,给予间断或持续给氧,纠正低氧血症,严重者用呼吸机辅助通气。⑤指导患者深呼吸或有效咳嗽,保持呼吸道通畅,必要时予以吸痰。

(4)改善营养状况:进食高热量、高蛋白及丰富维生素饮食,增强机体对手术的耐受力,进食较少者,必要时静脉高营养治疗,心功能欠佳者,应限制钠盐摄入,低蛋白血症和贫血者,遵医嘱给予清蛋白,新鲜血输入。

(5)积极控制感染:注意保暖,防止呼吸道感染,保持口腔和皮肤卫生,避免黏膜和皮肤损伤,积极治疗感染灶。

(二)术后护理

1.心理护理

护士要自我介绍并耐心介绍环境,告知手术已经做完,消除患者恐惧心理,使其情绪平静配合治疗和护理。

2.严密监测病情

严密监测心功能、血压、体温、循环血容量并观察患者的意识和肢体反应,并记录意识清醒的时间。

3.促进有效通气

患者术后常规使用呼吸机辅助通气。

4.体位护理

未清醒患者取平卧位,头偏向一侧。有气管插管及辅助通气者,头颈保持平直位,注意防止气管插管扭曲影响通气。

5.切口护理

术后胸带固定手术切口,以减轻疼痛,观察切口是否有渗血和感染,保持切口清洁干燥,定期换药,敷料如有渗透应立即通知医师更换。

6.营养和体液护理

患者清醒并拔除气管插管后,无呕吐可分次少量饮水,但不宜过早进食,易引起误吸,术后24小时肠蠕动恢复后,逐渐下床活动,可根据患者恢复情况制订功能锻炼计划。开始进流质饮食,逐步过渡到半流质及普食。

7.活动和功能锻炼

保证充足休息,定时翻身,鼓励卧床患者尽早做四肢被动、主动活动,防止深静脉血栓形成。患者病情稳定后可逐渐加强锻炼。

8.给药护理

严格遵守无菌操作技术原则,应用血管活性药物时,遵医嘱配置药物,计量精确,用输液泵控制输液速度和用量。

9.并发症的预防与护理

(1)心律失常:①持续心电监护,密切观察患者心率、心律的变化;②如出现心律失常,及时通知医师,遵医嘱给予抗心律失常药物;③在用药期间应严密观察心律、心率、血压、意识变化,观察药物的疗效及不良反应;④安置心脏起搏器者按护理常规维护好起搏器的功能。

(2)急性左心衰竭:室间隔缺损修补术后,左向右分流消除,左心血容量增大,输液量过多、速度过快均可诱发急性左心衰竭,临床表现为呼吸困难、咳嗽、咳痰、咯血等急性肺水肿症状。因此,心功能的维护尤为重要,其主要护理措施包括:①持续监测心功能。②术后早期应控制静脉输入晶体液,以 1 mL/(kg·h)为宜,并注意观察及保持左房压不高于中心静脉压。③记录24小时出入量。④若患者出现左心衰竭后要绝对卧床休息,给氧、限制钠盐摄入。⑤遵医嘱给予强心、利尿剂,并观察用药后疗效及不良反应,特别是洋地黄毒性反应。

(林　娟)

第四节　二尖瓣狭窄

二尖瓣狭窄是指二尖瓣瓣膜受损、瓣膜功能和结构异常所致的瓣口狭窄。发病率女性高于男性,在儿童和青年期发作风湿热后,往往在 20～30 岁以后才出现临床症状。

一、病因

本病主要由风湿热所致,目前以老年退化病变及先天性疾病为主。风湿热反复发作并侵及二尖瓣后,在瓣膜交界处黏着融合,造成瓣口狭窄,瓣叶增厚、挛缩、变硬和钙化等都进一步加重瓣口狭窄,并限制瓣叶活动。

二、临床表现

(一)症状

因肺淤血和肺水肿而出现劳力性呼吸困难、咳嗽、咯血、端坐呼吸和夜间阵发性呼吸困难,还可出现心悸、头晕、乏力等心排量不足的表现。

(二)体征

1.视诊

二尖瓣面容,面颊和口唇轻度发绀,右心衰竭者可见颈静脉曲张、肝大、腹水和双下肢水肿。

2.触诊

多数患者在心尖部能扪及舒张期震颤,右心室肥大者,心前区可扪及收缩期抬举样搏动。

3.听诊

心尖部第一心音亢进,舒张中期隆隆样杂音,在胸骨左缘第3/4肋间可闻及二尖瓣开放拍击音,肺动脉高压和右心室衰竭者第二心音亢进、轻度分裂。

三、辅助检查

(一)心电图检查

心电图检查呈现电轴右偏、P波增宽、呈双峰或电压增高,右束支传导阻滞或右心室肥大。病程长者常有心房颤动。

(二)X线检查

X线检查常见心房扩大。

(三)食管超声检查

食管超声检查对检出左心房血栓的意义极大。

四、治疗原则及要点

(一)非手术治疗

非手术治疗适用于无症状或心功能Ⅰ级的患者。注意休息,避免剧烈运动,控制钠盐摄入,并积极预防感染,定期(6~12个月)复查,呼吸困难者口服利尿剂,避免和控制诱发急性肺水肿的因素,如急性感染、贫血等。

(二)手术治疗

1.手术适应证

心功能Ⅱ级以上且瓣膜病变明显者,需择期手术。心功能Ⅳ级、急性肺水肿、大咯血、风湿热活动和感染性心内膜炎等情况,原则上应积极内科治疗,病情改善后应尽早手术,如内科治疗无效,则应急诊手术,挽救生命。已出现心房颤动的患者,心功能进行性减退,易发生血栓栓塞,应尽早手术。

2.手术方法

经皮穿刺球囊导管二尖瓣交界扩张分离术:适用于单纯隔膜型和隔膜增厚型二尖瓣狭窄,瓣叶活动好、无钙化、无房颤及左心房内无血栓者。

3.直视手术

在体外循环直视下行二尖瓣交界切开及瓣膜形成术。漏斗型者瓣膜重度纤维化、硬化、挛缩或钙化,病变严重、已无法形成修复,则需切除瓣膜,行二尖瓣置换术。临床上使用的人工瓣膜有机械瓣膜、生物瓣膜两大类。

五、护理措施

(一)术前护理

1.限制患者活动量

促进休息,避免情绪激动。

2.改善循环功能,纠正心力衰竭

注意观察心率和血压情况;吸氧,改善缺氧情况;限制液体摄入;遵医嘱应用强心、利尿、补钾药物。

3.加强营养

指导患者进食高热量、高蛋白及丰富维生素食物,以增强机体对手术耐受力,限制钠盐摄入。低蛋白血症和贫血者,给予清蛋白、新鲜血输入。

4.预防感染

包括:①指导患者戒烟。②冬季注意保暖,预防呼吸道和肺部感染。③保持口腔和皮肤卫生,避免黏膜和皮肤损伤。④积极治疗感染灶,预防术后感染性心内膜炎的发生。

5.心理护理

许多患者因缺乏疾病和手术相关知识,对疾病和手术产生不确定感、恐惧,导致失眠,甚至诱发高血压、心律失常等,护士要从语言、态度、行为上与患者建立信任关系,鼓励患者说出自己的感受和问题,介绍疾病和手术相关知识,使患者积极配合治疗和护理。

(二)术后护理

1.加强呼吸道管理

(1)对留有气管插管的患者,及时吸痰和湿化气道。

(2)气管插管拔除后定期协助患者翻身、拍背,指导其咳嗽咳痰,保持气道通畅。

2.改善心功能和维持有效循环血容量

(1)加强病情观察:密切监测生命体征,血压、心率;观察尿量、外周血管充盈情况和中心静脉压等变化;监测心电图变化,警惕出现心律失常。

(2)补充血容量:记录每小时尿量和24小时液体出入量;排除肾功能因素影响,若尿量<1 mL/(kg·h),提示循环血容量不足,及时补液,必要时输血,但术后24小时出入量应基本呈负平衡,血红蛋白一般维持在100 g/L左右。

(3)遵医嘱应用强心、利尿、补钾药物:对服用洋地黄的患者,注意观察,若发现心率慢、胃肠道不适、黄绿视等,立即通知医师。

(4)控制输液速度和输入量:使用血管活性药时应用输液泵或注射泵控制输液速度和输液量。

3.抗凝治疗

机械瓣置换术后的患者,必须终身不间断抗凝治疗;置换生物瓣的患者需抗凝3~6个月。行瓣膜置换术的患者,术后24~48小时即给予华法林抗凝治疗,抗凝治疗效果以凝血酶原时间活动度国际标准比值(INR)保持在2.0~2.5为宜。定期抽血查看INR,调整华法林的剂量。

4.并发症的观察、预防和处理

(1)出血:间断挤压引流管,观察并记录引流液的形状及量。若引流量持续2小时超过4 mL/(kg·h)或有较多血凝块,伴血压下降、脉搏增快、躁动、出冷汗等低血容量表现,考虑有活动性出血,及时报告医师,并积极准备再次开胸止血;在服用华法林抗凝药物期间,应密切观察患者有无牙龈出血、鼻出血、血尿等出血征象,重者可出现脑出血,出现异常及时通知医师处理。

(2)动脉栓塞:抗凝不足的表现。警惕患者有无突发晕厥、偏瘫或下肢厥冷、疼痛、皮肤苍白等血栓形成或肢体栓塞的现象,出现异常。

六、健康指导

(1)疾病预防注意个人及家庭卫生,减少细菌和病毒侵入。

(2)饮食指导食用高蛋白、丰富维生素、低脂肪的饮食,少食多餐,避免过量进食加重心脏负担。

(3)休息与活动一般术后 3~6 个月,避免劳累,根据心功能恢复情况,进行适当的户外活动,并逐渐增加活动量。

(4)遵医嘱服药遵医嘱服用强心、利尿、补钾及抗凝药物,并教会其观察药物的作用及不良反应。

(5)定期复查,术后半年内定期复查凝血酶原时间,根据结果遵医嘱调整用药。

(林　娟)

第五节　二尖瓣关闭不全

二尖瓣关闭不全指二尖瓣瓣膜受损害、瓣膜结构和功能异常导致的瓣口关闭不全。病变只要累及二尖瓣的瓣环、瓣叶、腱索和乳头肌的任何一个或多个结构,均会产生关闭不全。半数以上的二尖瓣关闭不全的患者常合并二尖瓣狭窄。

一、病因

二尖瓣关闭不全病因复杂,主要由风湿性炎症累及二尖瓣所致,感染性心内膜炎可造成二尖瓣叶赘生物或穿孔,其他原因所致的腱索断裂、乳头肌功能不全或二尖瓣脱垂等均可造成二尖瓣关闭不全。

二、临床表现

(一)症状

病变轻、心功能代偿良好者可无明显症状,病变较重或病情较长者,常见症状为心悸、乏力、劳累后气促等。急性肺水肿和咯血较二尖瓣狭窄者少见,患者一旦出现以上临床症状,病情可在短时间内恶化。

(二)体征

(1)心尖冲动增强,并向右下移位。心尖部可闻及全收缩期杂音,向腋部传导,第一心音减弱或消失,肺动脉瓣区第二心音亢进。

(2)晚期患者出现右心衰竭体征,如颈静脉曲张、肝大及周围水肿等。

三、护理评估

(一)心脏功能状况

1.听诊

心尖区可否听到全收缩期吹风样杂音,向左腋下传导。

2.触诊

心尖冲动是否增强并向左下移位,有无抬举性心尖冲动,有无肝大、腹水等体征。

(二)辅助检查

1.心电图检查

常有电轴左偏、二尖瓣型 P 波、左心室肥大。

2.X 线检查

可见左心房及左心室扩大。

3.超声心动图及多普勒检查

可获取二尖瓣关闭不全的严重程度、左心室的功能及有无赘生物资料。

四、治疗原则及要点

(一)非手术治疗

主要为药物治疗,包括洋地黄抑制剂、血管扩张剂和利尿剂等,改善心功能和全身状况。

(二)手术治疗

症状明显、心功能改变、心脏扩大者均应及时在体外循环下实施直视手术。手术方法有以下两种。

(1)二尖瓣修复成形术:适用于瓣膜病变轻、活动度较好者。利用患者自身组织和部分人工代用品修复二尖瓣,以恢复瓣膜完整性。

(2)二尖瓣替换术:适用于二尖瓣损伤严重、不宜实施修复成形术者。

五、护理措施

参见二尖瓣狭窄护理措施。

(林　娟)

第六节　主动脉瓣狭窄

主动脉瓣狭窄是风湿热累及主动脉瓣,导致瓣叶纤维化、增厚、粘连和挛缩,使瓣口狭窄。单纯主动脉瓣狭窄较少见,常合并主动脉瓣关闭不全和二尖瓣病变等。

一、病因

本病多由风湿热累及主动脉瓣所致,也可由先天性狭窄或老年性主动脉瓣钙化所造成。

二、临床表现

(一)症状

轻度主动脉瓣狭窄者无明显症状。中度和重度狭窄者可表现为乏力、眩晕、心绞痛、劳累后气促、运动后昏厥、端坐呼吸、急性肺水肿,还可并发感染性心内膜炎,甚至猝死。

(二)体征

胸骨右缘第 2 肋间可扪及收缩期震颤。主动脉瓣区可闻及收缩期喷射性杂音,向颈部传导。主动脉瓣区第二心音延迟或减弱、重度狭窄者血压偏低、脉压小和脉搏细弱。

三、护理评估

(一)心脏功能状况

1.听诊

主动脉瓣区可否闻及粗糙、高调的收缩期增强的杂音。

2.触诊

可否触及有力的心尖抬举性冲动且与细小的脉搏不对称,胸骨右缘第 2 肋间可否扪及收缩期震颤。

(二)辅助检查

1.心电图检查

心电图检查表现为左心室肥大劳损,可伴 ST-T 段改变。

2.X 线检查

X 线检查可见左心室肥大。

3.超声心动图检查

超声心动图检查对明确诊断非常重要。可了解主动脉瓣面积、跨瓣压差、左心室收缩和舒张功能等。

四、治疗原则及要点

(一)非手术治疗

无症状的轻、中度狭窄者无手术指征可进行内科治疗。

(二)手术治疗

动脉瓣置换术为治疗成人主动脉瓣狭窄的主要方法。通过手术可以消除主动脉瓣跨瓣压力阶差,减轻左心室后负荷,缓解左心室肥厚。

1.手术适应证

重度狭窄者伴心绞痛、昏厥或心力衰竭等症状应尽早实施手术。无症状的重度狭窄者,如伴有心脏进行性增大和/或明显左心室功能不全,也需手术治疗。

2.手术方式

常用手术方法包括以下两点。

(1)直视主动脉瓣切开术:适用于瓣膜柔软、弹性好的患者。

(2)主动脉瓣置换术:切除病变的瓣膜,进行人工瓣膜替换,适用于严重瓣膜病变或伴关闭不全的成年患者。

五、护理措施

(一)心律失常

主动脉瓣置换术后易发生室性心律失常,如多发性室性期间收缩、室速、室颤,后者为术后早期死亡原因之一。

(1)电解质酸碱失衡,加强补钾、补镁,保持血钾在 4.0~5.0 mmol/L,血镁 1.8~2.2 mmol/L。

(2)心率≤80 次/分或出现室性期前收缩,即应用起搏器按需起搏,调整起搏心率在 90~110 次/分,控制室性期前收缩的出现,并能维持心排血量。

(3)持续静脉滴注利多卡因或微量泵入胺碘酮(可达龙)可有效控制室性心律失常。

(4)顽固性室性心律失常者,可应用主动脉内球囊反搏治疗,其效果显著。

(二)左心功能不全

左心功能不全是主动脉瓣置换术后的常见并发症,特别是术前发生过充血性心力衰竭、右心室腔显著扩大的患者。观察患者有无呼吸困难、动脉血压低等左心功能不全的表现,应用心肌正性收缩药物提高心肌收缩功能,扩血管药物减轻心脏负荷等综合治疗措施无改善者,及早应用主动脉内球囊反搏治疗。

六、健康指导

(一)生活指导

倡导健康的生活方式,合理饮食,进食低盐、低胆固醇和高蛋白质饮食,多吃蔬菜水果,保持均衡饮食;少食多餐,切忌暴饮暴食;控制体重,养成定期锻炼的习惯,术后按照个体耐受和心功能恢复情况逐渐增加运动量;了解压力时生理和心理的表现,用积极应对来缓解压力;学会放松的技巧;养成良好的生活习惯,戒烟、少量饮酒、不熬夜、规律生活。

(二)用药指导

出院前详细介绍患者用药的目的,药物的名称、剂量、用法、常见的不良反应,用药禁忌,告知患者及家属出现异常及时就诊。

(三)复查指导

术后半年内定期复诊。

(林　娟)

第七节　主动脉瓣关闭不全

主动脉瓣关闭不全指主动脉瓣膜受损害引起的瓣叶变形、纤维化、增厚、钙化,活动受限,影响瓣叶边缘对合,使瓣口关闭不全,常伴有不同程度的主动脉瓣狭窄。

一、病因

本病主要是风湿热和老年主动脉瓣变性钙化。此外,梅毒、感染性心内膜炎、马方综合征、先天性主动脉瓣畸形、主动脉夹层等也均可引起主动脉瓣关闭不全。

二、临床表现

(一)症状

轻度关闭不全、心脏功能代偿好的患者无明显症状。关闭不全早期表现乏力、心悸、心前区不适、眩晕和头部强烈搏动感,重度关闭不全者常发生心绞痛、气促、阵发性呼吸困难、端坐呼吸或急性肺水肿。

(二)体征

1.心脏体征

心界向左下方增大,心尖部可见抬举性搏动。胸骨左缘第 3、4 肋间和主动脉瓣区可闻及叹息样舒张早、中期或全舒张期杂音,向心尖传导。

2.周围血管征

重度关闭不全者出现周围血管征,包括颈动脉搏动明显,水冲脉,股动脉枪击音,口唇、甲床毛细血管搏动征象。

三、护理评估

(一)心脏功能状况

1.听诊

胸骨左缘第 3、4 肋间和主动脉瓣区可否闻及叹息样舒张期杂音,并向心尖区传导。

2.触诊

心尖部可否触及抬举性搏动。主动脉瓣明显关闭不全的患者,可有典型的周围血管体征:动脉收缩压增高、舒张压降低和脉压增宽;颈动脉搏动明显,水冲脉、股动脉枪击音,口唇或指甲有毛细血管搏动征。晚期患者可有颈静脉曲张、肝大、双下肢水肿等左心衰竭表现。

(二)辅助检查

1.心电图检查

出现电轴右偏和左心室肥大、劳损。

2.X 线检查

特征性表现是心影向左下扩大,呈"靴形"心,主动脉根部扩大。

3.超声心动图检查

可明确诊断及主动脉瓣反流程度、左心室大小及左心室功能等。

四、治疗原则及要点

手术治疗主要为主动脉瓣置换术。若患者出现以下临床征象,如心绞痛、左心衰竭或心脏逐渐扩大,可在数年内死亡,故应尽早施行主动脉瓣置换术。

五、护理措施

参见主动脉瓣狭窄护理相关内容。

(林　娟)

第八节 升主动脉瘤

升主动脉瘤是指主动脉嵴上方至无名动脉起始部近端部位发生瘤样扩张病变。

一、病因

本病常由主动脉中层弹性纤维退行性变化、动脉粥样硬化、马方综合征、动脉炎、细菌或梅毒感染引起。升主动脉瘤合并主动脉窦与主动脉瓣环扩张称为主动脉瓣环扩张症。

二、临床表现

(一)症状

(1)患者常无症状,多因其他原因行影像学检查时发现。25%～33%的患者诉有心前区有间歇性或持续性胀痛。

(2)瘤体压迫气管和/或支气管引起咳嗽、呼吸困难;瘤体压迫上腔静脉导致上腔静脉回流受阻,观察有无颈静脉曲张,头面部及上肢水肿。

(3)观察有无局部组织缺血症状:因动脉瘤囊内形成附壁血栓、血栓或粥样斑脱落、动脉本身狭窄或闭塞所致。

(4)观察有无心悸、气促等心功能不全等症状。

(5)观察有无瘤体破裂出血征象:主动脉瘤突然破裂出血往往可以致命。破入气管引起大咯血、窒息。破入食管可出现大量呕血。升主动脉瘤破裂可出现心脏压塞。

(二)体征

1.望诊

评估患者有无瘦高体型、蜘蛛指等马方综合征体征。

2.触诊

胸部可否触及搏动性肿块。为动脉瘤的典型体征,常见于梅毒性主动脉瘤侵犯胸壁或皮肤。

3.听诊

主动脉瓣关闭不全患者在胸骨旁可听到舒张期杂音,并出现脉压增宽,水冲脉。

三、护理评估

(一)健康史及家族史

评估患者有无高血压、冠心病史等,有无感染发热史,有无外伤史。询问患者家族中是否有人患过此种疾病。

(二)辅助检查

1.心电图检查

一般正常。伴有主动脉瓣关闭不全则出现左心室肥厚与劳损表现。既往有冠心病者有相应的心电图改变。

2.X 线检查

纵隔增宽,胸骨后间隙消失,气管、食管被挤压占位。

3.超声心动图检查

超声心动图检查对明确诊断和合理处理有重要意义。经食管多向超声心动图检查可快速区别升主动脉瘤与夹层动脉瘤。

4.主动脉造影检查

主动脉造影检查为广泛应用诊断主动脉瘤的方法。可确定动脉瘤的范围、血管分支的病变。

5.CT 及磁共振成像(MRI)检查

CT 及磁共振成像(MRI)检查可更准确的评估动脉瘤的轮廓与大小。

6.冠状动脉造影检查

行冠状动脉造影时做升主动脉与左室造影,借以评价左室功能,为手术提供有效的资料。

四、治疗原则及要点

(1)有症状的或无症状但直径＞5.5 cm 的升主动脉瘤均需择期手术,动脉出血或破裂则需急诊手术。

(2)手术治疗升主动脉置换术、升主动脉与根部置换术和改良主动脉根部置换术等。

五、护理措施

(一)术前护理

1.控制血压

遵医嘱硝普钠静脉持续泵入或口服扩血管药物,并及时根据血压调整用量,监测四肢血压,观察双足背动脉搏动。

2.心理护理

由于多数动脉瘤患者发病急,非手术治疗死亡率高,加之不同程度的疼痛表现出焦虑、暴躁、抑郁等情绪。应充分理解患者的心理变化,给予心理疏导,防止情绪波动引起血压升高,并耐心进行术前宣教。

3.饮食

给予清淡易消化饮食,防止便秘。遵医嘱使用缓泻药,不可用力排便,防止胸腹腔压力过高瘤体破裂。术前禁灌肠。

4.体位与休息

绝对卧床休息,保持环境安静。避免不良刺激,积极镇痛,遵医嘱给予吗啡等镇痛镇静药物。

5.病情观察

注意观察重要脏器有无供血障碍及四肢动脉搏动情况。监测肝、肾功能,观察、记录尿量。观察有无呼吸困难,有无神志变化。及时发现动脉瘤破裂征兆。

(二)术后护理

1.循环系统的监护

(1)血压。术后 24 小时内严格控制血压,防止血压波动,降低吻合口张力过高造成出血的风险。

(2)心率和心律。严密监测心电图,防止心律失常。积极查找原因,去除引发心律失常的诱因。术后常规做 12 导联心电图,与术前心电图对比。

(3)中心静脉压。因大血管病变差异使 CVP 穿刺通路经常改变,如从上臂或腹股沟处穿刺置管,其数值可能与实际的有出入。故需连续监测 CVP,找出适当的参考数值。

(4)控制液体入量。主动脉根部病变常合并不同程度的主动脉瓣关闭不全,引起左室增大心功能不全。需严密监测血流动力学,保证血管活性药物的准确泵入,适当控制入量,及时利尿,维持出入量平衡,或入量小于出量。而行升主动脉替换手术术后,如无心功能不全,积极补足血容量。

2.引流管的护理

吻合口出血是术后早期严重的并发症。观察引流液色、量的变化、有无血凝块。引流液增多及时处理,遵医嘱给予止血药,补充血浆以增加凝血因子。

3.呼吸系统的护理

胸主动脉瘤的患者有 20%～30%合并严重的慢性阻塞性肺部病变。术后早期呼吸机辅助呼吸,根据血气结果调整呼吸机参数。加强呼吸道管理,保证呼吸道通畅,定时吸痰体疗。

4.泌尿系统监护

因低心排血量、肾供血不良、肾血管硬化等原因,术后易出现肾功能不全。增加心排血量,维持有效肾灌注,防止血管收缩及感染,密切观察尿的色、量,如出现尿少、尿闭、血尿等,应立即进行尿及血的化验检查,及时找出原因,对症处置。若证实为急性肾衰竭应进行透析治疗。

5.神经系统的监护

因血栓或粥样斑块脱落、气体微栓、血小板聚集等原因可引起神经系统损害。注意观察患者瞳孔大小、对光反射情况。麻醉清醒后观察患者的肌力、肌张力、四肢活动、指令性运动及交流能力。

六、出院指导

(一)饮食

进食清淡、易消化的高蛋白、低脂、低胆固醇饮食、少食多餐。多吃水果、蔬菜,保持大便通畅,避免胸腹压过高引起血压升高。

(二)活动与休息

适当活动,避免剧烈运动,尽量保持情绪稳定,不要过于激动。

(三)服药指导

遵照医嘱按时服药,控制好血压,不要随便更改剂量或突然停药,人造血管植入术后头 3 个月内抗凝治疗,如行主动脉瓣置换术后的患者需终生抗凝治疗。注意观察出血征象及栓塞症状,一旦有异常,及时就诊。

(四)复查

定期复查,如出现胸痛、气促、尿少等症状随时就诊。

(林　娟)

第九节　主动脉夹层动脉瘤

主动脉夹层动脉瘤是指主动脉内膜与部分中层发生撕裂并沿着纵轴剥离,血液在所形成的撕裂腔(假腔)中流动,原有的主动脉腔称真腔。真假腔之间由内膜与部分中层分隔,并有一个或数个破口相通。

一、病因

本病常因高血压、遗传性结缔组织紊乱病变如马方综合征、妊娠、医源性损伤等因素诱发。

二、临床表现

(一)症状

(1)突发性、持续恶化及无先兆的严重胸痛是主动脉夹层动脉瘤疼痛的特点。疼痛的部位与夹层累及的部位相关:升主动脉夹层动脉瘤多为胸前区疼痛,主动脉弓夹层动脉瘤多位于颌、颈和前胸部位疼痛,胸降主动脉夹层动脉瘤则为肩胛区和背部疼痛,腹主动脉夹层动脉瘤疼痛则位于腰背部。在夹层的发展过程中,可出现转移性疼痛。疼痛程度剧烈,常被描述为撕裂痛、切割痛等。

(2)观察有无因主动脉破裂而出现的昏厥、休克、咯血、急性右心衰竭、呕血等症状。

(3)观察有无主动脉瓣反流症状,如气促、心悸。胸闷、咯粉红色泡沫痰等左心功能不全的表现。

(二)体征

1.望诊

评估患者有无瘦高体型、蜘蛛指等马方综合征体征。

2.触诊

有无外周动脉搏动缺失。

3.听诊

胸骨旁可闻及舒张期杂音,常以胸骨右缘第 2 肋间最为清楚。主动脉瓣关闭不全的杂音合并胸痛与脉搏缺失是诊断近端夹层动脉瘤的有力佐证。

三、护理评估

(一)健康史及家族史

评估患者有无高血压病史,有无感染发热史、生育史。询问患者家族中是否有人患过此种疾病。

(二)辅助检查

1.心电图检查

严重的胸痛而无心电图的改变是急性主动脉夹层动脉瘤有力的证据。但如果夹层分离引起冠状动脉开口阻塞可引起显著的 S-T 段改变。

2.超声心动图检查

有效的快速诊断夹层动脉瘤的有效方法。经食管多向超声心动图检查可快速区别升主动脉瘤与夹层动脉瘤。

3.主动脉造影检查

主动脉造影检查可显现假腔的血肿和假腔压迫真腔不透光的分界线。

4.CT 检查

CT 检查优于主动脉造影,可现真、假两个腔内的血流或假腔内的血凝块。

5.MRI 检查

MRI 检查对慢性夹层主动脉瘤的随访非常实用,是现代诊断夹层主动脉瘤的金指标。但因成像所用时间较长,未广泛用于急性夹层动脉瘤的诊断。

四、治疗原则

(一)内科治疗

远端主动脉夹层动脉瘤首选内科治疗。

(二)外科治疗

人造血管置换术是主动脉夹层动脉瘤外科治疗的最有效方法。急性近端主动脉夹层动脉瘤破裂的风险特别大,需急诊手术。亚急性、慢性近端主动脉夹层动脉瘤可择期手术。

(三)介入治疗

瘤体内置入带膜支架可恢复局部正常血流,并使动脉瘤瘤腔旷置而自行吸收萎缩。

五、护理措施

术前、术后护理参见升主动脉瘤护理。

主动脉夹层腔内带膜支架修复术后护理:①术后吸氧,卧床 24 小时。术后穿刺局部加压包扎,穿刺部使用沙袋压迫。注意穿刺部及切口有无出血、渗血或血肿形成。②控制血压,防止血压过高致主动脉瘤破裂或带膜支架移位。③观察肾功能,观察记录尿量,尿量减少,马上通知医师给予相应处理。④定时听诊肠鸣音,固定位置测量腹围有无变化,及时报告医师。⑤局部麻醉患者术后即可进食水。全身麻醉患者清醒后,呕吐反应消失后即可进食水。⑥保持大便通畅,及时应用缓泻药。

（林　娟）

第十节　法洛四联症

法洛四联症是右室漏斗部或圆锥动脉干发育不全引起的一种心脏畸形,主要包括四种解剖畸形,即肺动脉狭窄、室间隔缺损、主动脉骑跨和右心室肥厚。该病是一种最常见的发绀型先天性心脏病,占所有先天性心脏病的 12%～14%。

一、病因

近年来研究认为,本病与胎儿发育的宫内环境因素和遗传环境因素有关。

二、临床表现

（一）症状

发绀、喜爱蹲踞和缺氧发作是法洛四联症的主要症状。

1.发绀

由于组织缺氧，动脉血氧饱和度降低，新生儿即可出现发绀，啼哭、情绪激动时症状加重，引起喂养困难、生长发育迟缓，体力和活动力较同龄人差，且发绀随年龄增长而加重。

2.喜爱蹲踞

喜爱蹲踞是特征性姿态。蹲踞时，患儿下肢屈曲，静脉回心血量减少，减轻了心脏负荷，同时增加了体循环阻力，提高了肺循环血流量，使发绀和呼吸困难症状暂时有所缓解。

3.缺氧发作

表现为活动后突然呼吸困难，发绀加重，出现缺氧性昏厥和抽搐，甚至死亡，常见漏斗部重度狭窄患儿。

（二）体征

生长发育迟缓，口唇、指甲床发绀，杵状指。缺氧越严重，杵状指越明显。胸骨左缘第 2～4 肋间可闻及Ⅱ～Ⅲ级喷射性收缩期杂音，肺动脉瓣区第二音减弱或消失，严重肺动脉狭窄者可听不到杂音。

三、护理评估

（一）家族史

询问患者母亲妊娠期健康状况，是否在怀孕前 3 个月内曾有病毒感染（如风疹、腮腺炎、流感等）病史，是否曾接触过放射线及某些有毒的化学药品。

（二）辅助检查

1.实验室检查

红细胞计数、血红蛋白和血细胞比容均升高，并与发绀程度成正比，血小板计数和血纤维蛋白原明显减少，有时凝血酶原时间延长，动脉血氧饱和度下降。

2.心电图检查

其 ECG 特征表现为右心室肥厚，电轴右偏，部分伴有不完全性传导阻滞。

3.X 线检查

心影正常或稍大，肥厚的右心室引起心尖上翘和肺动脉干狭窄引起的左心上缘凹陷形成"靴形心"为本症特征性的 X 线表现。肺血减少，肺血管纤细，有时可见网状的侧支血管影。

4.超声心动图检查

超声心动图检查可直接观察到右室流出道狭窄部位和严重程度，室间隔缺损的类型和大小，主动脉骑跨程度，并测算左室容积和功能以及合并畸形。

5.心导管和右心造影检查

对肺动脉分支发育较差，疑有周围肺动脉狭窄及体肺侧支存在的患者，特别是发绀不明显，血红蛋白增高不明显的患者，应做选择性侧支造影。除可了解右室流出道狭窄部位、程度，室间隔缺损的类型和大小，主动脉骑跨程度，肺动脉发育情况，冠状动脉畸形等，还可测定肺动脉直径以及肺动脉分支的病变，比超声心动图更精准。

6.CT 及 MRI 检查

对主动脉和左右肺动脉直径进行准确的测量,可直观地观察到肺动脉的形态及其与主动脉的关系,同时对室间隔缺损的大小、部位和右室流出道狭窄部位、程度作出准确的诊断。

四、治疗原则及要点

治疗主要依赖于手术,包括姑息手术和矫治手术。

(一)手术适应证

大多数肺动脉及左、右分支发育正常的法洛四联症的患儿均应力争在 1 岁内进行矫治手术。对于生后病情发展严重、婴儿期严重缺氧、屡发呼吸道感染和昏厥者,或不具备手术医疗条件者可先行姑息手术。

(二)手术方式

1.姑息手术

即在全麻下行锁骨下动脉-肺动脉吻合术或右心室流出道补片扩大术,以增加肺循环血量,改善缺氧,等条件成熟后再做矫形根治手术。

2.矫治手术

即指在低温体外循环下疏通右室流出道、修补室间隔缺损,同时矫治合并的其他心内畸形。

五、护理措施

(一)术前护理

1.注意休息

严格限制患者活动量,避免患儿哭闹和情绪激动,减少不必要的刺激,以免加重心脏负担,减少急性缺氧性昏厥的发作。

2.纠正缺氧

(1)吸氧。氧流量 4~6 L/min,每天 2~3 次,每次 20~30 分钟。

(2)改善微循环,纠正组织严重缺氧。必要时遵医嘱输注改善微循环的药物,如右旋糖酐-40等。嘱患者多饮水,以防止脱水导致血液黏稠度增加,诱发缺氧发作。

(3)预防感染。注意保暖,预防呼吸道感染;注意口腔卫生,防止口腔黏膜感染。

(4)加强营养。根据患者口味,进食易消化、高蛋白、高热量、高维生素饮食。进食避免过饱。对于婴儿,喂养比较困难,吸奶时往往因气促乏力而停止预习,且易呕吐和大量出汗,故喂奶时可用滴管滴入,减轻患儿体力消耗。

(二)术后护理

1.病情观察

密切监测患者心律、心率、血压等生命体征的变化,戴有临时起搏器的患者应固定好起搏器导线并按起搏器常规护理。

2.维持循环功能稳定

(1)重症四联症跨环补片或心功能差者,常应用多巴胺及多巴酚丁胺。但在维护心功能的同时,注意调整血容量,使患者的动脉压、中心静脉压维持在最佳状态,并观察用药效果。

(2)定期测定血浆胶体渗透压,并维持在 2.3~2.7 kPa(17~20 mmHg)。术中使用超滤的患者,术后应适当补充晶体液,以降低血液的黏稠度。

3.并发症的预防及护理

(1)灌注肺:是四联症矫治术后的一种严重并发症,发生的原因可能与肺动脉发育差、体肺侧支多或术后液体输入过多有关。临床主要表现为急性进行性呼吸困难、发绀、血痰和难以纠正的低氧血症。其主要护理措施:①用呼气末正压通气方式辅助通气;②密切监测呼吸机的各项参数,特别注意压力的变化;促进有效气体交换,及时清理呼吸道内分泌物,吸痰时注意无菌操作,动作轻柔;③注意观察痰液的颜色、性质、量以及唇色、甲床颜色、血氧饱和度、心率、血压等;拔除气管插管后,延长吸氧时间3~5天,并结合肺部体疗协助患者拍背排痰;④严格限制入量,经常监测血浆胶体渗透压,在术后急性渗血期,根据血浆胶体渗透压的变化,遵医嘱及时补充血浆及清蛋白。

(2)低心排血量综合征:患者由于术前肺血减少和左心室发育不全,术后可能出现低心排血量综合征,表现为低血压、心率快、少尿、多汗、末梢循环差、四肢湿冷等。其主要护理措施包括:①密切观察患者生命体征、外周循环及尿量等情况;②遵医嘱给以强心、利尿药物,并注意保暖。

六、健康指导

(一)饮食

以高蛋白、低盐、高纤维素饮食为主,少量多餐,勿暴饮暴食,限制烟、酒、茶、咖啡及刺激性食物。

(二)活动与学习

3~6个月要限制剧烈活动和重体力劳动。学龄儿童术后3~6个月可以正常上学。

(三)遵医嘱按时服药

不可随意停药,增减药物用量。

(四)复查

手术后3~6个月去医院复查心电图、胸片、心脏彩超等。

(林　娟)

第十一节　冠　心　病

冠心病是冠状动脉血管发生动脉粥样硬化病变而引起血管腔狭窄或阻塞,造成心肌缺血、缺氧或坏死而导致的心脏病。但是冠心病的范围可能更广泛,还包括炎症、栓塞等导致管腔狭窄或闭塞。

一、病因

病因尚未完全明确,已公认的主要危险因素有高脂血症、高血压、吸烟与糖尿病等。

二、临床表现

(一)症状

1.典型胸痛

因体力活动、情绪激动等诱发,突感心前区疼痛,多为发作性绞痛或压榨痛,也可为憋闷感。

疼痛从胸骨后或心前区开始,向上放射至左肩、臂,甚至小指和无名指,休息或含服硝酸甘油可缓解。发生心肌梗死时胸痛剧烈,持续时间长(常常超过半小时),硝酸甘油不能缓解,并可有恶心、呕吐、出汗、发热,甚至发绀、血压下降、休克、心力衰竭。

2.需要注意

一部分患者的症状并不典型,仅仅表现为心前区不适、心悸或乏力,或以胃肠道症状为主。某些患者可能没有疼痛,如老年人和糖尿病患者。

3.猝死

约有1/3的患者首次发作冠心病表现为猝死。

4.其他

可伴有全身症状,如发热、出汗、惊恐、恶心、呕吐等。

(二)体征

心绞痛患者未发作时无特殊。患者可出现心音减弱、心包摩擦音。并发室间隔穿孔、乳头肌功能不全者,可于相应部位听到杂音。心律失常时听诊心律不规则。

三、护理评估

(一)日常生活形态

了解患者是否吸烟,是否喜欢吃胆固醇高及动物脂肪高的食物,如蛋黄、动物内脏、鸡、鸭皮等,体重是否超过理想体重。

(二)既往健康状况

患者是否有糖尿病、原发性高血压、慢性阻塞性支气管炎及下肢血管病等慢性疾病,是否系统地治疗过和用药情况。

(三)心理评估

患者对疾病的认识和对康复的期望值如何,家属对疾病的态度和此次手术的经费问题,以便有针对性的进行疏导。

(四)辅助检查

1.心电图检查

心电图检查是对冠心病很有价值的一种诊断方式。

2.超声心动图检查

超声心动图检查主要用于估测左心室功能及是否有节段性心室壁运动异常,心脏各瓣膜功能,同时也用于鉴别瓣膜乳头肌功能状态,室壁瘤室间隔穿孔等心肌梗死后并发症的存在。

3.选择性冠状动脉造影及左心室造影检查

选择性冠状动脉造影及左心室造影检查是显示冠状动脉解剖及病理改变,明确诊断的可靠方法,可准确了解动脉狭窄及阻塞部位、程度、范围、病变远端冠脉血流通畅状况和侧支循环情况。为手术适应证的选择和手术方案的制订提供可靠证据。

四、治疗原则及处理

(一)药物治疗

主要目的是缓解症状,减少心绞痛的发作及心肌梗死;延缓冠状动脉粥样硬化病变的发展,并减少冠心病死亡。规范药物治疗可以有效地降低冠心病患者的死亡率和再缺血事件的发生,并改善患者的临床症状。而对于部分血管病变严重甚至完全阻塞的患者,在药物治疗的基础上,血管再建治疗可进一步降低患者的死亡率。

1.硝酸酯类药物

硝酸甘油、硝酸异山梨酯(消心痛)、5-单硝酸异山梨酯、长效硝酸甘油制剂(硝酸甘油油膏或橡皮膏贴片)等。

2.抗血栓药物

包括抗血小板和抗凝药物。抗血小板药物主要有阿司匹林、氯吡格雷(波立维)、替罗非班等,抗凝药物包括普通肝素、低分子肝素等。

3.纤溶药物

主要有链激酶、尿激酶、组织型纤溶酶原激活剂等。

4.β受体阻滞剂

常用药物有美托洛尔、阿替洛尔、比索洛尔和兼有 α 受体阻滞作用的卡维地洛、阿罗洛尔(阿尔马尔)等。

5.钙通道阻断剂

常用药物有维拉帕米、硝苯地平控释剂、氨氯地平等。

6.肾素血管紧张素系统抑制剂

常用药物有依那普利、贝那普利、雷米普利、福辛普利等。

7.调脂治疗

常用药物有洛伐他汀、普伐他汀、辛伐他汀、氟伐他汀、阿托伐他汀等。

(二)经皮冠状动脉介入治疗

经皮冠状动脉腔内成形术应用特制的带气囊导管,经外周动脉(股动脉或桡动脉)送到冠脉狭窄处,充盈气囊可扩张狭窄的管腔,改善血流,并在已扩开的狭窄处放置支架,预防再狭窄。还可结合血栓抽吸术、旋磨术。适用于药物控制不良的稳定型心绞痛、不稳定型心绞痛和心肌梗死患者。心肌梗死急性期首选急诊介入治疗,时间非常重要,越早越好。

(三)冠状动脉旁路移植术治疗

冠状动脉旁路移植术通过恢复心肌血流的灌注,缓解胸痛和局部缺血、改善患者的生活质量,并可以延长患者的生命。适用于严重冠状动脉病变的患者,不能接受介入治疗或治疗后复发的患者,以及心肌梗死后心绞痛,或出现室壁瘤、二尖瓣关闭不全、室间隔穿孔等并发症时,在治疗并发症的同时,应该行冠状动脉搭桥术。手术的选择应该由心内、心外科医师与患者共同决策。

五、护理措施

(一)术前护理

术前护理取得患者信任,加强沟通,了解其心理状态,鼓励患者提出疾病、检查和治疗相关的问题并及时解答,为患者介绍手术室及监护室环境,告知其手术简要过程及术后注意事项,消除其焦虑、紧张、恐惧心理。

(1)减轻心脏负担。①适当的活动与休息:与患者及家属一起制订每天活动量及活动内容,避免劳累,保证充足的睡眠时间,避免情绪波动。②合理膳食:多食高维生素、粗纤维素、低脂的食物、防止便秘的发生。③给氧:间断或持续氧气吸入,以保证重要器官心、脑的氧供,预防组织缺氧发生。④戒烟:术前戒烟 3 周,有呼吸道感染者应积极抗感染治疗。

(2)术前指导:指导患者深呼吸,有效咳嗽,并训练床上大小便,床上腿部肌肉锻炼等。

(二)术后护理

(1)加强病情监测:①术后患者易出现血压不稳,密切监测血压变化。②观察心率、心律和心电图变化,警惕心律失常和心肌梗死的发生。③观察周围血管充盈情况,监测血氧饱和度和动脉氧分压,防止低氧血症的发生。④观察体温变化,术后早期积极复温,注意保暖,促进末梢循环尽快恢复。⑤观察患者的呼吸功能,呼吸频率、幅度和双侧呼吸音。⑥观察取静脉的手术肢体足背动脉波动情况和足趾温度、肤色、水肿情况。

(2)低心排血量的护理:①监测心排血量(CO)、心排指数(CI)、体循环阻力(SVR)和肺循环阻力(PVR)等数值的变化,及早发现低心排血量,及时报告医师处理。②重视血容量的补充,水、电解质及酸碱平衡紊乱和低氧血症的纠正。③及时、合理、有效的使用正性肌力药物,以恢复心脏和其他重要器官的供血供氧,并观察用药效果。④当药物治疗不佳或反复发作室性心律失常等情况下,可经皮主动脉内球囊反搏。

术后功能锻炼:术后 2 小时手术肢体可以进行下肢、脚掌和趾的被动功能锻炼,坐位时,注意抬高患肢,避免足下垂,术后 24 小时根据患者情况鼓励其下床运动,站立时勿持续时间过久,根据患者耐受程度,逐渐进行肌肉压缩运动或股四头肌训练。

(3)并发症的预防和护理:①出血。因术后服用阿司匹林等进行抗凝治疗,以防搭桥的血管发生梗死,有发生局部和全身出血的可能。密切观察全身皮肤状况及凝血酶原时间,观察手术切口及下肢取血管处伤口有无渗血,观察并记录引流液的量和性质,判断有无胸内出血或心包堵塞的预兆,发现异常便后及时通知医师并协助处理。②疑为肾衰竭者,限制水和钠的摄入,控制高钾食物的摄入,并停止使用肾毒性药物,若证实为急性肾衰竭,应遵医嘱做透析治疗。

六、出院指导

(一)合理饮食,控制体重

饮食以低脂肪、高蛋白、低盐(每天食盐量<6 g),不吃或少吃咸菜及腌制品、高纤维素为宜,限制膳食中的高热量食品如脂肪、甜食等,增加水果、蔬菜的摄入。适当增加体育活动,如行走、慢跑、体操等,一般应每天坚持,以达到热量收支平衡控制肥胖的目的。

(二)保健

术后一般恢复大约需要 6 周;胸骨愈合约 3 个月。在恢复期内要避免胸骨受到较大的牵张,如举重物、抱小孩、拉重物、移动家具等。并应注意以下几点。

1.保持正确姿势

当身体直立或坐位时,胸部应尽可能挺起,将两肩稍向后展,保持这种姿势在术后早期可能感觉有点不适。但如不这样,以后挺胸站立时,胸部会有被勒紧的感觉。

2.两上肢水平上抬

两上肢水平上抬可使上肢肌肉保持一定的张力,避免肩部僵硬。出院后的 1 个月内,每天坚持 2 次做两上肢水平上抬是很重要的。

3.护袜

在恢复期内,穿弹力护袜能改善下肢血液供应,并减少体液在下肢聚集。在手术后 4~6 周,离床活动时穿上,回到床上休息时再脱出。

(三)生活

在术后2周左右如自我感觉恢复良好,可以开始做家务劳动,如清理桌面灰尘、管理花木、帮助准备食物等。回家后的头几个星期,应注意安静,避免与伤风感冒或患感染的人接触,避免被动吸烟。

(四)服药指导

患者应完全遵照医师指导服用药物,注意以下几点。

(1)要知道服用每种药物的名称和外观。

(2)遵照医师的指导,按时服用药物。

(3)未经医师准许,勿擅自停用或加用药物。

(五)复诊

术后3～6个月复查1次。如出现心绞痛或心功能不全等应及时到医院就诊。

(林　娟)

第七章

胃肠外科护理

第一节　上消化道大出血

一、概述

上消化道出血是指屈氏韧带以上的消化道,包括食管、胃、十二指肠、胃空肠吻合术后的空肠病变,以及胰、胆病变的出血,是常见急症之一。

上消化道大出血指数小时内的失血量大于 1 000 mL,或大于循环血容量的 20%,临床表现为呕血或黑粪,常伴有血容量减少而引起的急性周围循环衰竭,导致失血性休克而危及患者的生命。

二、护理评估

(一)临床表现

上消化道出血的临床表现一般取决于病变性质、部位和出血量与速度。

1.呕血与黑粪

呕血与黑粪是上消化道出血的特征性表现。上消化道大量出血之后,均有黑粪。出血部位在幽门以上者常伴有呕血。若出血量较少、速度慢也可无呕血。反之,幽门以下出血如出血量大、速度快,可因血反流入胃腔引起恶心、呕吐而表现为呕血。

呕血多为棕褐色,呈咖啡渣样,这是血液经胃酸作用形成正铁血红素所致。如出血量大,未经胃酸充分混合即呕出,则为鲜红或有血块。黑粪呈柏油样,黏稠而发亮,是由血红蛋白的铁经肠内硫化物作用形成硫化铁所致。出血量大时,血液在肠内推进快,粪便可呈暗红甚至鲜红色,酷似下消化道出血。呕吐物及黑粪潜血试验呈强阳性。

2.失血性周围循环衰竭

由急性大量失血使循环血容量迅速减少而导致周围循环衰竭。一般表现为头晕、心慌、乏力,突然起立发生晕厥、口渴、出冷汗、心率加快、血压偏低等。严重者呈休克状态,表现为烦躁不安或神志不清、面色苍白、四肢湿冷、口唇发绀、呼吸急促、血压下降、脉压缩小、心率加快,休克未改善时尿量减少。

3.贫血和血常规变化

慢性出血可表现为贫血。急性大量出血后均有急性失血后贫血,但在出血的早期,血红蛋白浓度、红细胞计数与血细胞比容可无明显变化。在出血后,一般须经 3 小时以上才出现贫血,出血后 24～72 小时红细胞稀释到最大限度。贫血程度除取决于失血量外,还和出血前有无贫血基础、出血后液体平衡状况等因素有关。

急性出血患者为正细胞正色素性贫血,在出血后骨髓有明显代偿性增生,可暂时出现大细胞性贫血,慢性失血则呈小细胞低色素性贫血。出血 24 小时内网织红细胞即见增高,至出血后4～7 天可高达 5%～15%,以后逐渐降至正常。如出血未止,网织红细胞可持续升高。

上消化道大出血 2～5 小时,白细胞计数升为$(10～20)×10^9/L$,出血停止后 2～3 天才恢复正常。但在肝硬化患者,如同时有脾功能亢进,则白细胞计数可不增高。

4.发热

上消化道大量出血后,多数患者在 24 小时内出现低热,但一般不超过 38.5 ℃,持续 3～5 天降至正常。

5.氮质血症

在上消化道大量出血后,由于大量血液蛋白质的消化产物在肠道被吸收,血中尿素氮浓度可暂时增高,称为肠性氮质血症。一般于一次出血后数小时血尿素氮开始上升,24～48 小时可达高峰,大多不超出 14.3 mmol/L(40 mg/dL),3～4 天后降至正常。

血容量减少及低血压,导致肾血流量减少、肾小球过滤率下降,亦可引起一过性氮质血症。对血尿素氮持续升高超过 3～4 天或明显升高超过 17.9 mmol/L(50 mg/dL)者,若活动性出血已停止,且血容量已基本纠正而尿量仍少,则应考虑由于休克时间过长或原有肾脏病变基础而发生肾衰竭。

(二)辅助检查

1.实验室检查

测定红细胞、白细胞和血小板计数,血红蛋白浓度、血细胞比容、肝功能、肾功能、粪潜血等,有助于估计失血量及动态观察有无活动性出血,判断治疗效果及协助病因诊断。

2.胃镜检查

胃镜检查是目前诊断上消化道出血病因的首选检查方法。胃镜检查在直视下顺序观察食管、胃、十二指肠球部直至降段,从而判断出血病变的部位、病因及出血情况。多主张检查在出血后 24～48 小时进行,称为急诊胃镜检查。一般认为这可大大提高出血病因诊断的准确性,因为有些病变如急性糜烂出血性胃炎可在短短几天内愈合而不留痕迹;有些病变如血管异常在活动性出血或近期出血期间才易于发现;对同时存在两个或多个病变者可确定其出血所在。急诊胃镜检查还可根据病变的特征判断是否继续出血或估计再出血的危险性,并同时进行内镜止血治疗。在急诊胃镜检查前需先纠正休克、补充血容量、改善贫血。如有大量活动性出血,可先插胃管抽吸胃内积血,并用生理盐水灌洗,以免积血影响观察。

3.X 线钡餐检查

X 线钡餐检查目前已多被胃镜检查所代替,故主要适用于有胃镜检查禁忌证或不愿进行胃镜检查者,但对经胃镜检查出血原因未明,疑病变在十二指肠降段以下小肠段,则有特殊诊断价值。检查一般在出血停止且病情基本稳定数天后进行。

4.其他检查

选择性动脉造影、放射性核素^{99m}Tc标记红细胞扫描、吞棉线试验及小肠镜检查等主要适用于不明原因的小肠出血。由于胃镜检查已能彻底搜寻十二指肠降段以上消化道病变,故上述检查很少应用于上消化道出血的诊断。但在某些特殊情况,如患者处于上消化道持续严重大量出血紧急状态,以致胃镜检查无法安全进行或因积血影响视野而无法判断出血灶,而患者又有手术禁忌,此时行选择性肠系膜动脉造影可能发现出血部位,并同时进行介入治疗。

(三)治疗原则

上消化道大量出血病情急、变化快,严重者可危及生命,应采取积极措施进行抢救。抗休克、迅速补充血容量应放在一切医疗措施的首位。

1.一般急救措施

患者应卧位休息,保持呼吸道通畅,避免呕血时血液吸入引起窒息,必要时吸氧,活动性出血期间禁食。

严密监测患者生命体征,如心率、血压、呼吸、尿量及神志变化。观察呕血与黑粪情况。定期复查血红蛋白浓度、红细胞计数、血细胞比容与血尿素氮。必要时行中心静脉压测定。对老年患者根据情况进行心电监护。

2.积极补充血容量

立即查血型和配血,尽快建立有效的静脉输液通道,尽快补充血容量。在配血过程中,可先输平衡液或葡萄糖盐水。遇血源缺乏,可用右旋糖酐或其他血浆代用品暂时代替输血。改善急性失血性周围循环衰竭的关键是要输足全血。紧急输血指征见图7-1。

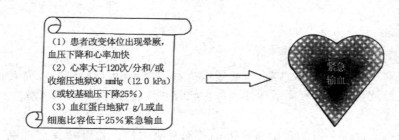

图7-1 紧急输血指征

输血量视患者周围循环动力学及贫血改善情况而定,尿量是有价值的参考指标。应注意避免因输液、输血过快、过多而引起肺水肿,原有心脏病或老年患者必要时可根据中心静脉压调节输入量。肝硬化患者宜用新鲜血。

3.止血措施

止血措施见图7-2。

(四)护理诊断

1.组织灌注量改变

组织灌注量改变与上消化道大量出血有关。

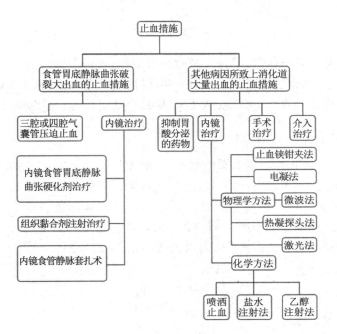

图 7-2 止血措施

2.体液不足

体液不足与出血有关。

3.恐惧

恐惧与出血有关。

4.活动无耐力

活动无耐力与血容量减少有关。

5.其他

有受伤的危险,如创伤、窒息、误吸与食管胃底黏膜长时间受压、囊管阻塞气道,血液或分泌物反流入气管有关。

(五)护理目标

患者无继续出血的征象,组织灌注恢复正常;没有脱水征,生命体征平稳;因出血引起的恐惧感减轻;能够获得足够休息,活动耐力逐渐增加,能叙述活动时保证安全的要点;患者呼吸道通畅,无窒息、误吸,食管胃底黏膜未因受气囊压迫而损伤。

三、护理措施

(一)评估

(1)患者生命体征,观察发生呕血、黑粪的时间、颜色、性质,准确记录出入量。

(2)评估患者脱水的程度、尿量、尿色、电解质水平。

(3)评估患者的耐受力,观察患者有无出血性改变。

(4)评估患者的情绪状况。

(二)生活护理

1.休息与体位

大出血时患者应绝对卧床休息,保持安静,及时帮助患者清理被污染的床单,取平卧位并将下肢略抬高,以保证脑部供血。呕吐时头偏向一侧,保证呼吸道通畅,防止窒息或误吸;必要时用负压吸引器清除气道内的分泌物、血液或呕吐物,保持呼吸道通畅。遵医嘱给予吸氧。

2.饮食护理

(1)出血活动期应禁食。

(2)出血停止后。①消化性溃疡引起的出血,于出血停止6小时可进温凉、清淡无刺激性的流食,以后可改为半流食、软食,或营养丰富、易消化食物。开始需少量多餐,逐步过渡到正常饮食。忌食生冷食物、粗糙、坚硬、刺激性食物。②食管胃底静脉曲张破裂出血,出血停止后1～2天可进高热量、高维生素流食,限制钠和蛋白质摄入,避免诱发和加重腹水、肝性脑病。避免进食粗糙的硬食,应细嚼慢咽,防止损伤曲张静脉而再次出血(图7-3)。

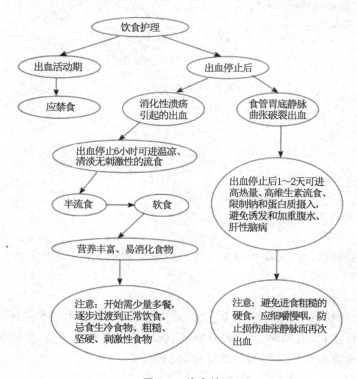

图7-3　饮食护理

(三)心理护理

突然大量的呕血,常使患者及其家属极度恐惧不安。反复长期消化道出血,则容易使患者产生恐惧、悲观、绝望的心理反应,对疾病的治疗失去信心。而患者的消极情绪,又可加重病情,不利于疾病的康复。应关心、安慰、陪伴患者,但避免在床边讨论病情。抢救工作应迅速、忙而不乱,以减轻患者的紧张情绪及恐惧心理。经常巡视,大出血时陪伴患者,使其有安全感。呕血或解黑粪后及时清除血迹、污物,以减少对患者的恶性刺激。解释各项检查、治疗措施,听取并解答患者或家属的提问,以减轻他们的疑虑。

（四）治疗配合

1.病情观察

上消化道大量出血在短期内出现休克症状，为临床常见的急症，应做好病情的观察。

（1）出血量的估计见表7-1，出血程度的分类见表7-2。

表 7-1　出血量的估计

出血量	临床表现
≥5 mL	粪潜血（＋）
>50～70 mL	黑粪
250～300 mL	呕血
≤400 mL	不引起全身症状
400～500 mL	可引起全身症状
>1 000 mL	急性周围循环衰竭或失血性休克

表 7-2　出血程度的分类

分级	失血量	血压	脉搏	血红蛋白	症状
轻度	全身血量的10%～15%（成人失血量<500 mL）	基本正常	正常	无变化	可有头晕
中度	全身总血量的20%（成人失血量的800～1 000 mL）	下降	100 次/分	70～100 g/L	一时性眩晕、口渴、心悸、少尿
重度	全身总血量30%以上（成人失血量>1 500 mL）	<10.7 kPa（80 mmHg）	>120 次/分	<70 g/L	心悸、冷汗、尿少、神志恍惚

（2）继续或再次出血的判断：观察中出现下列提及的迹象，提示有活动性出血或再次出血。①反复呕血，甚至自呕吐物由咖啡色转为鲜红色。②黑粪次数增多且粪质稀薄，色泽转为暗红色，伴肠鸣音亢进。③周围循环衰竭的表现经补液、输血而未改善，或好转后又恶化，血压波动，中心静脉压不稳定。④红细胞计数、血细胞比容、血红蛋白测定不断下降，网织红细胞计数持续增高。⑤在补液足量、尿量正常的情况下，血尿素氮持续或再次增高。⑥原有脾大、门静脉高压的患者，在出血后常暂时缩小，如不见脾恢复肿大亦提示出血未止。

（3）出血性休克的观察：大出血时严密监测患者的心率、血压、呼吸和神志变化，必要时进行心电监护。准确记录出入量，疑有休克时留置导尿管，测每小时尿量，应保持尿量 30 mL/h。注意症状、体征的观察，如患者烦躁不安、面色苍白、皮肤湿冷、四肢湿冷提示微循环血流灌注不足；而皮肤逐渐转暖、出汗停止则提示血流灌注好转。

2.用药护理

立即建立静脉通道。遵医嘱迅速、准确地实施输血、输液、各种止血药物治疗及用药等抢救措施，并观察治疗效果及不良反应。输液开始应快，必要时测定中心静脉压作为调整输液量和速度的依据。避免因输液、输血过多、过快而引起急性肺水肿，对老年患者和心肺功能不全者尤应注意。肝病患者忌用吗啡、巴比妥类药物；应输新鲜血，因库存血含氨量高，易诱发肝性脑病。血管升压素可引起腹痛、血压升高、心律失常、心肌缺血，甚至发生心肌梗死，故滴注速度应遵医嘱准确无误，并严密观察不良反应。患有冠心病的患者忌用血管升压素。

3.三(四)腔气囊管的护理

熟练的操作和插管后的密切观察及细致护理是达到预期止血效果的关键,留置三(四)腔气囊管使用如图7-4,注意事项见图7-5,流程如下。

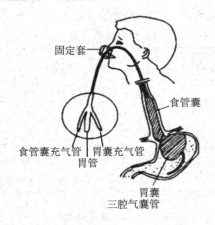

图 7-4 三(四)腔气囊管的使用

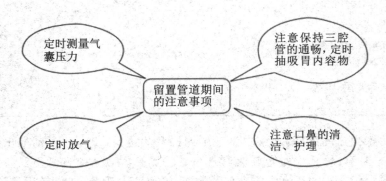

图 7-5 留置三(四)腔气囊管的注意事项

(1)插管前管前仔细检查,确保食管引流管、胃管、食管囊管、胃囊管通畅,并分别做好标记,检查两气囊无漏气后抽尽囊内气体,备用。

(2)向患者解释,以消除恐惧、说明插管的目的,告知插管时配合方法,并给患者做深呼吸和吞咽示范动作。

(3)协助医师为患者做鼻腔、咽喉部麻醉,经鼻腔或口腔插管至胃内。将食管引流管、胃管连接负压吸引器或定时抽吸,观察出血是否停止,并记录引流液的性状、颜色及量。

(4)出血停止后,放松牵引,放出囊内气体,保留管道继续观察 24 小时,未再出血可考虑拔管,对昏迷患者可继续留置管道用于注入流质食物和药液。

(5)拔管前口服石蜡油 20～30 mL。润滑黏膜和管、囊外壁,抽尽囊内气体,以缓慢、轻巧的动作拔管。气囊压迫一般以 3～4 天为限,继续出血者可适当延长。

(五)健康指导

1.介绍病因

上消化道出血的临床过程及预后因引起出血的病因而异。

2.介绍治疗

应帮助患者和家属掌握有关疾病的预防、治疗和护理知识,以减少再度出血的危险。

3.饮食指导

注意饮食卫生和规律,进食营养丰富、易消化的食物,避免过饥或暴饮暴食,避免粗糙、刺激性食物,或过冷、过热、产气多的食物、饮料等,合理饮食是避免诱发上消化道出血的重要环节。

4.生活指导

加强口腔护理,保持皮肤清洁,预防并发症。生活起居要有规律,劳逸结合,保持乐观情绪,保证睡眠,减少外部刺激,重者需卧床休息并注意保暖。应戒烟、戒酒,在医师指导下用药。

5.特殊交代

指导患者及家属学会早期识别出血征象及应急措施,若出现呕血、黑粪或头晕、心悸等不适,立即卧床休息,保持安静,减少身体活动;呕吐时取侧卧位以免误吸;立即送医院治疗。

6.复查指导

有呕血、黑粪、上腹不适应随时就诊。

(六)护理评价

患者出血停止,组织灌注恢复正常;无脱水征,生命体征恢复正常;恐惧感减轻;休息和睡眠充足,活动耐力增加或恢复至出血前的水平;患者活动时无晕厥、跌倒等意外发生;无窒息或误吸,食管胃底黏膜无糜烂、坏死。

(邹　敏)

第二节　肠　结　核

一、概述

肠结核是结核杆菌侵犯肠道引起的慢性特异性感染,过去在我国比较常见。随着人民生活水平的提高、卫生保健事业的发展及结核患病率的下降,本病亦逐渐减少。发病年龄为 2～72 岁,而以 21～40 岁最多,女性多于男性,约为 1.85∶1。根据大体形态学表现,肠结核可分为溃疡型、增殖型和混合型。绝大多数病例继发于肠外结核病,主要是肺结核。无肠外结核病灶者称原发性肠结核,占肠结核的 10% 以下。

二、护理评估

(一)评估患者的健康史及家族史

询问患者既往身体状况,尤其是近期是否患有身体其他部位的结核病,或近期是否与结核患者接触过。

(二)临床症状的评估与观察

1.评估患者腹痛的症状

有腹痛症状者占 95% 以上,疼痛性质一般为隐痛或钝痛,禁食易诱发或加重,出现腹痛与排便,排便后疼痛可有不同程度的缓解。

2.评估患者腹泻与便秘的症状

腹泻常与腹痛相伴随。大便每天数次至数十次,半成形或水样,常有黏液,重症患者有广泛溃疡可有脓血便,量多,有恶臭味。常在清晨排便,故有"鸡鸣泻"之称。小肠结核如果病变广泛,可引起吸收不良而发生脂肪泻。无腹泻而只有便秘者约占 25%。腹泻与便秘交替常被认为是肠结核的典型症状。腹泻数天继而便秘,如此循环交替。

3.评估患者有无腹部肿块

主要见于增殖型肠结核。溃疡型肠结核病有局限性腹膜炎,病变肠曲和周围组织黏膜连,或同时有肠系膜淋巴结结核,也可出现腹部肿块。

4.评估患者的营养状况、有无营养障碍

因进食可诱发疼痛,患者常有食欲缺乏、畏惧进食,食量因而减少,肠管炎症引起的淋巴梗阻、淤胀,使肠局部蠕动异常,发生肠内容物淤滞,加之肠道菌群失调等因素干扰了食物的消化与吸收,甚至发生脂肪泻,从而体重下降,并有贫血等一系列营养障碍的表现。

5.评估患者有无发热症状

溃疡型肠结核有结核毒血症,表现为午后低热、不规则热、弛张热或稽留高热,体温多在 38 ℃,伴有盗汗。增殖型肠结核可无发热或有时低热。

6.评估患者有无肠外表现

可有倦怠、消瘦、苍白、随病程发展可出现维生素缺乏、脂肪肝、营养不良性水肿等表现。部分患者可出现活动性肺结核的临床表现。

7.评估患者有无肠梗阻、肠出血、肠穿孔的症状

并发肠梗阻时有腹绞痛,常位于右下腹或脐周,伴有腹胀、肠鸣音亢进、肠型与蠕动波;并发肠穿孔时,由于病变周围多有组织黏膜,弥漫性腹膜炎较少见。

(三)辅助检查评估

1.血液检查

溃疡型肠结核可有中度贫血,无并发症时白细胞计数一般正常,90%的病例红细胞沉降率明显增快。

2.粪便检查

外观常为糊状不成形便,或有黏液,镜检见少量脓细胞或红细胞,潜血可呈弱阳性。

3.纯化(结核)蛋白衍生物皮内试验

如为强阳性有助于本病的诊断。

4.X 线检查

X 线征象:①肠蠕动过快,钡剂通过加速,有间歇性张力亢进,病变部位黏膜皱襞僵硬和增厚;②钡剂通过病变部位出现激惹现象,称为 Stierlin 征;③小肠有梗阻时有肠管扩张、钡剂排空延迟和分节现象,钡剂呈雪花样分布、边缘锯齿状;④盲肠不充盈,升结肠缩短;⑤盲肠部位扭曲,回盲瓣出现裂隙,回肠末端出现宽底三角形、底向盲肠,称为 Fleischner 征。

5.内镜检查

内镜特征:①回盲部为主;②肠黏膜充血、水肿;③环形溃疡、溃疡边缘呈鼠咬状;④大小、形态各异的炎性息肉,肠腔变窄;⑤病理检查可见干酪样坏死性肉芽肿或用抗酸染色法发现抗酸结核杆菌。

6.结核菌素(简称结素)试验

目前通用的结素有两类。一是旧结素,是结核菌的代谢产物,由结核菌培养滤液制成,主要含结核蛋白。旧结素抗原不纯可引起非特异反应。另一类是结核菌纯蛋白衍化物,是从旧结素滤液中提取结核蛋白精制而成,为纯结素,不产生非特异性反应,故临床上广泛使用。方法通常在左前臂屈侧中部皮内注射 0.1 mL(5 U),48～72 小时后测皮肤硬结直径。阴性<5 mm;弱阳性:5～9 mm;阳性:10～19 mm;强阳性>20 mm 或局部有水疱、坏死。

(四)心理-社会因素评估

评估患者对肠结核的认识程度;评估患者心理承受能力、性格类型;评估患者是否缺少亲人及朋友的关爱;评估患者是否存在焦虑及恐惧心理;评估患者是否有经济负担;评估患者的生活方式及饮食习惯。

(五)腹部体征评估

疼痛部位大多在右下腹部,也可在脐周、上腹或全腹部,因病变所在的部位不同而异。腹部肿块常位于右下腹,一般比较固定,中等质地,伴有轻度或中度压痛。

三、护理问题

(一)腹痛

由病变肠曲痉挛及蠕动增强所致。

(二)腹泻

由溃疡型肠结核所致肠功能紊乱所致。

(三)便秘

由肠道狭窄、梗阻或胃肠功能紊乱所致。

(四)体温过高

由结核毒血症所致。

(五)营养失调

低于机体需要量,由结核杆菌毒性作用、消化吸收功能障碍所致。

(六)有肛周皮肤完整性受损的危险

与腹泻有关。

(七)潜在的并发症

肠梗阻、肠穿孔,由溃疡愈合后或腹腔黏膜连后出现的瘢痕收缩所致。

(八)知识缺乏

缺乏结核病的预防及治疗知识。

(九)焦虑

由病程长、疗程长所致。

(十)活动无耐力

由肠结核引起的体质衰弱所致。

四、护理目标

(1)患者主诉腹痛缓解。

(2)患者主诉大便次数减少或恢复正常的排便。

（3）患者体温恢复正常。

（4）患者体重增加，或精神状况转好、面色红润。

（5）患者在住院期间肛周皮肤完整无破损。

（6）通过护士密切观察能够及早发现梗阻或穿孔症状和腹部体征，及时给予处理。

（7）患者在住院期间能够复述肠结核的预防、保健知识。

（8）患者焦虑程度减轻，能积极主动配合治疗。

（9）患者住院期间活动耐力不断增加。

五、护理措施

（一）一般护理

（1）为患者提供舒适安静的环境，嘱患者卧床休息，避免劳累。

（2）室内定时通风，保持空气清新，调节合适的温度湿度。

（3）患者大便次数多，指导患者保护肛周皮肤，每次便后用柔软的卫生纸擦拭，并用温水清洗，以软毛巾蘸干。避免用力搓擦，保持局部清洁干燥。如有发红，可局部涂抹鞣酸软膏或润肤油。

（4）对于便秘的患者应鼓励患者多饮水、定时如厕，养成规律排便的习惯；适量进食蔬菜水果，保持大便通畅。

（二）心理护理

（1）患者入院时主动接待，热情服务，向患者及家属介绍病房环境及规章制度，取得患者及家属的合作，消除恐惧心理。

（2）患者腹痛、腹泻时，应耐心倾听患者主诉，安慰患者，稳定患者情绪，帮助患者建立战胜疾病的信心。

（3）向患者讲解肠结核的相关知识，介绍各种检查的必要性、术前准备及术后注意事项，消除患者紧张、恐惧的心理，使其积极配合治疗。

（三）治疗配合

（1）注意观察患者腹痛的部位、性质、持续时间、缓解方式，腹部体征的变化，及时发现，避免肠梗阻、肠穿孔等并发症的发生。协助患者采取舒适的卧位。

（2）注意观察患者大便次数、性状、量的变化，以及有无黏液脓血，及时通知医师给予药物治疗。

（3）注意观察患者生命体征变化，尤其是体温的变化，遵医嘱给予物理及药物降温。

（4）评估患者营养状况，监测血电解质、血红蛋白及血清总蛋白、清蛋白变化，观察患者皮肤黏膜有无干燥、皮下脂肪厚度、皮肤弹性。

（5）指导患者合理选择饮食，并向患者及家属解释营养对肠结核的重要性，与其共同制订饮食计划，选用清淡易消化、高维生素、高蛋白、高热量的食物，腹泻患者应限制纤维素、乳制品及高脂食物的摄入，便秘患者则应适量增加纤维素的摄取。

（6）指导患者合理用药，观察用药后效果及不良反应。

（7）每周测体重1～2次。如有腹水每天测腹围1次。

（四）用药护理

（1）抗结核药（链霉素、异烟肼、利福平、乙胺丁醇、吡嗪酰胺等）：一般采用2～3种药物联合应用,用药时间 2～3 年。链霉素使用前应做皮试,抗结核药宜空腹服用,服药后可有恶心、呕吐、药疹等不良反应。以上药物存在肝毒性,应定期检查肝功能。

(2)有计划、有目的地向患者及家属逐步介绍有关药物治疗的知识。

(3)强调早期、联合、适量、规律、全程化学治疗的重要性,使患者树立治愈疾病的信心,积极配合治疗。督促患者按医嘱服药、培养按时服药的习惯。

(4)解释药物不良反应时,重视强调药物的治疗效果,让患者认识到发生不良反应的可能性较小,以激励患者坚持全程治疗。

(5)嘱患者如出现巩膜黄染、肝区疼痛、胃肠不适、眩晕、耳鸣等不良反应时,应与医师联系,不可自行停药。

(五)健康教育

(1)向患者和家属讲解肠结核的保健知识,加强有关结核病的卫生宣教,肠结核患者的粪便要消毒处理,防止病原体传播。

(2)患者应保证充足的休息与营养,生活规律,劳逸结合,保持良好的心态,以增强机体抵抗力。

(3)指导患者坚持抗结核治疗,保证足够的剂量与疗程。定期复查。学会自我检测抗结核药物的作用和不良反应,如有异常,及时复诊。

(4)肺结核患者不可吞咽痰液,应保持排便通畅。提倡用公筷进餐,牛奶应经过灭菌。

(邹　敏)

第三节　炎症性肠病

炎症性肠病一词专指病因未明的炎症性肠病,包括溃疡性结肠炎和克罗恩病。炎症性肠病的流行病学有两个明显的特征,一是发病率有明显的地域差异及种族差异,以北美、北欧最高,亚洲较低,同一地域的白种人明显高于黑种人、犹太人明显高于非犹太人;二是近几十年来,炎症性肠病在世界范围内发病率有持续增高趋势。我国尚无流行病学研究报道。总的来说,溃疡性结肠炎在我国较欧美国家少见,且病情一般较轻,但近年患病率似有增加,重症也有报道;克罗恩病少见,但非罕见。炎症性肠病发病高峰年龄为 15～25 岁,亦可见于儿童或老年,男女发病率无明显差异。

炎症性肠病的病因和发病机制尚未完全明确,已知肠道黏膜免疫系统异常反应所导致的炎症过程在炎症性肠病发病中起重要作用,目前认为这是由多因素相互作用所致,主要包括环境、遗传、感染和免疫因素。

一、溃疡性结肠炎

(一)概述

溃疡性结肠炎是一种病因不明的直肠和结肠慢性非特异性炎症疾病。病变主要限于大肠黏膜与黏膜下层。病变呈连续性,由远端向近端发展。主要症状有腹泻、黏液脓血便、腹痛和里急后重。病程漫长,病情轻重不一,常反复发作。本病可发生在任何年龄,多见于 20～40 岁。男女发病率无明显差别。

(二)护理评估

1.评估患者的健康史

询问患者既往病史、身体状况、家族史、饮食不洁史及最近情绪变化情况。溃疡性结肠炎的病因不明,但其发病可能与免疫、遗传、感染(尤其是痢疾杆菌或溶血组织阿米巴感染)、精神神经因素有关。目前大多数专家认为,溃疡性结肠炎的发病既有自身免疫机制参与,也有遗传因素为背景,感染和精神因素为诱发因素。

2.临床症状评估与观察

(1)评估患者腹泻的症状:黏液脓血便是本病活动期的重要表现。轻者每天排便 2～4 次,便血轻或无;重者每天 10～30 次,脓血明显,甚至大量便血。粪质与病情轻重有关,多数为糊状,重者可至血水样。

(2)评估患者腹痛的症状:腹痛多为左下腹或下腹的阵发性痉挛性绞痛,可涉及全腹。有疼痛-便意-便后缓解的规律,常有里急后重。如并发中毒性巨结肠或炎症波及腹膜,有持续性剧烈腹痛。

(3)评估患者有无消化道其他症状:患者还可有腹胀、食欲缺乏、恶心、呕吐的症状。

(4)评估患者有无发热的症状:急性期多出现发热。

(5)评估患者营养状况,有无营养障碍及电解质失衡,慢性腹泻、便血、纳差可致不同程度的营养不良,重症者可有毒血症及水电解质平衡失调、低蛋白血症、贫血等。

(6)评估患者有无肠外表现:溃疡性结肠炎可伴有多种肠外表现,以关节疼为多,还有虹膜炎、口腔溃疡、皮下结节及红斑等。

3.辅助检查评估

(1)血液检查:血红蛋白计数下降,中性粒细胞计数增多,血小板计数增多。红细胞沉降率加快和 C 反应蛋白增高是活动期的标志。电解质紊乱,血清蛋白下降。

(2)粪便检查:肉眼见血、脓和黏液。但需排除感染性结肠炎,故需反复多次(至少连续 3 次)进行便培养、便找阿米巴、粪便集卵的检查。

(3)内镜检查:是本病诊断与鉴别诊断的最重要手段之一。内镜下可见病变黏膜充血水肿,粗糙呈颗粒状,质脆易出血。黏膜上有多发浅溃疡,散在分布,亦可融合,表面附有脓性分泌物。假性息肉形成,结肠袋变钝或消失。

(4)自身抗体检测:血外周型抗中性粒细胞胞质抗体(P-ANCA)是溃疡性结肠炎的相对特异性抗体。

(5)X 线钡剂灌肠检查:黏膜粗乱及颗粒样改变、多发性浅溃疡、结肠袋消失肠管呈铅管状。

4.心理社会因素的评估

(1)评估患者对溃疡性结肠炎的认识程度。

(2)评估患者的人格类型及与人交往、沟通能力。

(3)评估患者有无焦虑及恐惧心理及现在的心理状态。

(4)评估患者是否对医疗费用担心。

(5)评估患者的生活方式及饮食习惯。

5.腹部体征的评估

左下腹或全腹部常有压痛,伴有肠鸣音亢进,常可触及硬管状的降结肠或乙状结肠,提示肠壁增厚。病变范围广泛的急性活动期患者,可有腹肌紧张。轻型病例或在缓解期可无阳性体征。直肠指诊常有触痛,指套染血。

(三)护理问题

1.腹泻

由炎症导致大肠黏膜对水钠吸收障碍及结肠运动功能失常所致。

2.疼痛

腹痛由炎症波及腹膜或腹腔内脓肿形成、急性穿孔、部分或完全肠梗阻所致。

3.营养失调

低于机体需要量,由吸收障碍、腹泻、纳差、摄入量不足所致。

4.肛周皮肤完整性受损

由腹泻后肛周皮肤护理不当、皮肤营养状况差所致。

5.体温过高

由肠道炎症、继发感染所致。

6.活动无耐力

由营养不良、贫血所致。

7.(部分)生活自理能力缺陷

与腹泻所致体质虚弱及大量输液有关。

8.焦虑

由于治疗效果不理想、疾病反复发作所致。

9.有体液不足的危险

与肠道炎症致长期腹泻有关。

10.潜在并发症

中毒性巨结肠、直肠结肠癌变、肠梗阻,与重度溃疡性结肠炎有关。

(四)护理目标

(1)患者大便次数减少,恢复正常的排便形态。

(2)患者主诉腹痛减轻或缓解。

(3)患者体重增加;无贫血现象或贫血症状得到改善;水、电解质平衡,无脱水征。

(4)患者住院期间肛周皮肤完整无破损。

(5)患者体温恢复正常;患者发热时能够得到护士有效的降温措施,舒适感增加。

(6)患者主诉活动耐力逐渐增加,生活能够自理。

(7)患者在卧床期间生活需要得到满足。

(8)患者焦虑程度减轻,能积极主动配合治疗。

(9)患者住院期间保证 24 小时机体需要量。

(10)住院期间通过护士的密切观察,能够及早发现或避免并发症的发生。

(五)护理措施

1.一般护理

(1)为患者提供舒适安静的环境,嘱患者多卧床休息,避免劳累。

(2)定时开窗通风,保持空气清新,控制人员探视,避免感染。

(3)正确指导患者食用质软、易消化、少纤维素又富含营养、有足够热量的饮食,避免食用冷饮、水果、多纤维的蔬菜及其他刺激性食物,忌食牛奶及乳制品。

2.心理护理

(1)患者入院时热情主动接待,为患者及家属介绍病房环境、作息时间及规章制度。

(2)耐心倾听患者倾诉,安慰患者,稳定患者情绪,放松心态,帮助患者建立信心。

(3)为患者讲解所需各项检查的目的、术前准备及术后注意事项,减少患者对检查的恐惧。

3.治疗配合

(1)观察患者的腹痛性质、部位、持续时间及大便的量、色、性质及次数。

(2)观察患者生命体征变化,尤其是体温的变化。

(3)评估患者营养状况及皮肤黏膜情况,观察电解质变化。

(4)急性期可予流食;待病情好转后改为高营养少渣低纤维饮食。病情严重者应禁食,并予全胃肠外营养治疗。

(5)准确记录24小时出入量。观察患者进食情况,定期测体重,监测血红蛋白、血电解质和血清蛋白的变化。根据患者的身体状况,保证24小时机体需要量。

(6)基础护理,保持患者清洁,生活不能自理伴高热的患者注意皮肤的护理,避免压疮的发生。协助患者生活护理。腹泻严重者注意肛周皮肤的护理,可于便后用温水洗净,软毛巾蘸干。肛周有发红者可用鞣酸软膏涂抹,烤灯局部照射15~20分钟,每天2~3次。

(7)给予患者灌肠时需注意低压灌肠,并动作轻柔,必要时可选用吸痰管灌肠,避免肠穿孔。

(8)如病情恶化、毒血症明显、高热伴腹胀、腹部压痛、肠鸣音减弱或消失,或出现腹膜刺激征,提示有并发症应立即与医师联系协助抢救。

4.用药护理

(1)氨基水杨酸制剂:①柳氮磺氨吡啶。对磺氨过敏者慎用,长期服药可发生恶心、呕吐、药疹、药物热、白细胞减少等不良反应。服药期间应检查血常规,肝、肾病患者慎用。②美沙拉嗪。过敏者禁用,检测肝、肾功能。服药时要整粒囫囵吞服,绝不可嚼碎或压碎。

(2)糖皮质激素:注意激素不良反应,不可随意停药,防止反跳现象。检测血常规,预防感染。嘱患者饭后半小时服药,勿空腹服药,以免诱发或加重消化性溃疡,必要时遵医嘱给予保护胃黏膜的药物。

(3)免疫抑制剂:应用硫唑嘌呤或巯嘌呤时可出现骨髓抑制的表现,注意监测白细胞计数。饭后半小时服用,减轻消化道反应。治疗中监测肝功能。

5.健康教育

(1)向患者及家属介绍溃疡性结肠炎诱因及保健知识,帮助患者养成良好的生活习惯。

(2)指导患者合理选择饮食,避免粗纤维多渣及辛辣生冷刺激性饮食,少食或不食牛奶或乳制品,减少肠道刺激。

(3)讲解用药的注意事项及不良反应,教会患者自我观察。

(4)指导患者放松自己、分散注意力的一些技巧,如听音乐,看报纸、杂志,参加一些力所能及的娱乐活动等。

(5)遵医嘱按时服药,如有病情变化及不适,及时来院就医。

二、克罗恩病

(一)概述

克罗恩病又称局限性回肠炎、局限性肠炎、节段性肠炎和肉芽肿性肠炎,是一种原因不明的胃肠道慢性炎性肉芽肿性疾病。本病在整个胃肠道任何部位均可发病,多见于末端回肠和邻近结肠。病变呈节段性或跳跃性分布。临床表现以腹痛、腹泻、腹块、瘘管形成和肠梗阻为特点,且有发热、营养障碍等肠外表现。发病年龄多在 15～30 岁,但首次发作可出现在任何年龄组,男女患病率近似。

(二)护理评估

1.评估患者的健康史

询问患者的既往身体状况、家族史及饮食不洁史。该病病因尚不明,可能为多种致病因素的综合作用,与免疫异常、感染和遗传因素较有关。

2.临床症状评估与观察

(1)评估患者腹痛的症状:为最常见症状,因肠壁炎症、痉挛、狭窄所致。多呈部分性肠梗阻特征,阵发性绞痛,伴腹胀、腹鸣,进食加重,休息、饥饿或排便后减轻。

(2)评估患者腹泻的症状:大部分患者有腹泻症状。粪便多为糊状。一般无脓血及黏液。一般每天不超过 2～6 次,间断或持续发生。如下段结肠或直肠受累可有脓血及里急后重。

(3)评估患者有无腹部包块:10%～20%的患者可见包块,为肠黏膜连、肠壁增厚、肠系膜淋巴结肿大、内瘘或脓肿形成所致,以右下腹、脐周多见。

(4)评估患者有无瘘管形成:见于半数病例,因病变溃疡穿壁形成。

(5)评估患者有无肛门直肠周围病变:见于半数病例,局部形成脓肿、窦道及瘘管,个别以肛门瘘管为第一征象。

(6)评估患者有无发热症状:多为低热或中度热,如继发感染或肠道炎症活动可出现弛张热或间歇热。

(7)评估患者营养状况,有无营养障碍:因慢性腹泻、纳差,可致不同程度的营养不良。

(8)评估患者有无肠外表现:见于 20%病例,可有关节炎、结节性红斑、皮肤溃疡等表现。

3.辅助检查的评估

(1)血液检查:贫血;活动期白细胞计数增高;红细胞沉降率增快;血清蛋白下降;血抗酿酒酵母抗体是克罗恩病特异性抗体。

(2)粪便检查:可见红细胞、白细胞;潜血阳性。

(3)X 线及胃肠钡餐检查:X 线表现为肠道炎症性病变;钡剂检查可有跳跃征或线样征。

(4)电子肠镜检查:内镜特征可包括右半结肠受累为主、直肠通常正常、节段性损害、慢性穿壁性炎症。

4.心理-社会因素的评估

(1)评估患者对克罗恩病的认识程度。

(2)评估患者的性格类型及与人交往、沟通能力。

(3)评估患者有无焦虑及恐惧心理。

(4)评估患者是否有医疗费用的担心。

(5)评估患者生活方式及饮食习惯。

5.腹部体征的评估

腹痛多位于右下腹或脐周,间隙性发作,压痛明显。右下腹及脐周还可见腹部包块,固定的腹块提示内瘘形成。

(三)护理问题

1.疼痛(腹痛)

由肠内容物通过炎症、狭窄肠段而引起的局部肠痉挛所致。

2.腹泻

由病变肠段炎症渗出、蠕动增加及继发性吸收不良所致。

3.营养失调

低于机体需要量,由长期腹泻、吸收障碍所致。

4.体温过高

由肠道炎症活动及继发感染所致。

5.焦虑

由病情反复、迁延不愈所致。

6.有体液不足的危险

与肠道炎症致长期腹泻有关。

7.潜在并发症

肠梗阻,与溃疡局部充血、水肿有关。

(四)护理目标

(1)患者主诉疼痛减轻或缓解。

(2)患者主诉大便次数减少或恢复正常的排便。

(3)患者体重增加;无贫血现象或贫血症状得到改善;水、电解质平衡,无脱水征。

(4)患者体温恢复正常。

(5)患者焦虑程度减轻,能积极主动配合治疗。

(6)患者住院期间保证24小时机体需要量。

(7)住院期间通过护士的密切观察,能够及早发现及避免并发症的发生。

(五)护理措施

1.一般护理

(1)为患者提供舒适安静的环境,嘱患者多休息,避免劳累。

(2)定时室内通风,保持空气清醒。

(3)腹泻次数多的患者,指导患者肛周皮肤的护理,清洁皮肤,保持干燥,便后可用柔软手纸擦拭;如有发红,可涂抹10%鞣酸软膏保护。

2.心理护理

(1)患者入院时热情主动接待,为患者及家属介绍病房环境及制度。

(2)患者腹痛、腹泻时,应耐心倾听患者主诉,安慰患者,稳定患者情绪,帮助患者建立信心。

(3)向患者讲解所需各项检查的目的、术前准备及术后注意事项,减少患者对检查的恐惧。

3.治疗配合

(1)观察腹痛的部位、性质、持续时间,腹部体征的变化,及时发现、避免肠梗阻等并发症的发生。协助患者采取舒适体位。

（2）观察患者生命体征变化，尤其是体温变化，遵医嘱应用物理降温及药物降温。

（3）观察患者大便的量、色、性状及有无肉眼脓血和黏液，是否有里急后重等症状，及时通知医师给予药物治疗。

（4）评估患者营养状况，监测血电解质及血清蛋白变化，观察患者有无皮肤黏膜干燥、弹性差、尿少等脱水表现。

（5）指导患者合理选择饮食。一般给予高营养低渣饮食，适当给予叶酸、维生素 B_{12} 等多种维生素及微量元素。全胃肠外营养仅用于严重营养不良、肠瘘及短肠综合征者，应用时间不宜过长。

（6）指导患者合理用药，观察用药后效果及不良反应。

4.用药护理

用药护理见表 7-3。

表 7-3　炎症性肠病用药护理

药物	护理
氨基水杨酸制剂	柳氮磺氨吡啶：对磺氨过敏者慎用，长期服药可发生恶心、呕吐、药疹、药物热、白细胞减少等不良反应。服药期间应检查血常规，肝、肾病患者慎用 美沙拉嗪：过敏者禁用，检测肝、肾功能。服药时要整粒囫囵吞咽，绝不可嚼碎或压碎
糖皮质激素	注意激素的不良反应，不可随意停药，防止反跳现象。检测血常规，预防感染。嘱患者饭后半小时服药，勿空腹服药，以免诱发或加重消化性溃疡，必要时遵医嘱给予保护胃黏膜的药物
免疫抑制剂	应用硫唑嘌呤或巯嘌呤时可出现骨髓抑制的表现，注意监测白细胞计数。饭后半小时服用，减轻消化道反应。治疗中监测肝功能
抗菌药物	某些抗菌药物如甲硝唑、喹诺酮类药物应用于本病有一定疗效。多在饭后半小时服用，与调节肠道菌群的药物如双歧三联活苗（培菲康）、整肠生等分开 24 小时服用。注意恶心、呕吐等消化道不良反应
抗 TNF-α 单克隆抗体（英夫利昔单抗）	为促炎性细胞因子的拮抗剂，对传统治疗无效的活动性克罗恩病有效，用药期间注意监测肝功能和血常规

5.健康教育

（1）向患者及家属介绍克罗恩病的诱因及保健知识，帮助患者养成良好的生活习惯。

（2）指导患者合理选择饮食，避免粗纤维多渣及刺激性饮食。

（3）讲解用药的注意事项及不良反应，教会患者自我观察。

（4）嘱患者劳逸结合，放松心情，避免情绪激动。

（5）遵医嘱按时服药，如有病情变化及不适，及时来院就医。

（邹　敏）

第四节　肠易激综合征

肠易激综合征是一种以腹痛或腹部不适伴排便习惯改变为特征的功能性肠病，经检查排除可引起这些症状的器质性疾病。本病是最常见的一种功能性肠道疾病,患者以中青年居多,50 岁以后首次发病少见。男女比例约 1：2。

一、常见病因

本病病因尚不清楚,与多种因素有关。目前认为,肠易激综合征的病理生理学基础主要是胃肠动力学异常和内脏感觉异常,而造成这些变化的机制则尚未阐明。肠道感染后和精神心理障碍是肠易激综合征发病的重要因素。

二、临床表现

起病隐匿,症状反复发作或慢性迁延,病程可长达数年至数十年,但全身健康状况却不受影响。精神、饮食等因素常诱使症状复发或加重。最主要的临床表现是腹痛与排便习惯和粪便性状的改变。

(一)症状

1.腹痛

以下腹和左下腹多见,多于排便或排气后缓解,睡眠中痛醒者极少。

2.腹泻

一般每天 3~5 次,少数严重发作期可达十数次。大便多呈稀糊状,也可为成形软便或稀水样,多带有黏液;部分患者粪质少而黏液量很多,但绝无脓血。排便不干扰睡眠。部分患者腹泻与便秘交替发生。

3.便秘

排便困难,粪便干结、量少,呈羊粪状或细杆状,表面可附黏液。

4.其他消化道症状

多伴腹胀感,可有排便不净感、排便窘迫感。部分患者同时有消化不良症状。

5.全身症状

相当部分患者可有失眠、焦虑、抑郁、头晕、头痛等精神症状。

(二)体征

无明显体征,可在相应部位有轻压痛,部分患者可触及腊肠样肠管,直肠指检可感到肛门痉挛、张力较高,可有触痛。

三、治疗原则

主要是积极寻找并去除促发因素和对症治疗,强调综合治疗和个体化的治疗原则。

(一)一般治疗

详细询问病史以求发现促发因素,并设法予以去除。告知患者肠易激综合征的诊断并详细解释疾病的性质,以解除患者顾虑和提高对治疗的信心,是治疗最重要的一步。教育患者建立良好的生活习惯。饮食上避免诱发症状的食物,一般而言宜避免产气的食物如乳制品、大豆等。高纤维食物有助改善便秘。对失眠、焦虑者可适当给予镇静药。

(二)针对主要症状的药物治疗

(1)胃肠解痉药抗胆碱药物可作为缓解腹痛的短期对症治疗使用。

(2)止泻药洛哌丁胺或地芬诺酯止泻效果好,适用于腹泻症状较重者,但不宜长期使用。

（3）对便秘型患者酌情使用泻药，宜使用作用温和的轻泻剂以减少不良反应和药物依赖性。

（4）抗抑郁药对腹痛症状重、上述治疗无效且精神症状明显者可适用。

（5）其他肠道菌群调节药如双歧杆菌、乳酸杆菌、酪酸菌等制剂，可纠正肠道菌群失调，据报道对腹泻、腹胀有一定疗效，但确切临床疗效尚待证实。

（三）心理和行为治疗

症状严重而顽固，经一般治疗和药物治疗无效者应考虑予以心理行为治疗，包括心理治疗、认知疗法、催眠疗法和生物反馈疗法等。

四、护理

（一）评估

1.一般情况

患者的年龄、性别、职业、婚姻状况、健康史、心理、既往史，饮食习惯等。

2.身体状况

主要是评估腹部不适的部位、性状、时间等；了解腹泻的次数、性状、量、色、诱因及便秘的情况。

（二）护理要点及措施

1.饮食护理

肠易激综合征不论哪种类型都或多或少与饮食有关，腹泻为主型肠易激综合征患者 80％的症状发作与饮食有密切的相关性。因此，应避免食用诱发症状的食物，因个人而异，通常应避免产气的食物，如牛奶、大豆等。早期应尽量低纤维素饮食，但便秘型患者可进高纤维素饮食，以改善便秘症状。

2.排便及肛周皮肤护理

可以通过人为干预，尽量改变排便习惯。对于腹泻型患者，观察粪便的量、性状、排便次数并记录。多卧床休息，少活动。避免受凉，注意腹部及下肢保暖。做好肛门及周围皮肤护理，便后及时用温水清洗，勤换内裤，保持局部清洁、干燥。如肛周皮肤有淹红、糜烂，可使用抗生素软膏涂擦，或行紫外线理疗。对于便秘型患者可遵医嘱给予开塞露等通便药物。

3.心理护理

肠易激综合征多发生于中青年，尤以女性居多。多数患者由于工作、家庭、生活等引起长期而过度的精神紧张，因此应该给予患者更多的关怀，自入院开始尽可能给予他们方便，使他们对新的环境产生信任感和归属感。在明确诊断后更要耐心细致的给他们讲解病情，使他们对所患疾病有深刻的认识，避免对疾病产生恐惧，消除紧张情绪。耐心细致的讲解，也会使患者产生信任感和依赖感，有利于病情缓解。

（三）健康教育

（1）指导患者应保持良好的精神状态，注意休息，适当运动（如散步、慢跑等），以增强体质，保持心情舒畅。

（2）纠正不良的饮食及生活习惯，戒除烟酒，作息规律，保证足够的睡眠时间，睡前温水泡足，不饮咖啡、茶等兴奋性的饮料。

（3）如再次复发时应首先通过心理、饮食调整。效果不佳者应到医院就诊治疗。

（邹　敏）

第五节 胃 癌

胃癌是人类最常见的恶性肿瘤之一,居消化道肿瘤的首位,在所有肿瘤中居第二位。男性胃癌的发病率与死亡率均高于女性,男女之比约为 2∶1。发病年龄以中老年居多,高发年龄为55~70 岁。一般而言,有色人种比白种人易患本病。我国的发病率以西北地区发病率最高,中南和西南地区则较低。全国平均年死亡率约为 16/10 万。

一、病因及发病机制

胃癌的发生是一个多步骤、多因素、进行性发展的过程。正常情况下,胃黏膜上皮细胞的增殖和凋亡之间保持动态平衡。这种平衡的维持有赖于癌基因、抑癌基因及一些生长因子的共同调控。多种因素共同影响上述平衡的维持、参与胃癌的发生,一般认为其产生与以下因素有关。

(一)环境和饮食因素

不同国家和地区发病率的明显差异,说明本病与环境因素有关。流行病学研究结果表明,长期食用霉变粮食、咸菜、烟熏腌制食品及过多摄入食盐,可增加胃癌发生的危险性。长期食用含硝酸盐较高的食物后,硝酸盐可在胃内受细菌硝酸盐还原酶的作用形成亚硝酸盐,再与胺结合形成致癌的亚硝胺。高盐饮食致胃癌危险性增加的机制尚不清楚,可能与高浓度盐造成胃黏膜损伤,使黏膜易感性增加而协同致癌作用有关。

(二)幽门螺杆菌感染

1994 年 WHO 宣布幽门螺杆菌是人类胃癌的 I 类致癌原,其诱发胃癌的可能机制:幽门螺杆菌导致的慢性炎症有可能成为一种内源性致突变原;幽门螺杆菌是一种硝酸盐还原剂,具有催化亚硝化作用而起致癌作用;幽门螺杆菌的某些代谢产物促进上皮细胞变异。

(三)遗传因素

胃癌发病具有明显的家族聚集倾向,家族发病率高于人群 2~3 倍,一般认为遗传因素使致癌物质对易感者更易致癌。

(四)癌前状态

胃癌的癌前状态分为癌前疾病和癌前病变。前者是指与胃癌相关的胃良性疾病,有发生胃癌的危险性,如慢性萎缩性胃炎、胃息肉、残胃炎、胃溃疡;后者是指较易转变为癌组织的病理学变化,如肠型化生和异型增生。

二、病理

胃癌可发生于胃的任何部位,但半数以上发生在胃窦部、胃小弯及前后壁,其次是贲门部,胃体相对少见。根据癌肿侵犯胃壁的程度,可分为早期和进展期胃癌。早期胃癌是指癌组织浸润深度仅限于黏膜或黏膜下层,不论其有无局部淋巴结转移。进展期胃癌深度超过黏膜下层,已侵入肌层者称中期,侵及浆膜层或浆膜层外者称为晚期胃癌。在临床上进展期胃癌较多见,根据其形态类型又分为 4 型:Ⅰ 型,又称息肉型,最少见;Ⅱ 型,又称溃疡型,较常见;Ⅲ 型,又称溃疡浸润型,最常见;Ⅳ 型,又称弥漫浸润型,少见。胃癌有直接蔓延、淋巴结转移、血行播散和种植转移四种扩散方式,其中淋巴结转移最常见。

三、临床表现

（一）早期胃癌

早期多无症状和明显体征，或仅有一些非特异性消化道症状。

（二）进展期胃癌

1.症状

上腹痛为最早出现的症状，同时伴有食欲缺乏、厌食、进行性体重下降。腹痛可急可缓，开始仅有上腹饱胀不适，餐后加重，继之有隐痛不适，偶呈节律性溃疡样疼痛，但不能被进食和服药缓解。患者常有早饱感和软弱无力。早饱感或呕吐是胃壁受累的表现。胃癌可并发出血、贲门或幽门梗阻、穿孔等，当发生并发症或转移时可出现一些特殊症状，例如贲门癌累及食管下段时可出现吞咽困难；并发幽门梗阻时出现严重恶心、呕吐；溃疡型胃癌出血时可引起呕血和/或黑便，继之贫血；转移至肝可引起右上腹痛、黄疸和/或发热；侵及胰腺时则会出现背部放射性疼痛等。

2.体征

主要体征为腹部肿块，多位于上腹部偏右，有压痛。转移至肝时可出现肝大，并扪及坚硬结节，常伴黄疸，至出现腹水。腹膜有转移时也可发生腹水，出现移动性浊音。有远处淋巴结转移时可触到质硬而固定的 Virchow 淋巴结。直肠指诊时在直肠膀胱间凹陷可触及一板样肿块。

3.伴癌综合征

某些胃癌患者可出现伴癌综合征，包括反复发作的表浅性血栓静脉炎（Trousseau 征）及过度色素沉着、黑棘皮病（皮肤皱褶处有色素沉着，尤其在两腋下）和皮肌炎等，可有相应的体征，有时可在胃癌被察觉前出现。

四、辅助检查

（一）血常规检查

多数患者有缺铁性贫血。

（二）大便隐血试验

持续阳性有辅助诊断意义。

（三）X 线钡餐检查

早期胃癌 X 线检查可表现为小的充盈缺损或小的不规则的龛影。进展期胃癌的 X 线诊断率可达 90％以上。息肉型胃癌表现为较大而不规则的充盈缺损；溃疡型胃癌表现为龛影位于胃轮廓之内，边缘不整齐，周围黏膜僵直，蠕动消失、并见皱襞中断现象；溃疡浸润型胃癌表现为胃壁僵直；弥漫浸润型胃癌表现为蠕动消失，胃腔狭窄。

（四）纤维胃镜和黏膜活组织检

胃镜直视下可观察病变部位、性质，并取黏膜做活组织检查，是目前最可靠的诊断手段。早期胃癌可表现为小的息肉样隆起或凹陷；进展期胃癌可表现为肿瘤表面多凹凸不平、糜烂，有污秽苔，活检易出血；也可呈深大溃疡，底部覆有污秽灰白苔，溃疡边缘呈结节状隆起，无聚合皱襞，病变处无蠕动。

五、治疗要点

（一）手术治疗

外科手术切除加区域淋巴结清扫是目前唯一有可能根治胃癌的方法。对胃癌患者，如无手术禁忌证或远处转移,应尽可能手术切除。

(二)胃镜下治疗

对早期胃癌可在胃镜下行高频电凝切除术、激光或微波凝固及光动力治疗等,因早期胃癌可能有淋巴结转移,所以胃镜下治疗不如手术可靠。

(三)化学治疗

有转移淋巴结癌灶的早期胃癌及全部进展期胃癌均需辅以化疗,在术前、术中及术后使用,以使癌灶局限、消灭残存癌灶及防止复发和转移。晚期胃癌化疗主要是缓解症状,改善生存质量及延长生存期,常用药物有氟尿嘧啶、丝裂霉素、替加氟、阿霉素等。

(四)支持治疗

应用高能量静脉营养疗法可以增强患者的体质,使其能耐受手术和化疗;使用对胃癌有一定作用的生物制剂,如香菇多糖、沙培林等,可提高患者的免疫力。

六、常见护理诊断及医护合作性问题

(一)疼痛

与癌细胞浸润有关。

(二)营养失调

低于机体需要量,与胃癌造成吞咽困难、消化吸收障碍等有关。

(三)有感染的危险

与化疗致白细胞计数减少、免疫功能降低有关。

(四)活动无耐力

与疼痛及患者机体消耗有关。

(五)潜在并发症

出血、梗阻、穿孔。

七、护理措施

(一)一般护理

1.休息与活动

轻症患者可适当参加日常活动、进行身体锻炼,以不感到劳累、腹痛为原则。重症患者应卧床休息,给予适当体位,避免诱发疼痛。

2.饮食护理

供给患者足够的蛋白质、碳水化合物和丰富维生素食品,保证足够热量。以改善患者的营养状况。让患者了解充足的营养支持对机体恢复有重要作用,对能进食者鼓励其尽可能进食易消化、营养丰富的流质或半流质饮食。对食欲缺乏者,应为患者提供清洁的进食环境,选择适合患者口味的食品和烹调方法,并注意变换食物的色、香、味,以增进食欲。定期测量体重,监测人血清蛋白和血红蛋白等营养指标以监测患者的营养状态。

3.静脉营养支持

对贲门癌有吞咽困难者和中、晚期患者应遵医嘱静脉输注高营养物质,以维持机体代谢需要,提高患者免疫力。幽门梗阻时,应立即禁食,行胃肠减压,同时遵医嘱静脉补充液体。

（二）病情观察

1.疼痛的观察与处理

观察疼痛特点,注意评估疼痛的性质、部位,是否伴有严重的恶心、呕吐、吞咽困难、呕血及黑便等症状。如出现剧烈腹痛和腹膜刺激征,应考虑发生穿孔的可能性,及时协助医师进行有关检查或手术治疗。教会患者一些放松和转移注意力的技巧,减少对患者不良的心理和生理刺激,有助于减轻疼痛。疼痛剧烈时,可腹部热敷、针灸止痛,必要时根据医嘱采用药物止痛或患者自控镇痛法进行止痛。

2.监测患者的感染征象

密切观察患者的生命体征及血常规检查的改变,询问患者有无咽痛、尿痛等不适,及时发现感染迹象并协助医师进行处理。病房应定期消毒,减少探视,保持室内空气新鲜;严格遵循无菌原则进行各项操作,防止交叉感染。协助患者做好皮肤、口腔护理,注意会阴部及肛门的清洁,减少感染的机会。

（三）用药护理

1.化疗药物

遵医嘱进行化学治疗,以抑制和杀伤癌细胞,注意观察药物的疗效及不良反应。

2.止痛药物

遵循世界卫生组织推荐的三阶梯疗法,遵医嘱给予相应的止痛药。

（四）心理护理

患者在知晓自己的诊断后,预感疾病的预后不佳而表现愤怒或逃避现实,甚至绝望的心理。护理人员应与患者建立良好的护患关系,利用倾听、解释、安慰等技巧与患者沟通,表示关心与体贴,并及时取得家属的配合,以避免自杀等意外的发生。对于化疗所致的脱发以及疾病晚期的患者,应注意尊重患者,维护患者的尊严,认真听取患者有关自身感受的叙述,并给予支持和鼓励,耐心为患者作处置,以稳定患者的情绪。同时介绍有关胃癌治疗进展信息,提高患者治疗的信心;指导患者保持乐观的生活态度,用积极的心态面对疾病,树立战胜疾病、延缓生命的信心。另外,协助患者取得家庭和社会的支持,对稳定患者的情绪,也有不可忽视的作用。

（五）健康指导

1.疾病预防指导

开展卫生宣教,提倡多食富含维生素 C 的新鲜水果、蔬菜,多食肉类、鱼类、豆制品和乳制品;避免高盐饮食,少进咸菜、烟熏和腌制食品;食品贮存要科学,不食霉变食物。有癌前状态者,应定期检查,以便早期诊断及治疗。

2.生活指导

指导患者运用适当的心理防卫机制,保持良好的心理状态,以积极的心态面对疾病。指导患者有规律生活,保证充足的睡眠,根据病情和体力,适量活动、增强机体抵抗力。注意个人卫生,特别是体质衰弱者,应做好口腔、皮肤黏膜的护理,防止继发性感染。

3.疾病及用药指导

教会患者及家属如何早期识别并发症,及时就诊。指导患者合理用药,向患者说明疼痛发作时不能完全依赖止痛药,以免成瘾,而应发挥自身积极的应对能力,定期复诊,以监测病情变化和及时调整治疗方案。

（邹　敏）

第八章

产科护理

第一节 妊娠剧吐

妊娠剧吐是指妊娠期恶心，频繁呕吐，不能进食，导致脱水，酸、碱平衡失调以及水、电解质紊乱，甚至肝肾功能损害，严重可危及孕妇生命。其发生率为 $0.3\% \sim 1\%$。

一、病因

尚未明确，可能与下列因素有关。

(一)绒毛膜促性腺激素(HCG)水平增高

因早孕反应的出现和消失的时间与孕妇血清 HCG 值上升、下降的时间一致；另外多胎妊娠、葡萄胎患者 HCG 值，显著增高，发生妊娠剧吐的比例也增高；而终止妊娠后，呕吐消失。但症状的轻重与血 HCG 水平并不一定呈正相关。

(二)精神及社会因素

恐惧妊娠、精神紧张、情绪不稳、经济条件差的孕妇易患妊娠剧吐。

(三)幽门螺杆菌感染

近年研究发现妊娠剧吐的患者与同孕周无症状孕妇相比，血清抗幽门螺杆菌的 IgG 浓度升高。

(四)其他因素

维生素缺乏，尤其是维生素 B_6 缺乏可导致妊娠剧吐；变态反应；研究发现几种组织胺受体亚型与呕吐有关，临床上抗组胺治疗呕吐有效。

二、病理生理

(1)频繁呕吐导致失水、血容量不足、血液浓缩、细胞外液减少，钾、钠等离子丢失使电解质平衡失调。

(2)不能进食，热量摄入不足，发生负氮平衡，使血浆尿素氮及尿酸升高；由于机体动用脂肪组织供给热量，脂肪氧化不全，导致丙酮、乙酰乙酸及 β-羟丁酸聚集，产生代谢性酸中毒。

(3)由于脱水、缺氧血转氨酶值升高，严重时血胆红素升高。机体血液浓缩及血管通透性增加,另外,钠盐丢失,不仅尿量减少,尿中可出现蛋白及管型。肾脏继发性损害,肾小管有退行性变,部分细胞坏死,肾小管的正常排泌功能减退,终致血浆中非蛋白氮、肌酐、尿酸的浓度迅速增加。肾功能受损和酸中毒使细胞内钾离子较多地移到细胞外,出现高钾血症,严重时心脏停搏。

(4)病程长达数周者,可致严重营养缺乏,由于维生素 C 缺乏,血管脆性增加,可致视网膜出血。

三、临床表现

(一)恶心、呕吐

多见于年轻初孕妇,一般停经 6 周左右出现恶心、呕吐,逐渐加重直至频繁呕吐不能进食。

(二)水电解质紊乱

严重呕吐,不能进食导致失水、电解质紊乱,使氢、钠、钾离子大量丢失,出现低钾血症。营养摄入不足可致负氮平衡,使血浆尿素氮及尿素增高。

(三)酸碱平衡失调

机体动用脂肪组织供给能量,使脂肪代谢中间产物酮体增多,引起代谢性酸中毒。病情发展,可出现意识模糊。

(四)维生素缺乏

频繁呕吐、不能进食可引起维生素 B_1 缺乏,导致 Wernicke-Korsakoff 综合征。维生素 K 缺乏,可致凝血功能障碍,常伴血浆蛋白及纤维蛋白原减少,增加孕妇出血倾向。

四、辅助检查

(一)尿液检查

患者尿比重增加,尿酮体阳性,肾功能受损时,尿中可出现蛋白和管型。

(二)血液检查

血液浓缩,红细胞计数增多,血细胞比容上升,血红蛋白值增高;血酮体可为阳性,二氧化碳结合力降低;肝、肾功能受损害时胆红素、转氨酶、肌酐和尿素氮升高。

(三)眼底检查

严重者出现眼底出血。

五、诊断及鉴别诊断

根据病史、临床表现及妇科检查,诊断并不困难。可用 B 超检查排除滋养叶细胞疾病,此外尚需与可引起呕吐的疾病,如急性病毒性肝炎、胃肠炎、胰腺炎、胆管疾病、脑膜炎、脑血管意外及脑肿瘤等鉴别。

六、并发症

(一)Wernicke-Korsakoff 综合征

发病率为妊娠剧吐患者的 10%,是由于妊娠剧吐长期不能进食,导致维生素 B_1 缺乏引起的中枢系统疾病,Wernicke 脑病和 Korsakoff 综合征是一个病程中的先后阶段。

维生素 B_1 是糖代谢的重要辅酶,参与糖代谢的氧化脱羧代谢,维生素 B_1 缺乏时,体内丙酮酸及乳酸堆积,发生糖代谢的三羧酸循环障碍,使得主要靠糖代谢供给能量的神经组织、骨骼肌和心肌代谢出现严重障碍。病理变化主要发生在丘脑、下丘脑的脑室旁区域、中脑导水管的周围区灰质、乳头体、第四脑室底部,迷走神经运动背核,可出现不同程度的神经细胞和神经纤维轴索或髓鞘的丧失,伴有星形细胞和小胶质细胞的增生。毛细血管扩张,血管的外膜和内皮细胞明显增生,有散在小出血灶。

Wernicke 脑病表现为眼球震颤、眼肌麻痹等眼部症状,躯干性共济失调及精神障碍,可同时出现,但大多数患者精神症状迟发。Korsakoff 综合征表现为严重的近事记忆障碍,表情呆滞、缺乏主动性,产生虚构与错构。部分伴有周围神经病变。严重时发展为永久性的精神、神经功能障碍,出现神经错乱、昏迷甚至死亡。

(二)Mallory-Weis 综合征

胃-食管连接处的纵向黏膜撕裂出血,引起呕血和黑粪。严重时,可使食管穿孔,表现为胸痛、剧吐、呕血,需急症手术治疗。

七、治疗与护理

治疗原则:休息,适当禁食,计出入量,纠正脱水、酸中毒及电解质紊乱,补充营养,并需要良好的心理支持。

(一)补液治疗

每天应补充葡萄糖液、生理盐水、平衡液,总量 3 000 mL 左右,加维生素 B_6 100 mg。维生素 C 2~3 g,维持每天尿量大于等于 1 000 mL,肌内注射维生素 B_1,每天 100 mg。为了更好地利用输入的葡萄糖,可适当加用胰岛素。根据血钾、血钠情况决定补充剂量。根据二氧化碳结合力值或血气分析结果,予以静脉滴注碳酸氢钠溶液。

一般经上述治疗 2~3 天后,病情大多迅速好转,症状缓解。待呕吐停止后,可试进少量流食,以后逐渐增加进食量,调整静脉输液量。

(二)终止妊娠

经上述治疗后,若病情不见好转,反而出现下列情况,应迅速终止妊娠:①持续黄疸。②持续尿蛋白。③体温升高,持续在 38 ℃以上。④心率大于 120 次/分。⑤多发性神经炎及神经性体征。⑥出现 Wernicke-Korsakoff 综合征。

(三)妊娠剧吐并发 Wernicke-Korsakoff 综合征的治疗

如不紧急治疗,该综合征的死亡率高达 50%,即使积极处理,死亡率约 17%。在未补给足量维生素 B_1 前,静脉滴注葡萄糖会进一步加重三羧酸循环障碍,使病情加重,导致患者昏迷甚至死亡。对长期不能进食的患者应给维生素 B_1,400~600 mg 分次肌内注射,以后每天 100 mg 肌内注射至能正常进食为止,然后改口服,并给予多种维生素。同时应对其内分泌及神经状态进行评价,对病情严重者及时终止妊娠。早期大量维生素 B_1 治疗,上述症状可在数天至数周内有不同程度的恢复,但仍有 60% 患者不能得到完全恢复,特别是记忆恢复往往需要 1 年左右的时间。

八、预后

绝大多数妊娠剧吐患者预后良好,仅少数病例因病情严重而需终止妊娠。然而对胎儿方面,曾有报道妊娠剧吐发生酮症者,所生后代的智商较低。

（张爱玲）

第二节 胎膜早破

胎膜早破(premature rupture of membranes,PROM)是指在临产前胎膜自然破裂。它是常见的分娩期并发症,妊娠满 37 周的发生率为 10%,妊娠不满 37 周的发生率为 2%～3.5%。胎膜早破可引起早产及围生儿死亡率增加,亦可导致孕产妇宫内感染率和产褥期感染率增加。

一、病因

一般认为胎膜早破与以下因素有关,常为多因素所致。

(一)上行感染

生殖道病原微生物上行感染引起胎膜炎,使胎膜局部张力下降而破裂。

(二)羊膜腔压力增高

羊膜腔压力增高常见于多胎妊娠、羊水过多等。

(三)胎膜受力不均

胎先露高浮、头盆不称、胎位异常可使胎膜受压不均导致破裂。

(四)营养因素

缺乏维生素 C、锌及铜,可使胎膜张力下降而破裂。

(五)宫颈内口松弛

手术创伤或先天性宫颈组织薄弱常造成宫颈内口松弛,胎膜进入扩张的宫颈或阴道内,导致感染或受力不均,而使胎膜破裂。

(六)细胞因子

IL-1、IL-6、IL-8、TNF-α 升高,可激活溶酶体酶,破坏羊膜组织,导致胎膜早破。

(七)机械性刺激

创伤或妊娠后期性交也可导致胎膜早破。

二、临床表现

(一)症状

孕妇突感有较多液体自阴道流出,有时可混有胎脂及胎粪,无腹痛等其他产兆,当咳嗽、打喷嚏等腹压增加时,羊水可少量间断性排出。

(二)体征

肛诊或阴检时,触不到羊膜囊,上推胎儿先露部可见到羊水流出。如伴羊膜腔感染时,可有臭味,并伴有发热、母儿心率增快、子宫压痛,以及白细胞计数增多、C 反应蛋白升高。

三、对母儿的影响

(一)对母亲的影响

胎膜早破后,生殖道病原微生物易上行感染,通常感染程度与破膜时间有关。羊膜腔感染易发生产后出血。

（二）对胎儿的影响

胎膜早破经常诱发早产,早产儿易发生呼吸窘迫综合征。羊膜腔感染时,可引起新生儿吸入性肺炎,严重者发生败血症、颅内感染等。脐带受压、脐带脱垂时可致胎儿窘迫。胎膜早破发生的孕周越小,胎肺发育不良发生率越高,围生儿死亡率越高。

四、治疗原则

预防感染和脐带脱垂,如有感染、胎窘征象,及时行剖宫产终止妊娠。

五、护理

（一）护理评估

1.病史

询问病史,了解是否有发生胎膜早破的病因,确定具体的胎膜早破的时间、妊娠周数,是否有宫缩、见红等产兆,是否出现感染征象,是否出现胎窘现象。

2.身心状况

观察孕妇阴道流液的色、质、量,是否有气味。孕妇常可能因为不了解胎膜早破的原因,而对不可自控的阴道流液形成恐慌,可能担心自身与胎儿的安危。

3.辅助检查

（1）阴道流液的 pH 测定:正常阴道液 pH 为 4.5～5.5,羊水 pH 为 7.0～7.5。若 pH＞6.5,提示胎膜早破,准确率 90％。

（2）肛查或阴道窥阴器检查:肛查时未触到羊膜囊,上推胎儿先露部,有羊水流出。阴道窥阴器检查时见液体自宫口流出或可见阴道后窟隆有较多混有胎脂和胎粪的液体。

（3）阴道液涂片检查:阴道液置于载玻片上,干燥后镜检可见羊齿植物叶状结晶为羊水,准确率 95％。

（4）羊膜镜检查:可直视胎先露部,看不到前羊膜囊,即可诊断。

（5）胎儿纤维结合蛋白（fetal fibronectin,fFN）测定:fFN 是胎膜分泌的细胞外基质蛋白。当宫颈及阴道分泌物内 fFN 含量＞0.05 mg/L 时,胎膜抗张能力下降,易发生胎膜早破。

（6）超声检查:羊水量减少可协助诊断,但不可确诊。

（二）护理诊断

1.有感染的危险

与胎膜破裂后,生殖道病原微生物上行感染有关。

2.知识缺乏

缺乏预防和处理胎膜早破的知识。

3.有胎儿受伤的危险

与脐带脱垂、早产儿肺部发育不成熟有关。

（三）护理目标

（1）孕妇无感染征象发生。

（2）孕妇了解胎膜早破的知识如突然发生胎膜早破,能够及时进行初步应对。

（3）胎儿无并发症发生。

(四)护理措施

1.预防脐带脱垂的护理

胎膜早破并胎先露未衔接的孕妇绝对卧床休息,多采用左侧卧位,注意抬高臀部防止脐带脱垂造成胎儿宫内窘迫。注意监测胎心变化,进行肛查或阴检时,确定有无隐性脐带脱垂,一旦发生,立即通知医师,并于数分钟内结束分娩。

2.预防感染

保持床单位清洁。使用无菌的会阴垫于外阴处,勤于更换,保持清洁干燥,防止上行感染。更换会阴垫时观察羊水的色、质、量、气味等。嘱孕妇保持外阴清洁,每天对其会阴擦洗 2 次。同时观察产妇的生命体征,血生化指标,了解是否存在感染征象。按医嘱一般破膜,大于 12 小时给了抗生素防止感染。

3.监测胎儿宫内情况

密切观察胎心率的变化,嘱孕妇自测胎动。如有混有胎粪的羊水流出,即为胎儿宫内缺氧的表现,应及时予以吸氧,左侧卧位,并根据医嘱做好相应的护理。

若胎膜早破孕周小于 35 周者。根据医嘱予地塞米松促进胎肺成熟。若孕周小于 37 周并已临产,或孕周大于 37 周。胎膜早破大于 12～18 小时后仍未临产者,可根据医嘱尽快结束分娩。

4.健康教育

孕期时为孕妇讲解胎膜早破的定义与原因,并强调孕期卫生保健的重要性。指导孕妇,如出现胎膜早破现象,无须恐慌,应立即平卧,及时就诊。孕晚期禁止性交,避免腹部碰撞或增加腹压。指导孕期补充足量的维生素和锌、铜等微量元素。如宫颈内口松弛者,应多卧床休息,并遵医嘱根据需要于孕 14～16 周时行宫颈环扎术。

（张爱玲）

第九章

儿科护理

第一节 小儿惊厥

小儿惊厥的病理生理基础是脑神经元的异常放电和过度兴奋,是由多种原因所致的大脑神经元暂时性功能紊乱的一种表现。发作时全身或局部肌群突然发生阵挛或强直性收缩,多伴有不同程度的意识障碍。惊厥是小儿最常见的急症,有 $5\%\sim6\%$ 的小儿曾发生过高热惊厥。

一、病因

小儿惊厥可由众多因素引起,凡能造成脑神经元兴奋性功能紊乱的因素,如脑缺氧、缺血、低血糖、脑炎症、水肿、中毒变性、坏死等,均可导致惊厥的发生。将其病因归纳为以下几类。

(一)感染性疾病

1.颅内感染性疾病

(1)细菌性脑膜炎、脑血管炎、颅内静脉窦炎。

(2)病毒性脑炎、脑膜脑炎。

(3)脑寄生虫病,如脑型肺吸虫病、脑型血吸虫病、脑囊虫病、脑棘球蚴病、脑型疟疾等。

(4)各种真菌性脑膜炎。

2.颅外感染性疾病

(1)呼吸系统感染性疾病。

(2)消化系统感染性疾病。

(3)泌尿系统感染性疾病。

(4)全身性感染性疾病以及某些传染病。

(5)感染性病毒性脑病,脑病合并内脏脂肪变性综合征。

(二)非感染性疾病

1.颅内非感染性疾病

(1)癫痫。

(2)颅内创伤,出血。

(3)颅内占位性病变。

（4）中枢神经系统畸形。

（5）脑血管病。

（6）神经皮肤综合征。

（7）中枢神经系统脱髓鞘病和变性疾病。

2.颅外非感染性疾病

（1）中毒：如有毒动植物，氰化钠、铅、汞中毒，急性酒精中毒及各种药物中毒等。

（2）缺氧：如新生儿窒息，溺水，麻醉意外，一氧化碳中毒，心源性脑缺血综合征等。

（3）先天性代谢异常疾病：如苯酮尿症、黏多糖病、半乳糖血症、肝豆状核变性、尼曼-匹克病等。

（4）水电解质紊乱及酸碱失衡：如低血钙、低血钠、高血钠及严重代谢性酸中毒等。

（5）全身及其他系统疾病并发症：如系统性红斑狼疮、风湿病、肾性高血压脑病、尿毒症、肝昏迷、糖尿病、低血糖、胆红素脑病等。

（6）维生素缺乏症：如维生素 B_6 缺乏症、维生素 B_6 依赖症、维生素 B_1 缺乏性脑型脚气病等。

二、临床表现

（一）惊厥发作形式

1.强直-阵挛发作

其发作时突然意识丧失，摔倒，全身强直，呼吸暂停，角弓反张，牙关紧闭，面色青紫，持续10～20秒，转入阵挛期；不同肌群交替收缩，致肢体及躯干有节律地抽动，口吐白沫（若咬破舌头可吐血沫）；呼吸恢复，但不规则，数分钟后肌肉松弛而缓解，可有尿失禁，然后入睡，醒后可有头痛、疲乏，对发作不能回忆。

2.肌阵挛发作

这是由肢体或躯干的某些肌群突然收缩（或称电击样抽动），表现为头、颈、躯干或某个肢体快速抽搐。

3.强直发作

强直发作表现为肌肉突然强直性收缩，肢体可固定在某种不自然的位置持续数秒钟，躯干四肢姿势可不对称，面部强直表情，眼及头偏向一侧，睁眼或闭眼，瞳孔散大，可伴呼吸暂停，意识丧失，发作后意识较快恢复，不出现发作后嗜睡。

4.阵挛性发作

其发作时全身性肌肉抽动，左右可不对称，肌张力可增高或减低，有短暂意识丧失。

5.局限性运动性发作

此发作时无意识丧失，常表现为下列形式。

（1）某个肢体或面部抽搐：由于口、眼、手指在脑皮层运动区所代表的面积最大，因而这些部位最易受累。

（2）杰克逊（Jackson）癫痫发作：发作时大脑皮质运动区异常放电灶逐渐扩展到相邻的皮层区。抽搐也按皮层运动区对躯干支配的顺序扩展，如从面部抽搐开始→手→前臂→上肢→躯干→下肢；若进一步发展，可成为全身性抽搐，此时可有意识丧失；常提示颅内有器质性病变。

（3）旋转性发作：发作时头和眼转向一侧，躯干也随之强直性旋转，或一侧上肢上举，另一侧上肢伸直，躯干扭转等。

6.新生儿轻微惊厥

这是新生儿期常见的一种惊厥形式,发作时呼吸暂停,两眼斜视,眼睑抽搐,频频的眨眼动作,伴流涎,吸吮或咀嚼样动作,有时还出现上下肢类似游泳或蹬自行车样的动作。

(二)惊厥的伴随症状及体征

1.发热

发热为小儿惊厥最常见的伴随症状,如系单纯性或复杂性高热惊厥病儿,于惊厥发作前均有38.5 ℃,甚至 40 ℃以上高热。由上呼吸道感染引起者,还可有咳嗽、流涕、咽痛、咽部出血、扁桃体肿大等表现。如为其他器官或系统感染所致惊厥,绝大多数均有发热及其相关的症状和体征。

2.头痛及呕吐

此为小儿惊厥常见的伴随症状之一,年长儿能正确叙述头痛的部位、性质和程度,婴儿常表现为烦躁、哭闹、摇头、抓耳或拍打头部。多伴有频繁喷射状呕吐,常见于颅内疾病及全身性疾病,如各种脑膜炎、脑炎、中毒性脑病、瑞氏综合征、颅内占位性病变等。同时还可出现程度不等的意识障碍,颈项抵抗,前囟饱满,颅神经麻痹,肌张力增高或减弱,克氏征、布鲁津斯基征及巴宾斯基征阳性等体征。

3.腹泻

如遇重度腹泻病,可致水电解质紊乱及酸碱失衡,出现严重低钠或高钠血症,低钙、低镁血症,以及由于补液不当,造成水中毒也可出现惊厥。

4.黄疸

新生儿溶血症,当出现胆红素脑病时,不仅皮肤巩膜高度黄染,还可有频繁性惊厥;重症肝炎病儿,当肝衰竭,出现惊厥前即可见到明显黄疸;在瑞氏综合征、肝豆状核变性等病程中,均可出现不等的黄疸,此类疾病初期或中末期均能出现惊厥。

5.水肿、少尿

水肿、少尿是各类肾炎或肾病为儿童时期常见多发病,水肿、少尿为该类疾病的首起表现,当其中部分病儿出现急、慢性肾衰竭,或肾性高血压脑病时,均可有惊厥。

6.智力低下

智力低下常见于新生儿窒息所致缺氧、缺血性脑病,颅内出血病儿,病初即有频繁惊厥,其后有不同程度的智力低下。智力低下亦见于先天性代谢异常疾病,如苯酮尿症、糖尿症等氨基酸代谢异常病。

三、诊断依据

(一)病史

了解惊厥的发作形式,持续时间,有无意识丧失,伴随症状,诱发因素及有关的家族史。

(二)体检

全面的体格检查,尤其神经系统的检查,如神志、头颅、头围、囟门、颅缝、脑神经、瞳孔、眼底、颈抵抗、病理反射、肌力、肌张力、四肢活动等。

(三)实验室及其他检查

1.血尿粪常规

血白细胞显著增高,通常提示细菌感染。红细胞血色素很低,网织红细胞增高,提示急性溶血。尿蛋白及细胞数增高,提示肾炎或肾盂肾炎。粪镜检,除外痢疾。

2.血生化等检验

除常规查肝肾功能、电解质外,应根据病情选择有关检验。

3.脑脊液检查

凡疑有颅内病变惊厥病儿,尤其是颅内感染时,均应做脑脊液常规、生化、培养或有关的特殊化验。

4.脑电图检查

脑电图阳性率可达 80%～90%,小儿惊厥,尤其无热惊厥,其中不少为小儿癫痫。脑电图上可表现为阵发性棘波、尖波、棘慢波、多棘慢波等多种波型。

5.CT 检查

疑有颅内器质性病变惊厥病儿,应做脑 CT 扫描,高密度影见于钙化、出血、血肿及某些肿瘤;低密度影常见于水肿,脑软化,脑脓肿,脱髓鞘病变及某些肿瘤。

6.MRI 检查

MRI 对脑、脊髓结构异常反映较 CT 更敏捷,能更准确反映脑内病灶。

7.单光子反射计算机体层成像(SPECT)检查

其可显示脑内不同断面的核素分布图像,对癫痫病灶、肿瘤定位及脑血管疾病提供诊断依据。

四、治疗

(一)止惊治疗

1.地西泮

每次 0.25～0.5 mg/kg,最大剂量不大于 10 mg,缓慢静脉注射,1 分钟不大于 1 mg。必要时可在15～30 分钟后重复静脉注射 1 次,以后可口服维持。

2.苯巴比妥钠

新生儿首次剂量 15～20 mg 静脉注射,维持量 3～5 mg/(kg·d),婴儿、儿童首次剂量为 5～10 mg/kg,静脉注射或肌内注射,维持量 5～8 mg/(kg·d)。

3.水合氯醛

每次 50 mg/kg,加水稀释成 5%～10%溶液,保留灌肠。惊厥停止后改用其他镇静剂止惊药维持。

4.氯丙嗪

剂量为每次 1～2 mg/kg,静脉注射或肌内注射,2～3 小时后可重复 1 次。

5.苯妥英钠

每次 5～10 mg/kg,肌内注射或静脉注射。遇有"癫痫持续状态"时可给予 15～20 mg/kg,速度不超过 1 mg/(kg·min)。

6.硫苯妥钠

催眠,大剂量有麻醉作用。每次 10～20 mg/kg,稀释成 2.5%溶液肌内注射;也可缓慢静脉注射,边注射边观察,惊止即停止注射。

(二)降温处理

1.物理降温

物理降温可用 30%～50%乙醇擦浴,头部、颈、腋下、腹股沟等处可放置冰袋,亦可用冷盐水灌肠,或用低于体温 3～4 ℃的温水擦浴。

2.药物降温

一般用安乃近每次 5～10 mg/kg,肌内注射;亦可用其滴鼻,大于 3 岁病儿,每次 2～4 滴。

(三)降低颅内压

惊厥持续发作时,引起脑缺氧、缺血,易致脑水肿;如惊厥是由颅内感染炎症引起,疾病本身即有脑组织充血水肿,颅内压增高,因而及时应用脱水降颅内压治疗。常用 20%甘露醇溶液每次 5～10 mL/kg,静脉注射或快速静脉滴注(10 mL/min),6～8 小时重复使用。

(四)纠正酸中毒

惊厥频繁,或持续发作过久,可致代谢性酸中毒,如血气分析发现血 pH<7.2,BE 为 15 mmol/L 时,可用 5%碳酸氢钠 3～5 mL/kg,稀释成 1.4%的等张液静脉滴注。

(五)病因治疗

对惊厥病儿应通过病史了解,全面体检及必要的化验检查,争取尽快地明确病因,给予相应治疗。对可能反复发作的病例,还应制订预防复发的防治措施。

五、护理

(一)护理诊断

(1)有窒息的危险。

(2)有受伤的危险。

(3)潜在并发症:脑水肿。

(4)潜在并发症:酸中毒。

(5)潜在并发症:呼吸、循环衰竭。

(6)知识缺乏。

(二)护理目标

(1)不发生误吸或窒息,适当加以保护防止受伤。

(2)保护呼吸功能,预防并发症。

(3)患儿家长情绪稳定,能掌握止痉、降温等应急措施。

(三)护理措施

1.一般护理

(1)将患儿平放于床上,取头侧位。保持安静,治疗操作应尽量集中进行,动作轻柔敏捷,禁止一切不必要的刺激。

(2)保持呼吸道通畅:头侧向一边,及时清除呼吸道分泌物。有发绀者供给氧气,窒息时施行人工呼吸。

(3)控制高热:物理降温可用温水或冷水毛巾湿敷额头部,每 5～10 分钟更换 1 次,必要时用冰袋放在额部或枕部。

(4)注意安全,预防损伤,清理好周围物品,防止坠床和碰伤。

(5)协助做好各项检查,及时明确病因。根据病情需要,于惊厥停止后,配合医师作血糖、血钙或腰椎穿刺、血气分析及血电解质等针对性检查。

(6)加强皮肤护理:保持皮肤清洁干燥,衣、被、床单清洁、干燥、平整,以防皮肤感染及压疮的发生。

(7)心理护理:关心体贴患儿,处置操作熟练、准确,以取得患儿信任,消除其恐惧心理。说服患儿及家长主动配合各项检查及治疗,使诊疗工作顺利进行。

2.临床观察内容

(1)惊厥发作时,观察惊厥患儿抽搐的时间和部位,有无其他伴随症状。

(2)观察病情变化,尤其随时观察呼吸、面色、脉搏、血压、心音、心率、瞳孔大小、对光反射等重要的生命体征,发现异常及时通报医师,以便采取紧急抢救措施。

(3)观察体温变化,如有高热,及时做好物理降温及药物降温;如体温正常,应注意保暖。

3.药物观察内容

(1)观察止惊药物的疗效。

(2)使用地西泮、苯巴比妥钠等止惊药物时,注意观察患儿呼吸及血压的变化。

4.预见性观察

若惊厥持续时间长、频繁发作,应警惕有无脑水肿、颅内压增高的表现,如收缩压升高、脉率减慢、呼吸节律慢而不规则,则提示颅内压增高。如未及时处理,可进一步发生脑疝,表现为瞳孔不等大、对光反射消失、昏迷加重、呼吸节律不整甚至骤停。

六、康复与健康指导

(1)做好患儿的病情观察准备好急救物品,教会家属正确的退热方法,提高家长的急救知识和技能。

(2)加强患儿营养与体育锻炼,做好基础护理等。

(3)向家长详细交代患儿的病情、惊厥的病因和诱因,指导家长掌握预防惊厥的措施。

(张 奕)

第二节 小儿心包炎

小儿心包炎可分感染和非感染性两类,且多为其他疾病(婴儿常见于败血症、肺炎、脓胸,学龄儿童多见于结核病、风湿病)的一种表现。

一、临床特点

(一)症状

较大儿童常有心前区刺痛,平卧时加重,坐位或前倾位可减轻,疼痛可向肩背及腹部放射;婴儿则表现为烦躁不安。同时有原发病的症状表现,常有呼吸困难、咳嗽、发热等。

(二)体征

早期可听到心包摩擦音,多在胸骨左缘第3～4肋间最清晰,但多为一过性。有心包积液时心音遥远、低钝,出现奇脉。当心包积液达一定量时,心包舒张受限,出现颈静脉怒张、肝脏增大、肝颈反流征阳性、下肢水肿、心动过速、脉压变小。

（三）辅助检查

1.X 线检查

心影呈烧瓶样增大而肺血大多正常。

2.心电图检查

窦性心动过速,低电压,广泛 ST 段、T 波改变。

3.超声心动图检查

超声心动图检查能提示心包积液的部位、量。

4.实验室检查

红细胞沉降率增快,CRP 增高,血常规白细胞、中性粒细胞增高。

二、护理评估

（一）病史

了解患儿近期有无感染性疾病以及有无结核、风湿热病史。

（二）症状、体征

评估患儿有无发热、胸痛,胸痛与体位的关系,评估有无心包填塞症状,如呼吸困难、心率加快、颈静脉怒张、肝大、水肿、心音遥远及奇脉。听诊心脏,注意有无心包摩擦音。

（三）社会-心理

评估家长对疾病的了解程度和态度。

（四）辅助检查

了解并分析胸片、心电图、超声心动图等检查结果。

三、常见护理问题

（一）疼痛

与心包炎性渗出有关。

（二）体温异常

与炎症有关。

（三）气体交换受损

与心包积液、心脏受压有关。

（四）合作性问题

急性心包填塞。

四、护理措施

（一）休息与卧位

患儿应卧床休息,宜取半卧位。

（二）饮食

给予高热量、高蛋白、高维生素、易消化的半流质或软食,限制钠盐摄入,少食易产气的食物,如薯类,多食芹菜、海带等富含纤维素的食物,以防止肠内产气过多引起腹胀及便秘而导致膈肌上抬。

（三）高热护理

及时做好降温处理,测定并及时记录体温。

（四）吸氧

胸闷、气急严重者给予氧气吸入。

（五）对症护理

有心包积液者,护理人员应做好患儿的解释工作,协助医师进行心包穿刺,操作过程中仔细观察生命体征的变化,记录抽出液体性质和量,穿刺完毕后局部加压数分钟后无菌包扎,送回病床后继续观察有无渗液、渗血,必要时局部沙袋加压。

（六）病情观察

(1)呼吸困难为急性心包炎和慢性缩窄性心包炎最主要突出症状,应密切观察呼吸频率和节律。

(2)当患儿出现静脉压升高,面色苍白、发绀,烦躁不安,肝脏在短期内增大,应及时报告医师并做好心包穿刺准备。

（七）心理护理

对患儿疼痛的描述予以肯定,并设法分散和减轻其不适感觉。

（八）健康教育

(1)向家长讲解舒适的体位、安静休息和充足的营养供给是治疗本病的良好措施。

(2)若需要进行心包穿刺时,应向家长说明必须配合和注意的事宜。

五、出院指导

(1)遵医嘱及时、准确使用药物并定期随访。

(2)由于心包炎患儿机体抵抗力减弱,出院后仍应坚持休息半年左右,并加强营养,以利心功能的恢复。

（张　奕）

第三节　小儿病毒性心肌炎

一、概述

小儿病毒性心肌炎是由多种病毒侵犯小儿心脏,引起局灶性或弥漫性心肌间质炎性渗出和心肌纤维变性、坏死或溶解的疾病,有的可伴有心包或心内膜炎症改变。可导致心肌损伤、心功能障碍、心律失常和周身症状。可发生于任何年龄,近年来发生率有增多的趋势,是儿科常见的心脏疾病之一。

（一）病因

近年来由于病毒学及免疫病理学的迅速发展,通过大量动物实验及临床观察,证明多种病毒皆可引起心肌炎。其中柯萨奇病毒 B6(1～6 型)最常见,其他如柯萨奇病毒 A、ECHO 病毒、脊髓灰质炎病毒、流感及副流感病毒、腮腺炎病毒、水痘病毒、单纯疱疹病毒、带状疱疹病毒及肝炎病毒等也可能致病。由于柯萨奇病毒具有高度亲心肌性和流行性,据报道在很多原因不明的心肌炎和心包炎中,约39％是由柯萨奇病毒B所致。

尽管罹患病毒感染的机会很多,而多数不发生心肌炎,在一定条件下才发病。例如当机体由于继发细菌感染(特别是链球菌感染)、发热、缺氧、营养不良、接受类固醇或放射治疗等,而抵抗力低下时,可诱发发病。

病毒性心肌炎的发病原理至今未完全了解,目前提出病毒学说、免疫学说、生化机制等几种学说。

(二)病理

病毒性心肌炎病理改变轻重不等。轻者常以局灶性病变为主,而重者则多呈弥漫性病变。局灶性病变的心肌外观正常,而弥漫性者则心肌苍白、松软,心脏呈不同程度的扩大、增重。镜检可见病变部位的心肌纤维变性或断裂,心肌细胞溶解、水肿、坏死。间质有不同程度水肿以及淋巴细胞、单核细胞和少数多核细胞浸润。病变以左室及室间隔最显著,可波及心包、心内膜及传导系统。

慢性病例心脏扩大,心肌间质炎症浸润及心肌纤维化并有瘢痕组织形成,心内膜呈弥漫性或局限性增厚,血管内皮肿胀等变化。

二、临床表现

病情轻重悬殊。轻症可无明显自觉症状,仅有心电图改变。重型可出现严重的心律失常、充血性心力衰竭、心源性休克,甚至个别患者因此而死亡。大约有1/3以上病例在发病前1～3周或发病同时呼吸道或消化道病毒感染,同时伴有发热、咳嗽、咽痛、周身不适、腹泻、皮疹等症状,继而出现心脏症状如年长儿常诉心悸、气短、胸部及心前区不适或疼痛、疲乏感等。发病初期常有腹痛、食欲缺乏、恶心、呕吐、头晕、头痛等表现。3个月以内婴儿有拒乳、苍白、发绀、四肢凉、两眼凝视等症状。心力衰竭者,呼吸急促、突然腹痛、发绀、水肿等;心源性休克者,烦躁不安,面色苍白、皮肤发花、四肢厥冷或末梢发绀等;发生窦性停搏或心室纤颤时可突然死亡;高度房室传导阻滞在心室自身节律未建立前,由于脑缺氧而引起抽搐、昏迷称心脑综合征。如病情拖延至慢性期。常表现为进行性充血心力衰竭、全心扩大,可伴有各种心律失常。

体格检查:多数心尖区第一音低钝。一般无器质性杂音,仅在胸前或心尖区闻及Ⅰ～Ⅱ级吹风样收缩期杂音。有时可闻及奔马律或心包摩擦音。心律失常多见如阵发性心动过速、异位搏动、心房纤颤、心室扑动、停搏等。严重者心脏扩大,脉细数,颈静脉怒张,肝大和压痛,肺部啰音等;或面色苍白、四肢厥冷、皮肤发花、指(趾)发绀、血压下降等。

三、辅助检查

(一)实验室检查

(1)白细胞计数(10.0～20.0)×10^9/L,中性粒细胞偏高。血沉、抗链"O"大多数正常。

(2)血清肌酸磷酸激酶、乳酸脱氢酶及其同工酶、谷草转氨酶在病程早期可增高。超氧化歧化酶急性期降低。

(3)若从心包、心肌或心内膜分离到病毒,或用免疫荧光抗体检查找到心肌中有特异的病毒抗原,电镜检查心肌发现有病毒颗粒,可以确定诊断;咽洗液、粪便、血液、心包液中分离出病毒,同时结合恢复期血清中同型病毒中和抗体滴度较第1份血清升高或下降4倍以上,则有助于病原诊断。

（4）补体结合抗体的测定以及用分子杂交法或聚合酶链反应检测心肌细胞内的病毒核酸也有助于病原诊断。部分病毒性心肌炎患者可有抗心肌抗体出现，一般于短期内恢复，如持续提高，表示心肌炎病变处于活动期。

（二）心电图检查

心电图在急性期有多变与易变的特点，对可疑病例应反复检查，以助诊断。其主要变化为ST-T改变，各种心律失常和传导阻滞。恢复期以各种类型的期前收缩为多见。少数为慢性期病儿可有房室肥厚的改变。

（三）X线检查

心影正常或不同程度的增大，多数为轻度增大。若反复迁延不愈或合并心力衰竭，心脏扩大明显。后者可见心搏动减弱，伴肺瘀血、肺水肿或胸腔少量积液。有心包炎时，有积液征。

（四）心内膜心肌活检

心导管法心内膜心肌活检，在成人患者中早已开展，小儿患者仅是近年才有报道，为心肌炎诊断提供了病理学依据。据报道：原因不明的心律失常、充血性心力衰竭患者，经心内膜心肌活检证明约40%为心肌炎；临床表现和组织学相关性较差。原因是EMB取材很小且局限，以及取材时不一定是最佳机会；心内膜心肌活检本身可导致心肌细胞收缩，而出现一些病理性伪迹。因此，对于心内膜心肌活检病理无心肌炎表现者不一定代表心脏无心肌炎，此时临床医师不能忽视临床诊断。此项检查一般医院尚难开展，不作为常规检查项目。

四、诊断要点

（一）病原学诊断依据

1.确诊指标

自患儿心内膜、心肌、心包（活检、病理）或心包穿刺液检查，发现以下之一者可确诊心肌炎由病毒引起：①分离到病毒。②用病毒核酸探针查到病毒核酸。③特异性病毒抗体阳性。

2.参考依据

有以下之一者结合临床表现可考虑心肌炎是由病毒引起：①自患儿粪便、咽拭子或血液中分离到病毒，且恢复期血清同抗体滴度较第一份血清升高或降低4倍以上。②病程早期患儿血中特异性IgM抗体阳性。③用病毒核酸探针自患儿血中查到病毒核酸。

（二）临床诊断依据

（1）心功能不全、心源性休克或心脑综合征。

（2）心脏扩大（X线、超声心动图检查具有表现之一）。

（3）心电图改变以R波为主的2个或2个以上主要导联（Ⅰ、Ⅱ、aVF、V_5）的ST-T改变持续4天以上伴动态变化，窦房传导阻滞，房室传导阻滞，完全性右或左束支阻滞，成联律、多形、多源、成对或并行性期前收缩，非房室结及房室折返引起的异位性心动过速，低电压（新生儿除外）及异常Q波。

（4）CK-MB升高或心肌肌钙蛋白（cTnI或cTnT）阳性。

（三）确诊依据

（1）具备临床诊断依据2项，可临床诊断为心肌炎。发病同时或发病前1～3周有病毒感染的证据支持诊断者。

（2）同时具备病原学确诊依据之一，可确诊为病毒性心肌炎，具备病原学参考依据之一，可临床诊断为病毒性心肌炎。

（3）凡不具备确诊依据，应给予必要的治疗或随诊，根据病情变化，确诊或除外心肌炎。

（4）应除外风湿性心肌炎、中毒性心肌炎、先天性心脏病、结缔组织病以及代谢性疾病的心肌损害、甲状腺功能亢进症、原发性心肌病、原发性心内膜弹力纤维增生症、先天性房室传导阻滞、心脏自主神经功能异常、β受体功能亢进及药物引起的心电图改变。

（四）临床分期

1.急性期

新发病，症状及检查阳性发现明显且多变，一般病程在半年以内。

2.迁延期

临床症状反复出现，客观检查指标迁延不愈，病程多在半年以上。

3.慢性期

进行性心脏增大，反复心力衰竭或心律失常，病情时轻时重，病程在 1 年以上。

五、治疗

本症尚无特殊治疗。应结合患儿病情采取有效的综合措施，可使大部患儿痊愈或好转。

（一）一般治疗

1.休息

急性期至少应卧床休息至热退 3～4 周，有心功能不全或心脏扩大者，更应强调绝对卧床休息，以减轻心脏负荷及减少心肌耗氧量。

2.抗生素

虽对引起心肌炎的病毒无直接作用，但因细菌感染是病毒性心肌炎的重要条件因子，故在开始治疗时，均主张适当使用抗生素。一般应用青霉素肌内注射 1～2 周，以清除链球菌和其他敏感细菌。

3.保护心肌

大剂量维生素 C，具有增加冠状血管血流量、心肌糖原、心肌收缩力、改善心功能、清除自由基、修复心肌损伤的作用。剂量为 $100～200$ mg/（kg·d），溶于 $10\%～25\%$ 葡萄糖液 10～30 mL 内静脉注射，每天 1 次，15～30 天为 1 个疗程；抢救心源性休克时，第一天可用 3～4 次。

至于极化液、能量合剂及 ATP 等均因难进入心肌细胞内，故疗效差，近年来多推荐：①辅酶 Q_{10} 1 mg/（kg·d），口服，可连用 1～3 个月。②1,6-二磷酸果糖 0.7～1.6 mL/kg 静脉注射，最大量不超过 2.5 mL/kg（75 mg/mL），静脉注射速度 10 mL/min，每天 1 次，10～15 天为 1 个疗程。

（二）激素治疗

肾上腺皮质激素可用于抢救危重病例及其他治疗无效的病例。口服泼尼松 1～1.5 mg/（kg·d），用 3～4 周，症状缓解后逐渐减量停药。对反复发作或病情迁延者，依据近年来对本病发病机制研究的进展，可考虑较长期的激素治疗，疗程不少于半年，对于急重抢救病例可采用大剂量，如地塞米松 0.3～0.6 mg/（kg·d），或氢化可的松 15～20 mg/（kg·d），静脉滴注。

（三）免疫治疗

动物及临床研究均发现丙种球蛋白对心肌有保护作用。在美国波士矶及洛杉矶儿童医院已将静脉注射丙种球蛋白作为病毒性心肌炎治疗的常规用药。

（四）抗病毒治疗

动物试验中联合应用利巴韦林和干扰素可提高生存率，目前欧洲正在进行干扰素治疗心肌炎的临床试验，其疗效尚待确定。环孢霉素 A、环磷酰胺目前尚无肯定疗效。

（五）控制心力衰竭

心肌炎患者对洋地黄耐受性差，易出现中毒而发生心律失常，故应选用快速作用的洋地黄制剂如毛花苷 C（西地兰）或地高辛。病重者用地高辛静脉滴注，一般病例用地高辛口服，饱和量用常规的 1/2～2/3，心力衰竭不重，发展不快者，可用每天口服维持量法。利尿剂应早用和少用，同时注意补钾，否则易导致心律失常。注意供氧，保持安静。若烦躁不安，可给镇静剂。发生急性左心功能不全时，除短期内并用毛花苷 C（西地兰）、利尿剂、镇静剂、氧气吸入外，应给予血管扩张剂如酚妥拉明 0.5～1 mg/kg 加入 10％葡萄糖液 50～100 mL 内快速静脉滴注。紧急情况下，可先用半量以 10％葡萄糖液稀释静脉缓慢注射，然后将其余半量静脉滴注。

（六）抢救心源性休克

镇静、吸氧、大剂量维生素 C、扩容、激素、升压药、改善心功能及心肌代谢等。

近年来，应用血管扩张剂硝普钠取得良好疗效，常用剂量 5～10 mg，溶于 5％葡萄糖 100 mL 中，开始 0.2 μg/(kg·min)滴注，以后每隔 5 分钟增加 0.1 μg/kg，直到获得疗效或血压降低，最大剂量每分钟不超过 5 μg/kg。

（七）纠正严重心律失常

心律失常的纠正在于心肌病变的吸收或修复。一般轻度心律失常如期前收缩、一度房室传导阻滞等，多不用药物纠正，而主要是针对心肌炎本身进行综合治疗。若发生严重心律失常如快速心律失常、严重传导阻滞都应迅速及时纠正，否则威胁生命。

六、护理

（一）护理诊断

1.活动无耐力

与心肌功能受损，组织器官供血不足有关。

2.舒适的改变

胸闷与心肌炎症有关。

3.潜在并发症

心力衰竭、心律失常、心源性休克。

（二）护理目标

（1）患儿活动量得到适当控制休息得到保证。

（2）患儿胸闷缓解或消失。

（3）患儿无并发症发生或有并发症时能被及时发现和适当处理。

（三）护理措施

1.休息

（1）急性期卧床休息至热退后 3～4 周，以后根据心功能恢复情况逐渐增加活动量。

（2）有心功能不全者或心脏扩大者应绝对卧床休息。

（3）总的休息时间不少于 3～6 个月。

(4)创造良好的休息环境,合理安排患儿的休息时间。保证患儿的睡眠时间。

(5)主动提供服务,满足患儿的生活需要。

2.胸闷的观察与护理

(1)观察患儿的胸闷情况,注意诱发和缓解因素,必要时给予吸氧。

(2)遵医嘱给予心肌营养药,促进心肌恢复正常。

(3)保证休息,减少活动。

(4)控制输液速度和输液总量,减轻心肌负担。

3.并发症的观察与护理

(1)密切注意心率、心律、呼吸、血压和面色改变,有心力衰竭时给予吸氧、镇静、强心等处理,应用洋地黄制剂时要密切观察患儿有无洋地黄中毒表现,如出现新的心律失常、心动过缓等。

(2)注意有无心律失常的发生,警惕危险性心律失常的发生,如频发室早、多源室早、二度以上房室传导阻滞房颤、室颤等。一旦发生,需及时通知医师并给予相应处理。如高度房室传导阻滞者给异丙肾上腺素和阿托品提升心率。

(3)警惕心源性休克,注意血压、脉搏、尿量、面色等变化,一旦出现心源性休克,立即取平卧位,配合医师给予大剂量维生素 C 或肾上腺皮质激素治疗。

(四)康复与健康指导

(1)讲解病毒性心肌炎的病因、病理、发病机制、临床特点及诊断、治疗措施。

(2)强调休息的重要性,指导患儿控制活动量,建立合理的休息制度。

(3)讲解本病的预防知识,如预防上呼吸道感染和肠道感染等。

(4)有高度房室传导阻滞者讲解安装心脏起搏器的必要性。

七、展望

近年来,由于对心肌炎的病原学进一步了解和诊断方法的改进,心肌炎已成为常见心脏病之一,对人类健康构成了不同程度的威胁,因而对此病的诊治研究也正日益受到重视。其中,胸闷、心悸常可提示心脏波及,心脏扩大、心律失常或心力衰竭为心脏明显受损的表现,心电图 ST-T 改变与异位心律或传导阻滞反映心肌病变的存在。但对于怀疑为病毒性心肌炎的患者,提倡进行心脏活检以行病理学检查。

但分离病毒检查或特异性荧光抗体检查存在以下几个问题。

(1)患者不宜接受。

(2)炎性组织在心肌中呈灶状分布,由于活检标本小而致病灶标本不一定取到。

(3)提取 RNA 的质量和检测方法的敏感性不同。

(4)心脏上有病毒存在,而血液中不一定有抗原或抗体检出;心脏上无病毒存在,而心脏中有抗原或抗体检出;即使二者构成阳性反应也不足以证实有病毒性心肌炎存在;只有当感染某种病毒并引起相应的心脏损害时,心脏和血液检查呈阳性反应才有意义。在检查血液中抗原或抗体时,也会因检测试剂、检查方法、操作技术的不同而使结果迥异。

因此,病毒性心肌炎的确诊相当困难。由于抗病毒药物的疗效不显著,目前建议采用中西医结合疗法。有人用黄芪、牛磺酸及一般抗心律失常等药物为主的中西医结合方法治疗病毒感染性心肌炎,取得了比较满意的效果,如中药黄芪除具有抗病毒、调节免疫、保护心肌的作用,还可拮抗病毒感染心肌细胞对 L 型钙通道的增加,抑制内向钠钙交换电流,改善部分心电活动,清除氧自由基,而广泛应用于临床。牛磺酸是心肌游离氨基酸的重要成分,也可通过抑制病毒复制,抑制病毒感染心肌细胞引起的钙电流增加,使受感染而降低的最大钙电流膜电压及外向钾电流趋于正常,使心肌细胞钙内流减少,在病毒性心肌炎动物模型及临床病毒性心肌炎患者中,具有保护心肌、改善临床症状等作用。

(张　奕)

第四节　小儿原发性心肌病

小儿原发性心肌病(primary cardiomyopathy)是指病因不明,病变局限于心肌的一组疾病。依据临床和病理改变可分为扩张性心肌病、肥厚型心肌病、限制性心肌病,以前两类常见。临床上以缓慢进展的心脏增大、心律失常及心功能不全为主要表现,病因尚不清楚,可能与遗传因素、免疫因素及感染因素有关,个别柯萨奇病毒所致心肌炎可转化为心肌病。本病预后不良,常并发心力衰竭而死亡。

一、临床特点

(一)扩张性心肌病

扩张性心肌病(dilated cardiomyopathy,DCM)又称充血型心肌病(congestive cardio myopathy,CCM),主要表现为慢性充血性心力衰竭。

1.症状与体征

较大儿童表现为乏力、食欲缺乏、不爱活动、腹痛,活动后呼吸困难及心动过速,尿少、水肿。婴儿出现喂养困难、体重不增、吮奶时呼吸困难、多汗、烦躁不安、食量减少。约10%患儿会发生晕厥。体检时心率、呼吸加快,脉搏细弱,血压正常或偏低,有的可有奔马律,可闻及Ⅱ～Ⅲ/6级收缩期杂音,肝脏增大,下肢水肿。

2.辅助检查

(1)X线检查:心脏增大,并以左心室为主或普遍性增大,呈球形。心搏减弱,肺淤血明显。

(2)心电图检查:左心肥厚,各种心律失常以及非特异性 ST-T 改变。

(3)超声心电图检查:左心房、左心室明显扩大,左心室流出道增宽,心室壁活动减弱。

(二)肥厚型心肌病

肥厚型心肌病(hypertrophic cardiomyopathy,HCM)是一种遗传性疾病,其特征为心室肥厚,心腔无扩大。临床表现具有多变性。

1.症状与体征

婴儿常见症状有呼吸困难,心动过速,喂养困难。较重者发生心力衰竭,伴随青紫。儿童多无明显症状,常因心脏杂音而首次就诊。少数儿童有呼吸加快、乏力、心绞痛、晕厥,并可于活动后发生猝死。体检有的可听到奔马律,有的在胸骨左缘下端及心尖部可听到Ⅰ～Ⅲ/6级收缩期杂音。

2.辅助检查

(1)X线检查:左室轻到中度增大。

（2）心电图检查：左室肥厚伴劳损，可有 ST-T 改变及病理性 Q 波及各种心律失常。

（3）超声心动图检查：室间隔非对称性肥厚，室间隔厚度与左心室后壁厚度之比大于或等于1.3。左心室流出道狭窄。

（三）限制性心肌病

限制性心肌病（restrictive cardiomyopathy，RCM）又称闭塞性心肌病，常见于儿童及青少年，预后不良。

1.症状与体征

起病缓慢，表现为原因不明的心力衰竭。右心病变主要表现为静脉压升高、颈静脉怒张、肝大、腹水及下肢水肿，很像缩窄性心包炎。左心病变有呼吸困难、咳嗽、咯血、胸痛，有时伴有肺动脉高压的表现。

2.辅助检查

（1）X 线检查：心影扩大，肺血减少。

（2）心电图检查：心房肥大、房性期前收缩、心房颤动、ST-T 改变、P-R 间期延长及低电压。

（3）超声心动图检查：左右心房明显扩大（左房尤为明显）、左右心室腔正常或变小。

二、护理评估

（一）健康史

询问患儿发病前有无感染的病史及其家族史。

（二）症状、体征

测量生命体征，评估心率、心律、呼吸、血压、心功能。

（三）社会-心理

了解患儿及其家长对疾病的性质、预后的认识程度和心理需求。

（四）辅助检查

了解分析 X 线、心电图、超声等各种检查结果。

三、常见护理问题

（一）心排血量减少

与心室扩大、肥厚致心肌收缩力减弱有关。

（二）体液过多

与肾灌注量减少、水和钠潴留、尿量排出减少有关。

（三）有感染的危险

与机体抵抗力降低有关。

（四）合作性问题

猝死。

四、护理措施

（一）限制活动

卧床休息，让患儿保持稳定、愉悦的心情。

（二）饮食护理

低盐饮食,增加维生素、蛋白质、微量元素的摄入,对服用利尿剂者应鼓励多进食含钾丰富的食物,如香蕉、橘子等。

（三）供氧

根据缺氧程度可给予鼻导管或面罩吸氧。

（四）密切观察病情

监测患儿血压、脉搏、呼吸、心律、尿量及意识状态。注意观察心力衰竭的早期表现,有无心律失常及栓塞症状。

（五）用药护理

应用强心药、利尿剂、扩血管药物时要观察其疗效及不良反应,尤其是扩张性心肌病因其对洋地黄耐受性差,故尤应警惕发生中毒。

（六）预防诱因

心力衰竭者应避免过度劳累。饮食清淡,忌暴饮暴食,预防便秘,以免用力大便诱发心力衰竭。控制输液速度,保持病室安静、整洁、舒适,保证充足睡眠,保持室内空气新鲜和温度适宜,防止呼吸道感染。

（七）健康教育

(1)向家长解释该病病程长及本病预后等情况,需要长期调整生活及精神状况。

(2)合理安排活动与休息时间。

(3)当患儿出现心悸、呼吸困难时应立即停止活动,并取平卧位,必要时予以吸氧。

五、出院指导

(1)调整情绪,促进身心健康。

(2)饮食要易消化、低盐、高维生素、少量多餐。

(3)扩张性心肌病患儿应避免劳累,宜长期卧床休息,减轻与延缓心脏扩大,促进心功能的恢复;肥厚型心肌病患儿要避免剧烈运动,情绪激动,突然用力或提取重物致猝死。

(4)本病进展缓慢,应定期复查及指导合理用药。

(5)避免感染居室空气清新,经常通风,不去人群集中的公共场所,注意气候变化,及时增减衣服,避免受凉而引发感冒。

（张　奕）

第五节　小儿心源性休克

小儿心源性休克是小儿心排血量减少所致的全身微循环障碍,是由于某些原因使小儿心排血量过少、血压下降,导致各重要器官和外周组织灌注不足而产生的休克综合征。儿科多见于急性重症病毒性心肌炎,严重的心律失常如室上性或室性心动过速和急性克山病等心肌病。

一、临床特点

(一)原发病症状

症状因原发病不同而异,如病毒性心肌炎往往在感染的急性期发病,重症者可突然发生心源性休克,表现为烦躁不安、面色灰白、四肢湿冷和末梢发绀;如因室上性阵发性心动过速,可有阵发性发作病史并诉心前区不适、胸闷、心悸、头晕、乏力,听诊时心律绝对规则,心音低钝,有奔马律,并有典型的心电图改变。

(二)休克症状

症状因病期早晚而不同。

1.休克早期(代偿期)

患儿的血压及重要器官的血液灌注尚能维持,患儿神志清楚,但烦躁不安、面色苍白、四肢湿冷、脉搏细弱、心动过速、血压正常或出现直立性低血压、脉压缩小、尿量正常或稍减少。

2.休克期(失代偿期)

出现间断平卧位低血压,收缩压降至 10.7 kPa(80 mmHg)以下,脉压在 2.7 kPa(20 mmHg)以下,神志尚清楚,但反应迟钝、意识模糊,皮肤湿冷、出现花纹、心率更快、脉搏细速、呼吸稍快、尿量减少或无尿,婴儿<2 mL/(kg·h),儿童<1 mL/(kg·h)。

3.休克晚期

重要生命器官严重受累,血液灌注不足、血压降低且固定不变或测不到,患儿出现昏迷、肢冷发绀、脉搏弱或触不到,呼吸急促或缓慢,尿量明显减少[<1 mL/(kg·h)],甚至无尿,出现弥散性血管内凝血和多脏器功能损伤。

二、护理评估

(一)健康史

了解患儿发病前有无病毒或细菌感染史,有无心律失常、先天性心脏病等基础疾病。

(二)症状、体征

测量心率、心律、呼吸、血压,评估患儿神志、周围循环及尿量。评估疾病的严重程度。

(三)社会-心理

了解患儿及其家长对疾病的严重性、预后的认识程度和家庭、社会支持系统的状况。

(四)辅助检查

了解心肺功能各参数的动态变化。

三、常见护理问题

(一)组织灌注改变

与肾、脑、心肺、胃肠及外周血管灌注减少有关。

(二)恐惧

与休克所致的濒死感及对疾病预后的担心有关。

四、护理措施

(一)卧床休息

患儿采取平卧位或中凹位,头偏向一侧,保持安静,注意保暖、避免受凉而加重病情。一切治疗、护理集中进行,避免过多搬动。烦躁不安者遵医嘱给镇静剂。

(二)吸氧

根据病情选择适当的吸氧方式,保持呼吸道通畅,使氧分压维持在 9.3 kPa(70 mmHg)以上。

(三)建立静脉通路

建立两条以上静脉通路,保证扩容有效进行。遵医嘱补生理盐水、平衡盐液等晶体溶液和血浆、右旋糖酐等胶体溶液。

(四)详细记录出入液量

注意保持出入液量平衡,有少尿或无尿者应立即报告医师。

(五)皮肤护理

根据病情适时翻身,骨骼突出部位可采用气圈。翻身活动后要观察血压、心率及中心静脉压的变化。

(六)病情观察

(1)监测生命体征变化,注意患儿神志状态、皮肤色泽及末梢循环状况。

(2)观察输液反应,因输液过快、过量可加重心脏负担,一般输液速度控制<5 mL/(kg·h)。

(3)观察药物的疗效及不良反应,应用血管活性药物时避免药液外渗引起组织坏死。

(4)观察周围血管灌注:由于血管收缩,首先表现在皮肤和皮下组织,良好的周围灌注表示周围血管阻力正常。皮肤红润且温暖时表示小动脉阻力降低;皮肤湿冷、苍白表示血管收缩,小动脉阻力增高。

(七)维持正常的体温

注意保暖,但不宜体外加温,因为加温可使末梢血管扩张而影响到休克最初的代偿机制——末梢血管收缩,影响重要器官的血流灌注。同时还会加速新陈代谢,增加氧耗,加重心脏负担。

(八)保护患儿的安全

休克时患儿往往烦躁不安、意识模糊,应给予适当的约束,以防患儿坠床或牵拉、拔脱仪器和各治疗管道。

(九)心理护理

(1)医务人员在抢救过程中做到有条不紊,为患儿树立信任感,从而减少恐惧。

(2)经常巡视病房,给予关心鼓励,让患儿最亲近的人陪伴,增加患儿的安全感。

(3)及时跟患儿及家长进行沟通,使其对疾病有正确的认识,增加战胜疾病的信心。

(4)适时给予听音乐、讲故事,以分散患儿注意力。

(十)健康教育

(1)向家长说明疾病的严重性,并要求配合抢救,不要在床旁大声哭泣和喧哗。

(2)要求家长协助做好保暖和安全护理,在患儿神志模糊时适当做好肢体约束和各种管道的固定。

(3)不要随意给患儿喂水喂食,以免窒息。

(4)教会家长给患儿肢体做些被动按摩,以保证肢体功能。

五、出院指导

(1)根据原发疾病,注意休息,如重症病毒性心肌炎总休息时间不能少于 3 个月。

(2)加强营养,提高机体免疫能力。

(3)告知预防呼吸道疾病的方法,冬春季节及时增、减衣服,少去人多拥挤的公共场所。

(4)对带药回家的患儿应让家长了解药物的名称、剂量、用药方法和不良反应。

(5)定期门诊随访。

(张 奕)

第六节　小儿急性上呼吸道感染

急性上呼吸道感染是小儿最常见的疾病,主要侵犯鼻、鼻咽和咽部,常诊断为"急性鼻咽炎(普通感冒)""急性咽炎""急性扁桃体炎"等,也可统称为上呼吸道感染,或简称"上感"。

一、病因

各种病毒和细菌都可引起上呼吸道感染,尤以病毒为多见,约占"上感"发病病原体的 60% 甚至 90% 以上,常见有鼻病毒、腺病毒、副流感病毒、流感病毒、呼吸道合胞病毒等,其他病毒如冠状病毒、肠道病毒、单纯疱疹病毒、EB 病毒等也可引起。细菌感染常继发于病毒感染之后,其中溶血性链球菌占重要地位,其次为肺炎链球菌、葡萄球菌、嗜血流感杆菌,偶尔也有革兰阴性杆菌。亦有报告肺炎支原体菌亦可引起上呼吸道感染。

二、病理改变

病变部位早期表现为毛细血管和淋巴管扩张,黏膜充血水肿、腺体及杯状细胞分泌增加及单核细胞和吞噬细胞浸润、以后转为中性粒细胞浸润,上皮细胞和纤毛上细胞坏死脱落。恢复期上皮细胞新生、黏膜修复、恢复正常。

三、临床表现

本病多为散发,偶然亦见流行。婴幼儿患病症状较重,年长儿较轻。婴幼儿患病时可有或无流涕、鼻塞、喷嚏等呼吸道症状,常突发高热、呕吐、腹泻,甚至因高热而引起惊厥。年长儿患者常有流涕、鼻塞、喷嚏、咽部不适、发热等症状,可伴有轻度咳嗽与声嘶。部分患儿发病早期可出现脐周围阵痛、咽炎、咽痛等症状,咽黏膜充血,若咽侧索也受累,则在咽两外侧壁上各见一纵行条索状肿块突出。疱疹性咽峡炎,在咽弓、软腭、悬雍垂黏膜上可见数个或数十个灰白色小疱疹,直径 1~3 mm,周围有红晕,1~2 天破溃成溃疡。咽结合膜热患者,临床特点为发热 39 ℃左右,咽炎及结膜炎同时存在,而有别于其他类型的上呼吸道感染。急性扁桃体炎除了发热咽痛外,扁桃体可见明显红肿,表面有黄白色脓点,可融合成假膜状。

四、实验室检查

病毒感染时白细胞计数多偏低或正常,粒细胞不增高。病因诊断除病毒分离与血清反应外,近年来广泛利用免疫荧光、酶联免疫等方法开展病毒学的早期诊断,对初步鉴别诊断有一定帮助。细菌感染时白细胞计数及中性粒细胞可增高;由链球菌引起者血清抗链球菌溶血素"O"滴度增高,咽拭子培养可有致病菌生长。

五、诊断

急性上呼吸道感染具有典型症状,如发热、鼻塞、咽痛、扁桃体肿大等全身和局部症状,结合季节、流行病学特点等,临床诊断并不困难,但对病原学的诊断则需依靠病毒学和细菌学检查。

六、鉴别诊断

(1)症状中以高热惊厥和腹痛严重者,须与中枢神经系统感染和急腹症等疾病相鉴别。

(2)很多急性传染病早期,也有上呼吸道感染的症状,虽然现在预防接种比较普遍及传染病发病率明显下降,但在传染病流行季节要仔细询问麻疹、猩红热、腮腺炎、百日咳、流感以及脊髓灰质炎的流行接触史。当夏季时尤要注意和中毒性疾病的早期相鉴别。

(3)如有高热、流涎、拒食、咽后壁及扁桃体周围有小疱疹及小溃疡者,可诊断为疱疹性咽峡炎;如高热、咽红伴眼结膜充血,可诊为咽结膜热;扁桃体红肿且有渗出者为急性扁桃体炎或化脓性扁桃体炎;如有明显流行史、高热、四肢酸痛、头痛等全身症状而较鼻咽部症状更重时,要考虑为流行性感冒。

七、治疗

(一)一般治疗

充分休息,多饮水,注意隔离,预防并发症。WHO在急性呼吸道感染的防治纲要中指出,关于感冒的治疗主要是家庭护理和对症处理。

(二)对症治疗

1.高热

高热时口服阿司匹林类,剂量为每次 10 mg/kg,持续高热可每 4 小时口服 1 次;亦可用对乙酰氨基酚,剂量为每次 5～10 mg/kg,市场上多为糖浆剂,便于小儿服用。高热时还可用赖氨酸阿司匹林或阿尼利定等肌内注射,同时亦可用冷敷、温湿敷、乙醇擦浴等物理方法降温。

2.高热惊厥

出现高热惊厥可针刺人中、十宣等穴位或肌内注射苯巴比妥钠每次 4～6 mg/kg,有高热惊厥史的小儿可在服退热剂同时服用苯巴比妥等镇静剂。

3.鼻塞

乳儿鼻塞妨碍喂奶时,可在喂奶前用 0.5％麻黄碱 1～2 滴滴鼻,年长儿亦可加用氯苯那敏等脱敏剂。

4.咽痛

疱疹性咽峡炎时可用冰硼酸、锡类散、金霉素鱼肝油或碘甘油涂抹口腔内疱疹或溃疡处;年长儿可口含碘喉片及其他中药利咽喉片,如华素片、度美芬、四季润喉片、草珊瑚、西瓜霜润喉片等。

(三)病因治疗

如诊断为病毒感染,目前常用 1‰利巴韦林滴鼻,每 2～3 小时双鼻孔各滴 2～3 滴,或口服利巴韦林口服液(威乐星),或用利巴韦林口含片。亦有用口服金刚烷胶、吗啉胍,但疗效不肯定。如明确腺病毒或单纯性溃疡病毒感染亦有用碘苷(疱疹净)、阿糖胞苷。近年来有报道用干扰素治疗重症病毒性感染取得较好疗效。如诊断为细菌感染,大多合并有中耳炎、鼻窦炎、化脓性扁桃体炎、淋巴结炎以及下呼吸道炎症时,可选用复方新诺明、氨苄西林、阿莫西林或其他抗生素。但多数上呼吸道感染病例不应滥用抗生素。

(四)风热两型

风热两型治法以清热解表为主,常用中成药有银翘解毒片、桑菊感冒片、感冒退热冲剂、板蓝根冲剂以及双黄连口服液等。

八、预防

减少上呼吸道感染的根本办法在于预防。平时要多户外活动,增强体质,要避免交叉感染,特别是在感冒流行季节要少去公共场所或串门;注意气候骤变,及时添减衣服;对体弱儿及反复呼吸道感染儿可服玉屏风散或左旋咪唑,$0.25～3\ mg/(kg \cdot d)$,每周服 2 天停 5 天,3 个月为 1 个疗程,亦可口服卡慢舒。这些治疗目的多是增强机体抵抗力,预防呼吸道感染复发。

九、并发症

正常 5 岁以下小儿平均每年患急性呼吸道感染 4～6 次。但有的患儿患呼吸道感染的次数过于频繁,可称为反复呼吸道感染,简称复感儿。

(一)影响因素

由于小儿正处在生长发育之中,身体的免疫系统还未发育完善,缺乏抵御微生物侵入的能力,故很容易患急性呼吸道感染,但有的患儿由于环境或机体本身条件比一般小儿更易患急性呼吸道感染,影响因素有以下几点。

1.机体条件

如患儿长期营养不良,婴儿母乳不足又未及时添加辅食,体内缺乏必需的蛋白质、脂肪及热量不足,影响器官组织的正常发育致抵抗力低下;也有的家庭经济条件并不差,但父母缺乏科学育儿知识,偏食或喂养不合理,特别是只喝牛奶、巧克力,缺乏多种维生素和微量元素如铁、锌等,也会对免疫系统造成损害,抗病能力下降而易患病。

2.环境因素

环境因素特别是大气污染或被动吸烟。如冬天屋内生炉子,空气中大量烟雾、粉尘以及有害物质进入小儿呼吸道;同样被动吸烟也是。这些有害物质不但损伤呼吸道正常黏膜,而且还可降低抵抗力,诱发呼吸道感染。有报道在吸烟家庭中生长的婴儿比无吸烟家庭的小儿患急性呼吸道感染的机会大数倍至近 10 倍。

3.先天因素

小儿患有先天的免疫缺陷病或暂时性免疫低下也可造成反复呼吸道感染。

(二)诊断

根据全国小儿呼吸道疾病学术会议讨论标准做出诊断(表 9-1)。

表 9-1　小儿反复呼吸道疾病诊断标准

年龄(岁)	上呼吸道感染(次/年)	下呼吸道感染(次/年)
0～2	7	3
3～5	5	2
6～12	5	2

(三)治疗

急性感染可参照上述方法外,还要针对引起反复上感的原因,如增加营养、改善环境因素。应该指出患先天性免疫缺陷的小儿是极少数,大部分还是护理问题,因此,增强患儿体质是治疗及预防之根本。加强体育锻炼及注意户外活动,使患儿增强适应外界环境及气候变化的能力;同时注意对反复呼吸道感染患儿的生活护理,随气候变化增减衣服,切忌过捂过饱,这些都是治疗反复呼吸道感染的关键。

十、护理评估

(一)健康史

询问发病情况,注意有无受凉史,或当地有无类似疾病的流行,患儿发热开始时间、程度,伴随症状及用药情况;了解患儿有无营养不良、贫血等病史。

(二)身体状况

观察患儿精神状态,注意有无鼻塞、呼吸困难,测量体温,检查咽部有无充血和疱疹,扁桃体及颈部淋巴结是否肿大,结合咽喉膜有无充血,皮肤有无皮疹,腹痛及支气管、肺受累的表现。了解血常规等实验室检查结果。

(三)心理-社会状况

了解患儿及家长的心理状态和对该病因、预防及护理知识的认识程度;评估患儿家庭环境及经济情况,注意疾病流行趋势。

十一、常见护理诊断与合作性问题

(一)体温过高

体温过高与上呼吸道感染有关。

(二)潜在并发症(惊厥)

其与高热有关。

(三)有外伤的危险

发生外伤与发生高热惊厥时抽搐有关。

(四)有窒息的危险

窒息与发生高热惊厥时胃内容物反流或痰液阻塞有关。

(五)有体液不足的危险

其与高热大汗及摄入减少有关。

(六)低效性呼吸形态

这与呼吸道炎症有关。

（七）舒适的改变

此与咽痛、鼻塞等有关。

十二、护理目标

（1）患儿体温降至正常范围（36～37.5 ℃）。

（2）患儿不发生惊厥或惊厥时能被及时发现。

（3）患儿维持于舒适状态无自伤及外伤发生。

（4）患儿呼吸道通畅无误吸及窒息发生。

（5）患儿体温正常，能接受该年龄组的液体入量。

（6）患儿呼吸在正常范围，呼吸道通畅。

（7）患儿感到舒适，不再哭闹。

十三、护理措施

（1）保持室内空气新鲜，每天通风换气 2～4 次，保持室温 18～22 ℃，湿度 50%～60%，空气每天用过氧乙酸或含氯制剂喷雾消毒 2 次。有患儿居住的房间最好用空气消毒机，消毒净化空气。

（2）密切观察体温变化，体温超过 38.5 ℃时给予物理降温，如头部冷敷、腋下及腹股沟处置冰袋，温水或乙醇擦浴。冷盐水灌肠，必要时给予药物降温：对乙酰氨基酚、安乃近、柴胡、肌内注射阿尼利定。

（3）发热者卧床休息直到退热 1 天以上可适当活动，做好心理护理，提供玩具、画册等有利于减轻焦虑，不安情绪。

（4）防止发生交叉感染，患儿与正常小儿分开，接触者戴口罩，防止继发细菌感染。

（5）保持口腔清洁，每天用生理盐水漱口 1～2 次，婴幼儿可经常喂少量温开水以清洗口腔，防止口腔炎的发生。

（6）保持鼻咽部通畅，鼻腔分泌物和干痂及时清除，鼻孔周围应保持清洁，避免增加鼻腔压力，使炎症经咽管向中耳发展引起中耳炎。鼻腔严重时于清洁鼻分泌部后用 0.5%麻黄碱液滴鼻，每次 1～2 滴；对鼻塞而妨碍吸吮的婴幼儿，宜在哺乳前 10～15 分钟滴鼻，使鼻腔通畅，保持吸吮。

（7）多饮温开水，以加速毒物排泄和降低体温，患儿衣着、被子不宜过多，出汗后及时给患儿用温水擦干汗液，更换衣服。

（8）每 4 小时测体温 1 次，体温骤升或骤降时要随时测量并记录，如患儿病情加重，体温持续不退，应考虑并发症的可能，需要及时报告医师并及时处理，如病程中出现皮疹，应区别是否为某种传染病的早期征象，以便及时采取措施。

（9）注意观察咽部充血、水肿等情况，咽部不适时给予润喉含片或雾化吸入（雾化吸入药物可用利巴韦林、糜蛋白酶、地塞米松加 20～40 mL 注射用水每天 2 次）。

（10）室内安静减少刺激，发生高热惊厥时按惊厥护理常规。

（11）给予易消化和富含维生素的清淡饮食，必要时静脉补充营养和水分。

（12）病儿安置在有氧气、吸痰器的病室内。

（13）平卧、头偏向一侧，注意防止舌咬伤。防止呕吐物误吸，防止舌后倒引起窒息，应托起病儿下颌同时解开衣物及松开腰带,以减轻呼吸道阻力。

(14)密切观察病情变化,防止发生意外,如坠床或摔伤等。

(15)抽搐时上、下牙之间放牙垫,防止舌及口唇咬伤,病儿持续发作时,可按照医嘱给予对症处理。

(16)按医嘱用止惊药物,如地西泮、苯巴比妥等,观察患儿用药后的反应,并记录。

(17)治疗、护理等集中进行,保持安静,减少刺激。

(18)保持呼吸道通畅,及时吸痰,发绀者给予吸氧,窒息者给人工呼吸,注射呼吸兴奋剂。

(19)高热者给予物理降温或退热剂降温,在严重感染并伴有循环衰竭,抽搐、高热者,可行冬眠疗法,冬眠期间不能搬动病儿或突然竖起,防止直立性休克。

(20)详细记录发作时间,抽动的姿势、次数及特点,因有的病儿抽搐时间相当短暂,虽有几秒钟,抽搐姿势也不同,有的像眨眼一样,有的口角微动,有的肢体像无意乱动一样等,因此需仔细注视才能发现。

(21)密切观察血压、呼吸、脉搏、瞳孔的变化,并做好记录。

十四、健康教育

(1)指导家庭护理:因上呼吸道感染患儿多不住院,要帮助患儿家长掌握上呼吸道感染的护理要点。让患儿多饮水,促进代谢及体内毒素的排泄;饮食要清淡,少食多餐,给高蛋白、高热量、高维生素的流质或半流质饮食;要注意休息,避免剧烈活动,防止咳嗽加重。患儿鼻塞时呼吸不畅可在哺乳及临睡前用0.5%的麻黄碱溶液滴鼻,每次1~2滴,可使鼻腔通畅。但不能用药过频,以免引起心悸等表现。

(2)指导预防并发症的方法,以免引起中耳炎、鼻窦炎,介绍如何观察并发症的早期表现,如高热持续不退而复升,淋巴结肿大,耳痛或外耳道流脓,咳嗽加重、呼吸困难等,应及时与医护人员联系并及时处理。

(3)介绍上呼吸道感染的预防重点,增加营养和体格锻炼,避免受凉;在上呼吸道感染流行季节避免到人多的公共场所;有流行趋势时给易感儿服用板蓝根、金银花、连翘等中药汤剂预防,对反复发生上呼吸道感染的小儿应积极治疗原发病,改善机体健康状况。鼓励母乳喂养,积极防治各种慢性病,如维生素D缺乏性佝偻病、营养不良及贫血等,在集体儿童机构中,有如上感流行趋势,应早期隔离患儿,室内用食醋熏蒸法消毒。

(4)用药指导:指导患儿家长不要给患儿滥服感冒药,如成人速效伤风胶囊以及其他市场流行各种感冒药、消炎药、抗病毒药,必须在医师指导下服药,服药时不要与奶粉、糖水同服,两种药物必须间隔半小时以上再服用。

(张　奕)

第七节　小儿急性支气管炎

急性支气管炎是小儿常见的一种呼吸道疾病。本病常继发于上呼吸道感染之后,也常为肺炎的早期表现。也有的是小儿急性传染病如麻疹、百日咳、伤寒、猩红热等疾病的早期症状或并发症。

急性支气管炎由各种病毒和细菌或二者混合感染所引起。另外,小儿年龄小,体格弱,气温变化冷热不均,公共场所或居室空气污浊,都可诱发本病。

本病开始时表现为上呼吸道感染症状,发热、流鼻涕、咳嗽,咳嗽逐渐加重并且有痰,起初是白色黏痰,几天后变为黄色脓痰。有的小儿嗓子呼噜呼噜作响,早晚咳嗽较重,经常因咳嗽将食物吐出。还常伴有头痛、食欲缺乏、疲乏无力、睡眠不安、腹泻等症状。

另外,有一种特殊型的支气管炎,称为急性毛细支气管炎也叫哮喘性支气管炎。主要表现为下呼吸道梗阻症状,似支气管哮喘样发作,患儿鼻翼翕动。呈喘憋状呼吸,很快出现呼吸困难,缺氧发绀。这种类型多见于2岁以内虚胖小儿,往往有湿疹或其他过敏史。

一、护理要点

(1)发热时要注意卧床休息,选用物理降温或药物降温。

(2)室内保持空气新鲜,适当通风换气,但避免对流风,以免患儿再次受凉。

(3)须经常协助患儿变换体位,轻轻拍打背部,使痰液易于排出。

二、注意事项

(1)急性支气管炎一般1周左右可治愈。有部分患儿咳嗽的时间要长些,逐渐会减轻、消失,适当的服些止咳剂即可。不过在患病的早期,对于痰多的患儿,不主张用止咳剂,以免影响排痰。痰稠咳重者可服用祛痰药。

(2)也有部分患儿发展为肺炎,就按护理肺炎患儿的方法精心护理。如果急性支气管炎发作时缺氧、发绀,必须住院治疗,若缺氧得不到及时纠正,会发生脑缺氧等并发症。其他最常见的并发症就是心力衰竭。

(3)对于哮喘重的患儿,在使用氨茶碱等缓解支气管痉挛的药物时,应在医师指导下用药,家长不可乱用。中药麻杏石甘汤或小青龙汤加减治疗急性支气管炎有一定效果,也可采取中西医结合治疗。

(张　奕)

第八节　小儿肺炎

肺炎是指不同病原体或其他因素所致的肺部炎症,以发热、咳嗽、气促、呼吸困难和肺部固定湿啰音为共同临床表现,该病是儿科常见疾病中能威胁生命的疾病之一。据联合国儿童基金会统计,全世界每年有350万左右<5岁儿童死于肺炎,占<5岁儿童总病死率的28%;我国每年<5岁儿童因肺炎死亡者约35万,占全世界儿童肺炎死亡数的10%。因此积极采取措施,降低小儿肺炎的病死率,是21世纪世界儿童生存、保护和发展纲要规定的重要任务。

目前,小儿肺炎的分类尚未统一,常用方法有四种,各种肺炎可单独存在,也可两种同时存在。①病理分类:可分为支气管肺炎、大叶性肺炎、间质性肺炎等。②病因分类:感染性肺炎,如病毒性肺炎、细菌性肺炎、支原体肺炎、衣原体肺炎、真菌性肺炎、原虫性肺炎;非感染性肺炎,如吸入性肺炎、坠积性肺炎等。③病程分类:急性肺炎(病程<1个月),迁延性肺炎(病程1~3个月),慢性肺炎(病程>3个月)。④病情分类:轻症肺炎(主要为呼吸系统表现)、重症肺炎(除呼吸系统受累外,其他系统也受累,且全身中毒症状明显)。

临床上若病因明确,则按病因分类,否则按病理分类。

一、病因与发病机制

引起肺炎的主要病原体为病毒和细菌,病毒中最常见的为呼吸道合胞病毒,其次为腺病毒、流感病毒等;细菌中以肺炎链球菌多见,其他有葡萄球菌、链球菌、革兰阴性杆菌等。低出生体重、营养不良、维生素 D 缺乏性佝偻病、先天性心脏病等患儿易患本病,且病情严重,容易迁延不愈,病死率也较高。

病原体多由呼吸道入侵,也可经血行入肺,引起支气管、肺泡、肺间质炎症,支气管因黏膜水肿而管腔变窄,肺泡壁因充血水肿而增厚,肺泡腔内充满炎症渗出物,影响了通气和气体交换;同时由于小儿呼吸系统的特点,当炎症进一步加重时,可使支气管管腔更加狭窄,甚至阻塞,造成通气和换气功能障碍,导致低氧血症及高碳酸血症。为代偿缺氧,患儿呼吸与心率加快,出现鼻翼翕动和三凹征,严重时可产生呼吸衰竭。由于病原体作用,重症常伴有毒血症,引起不同程度的感染中毒症状。缺氧、二氧化碳潴留及毒血症可导致循环系统、消化系统、神经系统的一系列症状以及水、电解质和酸碱平衡紊乱。

(一)循环系统

缺氧使肺小动脉反射性收缩,肺循环压力增高,形成肺动脉高压;同时病原体和毒素侵袭心肌,引起中毒性心肌炎。肺动脉高压和中毒性心肌炎均可诱发心力衰竭。重症患儿常出现微循环障碍、休克甚至弥散性血管内凝血。

(二)中枢神经系统

缺氧和高碳酸血症使脑血管扩张、血流减慢,血管通透性增加,致使颅内压增高。严重缺氧和脑供氧不足使脑细胞无氧代谢增加,造成乳酸堆积、ATP 生成减少和 Na^+-K^+ 泵转运功能障碍,引起脑细胞内水、钠潴留,形成脑水肿。病原体毒素作用亦可引起脑水肿。

(三)消化系统

低氧血症和毒血症可引起胃黏膜糜烂、出血、上皮细胞坏死脱落等应激性反应,导致黏膜屏障功能破坏,使胃肠功能紊乱,严重者可引起中毒性肠麻痹和消化道出血。

(四)水、电解质和酸碱平衡紊乱

重症肺炎可出现混合性酸中毒,因为严重缺氧时体内需氧代谢障碍、酸性代谢产物增加,常可引起代谢性酸中毒;而二氧化碳潴留、H_2CO_3 增加又可导致呼吸性酸中毒。缺氧和二氧化碳潴留还可导致肾小动脉痉挛而引起水、钠潴留,重症者可造成稀释性低钠血症。

二、临床表现

(一)支气管肺炎

支气管肺炎为小儿最常见的肺炎。多见于 3 岁以下婴幼儿。

1.轻症

以呼吸系统症状为主,大多起病较急。主要表现为发热、咳嗽和气促。

(1)发热:热型不定,多为不规则热,新生儿或重度营养不良儿可不发热,甚至体温不升。

（2）咳嗽：较频，早期为刺激性干咳，以后有痰，新生儿则表现为口吐白沫。

（3）气促：多发生在发热、咳嗽之后，呼吸频率加快，每分钟可达 40～80 次，可有鼻翼翕动、点头呼吸、三凹征、唇周发绀。肺部可听到较固定的中、细湿啰音，病灶较大者可出现肺实变体征。

2.重症

重症肺炎常有全身中毒症状及循环、神经、消化系统受累的临床表现。

（1）循环系统：常见心肌炎、心力衰竭及微循环障碍。心肌炎表现为面色苍白、心动过速、心音低钝、心律不齐，心电图显示 ST 段下移和 T 波低平、倒置；心力衰竭表现为呼吸突然加快，＞60 次/分，极度烦躁不安，明显发绀，面色发灰；心率增快，＞180 次/分，心音低钝有奔马率；颈静脉怒张，肝脏迅速增大，尿少或无尿，颜面或下肢水肿等。

（2）神经系统：表现为烦躁或嗜睡，脑水肿时出现意识障碍、反复惊厥、前囟膨隆、脑膜刺激征等。

（3）消化系统：常有食欲缺乏、腹胀、呕吐、腹泻等；重症可引起中毒性肠麻痹和消化道出血，表现为严重腹胀、肠鸣音消失、便血等。

若延误诊断或病原体致病力强，可引起脓胸、脓气胸、肺大泡等并发症，多表现为体温持续不退，或退而复升，中毒症状或呼吸困难突然加重。

（二）不同病原体所致肺炎的特点

1.呼吸道合胞病毒性肺炎

其由呼吸道合胞病毒感染所致，多见于 2 岁以内婴幼儿，尤以 2～6 个月婴儿多见。常于上呼吸道感染后 2～3 天出现干咳、低至中度发热，喘憋为突出表现，2～3 天后病情逐渐加重，出现呼吸困难和缺氧症状。肺部听诊可闻及多量哮鸣音、呼气性喘鸣，肺基底部可听到细湿啰音。喘憋严重时可合并心力衰竭、呼吸衰竭。临床上有两种类型。

（1）毛细支气管炎：有上述临床表现，但中毒症状不严重，当毛细支气管接近完全阻塞时，呼吸音可明显减低，胸部 X 线常显示不同程度的梗阻性肺气肿和支气管周围炎，有时可见小点片状阴影或肺不张。

（2）间质性肺炎：全身中毒症状较重，呼吸困难明显，肺部体征出现较早，胸部 X 线呈线条状或单条状阴影增深，或互相交叉成网状阴影，多伴有小点状致密阴影。

2.腺病毒性肺炎

此为腺病毒引起，在我国以 3、7 两型为主，11、12 型次之。本病多见于 6 个月至 2 岁的婴幼儿。起病急骤，呈稽留高热，全身中毒症状明显，咳嗽较剧，可出现喘憋、呼吸困难、发绀等。肺部体征出现较晚，常在发热 4～5 天后出现湿啰音，以后病变融合而呈现肺实变体征，少数患儿可并发渗出性胸膜炎。胸部 X 线改变的出现较肺部体征为早，可见大小不等的片状阴影或融合成大病灶，并多见肺气肿，病灶吸收较缓慢，需数周至数月。

3.葡萄球菌肺炎

这主要包括金黄色葡萄球菌及白色葡萄球菌所致的肺炎，多见于新生儿及婴幼儿。临床起病急，病情重，进展迅速；多呈弛张高热，婴儿可呈稽留热；中毒症状明显，面色苍白、咳嗽、呻吟、呼吸困难，皮肤常见一过性猩红热样或荨麻疹样皮疹，有时可找到化脓灶，如疖肿等。肺部体征出现较早，双肺可闻及中、细湿啰音，易并发脓胸、脓气胸等，可合并循环、神经及胃肠功能障碍。胸部 X 线常见浸润阴影，易变性是其特征。

4.流感嗜血杆菌肺炎

此类肺炎由流感嗜血杆菌引起。近年来,由于广泛使用广谱抗生素和免疫抑制剂,加上院内感染等因素,流感嗜血杆菌感染有上升趋势,多见于<4岁的小儿,常并发于流感病毒或葡萄球菌感染者。临床起病较缓,病情较重,全身中毒症状明显,有发热、痉挛性咳嗽、呼吸困难、鼻翼翕动、三凹征、发绀等。体检肺部有湿啰音或肺实变体征,易并发脓胸、脑膜炎、败血症、心包炎、中耳炎等。胸部X线表现多种多样。

5.肺炎支原体肺炎

本型肺炎由肺炎支原体引起,多见于年长儿,婴幼儿发病率也较高。以刺激性咳嗽为突出表现,有的酷似百日咳样咳嗽,咯出黏稠痰,甚至带血丝;常有发热,热程1~3周。年长儿可伴有咽痛、胸闷、胸痛等症状,肺部体征不明显,常仅有呼吸音粗糙,少数闻及干湿啰音。婴幼儿起病急,呼吸困难、喘憋和双肺哮鸣音较突出。部分患儿出现全身多系统的临床表现,如心肌炎、心包炎、溶血性贫血、脑膜炎等。胸部X线检查可分为4种改变:①肺门阴影增浓。②支气管肺炎改变。③间质性肺炎改变。④均一的实变影。

6.衣原体肺炎

沙眼衣原体肺炎多见于6个月以下的婴儿,可于产时或产后感染,起病缓,先有鼻塞、流涕,后出现气促、频繁咳嗽,有的酷似百日咳样阵咳,但无回声,偶有呼吸暂停或呼气喘鸣,一般无发热。可同时患有结膜炎或有结膜炎病史。胸部X线呈弥漫性间质性改变和过度充气。肺炎衣原体肺炎多见于5岁以上小儿,发病隐匿,体温不高,咳嗽逐渐加重,两肺可闻及干湿啰音。X线显示单侧肺下叶浸润,少数呈广泛单侧或双侧浸润。

三、治疗要点

采取综合措施,积极控制感染,改善肺的通气功能,防止并发症。

(一)控制感染

根据不同病原体选用敏感抗生素积极控制感染,使用原则为早期、联合、足量、足疗程,重症宜静脉给药。

WHO推荐的4种第1线抗生素为复方磺胺甲基异噁唑、青霉素、氨苄西林、阿莫西林,其中青霉素为首选药,复方磺胺甲基异噁唑不能用于新生儿。怀疑有金葡菌肺炎者,推荐用氨苄西林、氯霉素、苯唑西林或氯唑西林和庆大霉素。我国卫健委对轻症肺炎推荐使用头孢氨苄(头孢菌素IV)。大环内酯类抗生素如红霉素、交沙霉素、罗红霉、阿奇霉素素等对支原体肺炎、衣原体肺炎等均有效;除阿奇霉素外,用药时间应持续至体温正常后5~7天,临床症状基本消失后3天。支原体肺炎至少用药2周。应用阿奇霉素3~5天1个疗程,根据病情可再重复1个疗程,以免复发。葡萄球菌肺炎比较顽固,疗程宜长,一般于体温正常后继续用药2周,总疗程6周。

病毒感染尚无特效药物,可用利巴韦林、干扰素、聚肌胞、乳清液等,中药治疗有一定疗效。

(二)对症治疗

止咳、止喘、保持呼吸道通畅;纠正低氧血症、水电解质与酸碱平衡紊乱;对于中毒性肠麻痹者,应禁食、胃肠减压,皮下注射新斯的明。对有心力衰竭、感染性休克、脑水肿、呼吸衰竭者,采取相应的治疗措施。

(三)肾上腺皮质激素的应用

若中毒症状明显,或严重喘憋,或伴有脑水肿、中毒性脑病、感染性休克、呼吸衰竭等以及胸膜有渗出者,可应用肾上腺皮质激素,常用地塞米松,每天 2～3 次,每次 2～5 mg,疗程 3～5 天。

(四)防治并发症

对并发脓胸、脓气胸者及时抽脓、抽气;对年龄小、中毒症状明显、脓液黏稠经反复穿刺抽脓不畅者,以及有张力气胸者进行胸腔闭式引流。

四、护理措施

(一)改善呼吸功能

(1)保持病室环境舒适,空气流通,温湿度适宜,尽量使患儿安静,以减少氧的消耗。不同病原体肺炎患儿应分室居住,以防交叉感染。

(2)置患儿于有利于肺扩张的体位并经常更换,或抱起患儿,以减少肺部瘀血和防止肺不张。

(3)给氧。凡有低氧血症,有呼吸困难、喘憋、口唇发绀、面色灰白等情况立即给氧;婴幼儿可用面罩法给氧,年长儿可用鼻导管法;若出现呼吸衰竭,则使用人工呼吸器。

(4)正确留取标本,以指导临床用药;遵医嘱使用抗生素治疗,以消除肺部炎症,促进气体交换;注意观察治疗效果。

(二)保持呼吸道通畅

(1)及时清除患儿口鼻分泌物,经常协助患儿转换体位,同时轻拍背部,边拍边鼓励患儿咳嗽,以促使肺泡及呼吸道的分泌物借助重力和震动易于排出;病情许可的情况下可进行体位引流。

(2)给予超声雾化吸入,以稀释痰液,利于咳出,必要时予以吸痰。

(3)遵医嘱给予祛痰剂,如复方甘草合剂等;对严重喘憋者,遵医嘱给予支气管解痉剂。

(4)给予易消化、营养丰富的流质、半流质饮食,少食多餐,避免过饱影响呼吸,哺喂时应耐心,防止呛咳引起窒息;重症不能进食者,给予静脉营养。保证液体的摄入量,以湿润呼吸道黏膜,防止分泌物干结,利于痰液排出;同时可以防止发热导致的脱水。

(三)加强体温监测

观察体温变化并警惕高热惊厥的发生,对高热者给予降温措施,保持口腔及皮肤清洁。

(四)密切观察病情

(1)如患儿出现烦躁不安、面色苍白、气喘加剧、心率加速(＞160 次/分)、肝脏在短时间内急剧增大等心力衰竭的表现,及时报告医师,给予氧气吸入并减慢输液速度,遵医嘱给予强心、利尿药物,以增强心肌收缩力,减慢心率,增加心搏出量,减轻体内水、钠潴留,从而减轻心脏负荷。

(2)若患儿出现烦躁或嗜睡、惊厥、昏迷、呼吸不规则等,提示颅内压增高,立即报告医师并共同抢救。

(3)患儿腹胀明显伴低钾血症时,及时补钾;若有中毒性肠麻痹,应禁食,予以胃肠减压,遵医嘱皮下注射新斯的明,以促进肠蠕动,消除腹胀,缓解呼吸困难。

(4)如患儿病情突然加重,出现剧烈咳嗽、烦躁不安、呼吸困难、胸痛、面色发绀、患侧呼吸运动受限等,提示并发脓胸或脓气胸,应及时配合进行胸穿或胸腔闭式引流。

(五)健康教育

向患儿家长讲解疾病的有关知识和护理要点,指导家长合理喂养,加强体格锻炼,以改善小儿呼吸功能;对易患呼吸道感染的患儿,在寒冷季节或气候骤变外出时,应注意保暖,避免着凉;定期健康检查,按时预防接种;对年长儿说明住院和注射等对疾病痊愈的重要性,鼓励患儿克服暂时的痛苦,与医护人员合作;教育患儿咳嗽时用手帕或纸捂嘴,不随地吐痰,防止病原菌污染空气而传染给他人。

(张　奕)

第九节　小 儿 腹 泻

一、护理评估

(一)健康史

应详细询问喂养史,是母乳喂养还是人工喂养,喂何种乳品,冲调浓度、喂哺次数及量,添加辅食及断奶情况。并了解当地有无类似疾病的流行。并注意患儿有无不洁饮食史、肠道内外感染、食物过敏史、外出旅游和气候变化史等。询问患儿腹泻开始时间,次数、颜色、性质、量、气味。并是否伴随发热、呕吐、腹胀、腹痛及里急后重等症状。既往有无腹泻史、其他疾病史和长期服用广谱抗生素史等。

(二)身体状况

观察患儿生命体征,有无腹痛、里急后重、大便性状为松散或水样,密切观察患儿生命体征、体重、出入量、尿量、神志状态、营养状态,皮肤弹性、眼窝凹陷、口舌黏膜干燥、神经反射等脱水表现。并评估脱水的程度和性质,检查肛周皮肤有无发红、破损;了解大便常规、大便致病菌培养等实验室检查结果。

(三)心理-社会状况

腹泻是小儿的常见病、多发病,年龄越小、发病率越高,特别是在贫困和卫生条件较差的地区,家长缺乏喂养及卫生知识是导致小儿易患腹泻的重要原因。故应了解患儿家长的心理状况及对疾病的病因、护理知识的认识程度,注意评估患儿家庭的经济状况、聚居条件、卫生习惯、家长的文化程度及家长对病因、护理知识的了解程度,认识疾病流行趋势。

(四)实验室检查

了解大便常规及致病菌培养等化验结果。分析血常规、红细胞计数、血清电解质、尿素氮、二氧化碳结合力(CO_2CP)等可了解体内酸碱平衡紊乱性质和程度。

二、护理诊断

(一)体液不足

体液不足与腹泻、呕吐丢失过多和摄入量不足有关。

(二)体温过高

体温过高与肠道感染有关。

(三)有皮肤黏膜完整性受损的危险

有皮肤黏膜完整性受损的危险与腹泻大便次数增多刺激臀部皮肤及尿布使用不当有关。

(四)知识缺乏(家长)

与喂养知识、卫生知识及腹泻患儿护理知识缺乏有关。

（五）营养失调：低于机体需要量

呕吐、腹泻等消化功能障碍所致。

（六）排便异常

排便异常与喂养不当，肠道感染或功能紊乱。

（七）腹泻

腹泻与喂养不当、感染导致胃肠道功能紊乱有关。

（八）有交叉感染的可能

交叉感染与免疫力低下有关。

（九）潜在并发症

1.酸中毒

酸中毒与腹泻丢失碱性物质及热能摄入不足有关。

2.低血钾

低血钾与腹泻、呕吐丢失过多和摄入不足有关。

三、护理目标

（1）患儿腹泻、呕吐、排便次数逐渐减少至正常，大便次数性状颜色恢复正常。

（2）患儿脱水、电解质紊乱纠正，体重恢复正常，尿量正常，获得足够的液体和电解质。

（3）体温逐渐恢复正常。

（4）住院期间患儿能保持皮肤的完整性，不再有红臀发生。

（5）家长能说出婴儿腹泻的病因、预防措施和喂养知识，能协助医护人员护理患儿。

（6）患儿不发生酸中毒，低血钾等并发症。

（7）避免交叉感染的发生。

（8）保证患儿营养的补充将患儿体重保持不减或有增加。

四、护理措施

新入院的患儿首先要测量体重，便于了解患儿脱水情况和计液量。以后每周测 1 次，了解患儿恢复和体重增长情况。

（一）体液不足的护理

1.口服补液疗法的护理

口服补液疗法的护理适用于无脱水、轻中脱水或呕吐不严重的患儿，可采用口服方法，它能补充身体丢失的水分和盐，执行医嘱给口服补液盐时应在 4～6 小时少量多次喂，同时可以随意喂水，口服液盐一定用冷开水或温开水溶解。

（1）一般轻度脱水需 50～80 mL/kg，中度脱水需 80～100 mL/kg，于 8～12 小时将累积损失量补足；脱水纠正后，将余量用等量水稀释按病情需要随时口服。对无脱水患儿，可在家进行口服补液的护理，可将 ORS 溶液加等量水稀释，每天 50～100 mL/kg，少量频服，以预防脱水（新生儿慎用），有明显腹胀、休克、心功能不全或其他严重并发症者及新生儿不宜口服补液。在口服补液过程中，如呕吐频繁或腹泻、脱水加重，应改为静脉补液。服用 ORS 溶液期间，应适当增加水分，以防高钠血症。

（2）护理中的注意事项：①向家长说明和示范口服液的配制方法。②向家长示范喂服方法，

2 岁以下的患儿每 1～2 分钟喂 1 小勺约 5 mL,大一点的患儿可用杯子直接喝,如有呕吐,停 10 分钟后再慢慢喂服(每 2～3 分钟喂 1 勺)。③对于在家进行口服补液的患儿,应指导家长病情观察方法。口服补液可直到腹泻停止,并继续喂养。如病情不见好转或加重,应及时到医院就诊。④密切观察病情,如患儿出现眼睑浮肿应停止服用 ORS 液,改用白开水或母乳,水肿消退后再按无脱水的方案服用。4 小时后应重新估计患儿脱水状况,然后选择上述适当的方案继续治疗护理。

2.禁食、静脉补液

禁食、静脉补液适用于中度以上脱水,吐、泻重或腹胀的患儿。在静脉输液前协助医师取静脉血做钾、钠、氯、二氧化碳结合力等项目检查。

(1)第 1 天补液:①输液总量,按医嘱要求安排 24 小时的液体总量(包括累积损失量、继续损失量和生理需要量)。并本着"急需先补、先快后慢、见尿补钾"的原则分批输入。如患儿烦躁不安,应检查原因,必要时可遵医嘱给予适量的镇静剂,如复方氯丙嗪,10%水合氯醛,以防患儿因烦躁不安而影响静脉输液。一般轻度脱水 90～120 mL/kg,中度脱水 120～150 mL/kg,重度脱水 150～180 mL/kg。②溶液种类,根据脱水性质而定,若临床判断脱水困难,可先按等渗脱水处理。对于治疗前 6 小时内无尿的患儿首先要在 30 分钟内给输入 2：1 液,一定要记录输液后首次排尿时间,见尿后给含钾液体。③输液速度,主要取决于脱水程度和继续损失的量与速度,遵循先快后慢原则。明确每小时的输入量,一般茂菲氏滴管 14～15 滴为 1 mL,严格执行补液计划,保证输液量的准确,掌握好输液速度和补液原则。注意防止输液速度过速或过缓。注意输液是否通畅,保护好输液肢体,随时观察针头有无滑脱,局部有无红肿渗液以及寒战发绀等全身输液反应。对重度脱水有明显周围循环障碍者应先快速扩容;累积损失量(扣除扩容液量)一般在前 8～12 小时补完,每小时 8～10 mL/kg;后 12～16 小时补充生理需要量和异常的损失量,每小时约 5 mL/kg;若吐泻缓解,可酌情减少补液量或改为口服补液。④对于少数营养不良、新生儿及伴心、肺疾病的患儿应根据病情计算,每批液量一般减少 20%,输液速度应在原有基础减慢 2～4 小时,把累积丢失的液量由 8 小时延长到 10～12 小时输完。如有条件最好用输液泵,以便更精确地控制输液速度。

(2)第 2 天及以后的补液:脱水和电解质紊乱已基本纠正,主要补充生理需要量和继续损失量,可改为口服补液,一般生理需要量为每天 60～80 mL/kg,用 1/5 张含钠液;继续损失量是丢多少补多少,用 1/3～1/2 张含钠液,将这两部分相加于 12～24 小时均匀静脉滴注。

3.准确记录出入量

准确记录出入量是医师调整患儿输液质和量的重要依据。

(1)大便次数、量(估计)及性质、大便的气味、颜色、有无黏液、脓血等。留大便常规并做培养。

(2)呕吐次数、量、颜色、气味以及呕吐与其他症状的关系,体现了患儿病情发展情况。比如呕吐加重但无腹泻;补液后脱水纠正由于呕吐次数增多而效果不满意,这时要及时报告医师,以及早发现肠道外感染或急腹症。

4.严密观察病情,细心做好护理

(1)注意观察生命体征:包括体温、脉搏、血压、精神状况。若出现烦躁不安、脉率加快、呼吸加快等,应警惕是否输液速度过快,是否发生心力衰竭和肺水肿等情况。

(2)观察脱水情况:注意患儿的神志、精神、皮肤弹性、有无口渴,皮肤、黏膜干燥程度,眼窝及前囟凹陷程度,机体温度及尿量等临床表现,估计患儿脱水程度,同时要动态观察经过补充液体后脱水症状是否得到改善。如补液合理,一般于补液后 3～4 小时应该排尿,此时说明血容量恢复,所以应注意观察和记录输液后首次排尿的时间、尿量。补液后 24 小时皮肤弹性恢复,眼窝凹陷消失,则表明脱水已被纠正。补液后眼睑出现浮肿,可能是钠盐过多;补液后尿多而脱水未能纠正,则可能是葡萄糖液补入过多,宜调整溶液中电解质比例。

(3)密切观察代谢性酸中毒的表现:中、重度脱水患多有不同程度的酸中毒,当 pH 下降、二氧化碳结合力在 25% 容积以下时,酸中毒表现明显。当患儿出现呼吸深长、精神萎靡、嗜睡,严重者意识不清、口唇樱红、呼吸有丙酮味。应准备碱性液,及时使用碱性药物纠正,应补充碳酸氢钠或乳酸钠。注意碱性液体有无漏出血管外,以免引起局部组织坏死。

(4)密切观察低血钾表现:常发现于输液后脱水纠正时,当发现患儿尿量异常增多,精神萎靡、全身乏力、不哭或哭声低下、吃奶无力、肌张力低下、反应迟钝、恶心呕吐、腹胀及听诊肠鸣音减弱或消失,呼吸频不规整,心电图显示 T 波平坦或倒置、U 波明显、S-T 段下移(或心律失常,提示有低血钾存在,应及时补充钾盐)等临床表现,及时报告医师,做血生化检查。如是低血钾症,应遵医调整液体中钾的浓度。补充钾时应按照见尿补钾的原则,严格掌握补钾的速度,绝不可作静脉推入,以免发生高血钾引起心搏骤停。一般按每天 3～4 mmol/kg(相当于氯化钾 200～300 mg/kg)补给,缺钾明显者可增至 4～6 mmol/kg,轻度脱水时可分次口服,中、重度脱水予静脉滴入。并观察记录好治疗效果。

(5)密切观察有无低钙、低镁、低磷血症:当脱水和酸中毒被纠正时,大多表现有钙、磷缺乏,少数可有镁缺乏。低血钙或低血镁时表现为手足搐搦、惊厥;重症低血磷时出现嗜睡、精神错乱或昏迷,肌肉、心肌收缩无力(营养不良或佝偻病活动期患儿更甚),这时要及时报告医师。静脉缓慢注射 10% 葡萄糖酸钙或深部肌内注射 25% 硫酸镁。

(6)低钠血症:低钠血症多见于静脉输液停止后的患儿。这是以为患儿进食后水样便次数再次增多。主要表现为患儿前囟及眼窝凹陷、肢端凉、精神弱、尿少等。要及时报告医师要继续补充丢失液体。

(7)高钠血症:高钠血症出现在按医嘱禁食补液或口服补液后,患儿出现烦躁不安、口渴、尿少、皮肤弹性差,甚至惊厥。这时应报告医师,必要时取血查生化,待结果回报后根据具体情况调整液体的质和量。

(8)泌尿系统感染:患儿腹泻渐好,但仍发热,阵阵哭闹不安,此时要报告医师,根据医嘱留尿常规,并寻找感染病灶。并发泌尿系统感染的患儿多见于女婴,在护理和换尿布时一定要注意女婴儿会阴部的清洁,防止上行性尿路感染。

5.计算液体出入量

24 小时液体入量包括口服液体和胃肠道外补液量。液体出量包括尿、大便和不显性失水。呼吸增快时,不显性失水增加 4～5 倍,体温每升高 1 ℃,不显性失水每小时增加 0.5 mL/kg;环境湿度大小可分别减少或增加不显性失水;体力活动增多时,不显性失水增加 30%。补液过程中,计算并记录 24 小时液体出入量,是液体疗法护理工作的重要内容。婴幼儿大小便不易收集,可用"秤尿布法"计算液体排出量。

(二)腹泻的护理

控制腹泻,防止继续失水。

1.调整饮食

根据世界卫生组织的要求对于轻中度脱水的患儿不必禁食,腹泻期间和恢复期适宜的营养对促进恢复、减少体重下降和生长停滞的程度、缩短腹泻后康复时间、预防营养不良非常重要。故腹泻脱水患儿除严重呕吐者暂禁食 4～6 小时(不禁水)外,均应继续喂养进食是必要的治疗与护理措施。但因同时存在着消化功能紊乱,故应根据患儿病情适当调整饮食,达到减轻胃肠道负担、恢复消化功能之目的。继续哺母乳喂养;人工喂养出生 6 个月以内的小儿,牛奶(或羊奶)应加米汤或水稀释,或用发酵奶(酸奶),也可用奶谷类混合物,每天 6 次,以保证足够的热量。腹泻次数减少后,出生 6 个月以上的婴儿可用平常已经习惯的饮食,选用稀粥、面条、并加些熟的植物油、蔬菜、肉末等,但需由少到多,随着病情稳定和好转,并逐渐过渡到正常饮食。幼儿应给一些新鲜、味美、碎烂、营养丰富的食物。病毒性肠炎多有双糖酶缺乏,应限制糖量,并暂停乳类喂养,改为豆制代用品或发酵奶,对牛奶和大豆过敏者应该用其他饮食,以减轻腹泻,缩短病程。腹泻停止后,继续给予营养丰富的饮食,并每天加餐 1 次,共 2 周,以赶上正常生长。双糖酶缺乏者,不宜用蔗糖,并暂停乳类。对少数严重病例口服营养物质不能耐受者,应加强支持疗法,必要时全静脉营养。

2.控制感染

感染是引起腹泻的重要原因,细菌性肠炎需用抗生素治疗。病毒性肠炎用饮食疗法和支持疗法常可痊愈。严格消毒隔离,防止感染传播,按肠道传染病隔离,护理患儿前后要认真洗手,防止感染,遵医嘱给予抗生素治疗。

3.观察排便情况

注意大便的变化,观察记录大便次数、颜色、性状、气味、量、及时送检,并注意采集黏液脓血部分,做好动态比较,根据大便常规检验结果,调整治疗和输液方案,为输液方案和治疗提供可靠依据。

(三)发热的护理

(1)保持室内安静、空气新鲜、通风良好,保持室温在 18～22 ℃,相对湿度 55％～65％,衣被适度,以免影响机体散热。

(2)让患儿卧床休息限制活动量,利于机体康复和减少并发症的发生。多饮温开水或选择喜欢的饮料,以加快毒素排泄带走热量和降低体温。

(3)密切观察患儿体温变化每 4 小时测体温 1 次,体温骤升或骤降时要随时测量并记录降温效果。体温超过 38.5 ℃时给予物理降温:温水擦浴;用 30％～50％的乙醇擦浴;冰枕、冷毛巾敷患儿前额,或冷敷腹股沟、腋下等大血管处;冷盐水灌肠。物理降温后 30 分钟测体温,并记录于体温单上。

(4)按医嘱给予抗感染药及解热药,并观察记录用药效果,药物降温后,密切观察,防止虚脱。

(5)患儿的衣服,出汗后及时擦干汗液,更换衣服,并注意保暖,在严重情况下给予吸氧,以免惊厥抽搐发生。

(6)加强口腔护理,鼓励多漱口,口唇干燥时可涂护唇油。

(四)维持皮肤完整

由于腹泻频繁,大便呈酸性或碱性,含有大量肠液及消化酶,臀部皮肤常处于被大便腐蚀的状态,容易发生肛门周围皮肤糜烂,严重者引起溃疡及感染,要注意每次换尿布大便后须用温水清洗臀部及肛周并吸干,局部皮肤发红处涂以 5％鞣酸软膏或 40％氧化锌油并按摩片刻,促进血液循环。应选用消毒软棉尿布并及时更换。避免使用不透气塑料布或橡皮布,防止尿布皮炎发生。局部有糜烂者可在便后用温水洗净后用灯泡照烤,待烤干局部渗液后,再涂紫草油或 1‰龙胆紫效果更好。

(五)做好床边隔离

护理患儿前后均要认真洗手防止交叉感染。

(六)减轻患儿的恐惧

医护人员的检查、治疗应相对集中进行以减少患儿的哭闹,可根据患儿年龄给予不同玩具,减少其恐惧心理,若患儿哭闹不安影响静脉输液的顺利进行,必要时可根据医嘱适当应用镇静药物。

(七)对症治疗

腹胀明显者用肛管排气或肌内注射新斯的明。呕吐严重者针刺足三里、内关或肌内注射氯丙嗪等。

(八)注意口腔清洁

禁食患儿每天做口腔护理两次。由于长时间应用抗生素可发生鹅口疮。如口腔黏膜有乳白色分泌物附着即为鹅口疮,可涂制霉菌素;若发生溃疡性口炎时可用 3‰双氧水洗净口腔后,涂复方龙胆紫、金霉素鱼肝油。

(九)恢复期患儿护理

(1)新入院患儿分室居住,预防交叉感染。

(2)患儿消化功能恢复时,逐渐增加奶的质和量,细心添加辅食,避免小儿腹泻再次复发。

(十)健康教育

(1)宣传母乳喂养的优点,鼓励母乳喂养,尤其是出生后最初数月及出生后每个夏天更为重要,避免在夏季断奶。按时逐步加辅食,防止过食、偏食及饮食结构突然变动。如乳制品的调剂方法,辅食加方法,断奶时间选择方法,人工喂养儿根据具体情况。选用合适的代乳品。

(2)指导患儿家长配置和使用 ORS 溶液。

(3)注意饮食卫生,培养良好的卫生习惯;注意食物新鲜、清洁和奶具、食具应定时煮沸消毒,避免肠道内感染。教育儿童养成饭前便后洗手,勤剪指甲的良好习惯。

(4)及时治疗营养不良、维生素 D 缺乏性佝偻病等,加强体格锻炼,适当进行户外活动。防止受凉或过热,营养不良,预防感冒,肺炎及中耳炎等并发症的发生,避免长期滥用广谱抗生素。

(5)气候变化时及时增减衣物,防止受凉或过热,冬天注意保暖,夏天多喝水。尤其应做好腹部的保暖。集体机构中如有腹泻的流行,应积极治疗患儿,做好消毒隔离工作,防止交叉感染。

(张　奕)

第十章

老年科护理

第一节　老年人日常生活护理

老年人在衣、食、住、行或劳动、休息、娱乐等方面都有自己的特点。特别是离退休后生活规律被打破,清闲的生活、单调的环境、寂寞和孤独,容易形成不良的生活节律和生活方式,从而影响身心健康。有规律的生活有助于老年人健康长寿。因此,护理的目的是帮助老年人制订规律的日常生活计划,保持老年人良好的生活节律与提供良好的生活环境,从老年人生存的时间和空间上给予合理的安排,在满足老年人安全、舒适需要的前提下,最大限度地保持和促进老年人的日常生活功能。

一、维持正常的生活节律

(一)生活节律安排有序

老年人的生活节律受各自社会活动、生活经历和生活习惯、生理和心理老化的程度、健康状况、家庭情况和居住环境及交友情况的影响。协助老年人培养良好的生活节律应从离退休开始,每天的安排既要有内容,又要使老年人有舒适感。由于老年人的实际睡眠比中青年人相对减少,而坐、卧休息,听音乐,放松精神,抬高肢体,闭目养神相对多一些,所以,老年人要劳逸结合,休息是为更好的活动,活动又可以促进睡眠。老年人的活动有户外活动与户内活动,宜交替进行。老年人的户外活动有慢跑、散步、做体操、打太极拳、跳舞、旅游等;户内活动有看书、练书法、绘画、下棋、家务劳动等。老年人的饮食安排应少量多餐,在每天三次正餐的基础上,添加进餐次数补充所需营养。对有生活自理缺陷的老年人要有家人或他人的照顾,以增强老年人的安全感。同时,护理人员在护理过程中应注意以下事项。

(1)尊重老年人的生活习惯。

(2)帮助老年人建立和维持适合健康状况的生活节律。

(3)在尊重老年人行动自立的基础上提供协助。

(4)帮助老年人,建立丰富多彩的生活。

(5)力求使老年人在精神上感到安心和安全。

(二)合理用脑,延缓大脑老化

大脑如果不锻炼也会像人体其他器官一样发生"废用性萎缩",如反应迟钝、记忆力减退、精神不振等,加速老化。但是,大脑的可塑性大,只要合理用脑,多思考,自然就会延缓细胞萎缩,减慢老化的进程。研究表明,勤于用脑的人到 60 岁的思维能力仍像年轻人那样敏捷;而不愿动脑筋的人 40 岁就可能加速脑的衰退。从古至今因勤于用脑而长寿的老年人不胜枚举,如 96 岁的英国学者弗莱明,98 岁的英国医学科学家谢灵顿;我国 95 岁的哲学家冯友兰,101 岁的著名经济学家马寅初等等。俗话说:"活到老,学到老",尽管到了老年,脑细胞有老化趋势,但科学家认为每个人使用的脑细胞很少,有很大一部分潜力未被开发,勤于用脑可促进神经细胞的发育,这种补偿可以增强脑功能,延缓大脑衰老速度。因此,人要从青年时就勤学习,多用脑,到了老年仍要坚持不懈积极地科学用脑,同时注意脑的保健,如供给大脑充足的营养、保证足够的睡眠、学习与运动相结合等,可使老年人的智力得到充分发挥,为社会多作贡献。

(三)培养良好的生活习惯

护理者应帮助和指导具有日常生活活动功能的老年人,养成良好的卫生习惯,克服不良行为方式,主动采取健康的生活方式。

1.根据季节调节起居活动

春季是万物生发、推陈出新的季节,要注意防寒保暖,早睡早起,吐故纳新。夏季天气炎热,要防暑取凉,晚睡早起;为了弥补夏季夜晚睡眠的不足,可以午睡 1 小时。秋季早晚温差大,要适当增加衣服,要早睡早起。冬季,气候寒冷干燥,要防寒保暖,早睡晚起。起床后应在花草树木多的地方活动,以舒筋散骨。

2.养成定时大便的习惯

老年人往往会出现功能性的便秘,因此,预防便秘比服药通便更为有效。

3.进行适量的运动

早上运动半小时,如打太极拳、步行等。

4.饮食应有规律

提倡在每天 3 次正餐的基础上适当增加进餐次数,定时定量,少食多餐,不暴饮暴食,注意补充营养。

5.注意清洁卫生

保持个人的清洁卫生,衣食住行都能自理。

二、提供良好的居室环境

老年人的居室最好朝南,冬暖夏凉。室内空间宽敞,陈设简洁明净,去除障碍物,切忌堆放杂物,便于活动。

(一)居室声音

门窗、墙壁隔音要好,以免外面噪声的影响。WHO 提出,白天较理想的声音为 35～40 分贝,噪声强度过大将使人感觉喧闹、烦躁,引起不同程度的头晕、头痛、耳鸣、失眠等症状的发生。

(二)居室颜色

不要以脏了不显眼为理由而选择深暗的颜色,而应采用明快的暖色调为主,如淡黄、浅橘色、浅果绿或白色等,同时家具、窗帘、墙面、地面的颜色也起很大作用,避免采用带有刺激性的对比色调。

（三）居室的照明

照明设置要合理,老年人的视力减弱,暗适应时间延长,所以要选择采光好的房间,窗玻璃避免颜色过深,白天尽量采用自然光,保证足够的阳光射进室内,可让老年人感觉温暖、舒适,但阳光不要直射老年人的眼睛,以免引起眩晕。午睡要用窗帘遮挡光线。使用人工光源时,电灯开关高低合适,亮度的调节应适应老年人的不同需要。老年人活动时光线不能太暗,以免对老年人的视力、精神有影响,会使老年人感到疲惫不堪。走廊、卫生间、楼梯、居室的拐角处应保持一定的亮度,避免因老年人的视力障碍而跌到。夜晚睡眠时,可根据老年人的生活习惯开亮地灯或关灯,以利于睡眠。

（四）居室的温度和湿度

适宜的室内温度一般为(22±4)℃;也可根据个人习惯和具体情况,适当调节,但不宜过高或过低。

(1)夏天室温较高,老年人因散热不良可引起体温升高、血管扩张、脉搏增加,容易出现头晕等,严重者可导致中暑。因此,要经常通风散热,必要时可用风扇和空调以降低室温。

(2)冬天室温较低,有条件时可采用取暖器加热。在使用取暖器的过程中,往往会造成室内湿度过低,引起老年人口干舌燥,咽喉不适等,可在室内放一盆水,以保持室内湿度。

室内湿度以50%～60%为宜,湿度过低时,空气干燥,易引起呼吸道黏膜干燥、咽喉痛、口渴等;而湿度过高,空气潮湿,会感到闷热难受。因此,必须根据气候适当地调节湿度。当湿度过高时,可打开门窗,使空气流通,以降低室内湿度(如室外湿度大于室内湿度,则不宜打开门窗)。湿度过低时,可在地面上洒水,冬天可在火炉上加放水壶,使水蒸发,以提高室内湿度。

（五）保持室内空气新鲜

经常开窗通风,一般每天开窗换气2～3次,每次半小时左右。通风不良的应安装排风扇。窗户避免安装成推拉式,应该全扇可以推开,以利于通风。夏天可多开几扇窗,时间也可长一些,但中午最好关闭门窗,以免室外热空气进入。冬天开窗换气时间可短些,选择中午进行为佳。通风不仅可调节室内的温湿度,还可清除室内异味,降低室内空气中微生物的含量,以减少呼吸道疾病的传播机会。

（六）居室的安全设置

老年人存在的一个最大的安全问题是易跌倒,故居室不应安装门槛,以免绊倒老年人。墙壁上安装扶手,老年人经常使用的辅助器放在易取到的地方。地面和楼梯要防滑,可以在台阶、转角等处贴上防滑胶带;妥善处置电线和擦脚垫,防止绊倒和滑倒老年人。

（七）厕所和浴室

厕所和浴室是老年人使用频率高而又容易发生危险、意外的地方,所以设计要保证老年人不会发生跌倒的意外伤害。如地面应铺上防滑垫,便器为坐便式,旁边装有扶手、呼叫器。浴室温度要适宜老年人更衣等。

（八）舒适的床

老年人一般喜欢床靠窗边,但床不要安置在阳光直射的地方,防止光线刺激老年人的眼睛;不宜安置在有穿堂风的通道上,防止受风。床的高度合适,以老年人坐在床边,脚正好落地,站起时脚能用上力为宜。为防止老年人坠床,床边应有床挡。对长期卧床生活尚能自理的老年人可选用带轮子的床旁桌。床铺应每天整理,每周定期更换清洁的被套和床单。

三、保持身体清洁卫生

清洁是维持和获得健康的重要保证,身体不洁净可以引起皮肤细菌繁殖,容易产生皮肤瘙痒、湿疹,使压疮恶化。清洁可清除身体表面污垢,防止病原微生物繁殖,促进血液循环,有利于身体健康。在日常生活中,由于老年人自理能力降低以及疾病的原因,无法满足自身清洁的需要,这对老年人生理和心理都会产生不良影响。因此,护理人员必须掌握清洁护理技术,协助和指导老年人注意口腔卫生和皮肤清洁,满足老年人清洁舒适的需要,以预防感染及并发症的发生。

(一)衣着卫生

老年人因各种功能下降,肌肉收缩能力下降,动作迟缓,机体热量减少,因此,服装应选择轻软、松紧适宜、保暖性好的衣料。由于各种织物的通气性、透温性、吸水性、保暖性等性能不一样,因此,在选择衣服时,不仅要注意卫生问题,还要外观庄重大方。如内衣以棉织品为好,外套可选用毛料或保暖性好的羽绒衣裤等。衣着的尺码要宽大些,穿着起来行动方便舒适。血压偏高或偏低的老年人,尤其不宜穿紧口衣服。老年人血液循环不好,应该注意下肢保暖。春秋季节气温一天数变,衣着要随之增减。

综合上述,老年人衣着的选择要注意以下几点。

(1)在尊重老年人习惯的基础上,注意衣服的款式要适合老年人参与社会活动。

(2)注意选择质地优良的布料做老年人衣服,一般选择柔软、有吸水性、不刺激皮肤、耐洗的布料,以棉制品为首选。

(3)老年人宜选用柔软、吸汗、合适的布鞋。不宜穿塑料底鞋,以免发生意外。袜子宜选用既透气又吸汗的棉线袜子。

(4)衣着色彩要注意选择柔和、不变色、容易观察到是否弄脏的色调。

(5)注意衣着的安全性与舒适性,如衣着大小要适中,过小影响血液循环,过大过长有容易绊倒以及做饭时有着火的危险。

(6)老年人由于肌腱松弛,动作幅度小,行动迟缓,衣服不适就会感到穿脱不便。因此,款式宜设计成老年人自己能穿脱、不妨碍活动、宽松、便于变换体位的样式。

(二)头发清洁

洗发可去除头皮屑、头垢等,可保持头发清洁,也可促进血液循环。每天清晨除梳头以外,要定期洗头,一般每周应洗发1~2次。洗发剂、护发素应根据个人发质的特点(干性、油性)选购和使用。皮脂分泌较多者可用温水、中性洗头液洗头;头皮和头发干燥者则清洁次数不宜过多,可用多脂皂清洗,用吹风机吹干头发后可涂以少许松发油。

(三)口腔卫生

建立良好的口腔卫生习惯,每天早、中、晚刷牙,在饭后的3分钟之内刷牙,每次刷3分钟。饭后漱口,清除就餐时积存的食物,减少口臭。有假牙者,用软毛刷加牙膏刷假牙的各个部位,用海绵加肥皂水洗更好,不会磨损假牙。睡眠时脱去假牙,用清水浸泡,同时要保持牙刷清洁,经常更换(每月换一把新牙刷为好),因牙刷使用时间长了可有多种细菌繁殖,对人体健康存在威胁。指导老年人使用牙线,不宜用牙签,因牙签易损伤牙龈。为了加强咀嚼活动,可经常嚼口香糖,这种简单的动作能加强面部活动,加速局部血液循环,促进新陈代谢,同时又能促进唾液的分泌,减少疾病。

（四）皮肤清洁

老年人的皮肤特点是皮肤逐渐老化,尤其是暴露部位的头面部以及四肢,皮肤出现皱纹、松弛和变薄,下眼皮出现"眼袋",皮肤干燥,多屑和粗糙。因此,要勤梳洗、勤更衣,保持皮肤的清洁卫生。

（五）沐浴

老年人皮肤较干燥,沐浴不宜过于频繁。夏天出汗多时,可每天淋浴或擦浴1次,冬天应减少沐浴次数(每7～10天1次即可)。洗涤淋浴应用温水(不宜在饱餐后和饥饿时沐浴);要避免碱性肥皂的刺激,可选择沐浴露或香皂;特别注意皱褶部位,如腋下、肛门、外阴和乳房下的洗涤。在浴后可用一些润肤油保护皮肤,特别在冬春气候干燥时更要使用护肤品,以防水分蒸发、皮肤干裂。凡能自行洗澡者可用盆浴或淋浴,但应协助老年人做好准备,嘱咐老年人注意安全,勿反锁浴室门,以便家属可随时进入浴室观察情况。注意勿空腹沐浴。体质较弱的老年人,沐浴时必须有人协助。对长期卧床的老年人,家属要帮助进行床上擦浴。

（蒋萍萍）

第二节　老年人饮食与睡眠护理

老年人随着年龄的增长,对食物的消化和营养成分的吸收能力逐渐减退,因此,合理的营养是减少疾病发生和延缓老化、保持生理功能和心理功能的健康、延长寿命的一个重要条件。老年人饮食的目的:①预防性饮食,即针对个体健康状况的营养补充性饮食,其目的是延缓衰老,增长寿命,应于青壮年时期就开始实施;②适合基本健康老年人代谢特征的饮食,其目的是较长期地保持身体的健康;③针对老年期疾病的饮食,作为辅助药物治疗,例如对肥胖或消瘦、高血压病或高脂血症、糖尿病或痛风、肾功能损害及心力衰竭的患者,均应给予相应的饮食疗法。老年人必须全面、适量、均衡地摄入营养,保证体内有足够的蛋白质、脂肪、糖类、纤维素、无机盐、维生素和多种微量元素。

一、老年人所需营养成分

（一）热量

人体对热量的需要包括基础需要量及活动需要量的总和。老年人因体力活动减少,基础代谢逐渐减低,因此热量也应随之减低,故需要控制总热量,以免因脂肪组织增加,造成体重超过正常标准,使心脏和胃肠道的负荷加重。多数学者认为,热量的需要量随年龄的上升而递减,且男性需要量比女性高。WHO 的热量建议量见表 10-1。

表 10-1　不同性别老年人每天热量

年龄组	男性（kcal）	女性（kcal）
60～64 岁	2 380	1 900
65～74 岁	2 330	1 900
75 岁以上	2 100	1 810

注:1 kcal＝4.18 kJ。

按我国的生活习惯，一般以三餐较为合理，每天三餐热量的分配，以午餐为主，早餐和晚餐为次。比较合理的分配：每天总热量，早餐占 25%～30%，午餐占 40%～50%，晚餐占 20%～25%。供热的主要营养素为糖类、蛋白质、脂肪。

（二）蛋白质

蛋白质是维持老年人健康所必需的成分，老年人蛋白质以分解代谢为主，血清中清蛋白减少，球蛋白增多，各种氨基酸减少，体内表现为负氮平衡。蛋白质的需要量以占总热量的20%～30% 为宜。由于老年人对蛋白质的消化和利用降低，应选择优质且生理价值高的蛋白质。如大豆、乳类、虾、鱼类、瘦猪肉、羊肉、牛肉，作为蛋白质的主要来源，而动物内脏如心、肝、肾等因含较多的胆固醇，不适宜食用，其对肥胖和患心血管疾病的老年人不利。老年人每天需蛋白质1.0～1.2 g/kg。如老年人以素食为主时，蛋白质需要量应提高到 1.3～1.5 g/kg。

（三）脂肪

老年人因胰脂酶的产生减少或因肠黏膜对胆固醇吸收的降低，因而对脂肪的消化能力差。吸收也比较慢，并且吸收后也易在体内形成脂肪堆积。老年人膳食中的脂肪含量以占总热量的20% 左右为宜。老年人应限制脂肪摄入，减少饱和脂肪酸及胆固醇的摄入，应选择一些含不饱和脂肪酸多的油脂，如菜子油、豆油、花生油等植物性油脂，其中以菜子油最好。老年人脂肪摄入量以每天 50 g 为宜。

（四）糖类

糖类即碳水化合物是体内热量的主要来源，是生命活动的必需物质。但随着年龄的增长，老年人活动量少，体力消耗少，胰腺功能减退或细胞间葡萄糖代谢的改变，对糖类代谢率降低。因此，对于肥胖和患有心血管疾病的老年人，应限制糖类的摄入量，每天供给量中以糖类占总热量的 50%～55% 为宜。

（五）无机盐（矿物质）

无机盐是构成人体组织的重要材料，但老年人对矿物质的吸收能力减弱，常会引起不足。钙、磷、镁是骨骼和牙齿的重要成分，如摄入不足，可引起老年期的骨质疏松症。应进食奶类及奶制品、蔬菜、豆类、干果类（如核桃、花生）以及小虾米皮等高钙食物。一般每天钙的平均摄取量为17 mg/kg（体重）。以 50 kg 体重的老年人为例，则每天摄入量应为 850 mg。茶叶里含大量的氟，老年人多喝茶可增加氟的摄入，减少骨质疏松症的发生，有利于健康。磷、硫是组成蛋白质的成分。老年人铁储备降低，铁缺乏易导致缺铁性贫血。老年人要多吃一些含铁丰富的食物，如动物肝脏、禽蛋、豆类和某些蔬菜等。老年人锌缺乏时主要表现为味觉减退、食欲缺乏等，因此，应当适当补充含锌的食物，如肉类、动物肝、鱼类、土豆、南瓜、茄子、萝卜、豆类和小麦等。硒、锌、铜、锰是对免疫有重要影响的微量元素，有刺激免疫球蛋白及抗体产生的作用和防癌、防止动脉硬化及防衰老的作用，如肉类、海藻类、面粉、黄豆、蘑菇、胡萝卜、香蕉和橙子等。微量元素铬和脂肪代谢有关，研究证明，铬可以延长动物的寿命，黑胡椒、动物肝、牛肉、面包、蕈类和啤酒等是铬的主要来源。

（六）维生素

维生素是人体维持正常生理功能必须从食物中获得的极微量的天然有机物。脂溶性维生素包括维生素 A、维生素 D、维生素 E、维生素 K；水溶性维生素包括维生素 C 及 B 族维生素。它们多是某些辅酶的组成部分，若缺乏就会发生各种症状。

1.维生素 A

维生素 A 缺乏时可使夜视功能降低,发生夜盲症;维生素 A 有维持黏膜和上皮细胞功能的作用,缺乏时则腺体分泌减少、皮肤干燥甚至角化;它能促进生长发育,增强免疫功能;有防止某些类型上皮肿瘤的发生和发展和对抗多种化学致癌物质的作用。维生素 A 主要存在于动物性食物中如牛奶、肉、动物肝(尤其是羊肝)、鸡蛋等。植物性食物中绿叶蔬菜及胡萝卜含有胡萝卜素,食入后在人体小肠及肝脏中能转化成维生素 A。

2.维生素 D

维生素 D 可促进钙和磷的吸收,缺乏时可造成骨质脱钙,引起骨软化症或骨质疏松症。维生素 D 存在于海鱼、动物肝脏和蛋黄、奶油中,人的皮肤中的 7-脱氧胆固醇经日光紫外线照射后可转化成维生素 D。

3.维生素 E

维生素 E 具有抗衰老和维持人类生殖功能的作用,对促进毛细血管增生、改善微循环、降低过氧化脂质、抑制血栓形成、防治动脉硬化和心血管疾病有一定作用。它广泛存在于动物性和植物性食物中,特别是豆类和植物油中含量较多。但长期大量补充可出现头痛、胃肠不适,视觉模糊及极度疲乏等中毒症状。

4.维生素 K

维生素 K 可促进凝血,也可促进肠的蠕动和分泌功能。菠菜、白菜、西红柿及动物肝脏中含量较丰富,正常人肠道内的细菌也可产生维生素 K。

5.B 族维生素

B 族维生素包括维生素 B_1、维生素 B_2、维生素 B_6、维生素 B_{12}、烟酸、泛酸、叶酸和胆碱等。B 族维生素能保持神经和肌肉系统的功能正常,是体内重要辅酶的组成成分。维生素 B_{12} 具有促进红细胞成熟的作用。烟酸、叶酸等促进细胞代谢,是维持皮肤和神经健康所必需的。它们存在于肉、蛋、奶、豆类、绿叶蔬菜及谷物中。缺乏维生素 B_1 时可引起脚气病,表现为以多发性末梢神经炎为主的干性脚气病,或以下肢水肿、右心扩大为主的湿性脚气病。膳食中长期缺乏维生素 B_2,可引起口角炎、唇炎、舌炎、皮脂溢出性皮炎等症状。

6.维生素 C

维生素 C 参与细胞间质胶原蛋白的合成,可降低毛细血管的脆性,防止老年血管硬化,并可扩张冠状动脉,降低血浆胆固醇;具有解毒作用,能治疗贫血,防治感冒,提高机体抵抗力及增强机体免疫功能和具有一定的抗癌作用。维生素 C 存在于新鲜蔬菜和水果中,如油菜、菠菜、柑橘、鲜枣和猕猴桃等。

(七)水、电解质和纤维

水是人体组成的重要成分,占体重的 $50\%\sim60\%$。随着年龄的增长,人体含水量逐渐减少。老年人每天饮水量应保持在 2 000 mL 左右(包括食物中水分),但老年人不宜过度饮水,以防心、肾负荷过重。

膳食纤维的作用有充盈肠道、刺激肠蠕动、防止便秘;改善血糖代谢,治疗糖尿病,同时增加人体饱胀感,有利于控制肥胖;缩短食物在肠道内的停留时间,清洁肠道,起到防癌的作用;有利于预防胆石症和动脉粥样硬化症。蔬菜中的胡萝卜、蘑菇、芋头、红薯、南瓜及青菜等含纤维素较多,谷类的米糠、麦麸中含量最为丰富,普通面粉较精白面粉含量高 2 倍,水果中的菠萝、草莓含量也高。

二、老年人的饮食原则

(一)食物营养比例适当

保持营养的平衡,做到种类齐全、数量充足、比例适宜,注意主、副食合理搭配,粗细粮兼顾,并适当限制热量的摄入,摄入足够的优质蛋白、低脂肪、低糖、低盐、高维生素、足量的膳食纤维和适量的含钙、铁食物。一般适当的比例为谷类食物占20%～40%,鱼、肉、蛋占8%～16%,油脂食品占12%～18%,乳制品占16%～18%,糖和甜食占10%,蔬菜和水果占12%～20%。

(二)饮食应易于消化吸收

考虑老年人身体状况及消化功能、咀嚼能力减退的特点,食物的加工以细、软、松为主,既给牙齿咀嚼的机会,又便于消化;烹调宜采取烩、蒸、煮、炖、煨等方式,清淡可口,避免油腻、过咸、过甜、辛辣的食物。同时应注意,食物宜温偏热,色、香、味俱全,促进老年人的食欲。

(三)养成良好的饮食习惯

老年人应做到饮食有规律,少吃多餐,定时定量,细嚼慢咽,不偏食,切忌暴饮暴食或过饥过饱。食量要合理分配,应遵循早晨吃好,中午吃饱,晚上吃少的原则。必要时在两餐之间适当增加点心。避免餐后立即吃水果或饮水,以防腹胀或冲淡胃液。戒烟酒,适饮茶。摄取含食物纤维丰富的蔬菜和水果,保证维生素、无机盐和微量元素的供给,并预防便秘。适量多饮水,因细胞内水储备量的下降可增加血黏稠度而易诱发心脑血管疾病。

(四)注意饮食卫生

把住病从口入关,做到饭前、饭后洗手;蔬菜水果应洗净;不饮生水;餐具要清洁干净,定时消毒;加工食物时煮熟煮透,防止外熟内生;冷藏食物做到生、熟分开,冷藏的熟食应加热后食用,以免引起肠道疾病。不吃烟熏、烧焦腌制、发霉或过烫的食物,以防疾病和癌症的发生。

(五)进补抗衰老食品

除每天摄入一定量的优质蛋白质如鱼、肉、蛋、奶等动物食品外,可适当进食花生、葵花子、薏苡仁、银耳、蜂蜜及核桃、松子等坚果。

(六)注意老年人生理性饮食变化

1.味觉改变时的饮食

人的味觉一般分为甜、咸、酸、苦4种,味觉主要由舌组织的味蕾产生。人的味蕾在出生后11个月即形成,70岁以后味蕾数量急速减少,4种味觉也随之发生变化,其中以甜味和咸味下降最明显。老年人对甜、咸味感觉阈的升高势必增加糖、盐的摄入量,这将成为高脂血症、动脉硬化症疾病中血压升高的诱因。

2.消化、吸收功能改变时的饮食

老年人的消化、吸收功能比年轻人低下,其主要与胃酸分泌量减少、营养素吸收障碍有关。因此,老年期消化、吸收功能低下时的饮食要注意:对于肉、鱼类应选择其柔嫩的部位,切碎、搓泥、炖烂或清蒸,补充含钙、铁的食物;不应进食过多的含糖食物,多食水果、蔬菜,可给予一些香、辛调味品,以刺激胃液分泌、增进食欲。

三、老年人的睡眠护理

老年人的休息方式多种多样,如进行一些文体活动或散步,与朋友或家人聊天,闭目静坐或静卧片刻。睡眠,则是休息的深度状态,也是休息和消除疲劳的重要方式。

(一)睡眠的生理

睡眠是人类和其他高等动物生来就有的生理过程,它与觉醒交替出现,呈周期性。人的一生中有 1/3 的时间用在睡眠上。睡眠能保护大脑皮质细胞,又能使精神和体力得到恢复。睡眠时,感觉、意识逐渐减退,骨骼肌的反射运动和肌紧张减弱,除循环和呼吸等系统维持生命必须的活动外,体内各组织器官均处于相对静息状态,机体的代谢活动降到最低点,全身能量消耗减少,体内合成代谢超过分解代谢,各种组织消耗的能量得到补充。

睡眠具有两种生理形态:非动眼期睡眠(nonrapid eye movement,NREM),又称慢波睡眠,此期睡眠身体中所有的生理功能都降低,呼吸深慢而平和,脉搏、血压稳定,进入脑内的血流量降低。动眼期睡眠(rapid eye movement,REM),又称快波睡眠,此期睡眠脉搏、呼吸、血压都增高,全身骨骼肌的反射和肌肉的紧张度极度降低,脑血管舒张,脑血流量增多,脑细胞代谢旺盛。成人睡眠开始首先进入慢波睡眠,持续 80~120 分钟后转入快波睡眠,持续 20~30 分钟后又转入慢波睡眠,这种反复转化 4~5 次。越接近睡眠的后期,快波睡眠的时间越长。

(二)老年人的睡眠时间

人体每天需要睡眠的时间,随年龄、性格、个体的健康状况、劳动强度、营养条件、工作环境的不同而有所差异,并随着年龄的增长而逐渐减少。新生儿睡眠时间每天约 20 小时,出生 1 周后为 16~20 小时,儿童为 12~14 小时,成年人为 7~9 小时,老年人因为新陈代谢减慢及体力活动减少,所需睡眠时间少些。但有些老年人每天睡眠时间并不比成年人少,只是他们持续睡眠的时间较短而已。一般认为,60~70 岁的老年人平均每天睡 7 小时,70 岁以上的老年人每天睡 7.6 小时,90 岁以上高龄老年人,每天睡 10~12 小时。睡眠的好坏并不全在于"量",还在于"质",即睡眠的深度和快慢波睡眠占整个睡眠的比例。评估正常睡眠应以精神和体力的恢复为标准,如果睡后疲劳消失、头脑清晰、精力充沛,则无论时间的长短都属于正常睡眠。

(三)影响老年人睡眠的因素

1.生理性改变

老年人睡眠周期的改变使老年人入睡困难,而且容易醒来,影响睡眠的质量。

2.疾病的影响

疾病可影响人的睡眠。某些引起疼痛的疾病,例如关节炎、溃疡病、冠心病等使患者难以入睡;另外,某些疾病给患者造成不舒适的体位,从而影响患者的睡眠,如骨折、截瘫患者。

3.环境的影响

环境温度、噪声、光线、居室的气味等均可影响患者的睡眠。

4.药物的影响

有些老年人因失眠问题而长期服用安眠药,因此,容易在心理上产生对安眠药的依赖性,这些患者会有入睡困难和提早醒来的问题。

(四)促进睡眠的护理措施

1.养成良好的生活习惯

有规律地按作息时间就寝,养成每天清晨固定时间起床的习惯,合理地控制白天的睡眠量。老年人的睡眠时间每天为 6~8 小时。老年人适当进行体力活动或于睡前散步 20~30 分钟可帮助睡眠。

2.适宜的睡眠环境

睡眠环境应安静、空气新鲜,温度及湿度适宜,光线暗淡,可减少外界环境对老年人感觉器官的不良刺激。

3.保持睡前情绪稳定

睡前避免喝浓茶、可乐、咖啡等兴奋性饮料,避免看刺激性的电影、电视、书或报纸等。情绪稳定有利于睡眠。睡前可用温水洗脚或洗个热水澡、看一些轻松小文章或是静思片刻,都能够帮助入睡。

4.合理的饮食时间

人体每天摄取食物的时间应合理,晚餐时间最少在睡前 2 小时,晚餐清淡、不宜过饱,以避免消化器官负担过重,既影响消化,又影响睡眠。晚上以及睡觉前避免摄入太多水分,以免睡眠期间起来如厕,破坏睡眠规律。

5.形成正确的睡眠姿势

良好的睡眠姿势应取右侧卧位。以自然、舒适、放松、不影响睡眠为原则。睡后非自主性更换体位,可避免身体某些部位的过度受压,有利于血液循环。

6.选择舒适的睡眠用品

(1)选择软硬适中的床,如在木板床上铺以柔软并有适当厚度的褥子或床垫等,睡床应基本上能保持脊柱的生理正常状态。

(2)枕头的高度一般以 8～15 cm 为宜,稍低于从肩膀到同侧颈部的距离。枕头过低,头部会向下垂,使颈部肌肉紧张;枕头过高,也会使颈部与躯干产生一定角度,既影响睡眠,又易使颈部肌肉劳损。枕头软硬度适中,过硬易引起头皮麻木,过软难以保证枕头与身体的平衡,影响睡眠。枕芯为木棉、棉花、荞麦皮或谷壳等。

(3)选用清洁平坦的床单,被褥轻柔,尽量减少和避免对皮肤的刺激。

(蒋萍萍)

第三节　老年人用药护理

一、老年人的药物代谢特点

(一)药物吸收

口服给药是老年人最常用的给药途径,故药物的吸收与胃液的酸碱度、胃的排空速度、肠蠕动等情况有关。

(1)老年人随增龄胃肠黏膜和肌肉萎缩,分泌细胞数量减少,胃肠蠕动和排空减慢,使药物进入小肠的时间延迟,影响了药物吸收的速度与程度,主动转运吸收的钙、铁、乳糖等明显下降。

(2)老年人分泌细胞数量减少,胃酸分泌减少,特别在患有萎缩性胃炎时,胃酸减低或缺乏,胃液的 pH 增高,可改变某些药物的溶解性和电离作用,从而影响药物的吸收。

(3)老年人胃肠道体液减少,不易溶解药物,同时胃排空减慢,延长了小肠的吸收时间,故达峰时间(T_{peak})延长,而曲线下面积(AUC)不变。

(4)老年人常联合用药,也会影响某些药物的吸收。

(二)药物分布

药物在人体的分布取决于血流量的多少、血浆蛋白结合率、机体的组成成分及药物的理化性质(分子大小、亲脂性及酸碱性质)。

(1)老年人的心排血量较中青年少,一般在 30 岁以后每年递减 1%,而血流量减少会影响药物到达组织器官的浓度。心排血量减少导致各组织器官的血液灌注也相应减少。同时,老年人血管内弹性纤维减少,血管基底膜普遍增厚,使器官和组织的有效灌注减少,也会影响药物的分布。

(2)机体的非脂肪成分体重随增龄而降低,男性 50 岁以后每年递减 0.45 kg,女性在 30 岁以后每年递减 0.2 kg,但脂肪成分体重 30 岁以后每年递增,女性脂肪成分体重的增加比男性明显,故一些脂溶性高的药物如巴比妥类镇静催眠药,其表观分布容积(Vd)随增龄而增大,呈正相关,而吗啡等水溶性药物的 Vd 与年龄则呈负相关。但还有一些药物并不受增龄的影响。同时由于细胞功能减退,细胞内液减少,体内水分占总体重的比例则由年轻时的 61% 下降为 53%,使得亲水性高的药物,如地高辛,在体内的分布容积减小。

(3)血浆蛋白结合率是改变 Vd 和血浆清除率(CL)的重要因素之一。老年人蛋白质摄入量及体内合成减少,而蛋白质分解代谢增加,因而老年人血浆蛋白浓度随增龄有所降低,可使游离药物浓度增加,容易引起不良反应,如磺胺嘧啶、苯妥英钠、哌替啶、苯基丁氮酮等应减少用药剂量。另外,同时使用两种蛋白结合率高的药物时,由于它们可能与蛋白同一部位发生结合,彼此间就会产生竞争性抑制结合的现象,如水杨酸盐与清蛋白的结合易被其他药物所置换而减少,使游离药物增多而引起不良反应。

(三)药物的代谢

(1)肝脏是药物代谢的主要场所,随增龄肝脏微粒体的药物氧化酶 P_{450} 活性降低,对药物的代谢能力降低,且对诱导或抑制药酶作用的反应随增龄而减弱。如安替匹林的药物半衰期($t_{1/2}$),老年人比年轻人延长近 1/3,代谢清除明显减少。因而增加了这些药物的不良反应。有些非微粒体酶(如血浆碱酯酶)的活性也会随增龄而改变。

(2)肝细胞、肝脏血流量均随增龄而减少,老年人的肝血流量仅是青年人的 40%~50%,90 岁以上的老人仅为 30%,肝脏重量可减少约 20%。肝血流量和功能细胞减少、肝脏药酶活性降低,对主要经过肝脏代谢灭活或经肝脏生物活化而显效的药物产生影响。肝脏代谢、解毒功能降低使药物的代谢减慢、作用时间延长、不良反应增加,对肝脏的损伤增加。因此,为老年患者应用主要经过肝脏代谢的药物时,应减少剂量,还要注意给药间隔。

(四)药物排泄

大多数药物经过肾脏排泄。老年人肾血流量减少,65 岁时肾血流量仅为年轻人的 50%,有效肾单位数量和体积也显著减少,使肾小球滤过率、肾小管排泌和重吸收功能均明显降低。故通过肾脏原型排泄的药物的肾清除率将发生改变,多表现为半衰期延长,药物的血浆浓度上升。肾功能减退,经肾脏排泄药物的能力减小,易引起蓄积中毒。

(五)药物的耐受性

老年人对药物的耐受性有所降低,单用一种或 2~3 种药物联合应用时尚可耐受,而更多的药物合用如不减少剂量,常不能耐受,易发生胃肠道的不良反应。此外,老年人个体差异较大,尤其是多种药物合用时常可发生药物的相互作用,使协同作用或拮抗作用增强,故药物的相互作用在老年人常可引起严重的不良反应。因此,要根据个体差异调整药物的用量。

综上所述,老年人药物代谢的变化是一个复杂的问题,不同研究的结论可能会有差异,在临床工作中要注意监测血药浓度的动态变化,大多数药物的药效强度与血药浓度是一致的,血药浓度的变化可反映药物吸收、分布、代谢、排泄等过程的变化规律,同时要结合临床指征,随时调整老年人的用药。

二、老年人用药的原则

世界卫生组织将合理用药定义为:"合理用药要求患者接受的药物适合其临床的需要,药物剂量应符合患者的个体化要求,疗程适当,药物对患者及其社区最为低廉。"这一概念提出合理用药的三个基本要素:安全、有效和经济。老年人用药原则包括以下几个方面。

(一)受益原则

受益原则包含两层含义:一是要求老年人用药需有明确的适应证。二是用药的受益要大于风险。选择药物时要考虑到既往疾病及各器官的功能情况,对有些病证可以不用药物治疗则不要急于用药,如失眠老人的处理,可以通过生活方式指导、饮食调整来改善。必须用药时,要尽可能选用毒副作用小而疗效确切的药物。又如,老年人发生心律失常,如果无器质性心脏病,也没有血流动力学障碍,就应尽可能不用或少用抗心律失常药物,否则,长期用抗心律失常药物会增加死亡率。

(二)五种药物原则

五种药物原则的含义是要求老年人的用药品种要少,最好 5 种以下,治疗时根据病情的轻重缓急选择使用。老年人常常同时患有多种疾病,有资料显示,老年人人均患有 6 种疾病,人均用药种类 9.1 种。同时使用多种药物,既增加老人的负担,降低用药依从性,还会增加药物间的相互作用,增加潜在的不良反应的危险性。联合用药品种越多,药物不良反应发生的可能性越高。可以通过以下措施落实 5 种药物原则。

(1)充分了解各种药物的局限性,合理搭配,避免过多用药。

(2)针对最危害老年人健康的疾病,少而精地用药,切忌滥用药。凡是疗效不明显、耐受差、未按医嘱服用的药物应考虑终止,病情不稳定可适当放宽,一旦病情稳定后要遵守五种药物原则。

(3)尽量选用具有兼顾疗效的药物,如高血压合并心绞痛者,可选用 β 受体阻滞剂及钙通道阻滞剂;高血压合并前列腺肥大者,可用 α 受体阻滞剂。

(4)重视非药物治疗的作用,配合饮食疗法、物理疗法等方法,也可帮助老人缓解症状。

(5)减少服用保健药品,根据老人的身体状况决定是否需要药物或保健品,尽可能采用非药物方法,以减少肝、肾等主要脏器的负担。

(三)小剂量原则

中国药典规定老年人的用药量为一般成人药量的 3/4;开始剂量为成人用量的 1/4~1/3,根据临床反应调整剂量,直到出现满意疗效而没有药物不良反应为止。药物剂量要准确,老年人用药要遵循从小剂量开始逐渐达到适宜个体的剂量。老年人用药剂量的确定,要根据老年人年龄、健康状况、体重、肝肾功能、临床情况、治疗反应等进行综合考虑。也有学者建议,从 50 岁开始,每增加一岁,剂量应比成人药量减少 1%,60~80 岁的老人用药剂量为成人药量的 3/4,80 岁以上老人的用药剂量为成人剂量的 2/3,只有把药量控制在最低有效量,才是老年人的最佳用药剂量。

(四)择时原则

择时原则的含义是选择最佳给药时间。选择最合适的给药时间进行治疗,可以提高疗效和减少毒副作用。因为许多疾病的发作、加重和缓解都有节律变化,所以,进行择时治疗时,主要根据疾病的发作、药代动力学和药效学的昼夜节律变化来确定最佳用药时间。例如夜间容易发生变异型心绞痛,主张睡前用长效钙通道阻滞剂。而治疗劳力型心绞痛应清晨用长效硝酸盐、β受体阻滞剂及钙通道阻滞剂。

(五)暂停用药原则

暂停用药原则的含义是老年人在用药期间出现了新的症状和体征,要暂时停止使用所有药物,仔细观察症状和体征的变化,以决定是增加药物还是停止用药。老年人在用药期间,应当密切观察老人的反应,一旦出现新的症状和体征,应考虑药物的不良反应或者是病情发生了变化,而不能再次追加药物。暂停用药是现代老年病学中最简单、最有效的干预措施之一。

三、用药老人的护理

老年人由于记忆力减退,对药物治疗的目的、服药的时间、方法等理解力下降,往往会影响老年人安全及时用药。故做好用药老人的护理是护理人员的重要任务之一。

(一)护理评估

1.服药能力和作息时间

包括老年人的智力状态如理解力、阅读处理能力、记忆力等,视力、听力、备药能力、准时准量服取能力、及时发现不良反应的能力、吞咽能力等。通过对老年人服药能力和作息时间的评估,可以帮助老人制订合理的服药计划,便于及时辅助老人用药和观察反应。

2.老年人的用药史

详细评估老年人的用药史,建立完整的用药记录,特别是曾引起不良反应的药物,及老人对药物了解的情况。

3.老年人各系统的老化程度

详细评估老年人各脏器的功能情况,特别是肝、肾功能等,以判断药物使用的合理性。

4.心理社会状况

了解老年人的文化程度、家庭经济状况、饮食习惯、对治疗和护理方案的认识程度,家庭支持的有效性,对药物有无依赖等。

(二)护理措施

1.用药方式的选择

应考虑老年人的作息时间,给药方式尽量简单,结合老年患者的生活自理能力及生活习惯,如果口服给药与注射给药效果相差不多,尽量采用口服方式,方便患者自行服药。

2.安全、正确服药

护理人员应以老人及其家属能够接受的方式,务必使其完全了解医嘱上的药物种类、名称、每种药物的服用时间、间隔时间、药物的作用、不良反应、用药方式、期限及用药禁忌证等。必要时,可用书面的方式,醒目的颜色将用药时应注意的事项标于药袋上,以保证老年人能够安全、正确、有效的用药。

3.密切观察和预防药物的不良反应

老年人表现出的药物不良反应常不典型,但神经、精神症状较突出,用药中如出现类似老化现象如健忘、意识模糊、焦虑、抑郁、食欲缺乏等,应首先考虑与药物的关系。对既往有过不良反应的药物,应记录清楚,便于治疗时参考。对过去未用过的药物要严密观察,出现不良反应,须及时停药。对并发症多的老年人,应在治疗中注意避免药物的互相作用,影响病情变化。

4.做好用药健康教育

护理人员必须重视老年人及其家人的用药指导,鼓励老人首选非药物性措施,将药物的危害降到最低。训练老年人自我服药的能力,可采取卡片和小容器等帮助老年人增强服药的记忆。指导老人及其家人不随意购买和服用药物,即便是一些滋补类药物,也要在医师指导下适当使用。

(三)提高老年人的用药依从性

老年人患有慢性病居多,需要长期用药。由于记忆力减退、经济收入减少、担心药物的毒副作用、家庭社会支持不足等原因,会导致老人的用药依从性差。护理人员要采取措施,帮助老人提高用药的依从性。

1.加强用药护理

对住院的老人,护理人员应严格执行给药操作规程,做好"三查七对",帮助老人正确用药。对出院带药的老人,护理人员要根据老人的认知水平,采取恰当的措施帮助老人了解药物名称、作用、剂量、用药时间、不良反应等。做好醒目标签,将不同给药途径的药物分开放置,便于老人使用。社区护理人员还要定期到老人家中评估老人的用药状况,清点剩余药量。对社区居住的空巢和独居老人,护理人员要帮助老人准备一些可以提醒用药的用具,如每天服药专用药盒、小闹钟等,促使老人养成按时按量服药的习惯。对精神异常或不配合治疗的老人,护理人员应与家属积极合作,做好督促检查工作,确定老人的服药情况。对吞咽困难的老人,可以通过鼻饲管给药。护理人员还要帮助老人保管药品,定期整理家中保存的药品,及时剔除过期药,以保证用药安全。

2.建立合作性护患关系

护理人员要吸纳老年人参与用药护理计划的制订和修改,鼓励老人说出对病情和用药的看法和感受,倾听老人的治疗意愿,了解老人用药中的困难。护理人员要与老人建立合作性护患关系,使老人形成良好的治疗信心,促进服药依从性的提升。

3.开展形式多样的健康教育

护理人员可以借助宣传媒介,通过专题讲座、小组讨论、咨询服务、相关知识展览、个别指导等措施,强化老人的用药相关知识,让老人了解每种药物的作用,提高老人自我管理用药的能力。

4.评价老人的用药行为

要求有能力的老人写用药日记、自我观察记录等,护理人员要定期检查老人的用药记录。对用药依从性好的老人给予及时肯定,对依从性不好的老人要给予更多的评估,帮助其解决困难,以提高用药的依从性。

(四)常用药物的注意事项

1.镇静催眠药

镇静催眠药要小剂量服用且几种药物交替服用。对呼吸衰竭而又无人工气道辅助呼吸的老人尤应慎用。

2.抗生素类

抗生素类应选择对肝、肾功能损害较小的药物,且剂量和疗程适当,避免因广谱、量大、疗程长而致肠道菌群失调或真菌感染。

3.强心苷类

地高辛是老年人常用的强心药,由于老年人肾功能减退,药物排泄速度减慢,半衰期延长,故应定期监测血药浓度,以免发生中毒。对慢性心力衰竭胃肠道淤血较重者,会因吸收不良而影响药效,可用毛花苷C静脉注射,但注入要缓慢,同时注意监测心率及心律。

4.利尿剂

老年人在心力衰竭时食欲较差,会影响正常的水、电解质的摄入,加上肝、肾功能减退,调节能力差,易发生水、电解质紊乱及酸碱失衡,所以在使用排钾利尿剂时,应注意监测血气及血电解质情况,以便早期发现失衡现象,及时补充调整。

5.降压药物

要注意监测24小时动态血压,找出最佳用药剂量及间隔时间,并特别注意用药个体化。另外,老年人降压要适度,以免因血压下降过快、过低,而引起心、脑、肾的缺血。

6.抗心律失常药物

老年人心律失常的治疗应首选不良反应小的药物,并主要由临床效果决定剂量,而不能只看血药浓度,否则可能会因用药剂量大而发生其他类型的心律失常。在静脉应用抗心律失常药物时,要格外谨慎,必须有心电、血压的监测。

7.钙通道阻滞剂

应用钙通道阻滞剂的种类、剂量均应考虑老人的个体差异,并注意观察心率变化。

8.β受体阻滞药

老年人由于肝血流量减少,β受体阻滞剂的半衰期延长,故应用此类药物时,剂量要小。对患糖尿病应用胰岛素的老人,服用此药应谨慎。

9.解热镇痛类药

老年人对解热镇痛类药物的作用较敏感,老年人用药的半衰期延长,故老年人服用此类药物剂量要小,为一般成人剂量的1/2。有些高龄老人用一般成人剂量的1/4仍可出现大汗和低血压。老年人如长期服用小量阿司匹林,也会诱发溃疡出血,因此要注意观察。

(蒋萍萍)

第四节　老年人贫血

一、疾病简介

贫血是老年人临床常见的症状。随着年龄的增加,贫血发病率也会上升,因为老年人的某些生理特点与贫血的发生也有一定的关系。老年人贫血主要是缺铁性贫血和慢性疾病性贫血,其次为营养性巨幼细胞贫血。在经济条件较差的人群中易发生营养性贫血。老年人贫血的发生较为缓慢、隐蔽,常会被其他系统疾病症状所掩盖。如心悸、气短、下肢水肿及心绞痛等症状在贫血及心血管疾病时均可出现,临床上多考虑为心血管疾病而忽视了贫血的存在。实际上,也可能是贫血加重了心血管的负担,使原有的心脏病症状加重。此外,贫血时神经精神症状常较为突出,如淡漠、无欲、反应迟钝,甚至精神错乱,常被误诊为老年精神病。

贫血是一种症状,造成贫血的原因比较复杂,对老年人贫血应该寻找出造成贫血的真正原因。老年人贫血常见原因是营养不良或继发于其他全身性疾病。再生障碍性贫血及溶血性贫血不多见。营养不良性贫血中以缺铁性贫血最常见。食物缺铁,吸收不良或慢性失血均可造成铁的缺乏。老年人咀嚼困难,限制饮食,胃酸缺乏,吸烟喝酒,饭后饮茶等都可造成铁吸收障碍。慢性失血以胃溃疡出血、十二指肠溃疡出血、消化道肿瘤出血、痔疮、鼻出血及钩虫感染为常见。继发性贫血的常见原因是老年人肿瘤、肾炎和感染。有些药物如某些降糖、氯霉素、抗风湿药、利尿药等,除可直接对骨髓造血功能影响外,还可通过自身免疫机制造成溶血性贫血。

二、主要表现

老年人贫血进展缓慢,其症状、体征与贫血本身及由引起贫血的原发病共同所致,其表现与贫血的程度、发生的进度、循环血量有无改变有关。

(一)皮肤黏膜

皮肤黏膜苍白最为常见,苍白程度受贫血程度、皮内毛细血管的分布、皮肤色泽、表皮厚度以及皮下组织水分多少的影响。苍白比较明显的部位有睑结膜、口唇、甲床、手掌及耳轮。

(二)运动系统

肌肉主要表现为疲乏无力,是由骨骼肌缺氧所致。

(三)循环系统

循环系统表现为活动后心悸、气短,严重贫血可出现心绞痛、贫血性心脏病、心脏扩大乃至心力衰竭。

(四)呼吸系统

呼吸系统表现为气短和呼吸困难。

(五)中枢神经系统

缺氧可致头昏、头痛、耳鸣、眼花、注意力不集中及记忆力减退、困倦、嗜睡乃至意识障碍。

(六)消化系统

消化系统常见食欲减退、腹胀、恶心、腹泻、便秘和消化不良等。

三、治疗要点

老年人贫血的治疗原则与年轻人相同,首先针对病因。一般用药原则是针对性强,尽量单一用药,剂量要充足,切忌盲目混合使用多种抗贫血药。老年人贫血一般多为继发性贫血,当然是要以治疗原发病为主,只有治好了原发病,贫血症状才有可能得到纠正。

四、护理措施

(一)休息

休息可视贫血的严重程度及发生速度而定,对严重贫血并伴有临床症状的,要采取适当休息,限制下床活动,卧床或绝对卧床休息。对有一定代偿能力的,要给予一定的关照。休息的环境应清洁、安静、舒适、阳光充足,空气流通。温湿度适宜,并与感染隔离。

(二)病情观察

观察体温、脉搏、呼吸、血压情况的变化,及可能合并出现的出血与感染的早期临床表现,及时处理。

（三）营养

应给予高热量、高蛋白、高维生素及含无机盐丰富的饮食。通过适当调整饮食以协助改善胃肠道症状。

（四）症状护理

心悸、气短应尽量减少活动,降低氧的消耗,必要时吸氧。头晕是由脑组织缺氧所致,应避免突然变换体位,以免造成晕厥后摔倒受伤。有慢性口腔炎及舌炎时应注意刷牙,用硼酸溶液定时漱口,口腔溃疡时可贴溃疡药膜。

（五）皮肤毛发护理

定期洗澡、擦澡、保持皮肤和毛发清洁。

（六）心理护理

耐心、细致地做好思想工作,关心体贴,解除的各种不良情绪反应及精神负担,增强战胜疾病的信心。心力衰竭或烦躁、易怒、淡漠、失眠,面色、手掌和黏膜苍白。

五、保健

（1）平时应注意膳食的均衡,食物中应有充足的新鲜蔬菜、肉类、奶类及蛋类制品,菠菜、芥蓝菜、黑木耳、桂圆、红枣、海带和猪肝富含铁质食物,经常调配食用,对预防营养不良性贫血有较好的作用。对已查明正在治疗原发病的贫血老人,有辅助配合治疗的效果。

（2）对老年人来讲,许多急性、慢性疾病,特别是常见的感染性疾病都可引起继发性贫血,如肿瘤、慢性支气管炎、结核、胆囊炎、肾盂肾炎、前列腺肥大、尿路感染、糖尿病及慢性肝炎或肝硬化等。因此,积极有效地预防这些疾病,一旦患有疾病应及时进行治疗,不让疾病长期不愈,就可减少继发性贫血的发生率。

（蒋萍萍）

第五节　老年人高脂血症

高脂血症是指脂质代谢或运转异常而使血浆中一种或几种脂质高于正常的一类疾病。由于血脂在血液中是以脂蛋白的形式进行运转的,因此,高脂血症实际上也可认为是高脂蛋白血症。老年人高脂血症的发病率明显高于年轻人。LDL、TC、HDL 与临床心血管病事件发生密切相关。

一、健康史

（1）询问患者病史,主要是引起高脂血症的相关疾病,如有无糖尿病、甲状腺功能减退症、肾病综合征、透析、肾移植及胆管阻塞等。

（2）询问患者有无高脂饮食、嗜好油炸食物、酗酒、运动少等不良生活和饮食习惯。

二、临床表现

患者血脂中一项或多项脂质检测指标超过正常值范围。此外,部分患者的临床特征是眼睑黄斑瘤、肌腱黄色瘤及皮下结节状黄色瘤(好发于肘、膝、臀部)。易伴发动脉粥样硬化、肥胖或糖尿病。少数患者有肝、脾大。此外,患者常有眩晕、心悸、胸闷、健忘、肢体麻木等自觉症状。但部分患者虽血脂高而无任何自觉症状。

三、实验室及其他检查

(一)血脂

常规检查血浆 TC 和 TG 的水平。我国血清 TC 的理想范围是 <5.20 mmol/L,$5.23\sim5.69$ mmol/L 为边缘升高,>5.72 mmol/L 为升高。TG 的合适范围是 <1.70 mmol/L,$\geqslant1.70$ mmol/L 为升高。

(二)脂蛋白

正常值 LDL<3.12 mmol/L,$3.15\sim3.61$ mmol/L 为边缘升高,>3.64 mmol/L 为升高;正常 HDL$\geqslant1.04$ mmol/L,<0.91 mmol/L 为减低。

四、心理-社会状况

了解老年患者对高脂血症的认识和患病的态度,有无治疗的意愿。

五、主要护理诊断

(一)活动无耐力

活动无耐力与肥胖导致体力下降有关。

(二)知识缺乏

缺乏高脂血症的有关知识。

(三)个人应对无效

个人应对无效与不良饮食习惯有关。

六、护理目标

(1)患者体重接近或恢复正常。

(2)患者血脂指标恢复正常或趋于正常。

(3)患者自觉饮食习惯得到纠正。

七、主要护理措施

(一)建立良好的生活习惯,纠正不良的生活方式

1.饮食

由于降血脂药物的不良反应及考虑治疗费用,并且大部分人经过饮食控制可以使血脂水平有所下降,故提倡首先采用饮食治疗。饮食控制应长期自觉地进行。膳食宜清淡、低脂肪,烹调用植物油,每天低于 25 g。少吃动物脂肪、内脏、甜食、油炸食品及含热量较高的食品,宜多吃新鲜蔬菜和水果,少饮酒、不吸烟。设计饮食治疗方案时应仔细斟酌膳食,尽可能与患者的生活习惯相吻合。以便使患者可接受而又不影响营养需要的最低程度。主食每天不要超过 300 g 可适当饮绿茶,以利降低血脂。

2.休息

生活要有规律,注意劳逸结合,保证充足睡眠。

3.运动

鼓励老年人进行适当的体育锻炼,如散步、慢跑、太极拳、门球等,不仅能增加脂肪的消耗、减轻体重,而且可减轻高脂血症。活动量应根据患者的心脑功能、生活习惯和身体状况而定,提倡循序渐进,不宜剧烈运动。若经过饮食和调节生活方式达半年以上,血脂仍未降至正常水平,则可考虑使用药物治疗。

(二)用药护理

对饮食治疗无效,或有冠心病、动脉粥样硬化等危险因素的患者应考虑药物治疗。治疗前应向患者进行药物治疗目的、药物的作用与不良反应等方面的详细指导,以利长期合作。向患者详述服药的剂量和时间,并定期随诊,监测血脂水平。常用的调节血脂药有以下几种。

1.羟甲基戊二酰辅酶 A

羟甲基戊二酰辅酶 A 主要能抑制胆固醇的生物合成。

2.贝特类

此类药不良反应较轻微,主要有恶心、呕吐、腹泻等胃肠道症状。肝、肾功能不全者忌用。

3.胆酸螯合树脂质

此类药阻止胆酸或胆固醇从肠道吸收,使其随粪便排出。不良反应有胀气、恶心、呕吐、便秘,并干扰叶酸、地高辛、甲状腺素及脂溶性维生素的吸收。

4.烟酸

烟酸有明显的调脂作用。主要不良反应有面部潮红、瘙痒、胃肠道症状。

(三)心理护理

主动关心患者,耐心解答其各种问题,使患者明了本病经过合理的药物和非药物治疗病情可控制,解除患者思想顾虑,使其保持乐观情绪,树立战胜疾病的信心,并长期坚持治疗,以利控制病情。

(四)健康教育

(1)向患者及其家属讲解老年高脂血症的有关知识,使其明了糖尿病、肾病综合征和甲状腺功能减退症等可引起高脂血症,积极治疗原发病。

(2)引导患者及其家属建立健康的生活方式,坚持低脂肪、低胆固醇、低糖、清淡的饮食原则,控制体重;生活规律,坚持运动,劳逸结合;戒烟、戒酒。

(3)交代患者严格遵医嘱服药,定期监测血脂、肾功能等。

(蒋萍萍)

第六节　老年人糖尿病

老年人糖尿病(diabetes mellitus,DM)是指年龄≥60 岁的老年人,由于体内胰岛素分泌不足、胰岛素作用障碍或两者同时存在缺陷,导致代谢紊乱,出现血糖、血脂及蛋白质、水与电解质等紊乱的代谢病。

糖尿病已成为老年人的常见病、多发病,其患病率随年龄增长而上升,我国老年人糖尿病的患病率约为 16％,占糖尿病患者总数的 40％以上。慢性长期高血糖为老年人糖尿病的主要共同特征,长期糖尿病可引起多个系统器官的慢性并发症,导致功能衰竭,是致残、病死的主要原因。

一、健康史

(一)现病史

询问老年人有无糖尿病代谢紊乱症状群的表现;有无心脑血管疾病、糖尿病肾病、视力下降、周围神经病变、糖尿病足、皮肤瘙痒或皮肤破损久不愈合等并发症的相应症状;本次发病后是否使用过降糖药、效果如何;了解老年人的体重、营养状况。

(二)既往史

询问老年人有无糖尿病、高血压、心脑血管疾病等病史及首次发现时间、治疗护理经过和转归情况;了解日常休息、活动量及活动方式;既往的饮食习惯、饮食结构及患病后的饮食情况;每天的摄入量和排出量。

(三)用药史

了解老年糖尿病患者本次发病前曾用药物的名称、剂量、效果及不良反应。尤其注意使用降糖药、胰岛素的情况,老年人及家属对药物知识的掌握情况。

(四)家族健康史

是否有家族性糖尿病、心脑血管疾病等病史。

二、分型

糖尿病分四种类型:1 型糖尿病(T_1DM)、2 型糖尿病(T_2DM)、其他特殊型糖尿病和妊娠糖尿病(GDM)。老年糖尿病患者中 90％以上为 2 型糖尿病(T_2DM)。

三、老年人 2 型糖尿病的主要病因

(1)有明显的遗传基础。

(2)危险因素:老龄化、高热能饮食、体力活动减少、肥胖、糖耐量降低(IGT)和空腹血糖调节受损(IFG)。

四、老年人糖尿病的临床特点

(一)起病隐匿且症状不典型

仅有 1/4 或 1/5 的老年糖尿病患者有多饮、多尿、多食及体重减轻的症状,多数在查体或治疗其他疾病时才发现血糖增高。

(二)并发症多

常有皮肤、呼吸、消化、泌尿生殖等系统的感染,且感染可作为疾病的首发症状出现;老年糖尿病患者更易发生高渗性非酮症糖尿病昏迷和乳酸酸中毒;老年糖尿病患者易并发各种大血管或微血管病变的症状,如高血压、冠心病、脑卒中、糖尿病性肾脏病变、糖尿病视网膜病变等。

(三)病死率、致残率高

据统计,约 70％的老年糖尿病患者死于心脑血管并发症。病史超过 3 年的老年糖尿病患者,约有 60％合并周围神经病变,主要表现糖尿病足。病史超过 10 年的老年糖尿病患者,50％

以上出现视网膜病变、白内障或青光眼等,导致视力下降,甚至失明。

(四)多种老年病并存

易并存各种慢性非感染性疾病,如心脑血管病、糖尿病性肾病、白内障等。

(五)易发生低血糖

因老年糖尿病患者的自我保健能力及依从性差,可导致血糖控制不良,引起低血糖的发生。

(六)尿糖和血糖常不成正比

老年人并发肾小球硬化时,肾小球滤过率下降,肾糖阈升高,尿糖与血糖常不成正比。

五、辅助检查

尿糖测定、血糖测定、口服葡萄糖耐量试验、血浆胰岛素和 C-肽测定、糖化血红蛋白、血脂等相关检查。

六、心理-社会状况

长期控制饮食是老年糖尿病治疗的重点,老年人常感到被剥夺了生活的权利与自由,部分患者因治疗效果不明显、病情易波动反复、出现并发症等产生悲观情绪。因缺乏有关糖尿病治疗和自我护理知识、需长期治疗而增加老年人及家庭的经济负担等易使老年糖尿病患者产生无助、焦虑、恐惧。

七、常见护理问题

(一)营养失调

高于机体需要量,与物质代谢异常、活动减少有关。

(二)有感染的危险

有感染的危险与血糖增高、微循环障碍和营养不良有关。

(三)有受伤的危险

有受伤的危险与低血糖反应、末梢感觉功能障碍有关。

(四)知识缺乏

缺乏有关糖尿病治疗和自我护理知识。

(五)潜在并发症

高渗性非酮症糖尿病昏迷。

八、护理实施

治疗和护理目标:控制血糖,减少及延缓各种并发症的发生,提高老年糖尿病患者的生活质量。

(一)一般护理

1.休息

老年人糖尿病除严重并发症需卧床休息外,一般可适当活动,劳逸结合,避免过度紧张。

2.皮肤护理

保持皮肤清洁,避免皮肤抓伤、刺伤和其他伤害;每天观察老年人皮肤有无发红、肿胀、发热、疼痛等感染迹象,一旦皮肤受伤或出现感染立即给予诊治。

3.足部护理

(1)选择合适的鞋袜,不宜过紧。

(2)坚持每天用温水洗脚,水温不宜超过40 ℃,浸泡时间一般为5～10分钟,洗净后用洁净柔软的毛巾轻轻擦干足部皮肤,特别注意保持足趾间皮肤的清洁干燥。

(3)教会患者足部自查的方法,检查双足有无皮肤发红、肿胀、破裂、水疱、小伤口等,尤其要注意足趾间有无红肿等异常。

(4)避免损伤:足部禁用强烈刺激性药水(如碘酊);剪趾甲时注意剪平,不宜过短;不可使用热水袋、电热毯,以防烫伤。

(5)每天从趾尖向上轻按足部多次。

(6)积极治疗鸡眼、胼胝和足癣等足部疾病。

(二)饮食护理

饮食调理是治疗糖尿病的基本措施,尤其是老年2型糖尿病患者存在肥胖或超重时,饮食疗法有利于减轻体重,改善高血糖、脂代谢紊乱等症状,减少降糖药物的剂量。因此,应使老年糖尿病患者长期、严格地执行饮食治疗方案。

(1)首先使老年患者了解饮食治疗的意义,自觉遵守饮食规定,不吃超量食物。

(2)每天总热能控制同一般正常人,给予低糖、低脂、富含蛋白质和膳食纤维的饮食,饮食应定量、按一天四餐或五餐分配,这对预防低血糖十分有效。

(三)运动指导

运动能增强机体对胰岛素的敏感性,有利于葡萄糖的利用,使血糖水平下降。糖尿病患者具体情况设计运动计划,宜选择散步、打太极拳、做健身操、干家务等活动方式,餐后1小时进行,并随身携带糖块、饼干等,以身体微汗、不疲劳为度。有严重糖尿病并发症者不宜剧烈活动。

(四)用药护理

老年糖尿病患者应避免使用大剂量、长效降糖药,避免使用经肾脏排泄、半衰期长的降糖药。加用胰岛素时,应从小剂量开始,逐步增加。血糖控制不可过分严格,空腹血糖宜控制在9 mmol/L以下,餐后2小时血糖在12.2 mmol/L以下即可。

(五)心理护理

老年糖尿病患者常存在焦虑及悲观等不良心理,护士应重视患者的情绪反应,向患者说明积极的生活态度对疾病康复的重要性。鼓励老年人参加糖尿病教育活动,运用疏导、分散和转移等法,克服消极情绪,积极配合治疗与护理。

(六)健康指导

糖尿病作为一种慢性病,增强老年人的自我护理能力是提高生活质量的关键。因老年人有理解力差、记忆力减退等特点,应注意使用通俗易懂的语言,配合录像等电教手段,耐心细致地讲解、演示,教会老年人及家属正确使用血糖仪等进行血糖测试,必要时教会他们自我注射胰岛素等糖尿病的自我护理技术;教会老年人及家属识别常见糖代谢紊乱的表现及预防、处理方法,并发症的防治及护理等。

(七)低血糖的预防和处理

低血糖症状经常出现在老年糖尿病患者治疗过程中,与剂量过大、饮食不配合、使用长效制剂、肝肾功能不全等有关。低血糖比高血糖对老年糖尿病患者的危害更大。低血糖时可出现虚汗、面色苍白、眩晕、心慌、颤抖、饥饿、视物模糊或复视、烦躁焦虑、嗜睡、反应迟钝、行为改变等。

每个人的低血糖症状不尽相同,要密切注意老年糖尿病患者的症状,及时发现并处理低血糖症状。出现低血糖时,可口服 10～20 g 糖、1～2 块糖果、200 mL 果汁或一杯饮料,必要时可静脉补充糖。

九、护理评价

患者是否能合理控制饮食,将体重维持在理想范围;患者是否能描述诱发感染的危险因素,感染已控制或住院期间未发生感染;患者是否了解自我护理知识,是否学会了血糖的自我监测;患者是否能描述预防急、慢性并发症的护理措施,并发症已控制或住院期间未发生并发症。

(1)糖尿病足与下肢远端神经异常和不同程度的周围血管病变相关的足部(踝关节或踝关节以下的部分)感染、溃疡和深层组织破坏。

(2)糖尿病现代治疗要点国际糖尿病联盟(IDF)提出了糖尿病现代治疗的 5 个要点,即饮食控制、运动疗法、血糖监测、药物治疗和糖尿病教育。

(蒋萍萍)

第七节　老年人骨质疏松症

骨质疏松症(osteoporosis,OP)是一种以低骨量、骨组织细微结构衰退为特征,骨质脆性增加和易于骨折的一种全身性代谢性骨病。骨质疏松症分为原发性和继发性两类。老年人骨质疏松属于原发性骨质疏松症(POP)。其显著特点是易发生病理性骨折,患骨质疏松症(OP)的老年人较易发生股骨颈骨折、脊椎骨折,尤以髋部骨折及其并发症对老年人的威胁最严重,一年内可有 15% 死亡,致残率达 50%。

原发性骨质疏松症(POP)可分为 I 型和 II 型两种亚型。

I 型即绝经后骨质疏松症,发生于绝经后女性,其中多数患者的骨转换率增高,亦称为高转换型骨质疏松症。

II 型骨质疏松症多见于 60 岁以上的老年人,总体女性发病率显著高于男性。

一、病因

30～40 岁时骨量的积累达到一生中的高峰。40～50 岁以后,骨量开始丢失。随年龄增长,骨代谢中骨重建处在负平衡状态。老年性骨质疏松,女性多发生在绝经后 20 年左右,男性大多在 60 岁以上发生。发病率女性高于男性,女:男约为 2:1。老年人骨质疏松的发生与多种因素相关。

(一)遗传因素

多种基因的表达水平和基因多态性可影响骨代谢,如雌激素受体的基因、维生素 D 受体的基因等。另外,骨质疏松性骨折的发生与骨基质胶原和其他结构成分的遗传差异有关。

(二)内分泌因素

与老年人骨质疏松发生密切相关的内分泌因素包括以下两种。

1.雌激素

雌激素在骨重建的平衡中起着重要作用,女性绝经后雌激素水平的下降,易出现骨质丢失,引起骨质疏松。

2.甲状旁腺素(PTH)

随着年龄的增长,老年人因胃肠功能衰退,导致钙摄入不足或肠道对钙的吸收下降,则PTH分泌增加,维护血钙水平。而PTH可促进破骨细胞的作用,导致骨的吸收大于形成,引起骨质减少。

(三)饮食因素

钙是骨矿物中最主要的成分,维生素D有促进肠钙吸收、促进骨细胞的活性作用,磷、蛋白质及微量元素对于骨基质形成密切相关,这些物质的缺乏都可使骨的形成减少。

(四)生活方式

体力活动是刺激骨形成的基本方式,活动过少或长期卧床易使骨量减少发生骨质疏松。此外,光照减少、吸烟、酗酒等均是骨质疏松的诱发因素。

二、身体评估

(一)骨痛和肌无力

骨质疏松症较早出现的症状是骨痛,以腰背部疼痛为主,由脊柱向两侧扩散,久坐或久立疼痛加重,仰卧或坐位疼痛减轻,负重能力下降或不能负重。

(二)身高缩短和脊柱变形(驼背)

骨质疏松严重时,可因椎体骨密度减少导致脊椎椎体压缩变形。每个椎体缩短约 2 mm,身高平均缩短 3~6 cm。严重者因椎体压缩呈前、后高度不等的楔形,形成驼背。

(三)骨折

骨折是导致老年骨质疏松症患者活动受限、甚至引起寿命缩短的最常见、最严重的并发症。骨折的好发部位是脊椎的胸腰段、髋部和桡骨远端。常因轻微活动或创伤诱发,如打喷嚏、弯腰、负重、挤压或摔倒等。老年前期以桡骨远端骨折常见,老年期以后以腰椎和股骨上端多见。脊柱压缩性骨折可引起胸廓畸形,使肺功能受损、心血管功能障碍,引起胸闷、气促、呼吸困难等表现。

三、辅助检查

(一)生化检查

主要有以下检查。

1.尿羟赖氨酸糖苷(HOLG)

尿羟赖氨酸糖苷是骨吸收的敏感指标,可升高。

2.骨钙素(BGP)

BGP是骨更新的敏感指标,可出现轻度升高。

(二)X线检查

当骨量丢失超过30％时X线上才能显示出骨质疏松,因此,不利于早期诊断。主要表现为皮质变薄、骨小梁减少变细、骨密度降低、透明度增大。晚期出现骨变形及骨折。

(三)骨密度测定

采用单光子骨密度吸收仪(SPA)、双能X线吸收仪(DEXA)、定量CT(QCT)等方法可测出骨密度。按 WHO 的诊断标准,骨密度低于同性别峰值骨量的 2.5 个标准差及以上时可诊断为骨质疏松。

四、心理-社会因素

身体外形的改变会引起老年人的心理负担,不愿进入公共场所,也会因身体活动不便或担心骨折而拒绝锻炼,因身体不适加上外形变化的影响,可能使老年人的自尊心受到挫伤,从而不利于身体功能的改善。

五、常见护理问题

(1)慢性疼痛:与骨质疏松、肌肉疲劳、骨折等有关。

(2)躯体活动障碍:与疼痛、骨折引起的活动受限有关。

(3)潜在并发症:骨折与骨质疏松、过度运动有关。

(4)情境性自尊低下:与身长缩短或驼背有关。

六、护理实施

治疗和护理目标:①按照饮食与运动原则,合理进餐和运动,维持机体的功能。②老年患者能正确使用药物或非药物的方法减轻或解除疼痛增加舒适感。③骨折老年人在限制活动期间未发生有关的并发症。④老年人能正视自身形象的改变,情绪稳定,无社交障碍。

(一)一般护理

1.营养与饮食

鼓励老年人多摄入含钙和维生素 D 丰富的食物,含钙高的食品有牛奶、豆制品、海带、虾米等,富含维生素 D 的食品有禽、蛋、肝、鱼肝油等。每天营养素的供应量:蛋白质 60~70 g,蔬菜 350~500 g,钙 800 mg,维生素 D 10 μg(400 IU),食盐<6 g,维生素 C 60 mg。

2.活动与休息

根据每个人的身体情况,制订不同的活动计划。对能运动的老年人,每天进行 30 分钟左右的体育活动以增加和保持骨量;对因疼痛而活动受限的老年人,指导老年人维持关节的功能位,每天进行关节的活动训练。对因为骨折而固定或牵引的老年人,要求每小时尽可能活动身体数分钟,如甩动臂膀、扭动足趾等。

(二)减轻或缓解疼痛

通过卧床休息,使腰部软组织和脊柱肌群得到松弛可减轻疼痛,也可通过洗热水浴、按摩、擦背以促进肌肉放松。对疼痛严重者,可遵医嘱使用止痛药、肌肉松弛剂等药物。

(三)预防并发症

为老年人提供安全的生活环境或装束,防止跌倒和损伤。对已发生骨折的老年人,应每 2 小时翻身一次,保护和按摩受压部位,指导老年人进行呼吸和咳嗽训练,做被动和主动的关节活动训练,定期检查防止并发症的发生。

(四)用药护理

1.钙制剂

注意不可同绿叶蔬菜一起服用,以免因钙螯合物形成降低钙的吸收,使用过程中应增加饮水量,增加尿量以减少泌尿系统结石的形成,并防止便秘。

2.钙调节剂

钙调节剂包括降钙素、维生素 D 和雌激素。使用降钙素时要观察有无低血钙和甲状腺功能亢进的表现。服用维生素 D 的过程中,要监测血清钙和肌酐的变化。对使用雌激素的老年女性患者,应详细了解是否有乳腺癌等家族史和心血管方面的病史,注意阴道出血情况,定期做乳房检查。

3.二磷酸盐

如依替磷酸二钠、阿伦磷酸钠等,此类药物的消化道反应较常见,应晨起空腹服用,同时饮水 $200\sim300$ mL。至少半小时内不能进食或喝饮料,也不宜平卧,以减轻对消化道的刺激。静脉注射要注意血栓性疾病的发生。

(五)心理护理

通过与老年人倾心交谈,鼓励其表达内心的感受,明确忧虑的根源。指导老年人穿宽松的上衣掩饰形体的改变,强调老年人资历、学识或人格方面的优势,增强其自信心,逐渐适应形象的改变。

(六)健康指导

1.基础知识指导

通过书籍、图片和影像资料,讲解骨质疏松发生的原因、表现、辅助检查结果的解释及治疗方法。

2.日常生活指导

坚持适度的运动(每次半小时,每周 $3\sim5$ 次)和户外日光照晒,对预防骨质疏松有重要意义。在日常活动中,防止跌倒,避免用力过度,也可通过辅助工具协助完成各种活动。

3.饮食指导

提供老年人每天的饮食计划单,学会各种营养素的合理搭配,尤其是多摄入含钙及维生素 D 丰富的食物。

4.用药指导

指导老年人服用可咀嚼的片状钙剂,应在饭前 1 小时及睡前服用,应与维生素 D 同时服用,教会老年人观察各种药物的不良反应,明确各种不同药物的使用方法及疗程。

七、护理评价

老年人的疼痛症状减轻或消失;每天能合理地进食、活动和用药,躯体功能有所改善;无骨折发生或骨折后未出现并发症;情绪稳定,能正确对待疾病造成的影响。

(蒋萍萍)

第十一章

血液透析室护理

第一节　血液透析监控与护理

患者在接受血液透析治疗时,由于各种因素会导致发生与透析相关的一系列并发症。血液透析护士在患者接受治疗前、治疗中、治疗结束后加强护理并严密监控是降低血液透析急性并发症发生率、保证治疗安全性和治疗效果的重要手段。

一、患者入室教育

患者在接受血液透析前,建议血液透析护士对患者进行一次入室教育,内容包括以下几点。

(1)让患者了解为什么要进行血液透析,了解血液透析对延长患者生命和提高生活质量的意义。重要的是,让患者理解并接受血液透析将是一种终身的替代治疗。

(2)介绍血液透析在国内外的进展情况,建议带患者和家属参观血液透析室,提高患者对治疗的信心。

(3)了解患者的心理问题,进行辅导和心理安抚。

(4)指导患者掌握自我保护和自我护理的技能。

(5)签署医疗风险知情同意书和治疗同意书。

(6)介绍血液透析的环境和规章制度:挂号、付费、入室流程、透析作息制度、透析室消毒隔离制度,并介绍护士长、主治医师等工作人员。

(7)进行全套生化(肾功能、电解质)检查,并了解患者的肝功能及乙型肝炎病毒(HBV)、丙型肝炎病毒(HCV)、人类免疫缺陷病毒(HIV)、梅毒(RPR)等感染情况。

(8)填写患者信息:姓名、性别、年龄、婚姻状况、原发病、家庭角色、家庭地址、联系方法(必须有 2 个家庭主要成员)、医疗费用支付情况等。做好实名制登记,患者需提供身份证。

二、患者透析前准备及评估

透析前对患者进行评估是预防和降低血液透析并发症的重要环节,内容包括以下几点。

(一)了解病史

了解患者病史(原发病、治疗方法、治疗时间),透析期间自觉症状及饮食情况,查看患者之前的透析记录。

(二)测量血压、脉搏

有感染、发热及中心静脉留置导管者必须测量体温。

(三)称体重

了解患者干体重和体重增长情况,同时结合临床症状与尿量,评估患者水负荷状况,为患者超滤量的设定提供依据。

(四)抗凝

抗凝应个体化并经常进行回顾性分析,可根据患者凝血机制、有无出血倾向、结束回血后透析器残血量等诸多因素,遵医嘱采用抗凝方法和抗凝剂量。

(五)血液通道评估

检查动静脉内瘘有无感染、肿胀和皮疹,吻合口是否扪及搏动和震颤,以确定血液通道是否畅通,做好内瘘穿刺前的准备;检查中心静脉导管的固定、穿刺出口处有否血肿及感染等情况。

(六)基本情况评估

对于维持性透析患者,要进行心理、营养状况、居家自我照顾能力及治疗依从性的评估,以便对患者实施个体化护理方案,提高治疗的顺应性;对糖尿病或老年患者应采取针对性的护理措施;对危重患者,应详细了解病情,在及时正确执行医嘱之外,应进行重病患者的风险评估,并积极做好相应的风险防范准备,如备齐各种抢救用品及药物等。

(七)透析前治疗参数的设定

1.透析时间

诱导期透析患者,每次透析时间为 2～3 小时;维持性血液透析患者每周透析 3 次,每次透析时间为 4～4.5 小时。

2.目标脱水量的设定

根据患者水潴留情况和体重,结合临床症状,按医嘱设定,并可采用超滤曲线进行脱水,有助于改善患者对水分超滤的耐受性。若透析机有血容量监测(BVM)装置,可借助其确定超滤量。同时,也可应用钠曲线帮助达到超滤目标,降低高血压或低血压的发生率,但应注意钠超负荷的风险。

3.肝素追加剂量

常规透析患者全身肝素化后,按医嘱设定每小时追加剂量,若应用低分子量肝素或无抗凝剂透析则关闭抗凝泵。

4.血液流量的设定(开始透析后)

血液流量值(以 mL/min 为单位)一般取患者体重(以 kg 为单位)的 4 倍,在此基础上可根据患者的年龄和心血管状况予以增减。

以上各项参数在治疗过程中均可根据患者治疗状况予以调整。

三、首次血液透析护理

首次血液透析的患者需要经过诱导透析。诱导透析是指终末期肾衰竭患者从非透析治疗向维持性透析过渡的一段适应性的透析过程。诱导血液透析的目的是最大限度地减少透析中渗透压梯度对血流动力学的影响和毒素的异常分布,防止发生失衡综合征,如恶心、呕吐、头痛、血压增高、肌肉痉挛等症状。因此,首次血液透析通常采用低效透析,使血液尿素氮下降不超过

30％,增加透析频率,使机体内环境有一个平衡适应过程。

(一)诱导血液透析前评估

(1)确认已签署了透析医疗风险知情同意书,已做了肝炎病毒标志物、HIV 和 RPR 检查,并根据检验结果确定患者透析区域。

(2)评估患者病情,如原发病、生化检查等;评估患者对自己疾病的认知度;询问患者的饮食情况,观察有无水肿、意识和精神状况异常等其他并发症,根据患者病情制定诱导透析的护理方案。

(二)诱导透析监护

除常规内容之外,诱导期内的透析监护还应包括以下内容。

(1)使用小面积、低效率透析器,尿素氮清除率(KOA)不超过 400。

(2)原则上超滤量不超过 2.0 L,如患者有严重的水钠潴留或心力衰竭可选用单纯超滤法。

(3)血液流量 150～200 mL/min,必要时降低透析液流量。体表面积较大者或体重较重者,可适当增加血液流量。

(4)首次透析时间一般为 2 小时,通常第 2 次为 3 小时,第 3 次为 4 小时。如第 2 天或第 3 天患者透析前尿素浓度仍旧很高,同样需要缩短时间。通过几次短而频的诱导,逐渐延长透析时间,过渡至规律性透析。

(5)最初几次透析中,患者容易出现失衡症状,因此应密切注意患者透析中有无恶心、呕吐、头痛、血压增高等症状,出现上述症状时应及时处理,必要时根据医嘱终止透析。

(6)首次血液透析选用抗凝方法和剂量应谨慎,防止出血,观察抗凝效果。血液透析过程中注意静脉压、跨膜压(TMP)、血液颜色变化,注意动静脉空气捕集器有无凝血块以及凝血指标的变化。透析结束时观察透析器以及血液循环管路的残血量,判断抗凝效果。

(7)健康教育:终末期肾衰竭患者通过诱导期的透析后,最终将进入维持性血液透析。由于终末期肾脏病带给他们压力,透析治疗又打破了他们原有的生活规律,给他们的工作也带来了很大的影响,由此导致患者普遍存在复杂的生理、心理和社会问题。因此,在患者最初几次的透析中,血液透析护士要通过与患者沟通,了解他们的需要,向患者解释血液透析治疗相关的问题,并进行血管通路自我护理和饮食营养的指导等,帮助患者调整饮食结构,制定食谱,告知限制水分、钠、钾、磷摄入的重要性,防止急慢性心血管并发症的发生。指导患者认识肾脏替代治疗不是单一的治疗,需要多方面的治疗相结合才能达到最佳效果。通过交流,进一步促进护患双方的信任,建立良好的护患关系,使患者得到有效的"康复"护理。

四、血液透析治疗过程中的监控与护理

血液透析治疗过程中的监控与护理包括对患者治疗过程的监护和对机器设备的监控与处理。

(一)患者治疗过程的监控和护理

1.建立体外循环

患者体外循环建立后,护士在离开该患者前应确定:动静脉穿刺针以及体外循环血液管路已妥善固定;机器已处于透析状态;患者舒适度佳;抗凝泵已启动;各项参数正确设定;悬挂 500 mL 生理盐水,连接于体外循环血液管路以备急用。

2.严密观察病情变化

严密监测生命体征和意识变化,每小时测量并记录一次血压和脉搏。对容量负荷过多、心血管功能不稳定、老年体弱、首次透析、重症患者应加强生命体征的监测和巡视,危重患者可应用心电监护仪连续监护。

3.预防急性并发症

加强对生命体征的监测,重视患者主诉及透析机运转时各参数的变化,对预防和早期治疗急性并发症有着重要意义。

4.抗凝

既要保证抗凝效果,又要防止出现出血并发症。根据患者的病情采用低分子量肝素、小剂量低分子量肝素、常规肝素、小剂量肝素、无肝素等方法。

5.观察出血倾向

出血现象:患者抗凝后的消化道便血、呕血;黏膜、牙龈出血;血尿;高血压患者脑出血;女性月经增多;穿刺伤口渗血、血肿;循环管路破裂、透析器漏血、穿刺针脱落等。若发现患者有出血倾向,应及时向医师汇报,视情况减少肝素用量,或在结束时应用鱼精蛋白中和肝素,必要时终止透析。对于出血或手术后患者,可根据医嘱酌情采用低分子量肝素或无抗凝剂透析。依从性差的患者治疗时应严加看护,使用约束带制动,以防躁动引起穿刺针脱离血管导致出血。

（二）透析机的监控和处理

观察透析机的运转情况。任何偏离正常治疗参数的状况均会导致机器发出报警,如血流量、动脉压、静脉压、跨膜压、电导度、漏血等。若发生报警,先消音,然后查明报警原因,排除问题后再按回车键确认,继续透析。查明报警原因至关重要,例如当静脉穿刺针脱离血管时,静脉压出现超下限警报,若操作者在没有查明报警原因的情况下,将机器的回车键按了两下（按第一下为警报消音,按第二下为确认消除警报）,此时透析机静脉压监测软件将会按照静脉压力的在线信息重新设置上下限报警范围,以使机器继续运转,若未及时发现穿刺针滑脱、出血状况,将会导致大出血而危及生命的严重后果。

五、血液透析结束后患者的评估与护理

（1）评估患者透析后的体重是否达到干体重,可根据患者在透析中的反应及血压状况进行评估,并可针对患者对脱水量的耐受情况,于下次透析中酌情调整处方。若透析后体重与实际超滤量不符,原因有体重计算错误、透析过程中额外丢失液体、透析过程中静脉补液、患者饮食摄入过多、机器超滤误差等。

（2）对伴有感染和中心静脉留置导管的患者,必须测量体温。

（3）透析当天4小时内禁忌肌内注射或创伤性的检查和手术。透析中有出血倾向者,可遵医嘱应用鱼精蛋白中和肝素。

（4）透析中发生低血压、高血压、抽搐等不适反应的患者,透析结束后应待血压稳定、不适症状改善才可由家属陪护回家,住院患者须由相关人员护送回病房。危重患者的透析情况、用药情况、病情变化情况应与相关病房工作人员详细交班。

（5）患者起床测体重时要注意安全,防止跌倒。血压偏低或身材高大的患者,要防止直立性低血压的发生。

（6）应用弹力绷带压迫动静脉内瘘穿刺点进行止血的患者,包扎后应触摸内瘘有震颤和搏

动,避免过紧而使内瘘闭塞。10分钟后,检查动、静脉穿刺部位无出血或渗血后,方可松开绷带。血压偏低者慎用弹力绷带压迫动静脉内瘘。

六、夜间长时间血液透析

夜间长时透析(nocturnal hemo dialysis,NHD)是指利用患者夜间睡眠时间行透析治疗。

(一)夜间长时间血液透析的优势

1.提高透析患者的生活质量

同传统的间歇性血液透析相比,该治疗方式能够改善患者高血压、左心室肥大、贫血、营养等问题,进而降低了急、慢性并发症,提高了患者生存率及生活质量。根据6年多的经验及临床结果,夜间长时间透析6个月后,患者在生理功能、生理职能、活力和社会功能等方面均有较大改善。

2.有效降低患者心血管并发症

夜间长时透析可有效改善血压状况。进入夜间长时透析3～6个月的患者,透析前后血压维持在较理想状态,透析中高血压及低血压发生率显著减少。

3.改善贫血

导致患者贫血难以纠正的一个主要原因是透析不充分,夜间长时间透析患者每周透析3次,每次7～8小时,透析充分性较好,患者血液中促使红细胞增生的表达基因增多,贫血改善明显。

4.对钙、磷和尿素的清除增加

越来越多的文献显示,高血磷可增加终末期肾脏病患者的心血管疾病发生率和病死率,常规血液透析清除磷不理想,而降低血磷取决于透析时间,每次7～8小时的夜间透析可明显降低血磷,降低病死率。进入夜间长时透析6个月后,患者血磷、甲状旁腺素、血钙、低密度脂蛋白、尿素下降率等都有较大改善。

5.提高经济效益,降低医疗费用

据统计,夜间长时间透析患者年平均住院次数明显减少,住院费用显著降低,用药费用与传统间歇性透析患者相比差距明显。

6.保持患者健康的心态

患者在晚上10点以后透析,一边透析一边进入梦乡,白天不耽误上班,做到了职业"康复",改善了患者的心境,提升了患者对治疗的依从性。

(二)夜间长时间血液透析的护理

1.患者准入评估

进入夜间透析的患者,需由主治医师或护士长进行全面评估。

评估内容:自愿参加夜间透析;一般情况良好,体表面积较大;有自主活动能力;长期透析但伴有贫血、钙磷代谢控制不佳;透析不充分。

2.透析方案

每周3次,每次7～8小时。运用高通量透析器,血流量为180～220 mL/min,透析液流量为300 mL/min,个体化抗凝。

3.环境方面

舒适、安静、整洁、光线柔和,给患者创造在家中睡眠的感觉。

4.制定安全管理制度及工作流程

(1)完善制度:①治疗开始的时间、陪客制度和患者转运制度等。②规范夜间工作流程,注重环节管理。③定期召开安全分析会,对容易发生护理缺陷和差错的工作环节进行分析,修订夜间工作制度和工作流程,保证治疗的安全性和可靠性。

(2)加强透析中对患者的巡视工作:透析时血液都在体外循环,稍有不慎便会带来不良后果。①在透析过程中护士应严密巡视,监测生命体征,监测循环管路、机器等,及时帮助患者解决夜间可能出现的问题。②观察患者有无急性并发症,积极处理机器报警。③完成患者其他治疗,保证透析安全。

(3)做好透析后患者的管理工作:①防止发生跌倒等意外,做好患者的安全转运。②透析后及时测量患者的血压,做好安全评估,嘱咐患者卧床休息10分钟后再起床。

(4)加强沟通和交流:个别患者对夜间长时间透析会产生不适应、不信任,有疑虑。只要患者选择了夜间透析,我们就应该积极鼓励、支持他们的决定,让其对自己的选择充满信心。对于有些因为习惯改变而出现入睡困难或失眠的患者,需要传授一些对抗失眠的方法,如教会患者放松、听音乐;告知患者不必太紧张;寻找失眠的原因,改善睡眠质量。如果患者确实不适合夜间透析,应该及时与医师、患者及其家属进行沟通,寻找更适合患者的透析方式。

(褚冉冉)

第二节　血液透析常见急性并发症护理

在血液透析过程中或血液透析结束时发生的与透析相关的并发症称为急性并发症。

一、低血压

血液透析中的低血压是指平均动脉压比透析前下降 4.0 kPa(30 mmHg)以上或收缩压降至 12.0 kPa(90 mmHg)以下。它是血液透析患者常见的并发症之一,发生率为 25%～50%。

(一)护理评估

(1)评估早期低血压症状:打哈欠、腹痛、便意、腰背酸痛、出汗、心率加快等。

(2)评估透析液温度、电解质、渗透压、超滤量或超滤率、干体重等。

(3)了解透析中患者是否进食、透析前是否应用短效降压药、患者是否存在严重贫血等。

(4)加强高危患者的基础疾病和生命体征的评估和观察,如老年患者及糖尿病、心功能不全患者等。

(二)预防

(1)注意水分和钠离子的摄入,透析间期体重增加控制在 3%～5%。对体重增长过多的患者可适当延长透析时间,防止透析过程中超滤过多、过快,以减少低血压的发生。

(2)对易发生低血压的患者,建议采用调钠透析、钠曲线透析、序贯透析或血容量监测,并适当调低透析液温度,这样可有效防止低血压的发生。

(3)识别打哈欠、便意、腹痛、腰背酸痛等低血压的先兆症状,观察脉压的变化。如发现患者有低血压先兆症状,应先测血压,如血压下降可先快速补充生理盐水。

（4）对年老体弱、糖尿病、低蛋白血症、贫血、心包炎、心律失常等血液透析患者,可应用心电监护,随时观察血压变化。透析时改变常规治疗方法,应用容量监测。对血浆蛋白浓度低的患者,应鼓励患者多进食优质动物性蛋白质。透析过程应控制饮食。

（5）及时评估和调整患者的干体重。

（6）血液透析过程应加强观察和护理,防止失血、破膜、溶血和凝血等并发症的发生。

（7）经常、及时给患者进行健康教育,如饮食控制的重要性、低血压的先兆表现、低血压的自我救治以及低血压的自我护理和防范。

（8）有些患者低血压时无明显症状,直到血压降到很低水平时才出现症状,所以透析过程必须严密监测血压。监测血压的时间,应根据患者的个体情况(如老年或儿童、糖尿病患者、体重增长过多的患者、心血管功能及生命体征不稳定患者等)而定。

（三）护理措施

低血压是血液透析过程中最常见的并发症之一,应密切观察,特别是对老年、反应迟钝及病情危重的患者要加强观察,发现低血压应立即治疗和抢救。

（1）给予患者平卧位或适当抬高患者下肢,减慢血液流速,降低超滤率,严重时快速输入生理盐水,待血压恢复正常后,再继续透析。

（2）如患者出现神志不清、呕吐,应立即给予平卧位,头侧向一边,防止窒息。

（3）密切观察血压,根据血压情况增减超滤量。如输入 500 mL 或更多生理盐水仍不能缓解者,应遵医嘱终止透析,并根据病因给予处理。

（4）如低血压症状明显,患者出现意识不清、烦躁不安时,应先补充生理盐水,再测量血压。如低血压未得到控制,可继续补充生理盐水,给高流量吸氧。如未出现血压下降,仅有肌肉痉挛,可减慢血流量,提高透析液 Na^+ 浓度,减少超滤量或使用高渗药物如 50% 葡萄糖、10% 氯化钠或 20% 甘露醇。

（5）大多数低血压是由超滤过多、过快引起的,补充水分后可很快得到纠正。如补充液体后血压仍旧不能恢复,应考虑心脏疾病或其他原因。

（6）患者血压稳定后,在密切观察血压的同时,应重新评估超滤总量。

（7）对透析中出现低血压的患者,要寻找产生低血压的原因并做好宣教。

（8）透析过程出现低血压的患者,应待病情稳定后方能离开医院。注意防止直立性低血压发生。

（9）向患者及家属做好宣教:控制水分、自我护理和安全防范。

（10）注意观察内瘘是否通畅。

二、失衡综合征

失衡综合征是指血液透析中或透析结束后数小时所发生的暂时性以中枢神经系统症状为主的全身综合征,伴有脑电图特征性的改变。它的发生率为 3.4%～20%。

（一）护理评估

（1）对刚开始接受血液透析的患者,特别是血肌酐、尿素水平比较高的患者,应严密监测患者血压变化,注意有无头疼、恶心、呕吐等症状。

（2）对出现神志改变、癫痫发作、反应迟钝者,应加强护理和监测,并及时抢救。

（3）维持性血液透析患者因故中断或减少血液透析,应警惕失衡综合征的发生。

（二）护理措施

失衡综合征是可以预防的,充分合理的诱导透析是减少失衡综合征的主要措施。

（1）建立培训制度,早期进行宣教干预,如对于氮质血症期的患者,要告知早期血液透析的重要性。

（2）首次透析时应使用低效透析器,透析器的面积不宜过大,采用低血流量、短时透析的方法,透析时间＜3 小时,同时可根据患者水肿程度、血肌酐和尿素氮生化指标,于次日或隔天透析,逐步过渡到规律性透析。

（3）超滤量不超过 2.0 L。

（4）血液流量＜150～180 mL/min,也可适当降低透析液流量。

（5）密切观察患者血压、神志等症状,防止出现失平衡。出现严重失平衡时,除了做好相应治疗外,必要时终止透析。

（6）症状严重者可提高透析液钠浓度至 140～148 mmol/L。透析过程中静脉点滴高渗糖、高渗钠或 20%甘露醇,是防止发生失衡综合征的有效方法。

（7）对已经发生失衡综合征患者,轻者可缩短透析时间,给予高渗性液体;重者给予吸氧;严重者终止透析治疗,根据患者情况采用必要的抢救措施。

（8）对首次透析、高血压、剧烈头痛的患者,应加强心理上的疏导,避免紧张情绪。如出现呕吐,应立即将头偏向一侧,以防呕吐物进入气管导致窒息。

（9）对于肌肉痉挛、躁动及出现精神异常者,应加强安全防护措施,使用床护栏或约束带,以防止意外。

（10）严密观察患者的生命体征、精神及意识状态。

（11）加强患者宣教和饮食营养管理,指导患者早期、规律、定期、充分血液透析是降低透析并发症的关键。

三、肌肉痉挛

血液透析过程中,大约有 90%的患者出现过肌肉痉挛,大多发生于透析后期。发生肌肉痉挛是提前终止透析的一个重要原因。

（一）护理评估

（1）评估发生肌肉痉挛的诱因。

（2）评估肌肉痉挛部位及肌肉的强硬度。

（3）评估透析液浓度、透析液温度和患者体重增长情况。

（二）预防

（1）对患者进行宣教,控制透析期间的水分增长,体重增加控制在 3%～5%。

（2）对反复发生肌肉痉挛的患者应考虑重新评估体重,并可通过适当提高透析液钠浓度、改变治疗模式(如序贯透析或血液滤过)等,有效预防或降低肌肉痉挛的发生。

（三）护理措施

（1）发生肌肉痉挛时,首先降低超滤速度,减慢血液流速,必要时暂停超滤。

（2）对痉挛处进行按摩,对需要站立才能舒缓疼痛的患者,必须注意患者安全。

（3）因温度过低引起的痉挛,可适当提高透析液温度,但必须确认患者不存在肌肉低灌注。

（4）根据医嘱输入生理盐水或 10%氯化钠或 10%葡萄糖酸钙等。

（5）使用高钠透析或钠曲线透析可减少低血压的发生，缓解肌肉痉挛症状。

（6）根据发生肌肉痉挛的原因，对患者进行宣教。

四、空气栓塞

血液透析中，空气进入体内引起血管栓塞称为空气栓塞。在当前血液净化设备和技术比较完善的状况下，空气栓塞较少发生。一旦发生空气栓塞常可危及患者生命，应紧急抢救。

（一）护理评估

（1）体外循环血液管路气泡捕获器是否置入空气监测装置。

（2）血液透析结束时全程应用生理盐水回血。

（3）确认体外循环血液管路没有气泡时，才能连接患者。

（4）确认透析器和体外循环血液管路无破损等。

（5）血液透析中心（室）对患者出现空气栓塞的紧急处理预案和抢救物品的准备是否妥当。

（二）预防

空气栓塞是威胁患者生命的严重并发症之一，应以预防为重。护士在各项操作时都应做到仔细认真，必须按照操作规范进行严格核对和检查，以杜绝血液透析时发生空气栓塞。

（1）严禁使用空气监测故障及透析液脱气装置故障的机器。

（2）上机前严格检查透析器和体外循环血液管路有否破损；预冲过程中再次检查破损和漏气。有血路密闭自检的机器，应按流程进行血路密闭自检。

（3）连接患者时，再次检查穿刺针、透析器和体外循环血液管路之间的连接，注意端口间和连接处是否锁住；上机前必须夹闭血路管各分支。

（4）动、静脉壶液面分别调节于壶的3/4处，避免液面过低。

（5）血泵前快速补液时，护士必须守候在旁，补液完毕后及时夹闭血路管输液分支和输液器。

（6）血液透析过程中若发现体外循环血液管路内有气泡，应立即寻找原因，避免空气进入体内。空气若已进入气泡捕获器，机器将会发出警报，并终止血泵运转，同时捕获器下的静脉管路被自动夹闭，操作者切忌将静脉管路从管夹中拽出，否则空气会因压力顺管路进入体内。

（7）若空气已经通过气泡捕获器，可将动、静脉夹闭，将体外循环血液脱机循环，使管路内的气泡循环至动脉壶排气，确认整个体外循环血液管路中没有空气后，再连接患者继续血液透析。

（8）回血操作时必须思想集中，忌用空气回血，应用生理盐水回血，不可违规先打开空气监测阀。血液灌流治疗必须使用空气回血时，必须由两名护士操作，泵速不得超过100 mL/min；血液进入静脉泵后必须关泵，依靠重力将血液缓慢地回入患者体内，并及时夹闭管夹。

（9）护士在取下中心静脉留置导管的肝素帽或注射器前，确认导管管夹为夹闭状态。

（10）一旦发生空气栓塞，应立即通知医师并按照急救流程进行应急处理。

（三）护理措施

（1）发现空气栓塞后，立即停血泵，夹闭静脉穿刺针，通知医师。

（2）抬高下肢，使者处于头低足高、左侧卧位，使空气进入右心房顶端并积存于此，而不进入肺动脉和肺。轻拍患者背部，鼓励患者咳嗽，将空气从肺动脉的入口处排出。

（3）高流量吸氧（有条件者给予纯氧）或面罩吸氧。

（4）当进入右心房空气量较多时，影响到心脏排血，应考虑行右心房穿刺抽气。

（5）必要时应用激素、呼吸兴奋剂等。

(6)发生空气栓塞时禁忌心脏按摩,避免空气进入肺血管床和左心房。

(7)病情严重者送高压氧舱。

五、电解质紊乱

血液透析过程出现严重的电解质紊乱,往往会危及患者的生命。

(一)护理评估

(1)评估透析液型号、浓度、批号、标识等。

(2)评估透析机电导度的默认值和允许范围。

(3)评估水处理系统的质量。

(4)对"开始透析后不久患者即出现不良反应"应予足够重视,评估患者的主诉和不适症状,及时寻找原因,及时留取血液标本和透析液标本送检。

(二)预防

(1)不同型号的透析液必须有明确、醒目的标识;A、B 液应有明确标识;透析液吸管置入 A、B 液浓缩液桶前必须核对。

(2)透析液配制必须两人核对,并记录;剩余透析液合并时必须两人核对。

(3)新的血液透析机安装和调试后,必须进行生化检测。在血液透析开始后不久(30~60 分钟)即出现不明原因的恶心、头痛、头晕、烦躁等症状时,应尽快进行透析液生化检测。

(4)定期对血液透析机进行维护保养,对监控系统进行检测、校对与定标,以保证血液透析机电导度显示值与实际值的偏差在可接受的范围内。调整浓缩液混合比例泵后,必须进行透析液生化检测后方可进行血液透析。长时间不用的备用机,使用前需消毒和重新检测透析液电解质。

(5)保证透析用水的质量,水处理装置必须按要求定人、定时进行处理和维护,按质控要求定时对水质进行余氯、水质硬度、重金属、细菌等各项指标的检测。

(6)水处理装置日常运行状况由专人负责监管和督查,记录要有监管和督查者双人签名。

(三)护理措施

(1)疑有电解质紊乱时,应立即停止该机的血液透析。寻找原因,安慰患者,降低患者恐惧心理。

(2)留取患者血液标本,立即送检电解质(血清钾、钠、氯、钙和镁),并检测血红蛋白、网织红细胞计数、乳酸脱氢酶等溶血指标。留取透析液标本并送检(血清钾、钠、钙、镁及 pH)。

(3)疑有透析机故障时,必须立即更换透析机;疑有透析液浓度错误时,必须立即更换正常透析液;如发现水处理存在质量问题时,必须停止所有血液透析,严重时应用腹膜透析或 CRRT 过渡,以纠正电解质紊乱。

(4)肉眼观察到患者血液已有溶血时,透析器内和体外循环血液管路中的血液不得回输患者体内。

(5)症状严重时给予吸氧、平卧,低钠时输入高渗盐水,输入新鲜血等。必要时应用皮质激素。

(6)严重溶血时出现高钾血症,应积极组织力量进行抢救和处理。进行有效准确的血液透析治疗,必要时行 CRRT 治疗。在恢复透析 2~3 小时后必须复查患者血液生化,直到患者电解质正常、无心力衰竭、无肺水肿,方可终止透析。

(7)评估、分析事发原因,寻找薄弱环节,完善预防制度。

六、体外循环装置渗血、漏血

体外循环装置渗血、漏血常见于：穿刺点渗血；动、静脉穿刺针脱离血管；体外循环装置连接端口出血；透析器破膜；血路管及透析器外壳破裂等。除了透析器破膜和动、静脉穿刺针脱离血管导致机器报警之外，其他状况的渗、漏血难以被透析机及时监测到，可能滞后报警或不报警，这是血液透析监护装置不尽完善之处。为了弥补这一盲点，需要护士具有高度的责任心，在护理过程中严密观察，才能有效防止体外循环渗血、漏血的发生。因此，预防渗血、漏血的发生，重要的是操作者必须严格执行操作规程和核对制度，加强巡视和病情观察。

（一）穿刺针脱离血管导致出血

1.护理评估

（1）连接患者前再次检查和确认，确保体外循环装置安全可靠。

（2）血液透析过程中加强观察和护理，及时发现和解决问题。

（3）对可能引起体外循环装置漏血的患者，如老年、意识不清、不能配合伴有烦躁者，加强巡视观察和护理，加强沟通或约束，以防穿刺针脱落导致出血等并发症。

2.预防

（1）血液透析过程中，严格巡视和观察穿刺部位是否有出血、渗血等情况。

（2）穿刺时刺入血管的穿刺针应不少于钢针的4/5。妥善固定穿刺针及血路管，加强观察和宣教，取得患者配合。

（3）告诫患者透析中内瘘穿刺侧手臂不能随意活动，变换体位时请护士协助。

（4）对于意识不清或躁动者，应用约束带将穿刺部位固定并严密观察。

（5）透析过程中穿刺部位不应被棉被包裹。

3.护理措施

（1）发现穿刺点渗血，寻找原因并即刻处理，如压迫、调整针刺位置、调整固定方法等，做好记录。

（2）穿刺针、血路管、透析器端口衔接不严密而引起漏血时，尽快将血路管、透析器端口重新连接并锁紧。各端口连接锁扣时注意不能用力过大，防止锁扣破裂出血。

（3）静脉穿刺针脱离血管会引起机器静脉低限报警，应先消音，仔细检查报警原因，排除问题后再按回车键继续透析；若不查明状况即予以消除警报，机器的静脉压监测软件将会按照静脉压力的在线信号重新设置上下限报警范围，使机器继续运转，将导致患者继续失血。①若静脉穿刺针脱离血管，患者出血量较多或已发生出血性休克，应尽快将体外循环的血液回输给患者，以补充血容量，立即通知医师。②必要时根据医嘱、患者失血情况予以输血、输液、吸氧等对症处理。③血容量补足后可继续血液透析。④做好患者安抚工作，分析原因，进一步完善预防措施。

（4）动脉穿刺针脱离血管将导致患者血液从动脉穿刺点快速渗出，同时空气会被吸入动脉管内，此时机器动、静脉压监测器亦会发出低限警报。①如动脉穿刺针脱离血管，快速压迫动脉穿刺点，消毒后重新做动脉穿刺。若空气已进入透析器，则将空气排出。若发现与处理及时，无需特殊用药处理。②根据患者血压、失血量及时予以输血、输液、吸氧等对症处理。③血容量补足后可继续血液透析。④做好患者安抚工作，分析原因，进一步完善预防措施。

(二)体外循环装置出血

1.护理评估

(1)使用的血路管、透析器应是证照齐全的合格产品。

(2)在引血前应确认装置连接准确。

(3)及时判断出血位置、出血量,评估患者病情。

(4)及时处理和汇报。

2.预防

(1)体外循环装置各端口连接严密。

(2)有血路密闭自检功能的机器,必须进行血路密闭自检。

(3)患者上机后应再次检查血路管、透析器连接端口是否严密,侧支是否夹闭。

(4)复用透析器必须进行破膜测试。

(5)危重患者做好安全防范。

3.护理措施

(1)血路管或透析器外壳破裂时,应及时更换血路管或透析器。

(2)若透析器外壳破裂,造成患者失血较多时,立即将体外循环血液全部回输患者体内或补充血容量。观察患者血压、神志,做好配血、输血、吸氧等。

(3)透析器破裂更换:①预冲新透析器。②关闭血泵,关闭透析液。将透析器破裂端向上,夹闭透析器破裂端穿刺针或导管,取下透析器破裂端连接的血路管,利用重力或压力将透析器内血液缓慢回输患者体内。严格注意无菌操作,防范空气栓塞。③取下破裂透析器,连接新透析器,打开夹子,缓慢开启血液泵和透析液,继续血液透析(注:若按常规回血或输液,血液将会从透析器破口处漏出,增加患者出血量)。

(4)穿刺针保留在原位,根据医嘱进行对症处理。分析原因,完善防范措施。

七、破膜漏血

血液透析机一般采用光电传感器或红外线测量透析液中有无血液有形成分存在。在规定的最大透析液流量下,当每分钟漏血>0.5 mL 时,漏血报警器发出声光报警,同时自动关闭血泵,并阻止透析液进入透析器。

(一)护理评估

(1)从透析器静脉端出口监测透析液,鉴别真假漏血。

(2)寻找漏血原因,如静脉回路受阻、透析器跨膜压过高、抗凝不当等。

(3)排除假漏血。

(二)预防

(1)使用前加强检查,注意透析器的运输和储存,运输过程应标明"小心轻放",湿膜透析器储存温度不得低于 4 ℃。临床使用时,如透析器不慎跌地或撞击,应先做破膜测试后再使用。

(2)透析器复用时严格按照规定的复用程序操作;建议复用机清洗消毒;冲洗透析器时,要注意透析管路不要扭曲,接头不能堵塞,水压控制在 0.096~0.145 MPa(1.0~1.5 kg/cm²)。

(3)透析器与次氯酸钠等消毒剂在高浓度和长时间接触后对透析膜有损害,易导致破膜。因此,在消毒透析器时消毒剂浓度应按标准配制,不能随意提高浓度。

(4)在血液透析过程中或复用透析器时,避免造成血液侧或透析液侧压力过高的各种可能原因。

（5）复用透析器应做破膜测试；复用透析器储存柜温度为 4～10 ℃，不可低于 4 ℃。

（6）透析机必须定时维护，若漏血监护装置发生故障，应及时修复，排除故障后方可使用。

（三）护理措施

（1）使用前加强检查。

（2）当发生漏血时，做如下处理：①血泵停止运转，透析液呈旁路。②恢复血泵运转，将血流量减至 150 mL/min（血泵运转可保持正压）。③当确认为漏血时，将透析液接头从透析器上返回机器冲洗桥，排尽膜外透析液，防止透析液从破膜处反渗至膜内污染血液。④立即进行回血（同时进行新透析器的预冲准备），回血后更换透析器，继续透析。⑤有报道称，当透析器破膜面积较大时，应弃去透析器内血液。

（3）恢复患者原治疗参数，但中途回血所用生理盐水量应计算于超滤量内。

（4）可根据医嘱，决定是否应用抗生素。

（5）安慰患者，缓解患者紧张情绪。

（6）当机器出现假漏血报警或真漏血不报警时，请工程师检查机器状况。

八、凝血

透析器凝血后可以使透析膜的通透性下降而影响透析效果，严重时可堵塞透析管路造成无法继续透析，导致透析患者的血液大量丢失。

（一）凝血分级指标

0 级：抗凝好，没有或少有几条纤维凝血。

1 级：少有部分凝血或少有几条纤维凝血。

2 级：透析器明显凝血或半数以上纤维凝血。

3 级：严重凝血，必须及时更换透析器及管路。

（二）护理评估

（1）操作者肉眼观察或用生理盐水冲洗后观察，可见血液颜色变深、透析器发现条纹、透析器动静脉端出现血凝块、传感器被血液充满。

（2）体外循环的压力改变：透析器阻塞，引起泵前压力上升，静脉压力下降；静脉壶或静脉穿刺针阻塞，泵前压和静脉压上升；凝血广泛，所有压力均升高。

（三）预防

（1）规范预冲透析器是防止透析器凝血的关键措施之一。

（2）在患者没有出血的状态下，合理规范应用抗凝剂（除非患者病情需要应用无肝素和小剂量肝素治疗）。

（3）维持生命体征的平稳，血液流量能够维持在 200～300 mL/min；注意血管通路的准确选择，防止再循环；防止超滤过多、过快，导致血液浓缩。

（4）严密观察血流量、静脉压、跨膜压变化，观察有无血液分层；观察血液、滤器颜色，静脉壶是否变硬，及时发现凝血征兆。

（5）无抗凝、小剂量抗凝或患者有高凝史者，血液透析过程中要保证足够的血液流量；透析过程应间歇（15～30 分钟）用生理盐水冲洗透析器及血路管，注意观察血路管及透析器颜色、静脉压力变化等。

(6)建议高凝患者血液透析过程不在体外循环中输血液制品或脂肪制剂,减少促凝因素。

(7)透析器的复用应严格按照质控要求进行,充分氧化残存纤维蛋白,如果透析器残血不能完全清除干净,则应丢弃。

(四)更换透析器护理流程

(1)减慢或停止血泵,向患者做简单说明和心理安慰。

(2)预冲新的透析器。

(3)停止血泵,透析液呈旁路。卸下透析液连接端,夹闭动脉管路,利用压力将透析器内残余血回输患者体内。夹闭静脉端管路,连接循环管路和透析器,打开各端夹子,重新启动血液循环。

(4)根据医嘱确定是否加强抗凝;恢复或重新设置治疗参数。

(5)观察患者对更换透析器的反应,及时做好相应护理记录。

九、溶血

血液透析过程中发生溶血的事件比较少见,但一旦发生溶血,后果严重,危及患者生命。

(一)护理评估

(1)患者的主诉和不适症状,有相关体征和症状时立即通知医师。

(2)透析液型号、浓度;透析机电导度、温度。

(3)水处理系统的质量状况。

(4)血液透析过程有否输血等。

(5)循环血液管路的血液颜色。

(二)预防

(1)严格查对透析液型号。

(2)定期对血液透析机进行维护和检测。透析机出现浓度故障时,维修后必须检测电解质;新的透析机在使用前必须测定电解质2次以上;闲置透析机再使用前,应进行消毒后测定透析液电解质;患者在血液透析过程中出现发热等症状时应及时测试透析液温度;定期对血泵进行矫正和检测。

(3)加强对水处理系统的管理,定期对水质进行检测,定期更换活性炭。

(4)严格重复使用制度,复用透析器时上机前充分预冲并检测消毒剂残余量。

(5)严格执行查对制度,杜绝异型输血的发生。

(三)护理措施

(1)一旦发现溶血,必须立即关闭血泵、夹住体外循环血液管路,并终止透析;通知医师,寻找原因。

(2)留取患者血液标本,立即送检电解质(血清钾、钠、氯、钙和镁),并检测血红蛋白、网织红细胞计数、乳酸脱氢酶等溶血指标;留取透析液标本送检(钾、钠、钙、镁及 pH)。

(3)如确诊溶血,丢弃透析器及体外循环血液管路中的血液。

(4)给予患者吸氧、平卧、心理安慰,严密观察患者生命体征。

(5)当出现严重高钾血症或伴有低钠血症时,必须重新建立体外循环,进行有效血液透析,纠正电解质紊乱;当水处理系统发生故障且不能很快修复时,患者出现严重电解质紊乱,需以CRRT 过渡,及时挽救患者生命。

(6)及时处理相关并发症如低血压、脑水肿、高血钾等,及时纠正贫血,必要时输注新鲜血液。

(7)评估、分析事发原因,寻找薄弱环节,完善预防制度。

十、发热

血液透析中的发热是指在透析过程中或结束后出现发热,原因有热源反应、各种感染、输血反应、高温透析及原因不明的发热等。

(一)护理评估

(1)血液透析治疗之前应了解患者透析期间是否有发热现象,是否存在感染、感冒、咳嗽等,并测量体温。

(2)评估留置导管患者局部伤口是否清洁、干燥,导管出口处是否存在渗血、渗液、红肿等现象,透析期间和透析前后是否有发冷、寒战等。

(3)检查体外循环血液管路、透析器、采血器、生理盐水等消毒有效期,注意外包装无破损等。

(4)合理评估血液透析过程中无菌操作技术是否存在缺陷等。

(5)评估水处理系统的维护质量和检测方法。

(二)预防

(1)严格遵守无菌技术操作规程,杜绝因违反操作规程而发生的感染,并随时观察、及时处理。

(2)对疑似感染或深静脉留置导管患者上机前必须先测量体温。如发现患者已有发热,应由医师确认原因给予治疗后再行血液透析。

(3)一旦发热,应立即查找原因,如为器械污染或疑似污染,应立即更换。

(4)加强水处理系统的管理和监测。

(三)护理措施

(1)做好心理护理,缓解患者紧张焦虑情绪。

(2)密切观察患者体温、脉搏、呼吸、血压等生命体征的变化,根据医嘱采用物理或药物等降温方法。

(3)遵医嘱对体温>39 ℃者给予物理降温、降低透析液温度或药物治疗,服用退热剂后应密切注意血压变化,防止血压下降。降温后30分钟需复测体温并详细记录。

(4)对畏寒、寒战的患者应注意保暖,并注意穿刺部位的安全、固定,防止针头滑脱。

(5)患者出现恶心、呕吐时,应让其头偏向一侧,避免呕吐物进入气道引起窒息。

(6)高热患者由于发热和出汗,超滤量设定不宜过多,必要时加以调整。

(7)为了维持一定的血药浓度,发热患者的抗生素应根据药代动力学原理给予合理应用,大多数药物应在血液透析结束后使用,确保疗效。

(8)血液透析结束后再次测量体温。

(9)做好高热护理的宣教和指导,嘱患者发生特殊情况及时就医。

十一、高血压和高血压危象

血液透析过程中出现的高血压往往发生于血液透析过程中或透析结束后,表现:①平均动脉压较透析前增高≥2.0 kPa(15 mmHg)。②超滤后2~3小时,血压升高。③血液透析结束前30~60分钟,出现血压增高。

（一）护理评估

（1）监测血压，透析过程中，当患者动脉压较透析前增高≥2.0 kPa(15 mmHg)时，应加强观察和护理。

（2）再次检测和确认透析液温度、电导度、超滤量、钠曲线、干体重等。

（3）患者出现头晕、与平时不同的头痛、恶心、呕吐、活动不灵、肢体无力、肢体麻木或突然感到一侧面部或手脚麻木等时，要注意因为高血压引起的脑卒中。

（二）预防

血液透析过程中避免出现高血压，预防工作很重要。

（1）全面评估患者病情和生活环境，根据患者实际情况进行积极地宣传教育。戒烟、戒酒，控制钠盐，每天摄入 4～5 g；透析期间体重增加控制在 3‰～5‰；维持合理的运动和良好的生活习惯。

（2）嘱患者按时血液透析。

（3）按照医嘱及时合理应用药物，有条件者每天早、中、晚各测量血压一次。

（4）利用血液透析治疗的先进模式，如调钠透析、钠曲线透析、序贯透析或血容量监测等程序，防止和减少高血压的发生率。

（5）加强对高血压患者的监测和护理，防止高血压危象及脑卒中。

（三）护理措施

高血压是血液透析过程中最常见的并发症之一，应密切观察并积极处理。

（1）血液透析过程中患者血压有上升趋势时，应加强观察和护理。

（2）进行心理疏导，缓解患者紧张情绪。

（3）根据患者血压，应用透析程序如调钠、序贯、容量监测等，合理超滤和达到干体重。

（4）根据医嘱及时应用降压药物，并注意药物的应用规则，如浓度、滴速、避光等。

（5）血液透析过程中出现高血压，进行治疗后应再测血压，待患者血压平稳后才可离开。

（6）出现高血压并发脑卒中时，注意下列护理：①患者绝对卧床，保持安静，控制情绪；对神志不清的患者注意安全护理；病情严重时及时通知家属并进行沟通。②危重患者减少搬动，给予吸氧、心电监护，必要时脑部用冰帽冷敷。③根据医嘱及时给予治疗，应用降压药物时应严格注意血压变化和药物滴速，防止血压波动；注意血管通路的保护，防止通路滑脱或出血；患者出现剧烈头痛、呕吐等神经系统改变时，应立即头侧向一边，及时清除呕吐物，保持气道通畅，必要时停止血液透析；停止血液透析前根据医嘱应用肝素拮抗剂，防止抗凝剂造成出血。

据报道，加强健康教育、限制水钠、调整透析处方、控制体重增长、合理应用降压药是减少血液透析过程中发生高血压的主要方法。

十二、心力衰竭

血液透析过程出现心力衰竭较为少见，但是不少患者因为疾病因素加上情绪激动、烦躁、紧张、高血压等，在透析过程中或尚未透析时出现心力衰竭。

（一）护理评估

（1）透析前严格查体，评估患者的体重增长、血压情况及心功能状况。

（2）评估患者的情绪和心理状况，消除其抑郁、紧张情绪。

（3）评估患者血管通路的流量，对高位或严重扩张的动静脉内瘘进行监测和护理观察。

(4)对贫血及严重营养不良者进行干预。

(二)预防及护理措施

(1)患者取坐位或半卧位,两腿下垂,以减少回心血量。对诱发原因进行及时了解,稳定患者情绪,防止坠床和导管脱落。

(2)高流量吸氧,必要时给予 20%～30%乙醇湿化吸氧。

(3)立即给予单纯超滤,排出体内多余的水分。

(4)血流量控制在 150～200 mL/min,以免增加心脏负担。

(5)根据医嘱给予强心和血管扩张药。

(6)向患者做好解释工作,减轻患者的恐惧和焦虑情绪,减轻心脏负担,降低心肌的耗氧量。

(7)充分血液透析,严格控制水分,对有营养不良和低蛋白血症的患者应鼓励其摄入高蛋白质饮食。

十三、恶心、呕吐

恶心为上腹部不适、紧迫欲吐的感觉,呕吐是胃或部分小肠内容物通过食管逆流经口腔排出体外的现象。恶心常为呕吐的前期表现,常伴有面色苍白、出汗、流涎、血压下降等,但也可只有恶心没有呕吐,或只有呕吐没有恶心。在血液透析急性并发症中,恶心、呕吐较为常见,发生率为10%～15%。

(一)护理评估

(1)透析前严格查体,了解个体透析前已有的症状与体征,并初步评估导致此症状与体征的原因。

(2)透析前严格执行透析机的自检程序,确保各项透析安全界限在正常范围,各程序均在正常透析状态。

(3)每天检查水处理系统的总氯、余氯、水质硬度;每月检测内毒素一次;每年检测重金属一次;保持水质良好。

(4)详细了解患者的饮食与精神状态,加强沟通与宣教。

(5)加强患者透析中的监测、观察,及时发现呕吐先兆,对症处理,减轻患者痛苦。

(二)预防

恶心、呕吐不是一个独立的并发症,由很多因素所致,应密切观察。特别是刚进入透析治疗阶段的患者、老年患者、反应迟钝及病情危重的患者更应加强观察,及时干预、治疗以预防相关并发症。

(1)严格处理透析用水及透析液,严密监测,保证透析用水的纯度。水质各项指标均在正常范围,杜绝透析液连接错误。

(2)严格控制超滤量和超滤率,根据恶心、呕吐的原因,采取干预措施:控制患者透析期间的体重增长,防止因超滤过多、过快导致低血压而出现恶心、呕吐症状;透析前减少降压药、胰岛素用量,防止透析中出现低血压、低血糖;定期评估体重。

(3)加强健康教育,特别是个体化、针对性的健康教育,帮助患者适应透析生活。

(4)严格按照操作规程进行规范化操作,可有效减少各类并发症的发生。

(三)护理措施

(1)患者出现恶心、呕吐时,立即停止超滤,减慢血液流速,头偏向一侧,及时清理呕吐物,避免呕吐物进入气管引起窒息。

(2)如果患者血压低、大汗,应监测血压、血糖等情况,根据患者的病情补充生理盐水或高渗糖、高渗钠等。

(3)按压合谷穴可缓解恶心、呕吐症状。

(4)严格观察患者,注意呕吐的量、性状、气味、呕吐方式及特征,及时报告医师,采取相应措施。注意根据呕吐量减少超滤量,必要时及时下机。

十四、心律失常

维持性血液透析(MHD)患者由于存在心脏结构和功能的改变以及内环境的异常,心律失常是常见的并发症。Rubin 等报告透析患者心律失常发生率为 50%,是维持性血液透析患者发生猝死的重要原因之一。

(一)护理评估

(1)透析过程中定时观察患者的症状,一旦发现有心律失常,立即行心电监护和心电图检查,确定心律失常类型,并记录发生的时间。

(2)早期认识心律失常的伴随症状,如胸闷、心悸、胸痛、头昏、头痛、恶心、呕吐、出汗等。

(3)了解透析患者有无心脏疾病、有无严重贫血、是否服用洋地黄类药物等。

(4)了解患者相关检查结果,如电解质、酸碱平衡情况等。

(5)加强对高危患者的基础疾病和生命体征的密切观察,如老年患者、儿童、初次透析及心功能不全患者等。

(二)预防

(1)老年人、超滤脱水量大、严重贫血、既往有心肌缺血病史者,易在透析中发生心律失常,且多发生在透析后 2～5 小时,以室性期前收缩最多见。

(2)宣教患者控制透析期间体重增长,避免超滤脱水过多、过快,以免血管再充盈速率低于超滤率,血容量快速下降,使原有的心肌缺血进一步加重。必要时增加透析次数或采用序贯透析法。

(3)透析过程中应严密监测患者的临床表现,如出现心悸、胸闷、心前区疼痛、头晕、出汗、躁动等症状时应考虑低血压可能,及时停止超滤,减慢血流速度,迅速补充血容量,使用抗心律失常药物或回血终止透析。

(4)及时纠正患者的营养不良和贫血,提高其免疫力及生命质量,增强患者对透析的耐受性。

(5)对透析中出现心律失常的患者,透析前需了解患者电解质、酸碱平衡、心电图等检查结果;应用碳酸氢盐透析液及生物相容性好的透析膜,透析开始时预防性吸氧,超滤速度适当,可减少心律失常的发生;根据患者心脏功能合理调整透析中血流量,反复发生心律失常者改用腹膜透析。

对透析中出现的心律失常要积极寻找原因,消除诱因,必要时采用药物治疗。只有这样,才能有效降低心律失常的发生,提高透析患者的生活质量。

(三)护理措施

(1)加强心理护理,缓解患者的紧张情绪。

(2)加强生命体征的观察,倾听患者的主诉,一旦发现脉律不齐、脉搏无力、脉率增快、血压下降,应减慢血流量,降低超滤率或暂停超滤,给予吸氧,通知医师及时处理。

（3）密切观察胸闷、气促等症状有无好转或恶化，观察神志、生命体征、心率和心律变化，尤其是中后期心率、心律、血压的观察尤为重要，症状加重时应终止治疗。

（4）对老年、儿童、初次透析患者及心功能不佳者、动脉硬化性冠心病患者，应注意控制血流量和超滤量，给予吸氧，减轻心脏负担。

（5）做好患者宣教，指导患者做好自我护理。

（褚冉冉）

第三节　血液透析用药指导与护理

透析疗法是慢性肾衰竭的一种替代疗法，它不能完全代替肾脏的功能。血液透析患者在漫长的透析之路中，需要一个综合、全面的治疗，包括一定的药物治疗，只有这样才能提高患者的生存率，提升患者的生活质量，降低和减少透析并发症。

一、降血压药

（一）用药指导

1.钙通道阻滞剂（CCB）

根据分子结构的不同，分为二氢吡啶类和非二氢吡啶类；根据药物作用时间，可分为长效和短效制剂。目前临床上以长效二氢吡啶类最为常用，以氨氯地平为代表。优点是降压起效快，效果强，个体差异小，除心力衰竭外较少有治疗禁忌证；缺点是可能会引起心率增快、面色潮红、头痛和下肢水肿等。

2.血管紧张素转换酶抑制药（ACEI）

短效的有卡托普利，长效的有福辛普利、贝那普利、依那普利等。起效较快，逐渐增强，3～4周达最大作用，对糖尿病患者及心血管等靶器官损害者尤为合适；不良反应是刺激性干咳和血管性水肿，用于肾衰竭患者时应注意发生高血钾的可能。

3.血管紧张素Ⅱ受体阻滞剂（ARB）

降压作用起效缓慢、持久、平稳，6～8周才达最大作用，持续时间达24小时以上，不良反应很少，常作为ACEI发生不良反应后的替换药，具有自身独特的优点。

4.β受体阻滞剂

起效较迅速，较适用于心率较快或合并心绞痛的患者，主要不良反应为心动过缓和传导阻滞，突然停药可能导致撤药综合征，还有可能掩盖糖尿病患者的低血糖症状。急性心力衰竭和支气管哮喘等禁用。

尿毒症患者90%以上均有不同程度的高血压，且绝大多数都需联合用药、长期口服药，较常用的联合方案是CCB＋ACEI/ARB＋β受体阻滞剂，并酌情增减剂量，不要随意停止治疗或改变治疗方案。控制血压对降低尿毒症患者心脑血管疾病死亡率具有重要作用。

（二）用药护理

（1）高血压发病率较高，是脑卒中、冠心病的主要危险因素。因此，防治高血压是预防心血管疾病的关键。常规降压药物治疗能有效降压，但如果不坚持用药或用药不规范，血压控制效果欠佳。

(2)降压治疗宜缓慢、平稳、持续,以防止诱发心绞痛、心肌梗死、脑血管意外等;根据医嘱选择和调整合适的降压药物,可先用一种药物,开始时小剂量,逐渐加大剂量;尽量选用保护靶器官的长效降压药物。

(3)用药前,讲解药物治疗的重要性以及需使用的药物名称、用法、使用时间、可能出现的不良反应,解除患者的顾虑和恐惧。

(4)用药时,老年患者因记忆力较差,应指导其按时、正规用药,及时测量血压,判断药物效果及不良反应。当患者出现头晕、头痛、面色潮红、心悸、出汗、恶心、呕吐、血压较大波动等不良反应时,应及时就医。

(5)尽量选择在血压高峰前服用降压药物,注意监测血压,掌握服药规律。

(6)向患者宣教,提醒用药后应预防直立性低血压,避免跌倒和受伤。

(7)教会患者自测血压,注意在同一时间、使用同一血压计测量血压。

(8)透析时易发生低血压的患者,透析前降压药需减量或停用一次。

(9)透析时服用降压药者,透析结束后,嘱患者缓慢起床活动,以防止发生直立性低血压。有眩晕、恶心、四肢无力感时,应立即平卧,增加脑部血供。

二、抗贫血药

(一)用药指导

1.促红细胞生成素

起始每周用量 80～100 U/kg,分 2～3 次皮下注射,不良反应是高血压。

(1)重组人红细胞生成素注射液(益比奥):每支 1 万 U。皮下注射,每支 1 万 U,每周 1 次。少数患者可能有血压升高。

(2)重组人红细胞生成素-β 注射液(罗可曼):每支 2 000 U。皮下注射,每次 4 000 U,析 2 次。

(3)重组人促生素注射液(利血宝):每支 3 000 U。皮下注射,每次 3 000 U,每周 2 次。

同等剂量的促红细胞生成素,静脉注射后的半衰期仅 4～5 小时,皮下注射后的半衰期长达 22 小时。皮下注射后 4 天,药物浓度仍保持在高浓度,因此皮下注射效果优于静脉注射。

2.铁剂

(1)维铁缓释片(福乃得):口服,饭后 30 分钟口服,每次 1 片,每天 1 次,整片吞服,不得咬碎。服药期间不要喝浓茶,勿食用鞣酸过多的食物;与维生素 C 同服可增加该药吸收。

(2)琥珀酸亚铁片(速力菲):每片 0.1 g。口服,每次 1～2 片,每天 3 次,饭后立即服用,可减轻胃肠道局部刺激。

(3)右旋糖酐铁注射液(科莫非):每支 100 mg。静脉注射或静脉点滴,每次 100 mg,每周 2 次。可发生变态反应。给予首次剂量时,先缓慢静脉注射或静脉点滴 25 mg,至少 15 分钟,如无不良反应发生,可将剩余剂量在 30 分钟内注射完。

3.其他

(1)脱氧核苷酸钠片:每片 20 g。口服,每次 2 片,每天 3 次。有促进细胞生长、增强细胞活力、改变机体代谢的作用。用药期间应经常检查白细胞计数。

(2)鲨肝醇片:每片 20 g。口服,每次 2 片,每天 3 次。用于各种原因引起的粒细胞减少。

(3)利可君片(利血生):每片 20 g。口服,每次 2 片,每天 3 次。用于各种原因引起的白细胞、血小板减少症。

(4)叶酸片:每片 5 g。口服,每次 2 片,每天 3 次。肾性贫血辅助用药。大量服用后,尿呈黄色。

(二)用药护理

(1)促红细胞生成素,皮下注射效果优于静脉注射。

(2)剂量分散效果更好,如"5 000 U,每天 2 次"优于"1 万 U,每天 1 次"。

(3)透析后注射促红细胞生成素,注意按压注射部位,防止出血。

(4)剂量准确,使用 1 mL 注射器抽取药液。

(5)仔细倾听患者主诉,特别是有无头痛等不适。

(6)用药期间监测血压,定期查血红蛋白和肝功能。

(7)促红细胞生成素于 2～8 ℃冰箱内冷藏、避光。

三、钙磷代谢相关药物

(一)用药指导

1.骨化三醇胶丸(罗盖全)

每粒 0.25 μg。口服,每天 1 粒。应根据患者血钙水平制定每天最佳剂量。

2.阿法骨化醇胶丸

每粒 0.25 μg。口服,每天 2 粒。长期大剂量服用可能出现恶心、头昏、皮疹、便秘等,停药后恢复正常。

3.葡萄糖酸钙片

每片 0.5 g。口服,每次 2 片,每天 3 次。大量饮用含酒精和咖啡因的饮料、大量吸烟,均会抑制口服钙剂的吸收;大量进食含纤维素的食物,能抑制钙的吸收;活性维生素 D 能增加钙经肠道的吸收。

4.碳酸钙片

每片 0.5 g。口服,每次 2 片,每天 3 次。

(二)用药护理

(1)磷结合剂宜在吃饭时服用,与饭菜一起咬碎吞下,在肠道内充分形成磷酸盐,减少钙的吸收,降磷效果好。

(2)骨化三醇胶丸应在睡前空腹服,以减少肠道磷的吸收。

(3)补充血钙时,给药时间应在两餐之间。

(4)用药期间定期检测血磷、血钙、甲状旁腺素(PTH)。

四、维生素

(一)维生素 C

每片 0.1 g。口服,每次 2 片,每天 3 次。不宜长期服用。

(二)维生素 E

每片 10 μg。口服,每次 2 片,每天 3 次。不宜长期服用。大量维生素 E 可致血清胆固醇及血清甘油三酯浓度升高。

五、其他

(一)左卡尼汀注射液

用于防治慢性肾衰竭患者因血液透析所致的左卡尼汀缺乏;改善心肌的氧化代谢和能量代谢,加强心肌收缩力,改善心脏功能,减少心律失常的发生;改善低血压;提高骨骼肌内肉碱的含量,使肌肉脂肪酸氧化得到改善,从而使透析中肌肉痉挛的发生率明显减少。

左卡尼汀 1 g+20 mL 生理盐水,缓慢静脉注射 2~3 分钟。不良反应主要为一过性的恶心和呕吐,停药可缓解。

(二)鲑鱼降钙素注射液

每天或隔天 1 次,皮下、肌内或静脉注射。用于治疗老年骨质疏松症、绝经后骨质疏松症、骨转移癌致高钙血症。用药期间监测血钙,观察有无食欲缺乏、恶心、双手与颜面潮红等不良反应。

(褚冉冉)

第四节 血液透析血管通路的护理

血管通路是血液透析关键环节之一,通路问题常会影响患者有效透析治疗,导致透析不充分。血液透析护士是血管通路的使用者,在血管通路护理中血液透析护士需掌握正确的方法解决通路问题,才能更好地维护血管通路的功能。

建立一条有效而通畅的血管通路是血液透析患者得以有效透析、长期存活的基本条件,血管通路也是血液透析患者的生命线。

一、血管通路的特点及分类

建立能够反复使用的血管通路是维持血液透析患者保证长期透析质量的重要环节。无论选择何种方式建立的血管通路,都应该具备以下几个特征:①易于反复建立血液循环;②血流量充分、稳定;③能长期使用;④没有明显的并发症;⑤可减少和防止感染;⑥不影响和限制患者活动;⑦使用安全,能迅速建立。

根据血管通路使用的时间,临床将血管通路分为两大类:临时性血管通路和永久性血管通路。临时性血管通路包括动静脉直接穿刺、中心静脉留置导管;永久性血管通路包括动静脉内瘘、移植血管内瘘。目前临床常用的血管通路有动静脉内瘘、中心静脉留置导管、聚四氟乙烯人造血管通路等。

二、临时性血管通路及护理

临时性血管通路指建立迅速、能立即使用的血管通路,包括动静脉直接穿刺、中心静脉留置导管。临时性血管通路主要适用于急性肾衰竭;慢性肾衰竭还没建立永久性血管通路,内瘘未成熟或因阻塞、流量不足、感染等暂时不能使用者或出现危及生命的并发症,如高血钾、急性左心衰竭或酸碱平衡紊乱需紧急透析或超滤者;中毒抢救、腹膜透析、肾移植术后紧急透析;其他疾病需行血液净化治疗,如血液灌流、免疫吸附、血浆置换、连续性血液净化治疗等。

(一)直接动脉穿刺

直接动脉穿刺操作简便,血流量大,可以立即使用,适用于各年龄组,常用穿刺部位有桡动脉、足背动脉、肱动脉。其缺点是透析中和透析后并发症较多,如早期的血肿和大出血;后期的假性动脉瘤;透析中活动受限,透析后止血困难;反复穿刺易导致血管损伤,与周围组织粘连,对慢性肾功能不全的患者影响永久性血管通路——动静脉内瘘的建立,因此临床的使用受到严格的限制。

1.穿刺方法

(1)穿刺前评估患者,包括神志、皮肤黏膜有无出血、需选用的穿刺部位、动脉搏动强弱、患者合作性及对疼痛耐受性。

(2)充分暴露血管,摸清血管走向。

(3)让患者采用舒适体位,做好穿刺肢体的固定,以免透析中患者体位不适影响血流量。

(4)连接好血液管路与穿刺针,常规消毒后穿刺针先进入皮下,摸到明显搏动后沿血管壁进入血管。

(5)见有冲击力的回血和搏动后固定针翼。

2.护理

(1)不宜反复进行穿刺,反复穿刺容易引起出血、血肿。穿刺尽量做到"一针见血"。

(2)穿刺后血流量不足,多受疼痛导致血管痉挛的影响,此时不用调节穿刺针位置,只要穿刺针在血管内,随疼痛缓解血流量会逐渐改善。如仍不足,可另穿刺一条浅表动脉或静脉,用无过滤器的输液管连接穿刺针,另一端接泵前侧动脉侧管,形成两条闭式循环通路,保证血流量。

(3)透析过程中加强巡视,穿刺肢体严格制动,发现针体移位致血肿或渗血应及时处理。

(4)透析结束后穿刺点做好局部止血,先指压30分钟,再用纸球压迫弹力绷带固定2～4小时后逐渐放松,同时观察有无出血。

(5)透析结束后做好患者宣传教育,教会患者对局部穿刺点出血、血肿的观察,出血处理的要点及措施,如出现出血先指压出血部位,再寻求帮助,出现血肿当天(24小时内)进行冷敷,次日(24小时后)开始热敷或用喜疗妥(多磺酸黏多糖软膏)局部敷,保持局部清洁,预防感染。

(6)由于动脉直接穿刺有损伤血管、出血、血肿及影响以后内瘘建立等缺点,故有条件应尽量选择中心静脉置管。

(二)中心静脉留置导管通路

1.中心静脉导管的种类

(1)不带涤纶套的中心静脉导管:最早的临时性血液通路是动静脉套针穿刺,后来被单腔或单针双腔静脉导管取代,如图11-1所示。随着材料的改进,一种外形设计统一的单针双腔导管被普遍采用。该导管尖部的侧孔作为出血的通路,即动脉出口、端口作为回血通路,称为静脉入口。为减少血液透析时重复循环,端孔与侧孔的距离相距2～3 cm。用聚氨基甲酸乙酯或聚乙烯材料制成的导管在室温下相对较韧,在不用鞘管的情况下即可轻松插入静脉内。进入静脉后,由于体温及血流的作用,导管变得较柔软,这样便减少了对血管的机械损伤。由于不带涤纶套,在插管时不需要做皮下隧道,因此操作过程快捷、损伤小,在床旁及无X线透视条件下即可进行。

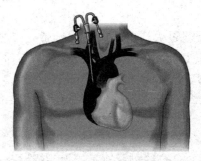

图 11-1　置于颈内静脉的不带涤纶套的中心静脉导管

(2)带涤纶套的中心静脉导管:带涤纶套的中心静脉导管是由硅胶材料制成,其硬度比普通双腔导管小,需要采用 Seldinger 技术并在撕开式鞘管帮助下插入静脉,做皮下隧道并将涤纶套埋入皮下导管出口处,如图 11-2 所示。由于涤纶套与皮下组织紧密粘贴,从而阻止了致病菌进入隧道引起感染。该种导管口径粗,且质地柔软,可以在 X 线下将导管尖端放置于心房内,因此具有较高的血流量。

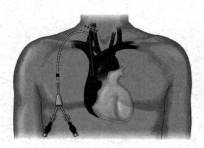

图 11-2　置于颈内静脉的带涤纶套的中心静脉导管

2.中心静脉导管插管部位

中心静脉(如颈内静脉、锁骨下静脉和股静脉)具有血流量充足、操作简单易行、不损害血管和可以反复使用等优点,已成为最常用的临时性血管通路,中心静脉置管可立即行血液透析,并保证透析充分,是一种安全、迅速和可靠的血管通路。通常置管部位有股静脉、锁骨下静脉及颈内静脉,在不同的临床情况下有各自不同的优缺点,见表 11-1。

表 11-1　中心静脉插管部位优缺点比较

置管部位	优点	缺点	患者选择
股静脉	置管技术要求低 致命性并发症罕见	留置时间短、易感染 活动受限	ICU 有心脏和呼吸支持患者
颈内静脉	留置时间长 中心静脉狭窄发生率低、活动不受限	置管技术要求高 对气管插管有影响	除气管切开和气管插管患者
锁骨下静脉	留置时间长 舒适、易固定	置管技术要求高 已发生严重并发症	上述通路无法选择时

颈内静脉插管手术较易,并发症少,且能提供较高的血流量,一般作为插管首选途径。右侧颈内静脉较粗且与头静脉、上腔静脉几乎成一直线,插管较易成功;左侧颈内静脉走行弯曲,手术难度相对较大,一般应选择右侧颈内静脉。锁骨下静脉插管手术难度和风险大,易出现血气胸等

并发症,一般情况下不提倡锁骨下静脉插管。股静脉插管手术简单、操作简便、安全有效,不易发生危及生命的严重并发症,但由于位置原因,较颈内静脉容易发生感染、血栓,且血流量差、留置时间短,给患者行动带来不便,故股静脉插管只适用于短期透析的卧床患者或颈部无法建立临时性血管通路的患者。

3.中心静脉留置导管的护理

(1)中心静脉留置导管的常规护理。①治疗前取下置管部位覆盖敷料,检查导管固定翼缝线是否脱落,置管口有无渗血、渗液、红肿或脓性分泌物,周围皮肤有无破溃、皲裂等过敏现象,如无特殊,采用常规消毒置管部位、更换无菌敷料。②取下导管外延端敷料,铺无菌治疗巾,取下肝素帽,消毒导管口两次后用 5 mL 注射器回抽出导管内的封管肝素液及可能形成的血凝块,回抽腔内容量在导管腔容量基础上增加 0.2～0.3 mL,以避免患者失血过多。③从静脉导管端注入首次量抗凝剂,连接血管通路管,开启血泵进行透析。透析管路与留置导管连接处用无菌治疗巾覆盖。④做好透析管路的固定:固定血管通路管时注意给患者留有活动长度,最好固定在患者身上某个部位(根据留置导管置管部位决定),以免患者翻身或移动时将导管带出。⑤透析结束后常规消毒导管口,用 20 mL 生理盐水冲洗导管动脉端管腔,按常规回血后再注入相应导管腔容量的肝素封管液于动、静脉导管腔内。肝素封管液的浓度采用个体化进行封管,推注肝素时速度应缓慢,在注入管腔等量肝素封管液的同时立即夹闭导管,使导管腔内保持正压状态,然后拧紧消毒的肝素帽。导管外延端用无菌敷料包扎并妥善固定。⑥严格无菌操作,避免感染;抗凝剂封管液量应视管腔容量而定;肝素帽应于下次透析时更换。⑦指导留置导管患者每天监测体温,体温异常应及时告知医务人员,以便做进一步处理。

(2)中心静脉留置导管并发症的护理:中心静脉导管相关并发症主要有插管手术相关并发症和导管远期并发症。

与插管相关并发症的护理:与留置导管技术相关的并发症有气胸、血胸、心律失常、相邻的动脉损伤、空气栓塞、纵隔出血、心包压塞、臂丛神经损伤、血肿、穿刺部位出血等。除血肿、穿刺部位出血外,上述并发症均需紧急处理,必要时通过手术拔管,并进行积极抢救。①穿刺部位出血及护理:穿刺部位出血是常见的并发症之一,多由于反复穿刺造成静脉损伤较重或损伤了穿刺路径上的血管造成。置管后,全身使用抗凝剂或对置管处的过度牵拉,也可能导致出血。局部压迫止血是有效而简便的方法,如指压 20～30 分钟。应用云南白药或凝血酶局部加压包扎或冰袋冷敷时应注意伤口的保护。嘱患者不能剧烈运动,应静卧休息。如透析过程中出血,可适当减少肝素用量,用低分子量肝素或无抗凝透析;如透析结束后出血仍未停止,可经静脉注入适量鱼精蛋白中和肝素。②局部血肿形成的护理:局部血肿也是较常见并发症,多与穿刺时静脉严重损伤或误入动脉造成。一旦形成血肿,尤其出血量较多时应拔管,同时用力压迫穿刺部位 30 分钟以上,直至出血停止,之后局部加压包扎,并严密观察血肿是否继续增大,避免增大血肿压迫局部重要器官造成其他严重后果。

置管远期并发症的护理:留置导管使用过程中的远期并发症如血栓形成、感染、静脉狭窄、导管功能不良、导管脱落等可直接影响到患者血液透析的顺利进行及透析的充分性,预防留置导管使用过程中的远期并发症的发生是血液透析护士的主要职责。

血栓:留置导管因使用时间长,患者高凝状态,抗凝剂的使用量不足、封管时肝素用量不足或封管操作时致管腔呈负压状,或有部分空气进入或管路扭曲等原因易引起血栓形成。与导管相关的血栓形成可分为导管腔内血栓、导管外尖部血栓、静脉腔内血栓和附壁血栓。导管腔内血栓多由注入封管肝素量不足,肝素液流失或血液反流入导管腔内所致。导管尖部血栓因封管后肝素封管液从导管侧孔流失而不能保留在尖部引起微小血栓形成。在护理中应首先重视预防:每次透析前应认真评估通路的通畅情况,在抽吸前次封管液时应快速抽出,若抽出不畅时,切忌向导管内推注液体,以免血凝块脱落而致栓塞。如有血栓形成,可采用尿激酶溶栓。具体方法:5 万~15 万 U 尿激酶加生理盐水 3~5 mL 分别注入留置导管动静脉腔内,保留 15~20 分钟,回抽出被溶解的纤维蛋白或血凝块,若一次无效可重复进行。局部溶栓治疗适用于早期新鲜血栓,如果血栓形成时间比较长,则不宜采用溶栓治疗。反复溶栓无效则拔管。

感染:感染是留置导管的主要并发症。根据导管感染部位不同可将其大致分为导管出口处感染、皮下隧道感染、血液扩散性感染。引起导管感染的影响因素有很多,如导管保留时间、导管操作频率、导管血栓形成、糖尿病、插管部位、铁负荷过大、免疫缺陷、皮肤或鼻腔带菌等。许多研究表明,股静脉置管感染率明显高于颈内静脉或锁骨下静脉插管。带涤纶套的导管比普通导管菌血症的发生率低。减少留置导管感染的护理重在预防,加强置管处皮肤护理。①置管处的换药:每天 1 次。一般用安尔碘由内向外消毒留置导管处皮肤两遍,消毒范围直径>5 cm,并清除局部的血垢,覆盖透气性好的无菌纱布并妥善固定;换药时应注意观察置管部位或周围皮肤或隧道表面有无红、肿、热或脓性分泌物溢出等感染迹象。可疑伤口污染应随时换药。随着新型伤口敷料的临床应用,局部换药时间已逐渐延长,一般仅需在透析时进行伤口护理。②正确封管:根据管腔容量采用纯肝素封管,保留时间长,可减少封管次数,减少感染的机会;尽量选用颈内静脉,少用股静脉。③感染的监测:每天监测患者体温变化;透析过程中注意观察导管相关性感染的临床表现;患者血液透析开始 1 小时左右,患者出现畏寒,重者全身颤抖,随之发热,在排除其他感染灶的前提下,应首先考虑留置导管内细菌繁殖致全身感染的可能;导管出口部感染是局部感染,一般无全身症状,普通透析导管可拔出并在其他部位插入新导管;对于带涤纶套的导管应定时局部消毒换药、局部应用抗生素或口服抗生素,以供继续使用。隧道感染主要发生于带涤纶套的透析导管,一旦表现为隧道感染应立即拔管,使用有效抗生素 2 周。若需继续透析在其他部位置入新导管。血液扩散性感染时应予以拔管,并将导管前端剪下做细菌培养,根据细菌对药物的敏感情况使用抗生素。

导管功能障碍:导管功能障碍主要表现为导管内血栓形成、血流不畅、完全无血液引出或单向阻塞,不能达到透析要求的目标血流量。置管术后血流不佳,通常是导管尖端位置或血管壁与导管侧孔相贴造成"贴壁"引起,后期多是由于血栓形成引起。可先调整导管位置至流出通畅。随着使用时间的延长和患者活动,虽然导管借助固定翼和皮肤缝合,导管位置也会发生不同程度改变,血液透析过程中突然出现血流不畅或完全出血停止,有时触及导管震颤感,护士应首先考虑是否是导管动脉开口处吸附管壁,立即给予置管创口处导管外延部和局部皮肤消毒,必要时停止血泵,小角度旋转导管或调整导管留置深度即可恢复满意血流量。当导管动脉端出现功能障碍而静脉端血流量充足时,可将两端对换使用,静脉导管作为引血、动脉导管作为静脉回路,这种处理方法的缺陷是导管血栓在泵压力下有可能进入体内循环,同时也和动脉端开口于侧壁型导管的使用设计原理相矛盾,其再循环率及透析的充分性受到影响。如导管一侧堵塞而另一侧通畅,可将通畅一侧作为引血,另行建立周围静脉作回路。

导管脱落:临时性静脉留置导管因保留时间长,患者活动多,造成固定导管的缝线断裂;或人体皮肤对异物(缝线)的排斥作用,使缝线脱离皮肤;或在透析过程中由于导管固定不佳,由于重力牵拉作用等导致导管滑脱。为防止留置导管脱出,应适当限制患者活动,换药、封管及透析时注意观察缝线是否断裂,置管部位是否正常,一旦缝线脱落或断裂应及时缝合固定好插管。当发生导管脱出时,首先判断插管是否在血管内,如果插管前端仍在血管内,插管脱出不多,在插管口无局部感染情况下可在进行严格消毒后重新固定,并尽快过渡到永久通路。如果前端已完全脱出血管外,应拔管并局部压迫止血,以防局部血肿形成或出血。

中心静脉留置导管拔管的护理:中心静脉留置导管拔管时先消毒局部皮肤,拆除固定翼缝线,用无菌敷料按压插管口拔出导管,局部指压 30 分钟后观察局部有无出血现象。患者拔管采取卧位,禁取坐位拔管,以防静脉内压力低而产生气栓,拔管后当天不能沐浴,股静脉拔管后应卧床 4 小时。

(3)中心静脉留置导管自我护理及卫生宣传教育:①置管术后避免剧烈活动,以防由于牵拉致导管滑脱。②做好个人卫生,保持局部清洁干燥,如需淋浴,应先将导管及皮肤出口处用无菌敷贴封闭,以免淋湿后导致感染,淋浴后及时更换敷贴。③每天监测体温变化,观察置管处有无肿、痛等现象,如有体温异常,局部红、肿、热、痛等症状应立即告知医务人员,及时处理。④选择合适的卧位休息,以平卧位为宜。避免搔抓置管局部,以免导管脱出。⑤股静脉留置导管者应限制活动,颈内静脉、锁骨下静脉留置导管运动不受限制,但也不宜剧烈运动,以防过度牵拉引起导管滑脱,一旦滑出,立即压迫局部止血,并立即到医院就诊。⑥留置导管者,在穿脱衣服时需特别注意,避免将导管拔出,特别是股静脉置管者,颈内静脉或锁骨下静脉置管应尽量穿对襟上衣。⑦中心静脉留置导管是患者透析专用管路,一般不作其他用途,如输血、输液、抽血等。

三、动静脉内瘘的护理

动静脉内瘘是指动脉、静脉在皮下吻合建立的一种安全并能长期使用的永久血管通路,包括直接动静脉内瘘和移植血管内瘘。直接动静脉内瘘是利用自体动静脉血管吻合而成的内瘘,其优点是感染发生率低,使用时间长。其缺点是等待"成熟"时间长或不能成熟,表现为早期血栓形成或血流量不足,发生率在 9%～30%,如超过 3 个月静脉仍未充分扩张,血流量不足,则内瘘失败,需重新制作。

动、静脉吻合后静脉扩张,管壁肥厚即为"成熟",一般需要 4～8 周,如需提前使用,至少应在 3 周以后,NKF-DOQI 推荐内瘘成型术后 1 个月使用。我国的透析通路使用指南建议术后 3 个月后使用。

(一)制作动静脉内瘘部位及方法

自体动静脉内瘘常见手术部位:①前臂内瘘。桡动脉-头静脉(图 11-3)、桡动脉-贵要静脉、尺动脉-贵要静脉和尺动脉-头静脉,此外还可以采用鼻咽窝内瘘。②上臂内瘘。肱动脉-上臂头静脉、肱动脉-贵要静脉、肱动脉-肘正中静脉。③其他部位,如踝部、小腿部内瘘、大腿部内瘘等,临床上很少采用。

动静脉内瘘吻合方式包括端-端吻合法、端-侧吻合法、侧-侧吻合法。吻合口径大小与血流量密切相关,一般为 5～7 mm。吻合口径<3 mm 时,血流量常<150 mL/min,此时透析效果差或透析困难。如吻合口>7 mm 或血流量>300～400 mL/min 时影响心脏功能,增加心脏负荷。进行血管吻合的方法有两种。①缝合法:可采用连续缝合或间断缝合。②钛轮钉法:动静脉口径相差比较小的患者很适合钛轮钉吻合法,一般采用直径 2.5～3 mm 的钛轮钉。采用钛轮钉法手术损伤小,内膜接触良好,吻合口大小恒定,不会因吻合口扩张而导致充血性心力衰竭;吻合后瘘管成熟相对比较快;钛金属组织相容性好,体内可长期留置。其缺点是容易造成远端组织缺血;动静脉口径不一致、血管与钛钉口径不一致时,血管壁易造成撕裂或损伤。

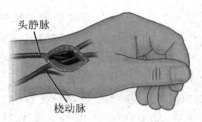

头静脉

桡动脉

图 11-3　上肢桡动脉与头静脉的动静脉血管内瘘

(二)动静脉内瘘制作应遵循的原则

动静脉内瘘是维持血液透析患者的生命线,制作时应根据患者的血管条件最大限度地利用最合适的血管。选择内瘘血管应遵循的原则:①由远而近,从肢体的最远端开始,逐渐向近端移行。②从左到右,选择非惯用性上肢造瘘,以方便患者的生活和工作。③先上后下,上肢皮下浅静脉多,血液回流阻力小,关节屈曲对血循环影响较少;而下肢动静脉位置较深,两者间距大,吻合后静脉充盈不良不利于穿刺,且下肢蹲、坐、站立影响下肢静脉回流,易形成血栓,感染率也高,故应选择上肢做内瘘。④先选择自身血管后移植血管。

(三)动静脉内瘘制作的时机及功能评估

终末期肾病患者都应由肾科医师做出早期治疗安排,包括药物、饮食疗法及最终的治疗方式(如腹膜透析、血液透析、肾移植);对于准备行血液透析的患者应保护好静脉血管,避免在这些静脉上行穿刺或插管,特别是上肢静脉血管;有预期血液透析的患者在透析前2～3个月、内生肌酐清除率＜25 mL/min 或血清肌酐＞400 mmol/L 时建议制作动静脉血管内瘘,这样可有充足时间等待瘘管成熟,同时如有失败也可有充足时间进行另一种血管通路的建立,减少患者的痛苦。

除了选择合适的时机、选择最佳的方法和理想的部位制作血管通路外,要保持血管通路长久使用,采用正确的方法解决血管通路并发症,需要对血管通路建立前、使用过程以及处理并发症之后进行功能评价,血管通路建立前评估见表11-2。

表 11-2　血管通路建立前患者评价

病史	影响
是否放置过中心静脉导管	可能致中心静脉狭窄
是否放置心脏起搏器	可能导致中心静脉狭窄
患者惯用的上臂	影响患者生活质量
是否有心力衰竭	血管通路可能改变血流动力学及心排血量
是否有糖尿病	患者血管不利于血管通路的通畅
是否使用过抗凝剂或有凝血方面的问题	可能较易使血管通路产生血栓或不易止血
是否有建立血管通路的历史	失能的血管通路使身上能为血管通路的地方减少
是否进行肾移植	临时性血管通路即可
是否有手臂、颈部、胸腔的受伤史或手术史	可能有血管受损使其不适合做血管通路

血管通路使用过程的功能评估主要有物理检查、超声波和影像学检查。临床常用观察瘘管外部情况、触诊震颤和听诊杂音来判断瘘管功能,此方法既简单、方便,也很有价值。每天定期的物理检查能够早期发现通路狭窄以及手臂渐进性水肿等异常。也可以早期发现自体动静脉内瘘、局部动脉瘤的形成、定点穿刺造成的静脉流出道狭窄,并提醒护士改变穿刺方式;通路中出现

局部硬结和疼痛大多数提示血栓早期形成或局部血栓性静脉炎;如果内瘘出现高调杂音,表明存在狭窄。肩周和前胸壁的侧支静脉显露提示中心静脉狭窄或同侧上臂内瘘分流过大。

(四)动静脉内瘘的护理

1.动静脉内瘘术前宣传教育及护理

动静脉内瘘是透析患者的生命线,维持一个功能良好的动静脉内瘘,需要护患双方的共同努力。手术前心理护理如下。

(1)术前向患者介绍建立内瘘的目的、意义,解除患者焦虑不安、恐惧的心理,积极配合手术。

(2)告知患者手术前配合的具体事项,如准备做内瘘的手臂禁做动静脉穿刺,保护好皮肤勿破损,做好清洁卫生,以防术后发生感染。

(3)手术前进行皮肤准备,肥皂水彻底清洗造瘘肢皮肤,剪短指甲。

(4)评估制作通路的血管状况及相应的检查:外周血管脉搏、双上肢粗细的比较、中央静脉插管史、外周动脉穿刺史;超声检查血管,尤其是需要吻合的静脉走行、内径和通畅情况,此可为内瘘制作成功提供依据。

2.动静脉内瘘术后护理

(1)内瘘术后将术侧肢体抬高至水平以上 30°,以促进静脉回流,减轻手臂肿胀。术后 72 小时密切观察内瘘通畅及全身状况。观察指标:①观察患者心率、心律、呼吸,询问患者有无胸闷、气急,如有变化及时向医师汇报并及时处理。②观察内瘘血管是否通畅,若于静脉侧扪及震颤,听到血管杂音,则提示内瘘通畅,如触摸不到或听不到杂音,应查明局部敷料是否缚扎过紧致吻合口静脉侧受压,并及时通知医师处理。③观察吻合口有无血肿、出血,若发现渗血不止或内瘘侧手臂疼痛难忍,应及时通知医师处理。④观察内瘘侧手指末梢血管充盈情况,如手指有无发麻、发冷、疼痛等缺血情况。

(2)定期更换敷料:内瘘术后不需每天更换敷料,一般在术后 5～7 天更换;如伤口有渗血应通知医师检查渗血情况并及时更换敷料,更换时须严格无菌技术操作,创口用安尔碘消毒,待干后包扎敷料,敷料包扎不宜过紧,以能触摸到血管震颤为准。

(3)禁止在造瘘肢进行测血压、静脉注射、输液、输血、抽血等操作,以免出血造成血肿或药物刺激导致静脉炎等致内瘘闭塞。

(4)指导患者内瘘的自我护理:①保持内瘘肢体的清洁,并保持敷料干燥,防止敷料浸湿,引起伤口感染。②防止内瘘肢体受压,衣袖要宽松,睡眠时最好卧于健侧,造瘘肢体不可负重物及佩戴过紧饰物。③教会患者自行判断内瘘是否通畅,每天检查内瘘静脉处有无震颤,如扪及震颤则表示内瘘通畅。

(5)内瘘术后锻炼:术后 24 小时可做手指运动,3 天即可进行早期功能锻炼,每天进行握拳运动,每天 3～4 次,每次 10～15 分钟。术后 5～7 天开始进行内瘘的强化护理,用另一手紧握术肢近心端,术肢反复交替进行握拳、松拳或挤压握力球锻炼,或用止血带压住内瘘手臂的上臂,使静脉适度扩张充盈,同时捏握健身球,1 分钟循环松压,每天 2～3 次,每次 10～15 分钟,以促进内瘘的成熟。

(6)内瘘成熟情况判断:内瘘成熟指与动脉吻合后的静脉呈动脉化,表现为血管壁增厚,显露清晰,突出于皮肤表面,有明显震颤或搏动。其成熟的早晚与患者自身血管条件、手术情况及术后患者的配合情况有关。内瘘成熟一般至少需要 1 个月,一般在内瘘成形术后 2～3 个月开始使用。

3.内瘘的正确使用与穿刺护理

熟练正确的穿刺技术能够延长内瘘的使用寿命,减少因穿刺技术带来的内瘘并发症。新建内瘘和常规使用的内瘘在穿刺技术上有些不同,需要血液透析护士认真把握。

(1)穿刺前评估及准备:①首先检查内瘘皮肤有无皮疹、发红、淤青、感染等,手臂是否清洁。②仔细摸清血管走向,感觉震颤的强弱,发现震颤减弱或消失应及时通知医师。③穿刺前内瘘手臂尽量摆放于机器一侧,以免因管道牵拉而使穿刺针脱落;选择好合适的体位同时也让患者感觉舒适。④工作人员做好穿刺前的各项准备,如洗手、戴口罩、帽子、手套及穿刺用物品。

(2)选择穿刺点:①动脉穿刺点距吻合口的距离至少在 3 cm 以上,针尖呈离心或向心方向穿刺。②静脉穿刺点距动脉穿刺点间隔在 5~8 cm,针尖呈向心方向穿刺。③如静脉与动脉在同一血管上穿刺至少要相距 8 cm,以减少再循环,提高透析质量。④注意穿刺部位的轮换,切忌定点穿刺。

沿着内瘘血管走向由上而下或由下而上交替进行穿刺,每个穿刺点相距 1 cm 左右,此方法优点在于:①由于整条动脉化的静脉血管受用均等,血管粗细均匀,不易因固定一个点穿刺或小范围内穿刺而造成受用多的血管处管壁受损,弹性减弱,硬结节或瘢痕形成及严重时形成动脉瘤,减少未受用的血管段的狭窄而延长瘘管使用寿命。②避免定点穿刺处皮肤变薄、松弛,透析时穿刺点渗血。此方法的缺点是不断更换穿刺点,将增加患者每次穿刺时的疼痛,需与患者沟通说明此穿刺方法的优点,从而取得患者的配合。

(3)进针角度:穿刺针针尖与皮肤成 30°~40°角、针尖斜面朝左或右侧进针,使针与皮肤及血管的切割面较小,减轻穿刺时患者疼痛,保证穿刺成功率及治疗结束后伤口愈合速度。

(4)新内瘘穿刺技术的护理:刚成熟的内瘘管壁薄而脆,且距吻合口越近,血液的冲击力就越大,开始几次穿刺很容易引起皮下血肿。因此在最初几次穿刺时应由骨干层护士操作。操作前仔细摸清血管走向后再行穿刺,以保证"一针见血"。穿刺点一般暂时选择远离造瘘口的肘部或接近肘部的"动脉化"的静脉,沿向心或离心方向穿刺作动脉引血端,另择下肢静脉或其他小静脉作静脉回路,待内瘘进一步成熟后,动脉穿刺点再往下移。这样动脉发生血肿的概率就会减少。针尖进皮后即进血管,禁止针尖在皮下潜行,后再进血管。首次使用时血流量在 150~250 mL/min,禁止强行提高血流量,以免造成瘘管长时间塌陷。在血液透析过程中避免过度活动,以免穿刺针尖损伤血管内膜,引起血栓形成。透析结束后应由护士负责止血,棉球按压穿刺点的力度宜适当,不可过重,同时注意皮肤进针点与血管进针点是否在同一部位。穿刺点上缘及下缘血管亦需略施力压迫,手臂略微举高,以减少静脉回流阻力,加快止血。

(5)穿刺失败的处理:新内瘘穿刺失败出现血肿应立即拔针压迫止血,同时另建血管通路进行透析,血肿部位冷敷以加快止血,待血肿消退后再行穿刺。作为动脉引血用的血管在穿刺时发生血肿,应首先确认内瘘针在血管内,当血肿不大时,可在穿刺处略加压保护,同时迅速将血液引入体外循环血管通路管内以减轻患者血管内,压力,通常可维持继续透析。但如血肿明显增大,应立即拔出,加压止血,在该穿刺点以下(远心端)再作穿刺(避开血肿);如重新穿刺有困难,可将血流量满意的静脉改为动脉引血,另择静脉穿刺作回血端继续透析。如静脉回路发生血肿应立即拔针,局部加压止血。透析未结束,应为患者迅速建立静脉回路继续透析,如选择同一条血管,再穿刺时应在前一次穿刺点的近心端或改用其他外周静脉穿刺。

(6)内瘘拔针后的护理:内瘘拔针后的护理内容主要包括正确止血方法应用以及维持内瘘的良好功能。拔针前用无菌止血贴覆盖针眼,拔针时用 1.5 cm×2 cm 大小的纸球或纱球压迫穿刺部位,弹性绷带加压包扎止血,按压的力量以既能止血又能保持穿刺点上下两端有搏动或震颤为宜,20～30分钟后缓慢放松,2小时后取下纸球或纱球,止血贴继续覆盖在穿刺针眼处,12小时后再取下,同时注意观察有无出血发生,如出血再行局部穿刺部位指压止血10～15分钟,同时寻求帮助。术后按压过轻或过重都会造成皮下血肿,损伤血管,影响下次穿刺或血流量不足,严重血肿可致血管硬化、周围组织纤维化及血栓形成等,造成内瘘闭塞。

(7)内瘘患者的自我护理指导:良好正确的日常护理是提高动静脉内瘘使用寿命的重要环节,因此指导患者正确地进行自我护理是透析护理工作者的一项重要工作。①提高患者自护观念,让其了解内瘘对其生命的重要性,使患者主动配合并实施保持内瘘良好功能状态的措施。②保持内瘘皮肤清洁,每次透析前彻底清洗手臂。③透析结束当天穿刺部位不能接触水及其他液体成分,保持局部干燥清洁,用无菌敷料或创可贴覆盖12小时以上,以防感染。提醒患者尽早放松止血带,如发生穿刺处血肿或出血,立即按压止血,再寻求帮助。出现血肿24小时内先用冰袋冷敷,24小时后可热敷,并涂搽喜疗妥消肿,如有硬结,可每天用喜疗妥涂搽按摩,每天2次,每次15分钟。④造瘘肢手臂不能受压,衣袖要宽松,不佩戴过紧饰物;夜间睡觉不将造瘘肢手臂压于枕后,尽量避免卧于造瘘侧,不可提重物。⑤教会患者自我判断动静脉内瘘通畅的方法。⑥适当活动造瘘手臂,可长期定时进行手握橡皮健身球活动。⑦避免造瘘手臂外伤,以免引起大出血。非透析时常戴护腕,护腕松紧应适度,过紧易压迫动静脉内瘘导致内瘘闭塞。有动脉瘤者应用弹性绷带加以保护,避免继续扩张及意外破裂。

(8)内瘘患者出血的护理:出血主要表现为创口处渗血及皮下血肿。皮下出血如处理不当可致整个手,中、上臂肿胀。

原因:①术后早期出血,常发生于麻醉穿刺点及手术切口处。②内瘘未成熟,静脉壁薄。③肝素用量过大。④穿刺失败导致血肿。⑤压迫止血不当或时间过短。⑥内瘘手臂外伤引起出血。⑦透析结束后造瘘肢体负重。⑧迟发性出血见于动脉瘤形成引起破裂出血及感染。

预防和护理:①术前准备应充分,操作细心,术后密切观察伤口有无渗血。②避免过早使用内瘘,新建内瘘的穿刺最好由有经验的护士进行。③根据患者病情合理使用抗凝剂。④提高穿刺技术,力争一次穿刺成功。⑤止血力度适当,以不出血为准,最好指压止血。⑥避免同一部位反复穿刺,以防发生动脉瘤破裂。⑦指导患者放松止血带时观察有无出血及出现出血的处理方法。

(9)内瘘患者感染的护理:瘘管局部表现为红、肿、热、痛,有时伴有内瘘闭塞,全身症状可见寒战、发热,重者可引起败血症、血栓性静脉炎。

原因:①手术切口感染。②未正确执行无菌技术操作,穿刺部位消毒不严或穿刺针污染。③长期使用胶布和消毒液,致动静脉穿刺处皮肤过敏,发生破损、溃烂或皮疹,用手搔抓引起皮肤感染。④透析后穿刺处接触污染液体引起的感染。⑤穿刺不当或压迫止血不当致血肿形成或假性动脉瘤形成引起感染。⑥内瘘血栓切除或内瘘重建。

预防和护理:①严格执行无菌技术操作,穿刺部位严格消毒,及时更换可疑污染的穿刺针。②避免在有血肿、感染或破损的皮肤处进行通路穿刺,提高穿刺技术,避免发生血肿。③内瘘有感染时应及时改用临时性血管通路,并积极处理感染情况:局部有脓肿时应切开引流,并全身使用抗生素;发生败血症者应用有效抗生素至血细菌培养阴性。④做好卫生宣传教育,让患者保持内瘘手臂皮肤清洁、干净,透析后穿刺处勿沾湿、浸液。

(10)内瘘患者血栓形成的护理:患者动静脉内瘘静脉侧搏动、震颤及杂音减弱,患者主诉内瘘处疼痛。部分堵塞时透析引血时血流量不足,抽出血为暗红色,透析中静脉压升高。完全阻塞时搏动震颤及杂音完全消失,不能由此建立血液通路进行透析。

原因:①早期血栓多由于手术中血管内膜损伤、血管外膜内翻吻合、吻合时动静脉对位不良、静脉扭曲、吻合口狭窄旋转及内瘘术后包扎过紧,内瘘受压所致。②自身血管条件差,如静脉炎、动脉硬化、糖尿病血管病变、上段血管已有血栓。③患者全身原因,如高凝状态、低血压、休克、糖尿病等。④药物影响,如促红细胞生成素的应用,使血细胞比容上升,增加了血栓形成的危险。⑤反复低血压。⑥反复定点穿刺导致血管内膜损伤。⑦压迫止血不当,内瘘血管长时间受压。

预防和护理:①严格无菌技术,正确手术方法、规范术后护理;避免过早使用内瘘,一般内瘘成熟在 6～8 周,最好在内瘘成熟后再使用。②计划应用内瘘血管,切忌定点穿刺,提高内瘘穿刺成功率,力争一次穿刺成功,避免反复穿刺引起血肿形成。③根据患者情况,指导患者用拇指及中指指腹按压穿刺点,注意按压力度,弹力绷带不可包扎过紧。④避免超滤过多引起血容量不足、低血压。⑤做好宣传教育工作,内瘘手臂不能受压,夜间睡眠时尤其要注意。⑥高凝状态的患者可根据医嘱服用抗凝药。⑦穿刺或止血时发生血肿,先行按压并冷敷,在透析后 24 小时热敷消肿,血肿处涂搽喜疗妥并按摩。早期血栓形成,可用尿激酶 25 万～50 万 U 溶于 20 mL 生理盐水中,在动静脉内瘘近端穿刺桡动脉缓慢注入。若无效,则应通知医师,行内瘘再通或修补术。

(11)内瘘患者血流量不足的护理:主要表现为血管震颤和杂音减弱,透析中静脉端阻力增加而动脉端负压上升;血流量增大时,可见血管明显塌陷,患者血管处有触电感,静脉壶滤网上血流量忽上忽下,同时有大量泡沫析出,并伴有静脉压、动静脉压的低压报警。

原因:①反复定点穿刺引起血管壁纤维化,弹性减弱,硬结、瘢痕形成,管腔狭窄,而未使用的血管因长期不使用也形成狭窄。②内瘘未成熟,过早使用。③患者本身血管条件不佳,造成内瘘纤细,流量不足。④穿刺所致血肿机化压迫血管。⑤肢体受冷致血管痉挛、动脉炎症、内膜增厚。⑥动静脉内瘘有部分血栓形成。

预防和护理:①内瘘成熟后有计划地使用内瘘血管。②严格执行正确的穿刺技术,切忌反复定点穿刺。③提高穿刺技术,减少血肿发生。④嘱患者定时锻炼内瘘侧手臂,使血管扩张。⑤必要时手术扩张。

(12)内瘘患者窃血综合征的护理:①轻者活动后出现手指末梢苍白、发凉、麻木、疼痛等一系列缺血症状,患者抬高时手指隐痛。②严重者休息时可出现手痛及不易愈合的指端溃疡,甚至坏死,多发生于桡动脉和皮下浅静脉侧-侧吻合时。

原因:桡动脉-头静脉侧-侧吻合口过大,前臂血流大部分经吻合口回流,引起肢体远端缺血;血液循环障碍,如糖尿病、动脉硬化的老年患者。

预防和护理:定期适量活动患肢,以促进血液循环。

手术治疗:将桡动脉-头静脉侧-侧吻合改为桡动脉-头静脉端-端吻合,可改善症状。

(13)内瘘患者动脉瘤的护理:由于静脉内压力增高,动脉化的静脉发生局部扩张并伴有搏动,称为真性动脉瘤;穿刺部位出血后,在血管周围形成血肿并与内瘘相通,伴有搏动称为假性动脉瘤。动脉瘤的形成一般发生在术后数月至数年。内瘘局部扩张明显,局部明显隆起或呈瘤状。严重扩张时可增加患者心脏负担和回心血量,影响心功能。

原因:①内瘘过早使用,静脉壁太薄。②反复在同一部位进行穿刺致血管壁受损,弹性差或动脉穿刺时离吻合口太近致血流冲力大。③穿刺损伤致血液外渗形成血肿,机化后与内瘘相通。

预防和护理:有计划地使用内瘘血管,避免反复在同一部位穿刺,提高穿刺技术,穿刺后压迫止血力度要适当,避免发生血肿,若内瘘吻合口过大应注意适当加以保护,减少对静脉和心脏的压力。小的血管瘤一般不需手术,可用弹力绷带或护腕轻轻压迫,防止其继续扩大,禁在血管瘤处穿刺。如果血管瘤明显增大,影响了患者活动或有破裂危险,可采用手术处理。

(14)内瘘患者手肿胀综合征的护理:常发生于动静脉侧-侧吻合时,由于压力差的原因,动脉血大量流入吻合静脉的远端支,手臂处静脉压增高,静脉回流障碍,并干扰淋巴回流,相应的毛细血管压力也升高而产生肿胀。主要的临床表现为手背肿胀,色泽暗红,皮肤发痒或坏死。早期可以通过握拳和局部按压促进回流,减轻水肿,长期肿胀可通过手术结扎吻合静脉的远侧支,必要时予重新制作内瘘。

(15)内瘘患者充血性心力衰竭的护理:当吻合口内径过大,超过 1.2 cm,分流量大,回心血量增加,从而增加心脏负担,使心脏扩大,引发心力衰竭。主要临床表现为心悸、呼吸困难、心绞痛、心律失常等。一旦发生,可用弹力绷带加压包扎内瘘,若无效则采用外科手术缩小吻合口内径。

(褚冉冉)

第五节　血液透析治疗技术与护理

一、对患者评估

(一)透析前评估

血液透析前对患者进行必要的评估,是防止透析中并发症的最重要的要素。透析前评估包括体重、血压和脉搏,对于静脉置管的患者还包括体温。

1.水负荷状况

查看患者前次透析记录,讨论以前透析中出现的问题,评估目前的水负荷状况并作出恰当的判断。需要记录患者的水肿、高血压、体重、中心静脉压、病史、尿量、液体入量等情况。

2.血管通路

应认真评估、检查通路是否有感染和肿胀。

3.感染征象

检查穿刺部位有无感染及局部敷料清洁度等。如有感染征象,应做拭子培养;如有发生,应进行静脉血培养。更换敷料时必须执行无菌操作。

(二)透析后评估

(1)根据透析后体重、透析前体重和干体重来确定预定的超滤量是否实现,并调整干体重。

(2)通过观察患者全身情况和血压评估患者对超滤量的耐受情况。

(3)如实际超滤量与预定量不符,最可能原因有体重下降值计算错误、超滤控制错误、患者在透析过程中额外丢失液体、透析过程中静脉补液或进食水、透析前后称体重时的着装不一致及体重秤故障等。

二、血液透析技术规范

(一)超滤

1.确定超滤

患者确定超滤必须考虑超滤率和患者的生理状况及心血管并发症。如果透析过程中始终保持过高超滤率、耐受性差、透析期间容量增加较多的患者和血管再充盈差的患者,需个体化的超滤曲线。透析时体液的清除率可以是阶梯式或恒定式。

2.钠曲线

钠曲线即为调钠血液透析,指透析液钠浓度从血液透析开始至结束呈从高到低或从低到高,或高低反复调整变化,而透析后血钠浓度恢复正常的透析方法。可以帮助达到超滤目标,但应注意钠超负荷的风险。

3.容量监测

利用超声或光电方式通过计算机反映患者血细胞比容和血红蛋白浓度,计算出相对血容量,防止超滤过多、过快引起有效血容量减少,引发不良反应。协助医务人员为患者设定理想的干体重。

(二)透析液离子浓度的选择

应根据不同患者的个体差异或同一患者的病情变化选择合适的透析液成分。

(三)透析器的选择

(1)对慢性肾衰竭患者,透析器的选择应参考溶质分子清除、超滤率、透析时间、生物相容性、是否血液滤过和患者体重决定。

(2)对急性肾衰竭患者,透析器应根据患者的生化指标和体液平衡情况进行选择。

(四)血液透析机及管路的准备

(1)在治疗前彻底预冲透析器(按照不同透析器厂家说明进行预冲处理),并必须将所有的空气排出透析器,以避免治疗开始后回路中形成泡沫。

(2)预冲完毕,透析机即进入重复循环模式。

(3)在透析机上设定好目标脱水量、治疗时间、肝素剂量以及任何需修改的治疗内容。

(五)开始透析

主要包括以下方式和步骤。

(1)连接动脉管路和静脉管路,开启血泵至 100 mL/min;或只连接动脉管,开启血泵至 100 mL/min,当血流到静脉端时接通管路。

(2)逐渐增加泵速到预定速度。

(3)患者进入透析治疗阶段后应确保:①动脉和静脉管路安全;②患者舒适;③机器处于透析状态;④抗凝已经启动;⑤悬挂 500 mL 生理盐水与血管通路连接以备急需;⑥已经按照程序设定脱水量;⑦完成护理记录;⑧用过的敷料已经丢掉;⑨如果看不到护士,确定患者伸手即可触及呼叫器。

(4)在整个透析过程中,应巡视、观察、记录患者的一般情况、血压、脉搏、静脉压、动脉压、超滤量、超滤率、肝素剂量等,对首次透析和急诊透析的患者应予以监护。

(5)透析时工作人员应时刻注意个人卫生和无菌操作,每次进行操作都应确保洗手、手套和工作服清洁、戴防血液或化学物质的面罩,或对高危患者采取针对性预防措施等。

（六）结束透析

（1）透析结束时，透析机将发出听觉或视觉信号，提醒程序设定的治疗时间已经达到。为避免延迟下机，之前就应准备好下机所需物品，确定至少有 500 mL 的生理盐水可用于回输血液。

（2）血泵速度为 150 mL/min 时，要用 100～300 mL 的生理盐水才能使体外循环的血液回到患者循环中。

（3）测量患者血压，如血压无异常，当静脉管中的颜色呈现亮粉色时，即可以停止回输血液。因为有空气栓塞的风险，不推荐用空气回血。

（4）动静脉内瘘和人工血管瘘患者下机处理：①在患者带瘘上肢下垫一块治疗巾作为无菌区，暂停血泵。②拔除动脉针，封闭动脉管。③无菌操作将动脉管与回水管连接，开启血泵，回输血液。④当血液完全回输到患者体内后，关闭血泵。⑤拔除针头，纱布加压穿刺点止血。⑥当出血停止，用纱布和敷料覆盖过夜。

（5）静脉置管患者下机处理：①在患者的置管上肢下垫一块治疗巾作为无菌区，戴无菌手套，采用非接触技术断开血管通路。②提前消毒导管接头，断开后用至少 10 mL 生理盐水冲洗导管，肝素封管（1 000～5 000 U/mL，用量恰好充满而不溢出管腔），立即接上无菌帽。

（七）抗凝方法

（1）应个体化并且经常回顾性分析。其方法和剂量应参考活化凝血时间值、通路情况及透析后透析器和管路的清洁程度等。

（2）肝素是最常使用的抗凝剂，可以采取初始注射剂量、初始注射剂量＋维持量、仅给维持量、间断给药等方式给药。还可以选择低分子肝素、局部用枸橼酸盐、前列环素或无肝素透析。

（3）急性肾衰竭患者肝素的用法应该参照患者整体状况和每次透析情况而定。

（4）尿毒症的患者可能有血小板功能异常和活动性出血，合并有创操作的患者应使用小剂量肝素或无肝素透析。

（5）在无肝素透析时，应保持较高血流速，每隔 15～30 分钟用盐水冲洗管路和透析器以防止血栓形成。冲洗盐水的量应在超滤量中去除。但目前很少使用无肝素透析，因为血栓形成将会引起整个管路血液损失。

（八）血标本采集方法

1.透析前

进针后立即从瘘管针采血样本，针不要预冲，如瘘管针预冲或通过留置导管透析先抽出 10 mL 血，再收集样本，以免污染。

2.透析后

考虑到电解质的反跳，样本再循环或回血生理盐水污染等，应在透析结束时，超滤量设置为零，减慢血流速至 50～100 mL/min。约 10 秒后，从动脉瘘管处采血留取标本。通常电解质反跳发生在透析结束后 2～30 分钟。

三、透析机报警原因及处理

（一）血路部分

1.动脉压（血泵前）监测

通常动脉压（血泵前）为 －26.6～－10.6 kPa（－200～－80 mmHg），超过 －33.3 kPa（－250 mmHg）将发生溶血。如果血管通路无法提供足够的血流，动脉负压会增大，进而报警，关闭血泵。血泵关闭后,动脉负压缓解,报警消除,血泵恢复运转直到再次产生负压报警,如此反复循环。

(1)负压过大的原因:①动脉针位置不当(针不在血管内或紧贴血管壁);②患者血压降低(累及通路血流);③通路血管痉挛(仅见于动静脉内瘘);④吻合口狭窄(动静脉内瘘吻合口或移植血管动脉吻合口);⑤动脉针或通路凝血;⑥动脉管道打结;⑦抬高手臂后通路塌陷(如怀疑,可让患者坐起,使通路低于心脏水平);⑧穿刺针口径太小,血流量太大;⑨深静脉导管尖端位置不当、活瓣栓子形成或纤维阻塞。

(2)处理:①减少血流量,动脉负压减低,使报警消除。②确认动脉针或通路无凝血,动脉管道无打结。③测定患者血压,如降低,给予补液、减少超滤率。④如压力不降低则松开动脉针胶布,稍做前后移动或转动。⑤提高血流量到原先水平,如动脉压仍低,重复前一步骤。⑥若仍未改善,在低血流量下继续透析,延长透析时间,或另外打开动脉针透析(原针保留,肝素盐水冲洗,透析结束时才拔除)。如血流量需要>350 mL/min,一般需用 15G 针。⑦如换针后动脉低负压仍持续存在,则血管通路可能有狭窄。用两手指短暂加压阻断动脉针和静脉针之间的血流,如泵前负压明显加大,说明动脉血流部分来自下游,而上游通道的血流量不足。⑧检查深静脉导管是否扭结;改变颈或臂位置,或稍微移动导管;转换导管口。如无效,注射尿激酶或组织血浆酶原激活剂;放射学检查导管位置。

2.静脉压监测

通常压力为 6.6~33.3 kPa(50~250 mmHg),随针的大小、血流量和血细胞比容变化。

(1)静脉压增高的原因:①移植血管的静脉压可高达 26.6 kPa(200 mmHg),因移植血管的高动脉压会传到静脉血管;②小静脉针(16G),高血流量;③静脉血路上的滤器凝血,这是肝素化不充分的最早表现,也是透析器早期凝血的表现;④血管通路静脉端狭窄(或痉挛);⑤静脉针位置不当或静脉血路扭结;⑥静脉针或血管通路静脉端凝血。

(2)静脉压增高的处理:①用生理盐水冲洗透析器和静脉滤器。如果静脉滤器凝血,而透析器无凝血(冲洗时透析器纤维干净),立即更换凝血的静脉管道,调整肝素剂量后重新开始透析;②静脉针或血管通路静脉端是否阻塞可以采用关闭血泵,迅速夹闭静脉血路,与静脉针断开,用生理盐水注入静脉针,观察阻力大小的方法判定;③用两手指轻轻加压阻断动脉针和静脉针之间的血流,如为下流狭窄引起静脉流出道梗阻,静脉压会因上流受阻而进一步增高。

3.空气探测

最容易发生空气进入血液循环的部位在动脉针和血泵之间,因为这部分为负压。常见于动脉针周围(特别是负压很大时)、管道连接处、泵段血管破裂以及输液管。透析结束时用空气回血操作不当也会引起空气进入体内。许多空气栓塞是在因假报警而关闭空气探测器后发生的,应注意避免。因空气栓塞可能致命。处理方法见本节血液透析治疗常见急性并发症及处理之(五)空气栓塞。

4.血管路扭结和溶血

血泵和透析器之间的血管路扭结会造成严重溶血,这一段的高压通常测不出,因为动脉压监测器通常设在泵前,即使泵后有动脉压力监测器,如果扭结发生在探测器之前,此处的高压也无法被测出。处理方法见本节血液透析治疗常见急性并发症及处理之(六)溶血。

(二)透析液路

1.电导度

电导度增高最常见的原因是净化水进入透析机的管道扭结或低水压造成供水不足;电导度降低最常见的原因是浓缩液桶空;比例泵故障也可导致电导度增高或降低。当电导度异常时,将透析液旁路阀打开,使异常透析液不经过透析器而直接排出。

2.温度

温度异常通常是由加热器故障引起,但旁路阀可以对患者进行保护。

3.漏血

气泡、黄疸患者的胆红素或污物进入透析液均会引起假漏血报警。当透析液可能不出现肉眼可见的颜色改变时,需用测定血红蛋白尿的试纸检测流出透析器的透析液来判断漏血报警的真伪。如果确定漏血,透析液室压力应设置在 6.6 kPa 以下,以免细菌或细菌产物从透析液侧进入血液。空心纤维型透析器轻微漏血有时会自行封闭,可继续透析,但一般情况下应回血,更换透析器或停止透析。预防:①预冲时进行透析器漏血检测;②透析中避免跨膜压过高,如有凝血、静脉回路管弯曲打折等立即处理;③透析中跨膜压不能超过透析器的承受力。

四、血液透析治疗常见急性并发症及处理

(一)低血压

低血压最常见,发生率可达 50%～70%。

1.原因

有效血容量减少、血管收缩力降低、心源性及透析膜生物相容性差、严重贫血及感染等。

2.临床表现

典型症状为出冷汗、恶心、呕吐,重者表现为面色苍白、呼吸困难、心率加快、一过性意识丧失,甚至昏迷。

3.处理

取头低足高位,停止超滤,给予吸氧,必要时快速补充生理盐水 100～200 mL 或葡萄糖溶液 20 mL,输血浆和清蛋白,并结合病因,及时处理。

4.预防

如:①用容量控制的透析机,使用血容量监测器;②教育指导患者限制盐的摄入,控制饮水量;③避免过度超滤;④透析前停用降压药,对症治疗纠正贫血;⑤改变透析方法如采用碳酸氢盐透析、血液透析滤过、钠曲线和超滤曲线、低温透析等;⑥有低血压倾向的患者避免透析期间进食。

(二)失衡综合征

失衡综合征发生率为 3.4%～20%。

1.原因

血液透析时血液中的毒素迅速下降,血浆渗透压下降,而由于血-脑屏障使脑脊液中的尿素等溶质下降较慢,以至脑脊液的渗透压大于血液渗透压,水分由血液进入脑脊液形成脑水肿。这也与透析后脑脊液与血液之间的 pH 梯度增大,即脑脊液中的 pH 相对较低有关。

2.临床表现

轻者头痛、恶心、呕吐、困倦、烦躁不安、肌肉痉挛、视力模糊、血压升高;重者表现为癫痫发

作、惊厥、木僵甚至昏迷。

3.处理

轻者不必处理;重者可减慢透析血流量,以降低溶质清除率和 pH 改变,但透析有时需终止。可给予 50％葡萄糖溶液或 3％氯化钠 10 mL 静脉推注,或静脉滴注清蛋白,必要时给予镇静剂及其他对症治疗。

4.预防

主要包括:①开始血液透析时采用诱导透析方法,透析强度不能过大,避免使用大面积高效透析器,逐步增加透析时间,避免过快清除溶质;②长期透析患者则适当提高透析液钠浓度。

(三)肌肉痉挛

肌肉痉挛发生率为 10％～15％,主要部位为腓肠肌和足部。

1.原因

常与低血压同时发生,可能与透析时超滤过多、过快,低钠透析等有关。

2.临床表现

多发生在透析的中后期,老年人多见,以肌肉痉挛性疼痛为主,一般持续约 10 分钟。

3.处理

减慢超滤速度,静脉输注生理盐水 100～200 mL、高渗糖水或高渗盐水。

4.预防

如:①避免过度超滤;②改变透析方法,如采用钠曲线和超滤曲线等;③维生素 E 或奎宁睡前口服;④左旋卡尼汀透析后静脉注射。

(四)发热

常发生在透析中或透析后。

1.原因

感染、致热源反应及输血反应等。

2.临床表现

若为致热源反应通常发生在透析后 1 小时,主要症状有寒战、高热、肌痛、恶心、呕吐、痉挛和低血压。

3.处理

静脉注射地塞米松 5 mg,通常症状在几小时内自然消失,24 小时内完全恢复;若有感染存在应及时与医师沟通,应用抗生素。

4.预防

如:①严格执行无菌操作;②严格消毒水处理设备和管道。

(五)空气栓塞

1.原因

血液透析过程中,各管路连接不紧密、血液管路破裂、透析器膜破损及透析液内空气弥散入血,回血时不慎等。

2.临床表现

少量无反应,如血液内进入空气 5 mL 以上可出现呼吸困难、咳嗽、发绀、胸部紧迫感、烦躁、痉挛、意识丧失甚至死亡。

3.处理

一旦发生空气栓塞应立即夹闭静脉通路,并关闭血泵。患者取头低左侧位,通过面罩或气管吸入100％氧气,必要时做右心房穿刺抽气,同时注射地塞米松,严重者要立即送高压氧舱治疗。

4.预防

如:①透析前严格检查管道有无破损,连接是否紧密;②回血时注意力集中,气体近静脉端时要及时停止血泵转动;③避免在血液回路上输液,尤其泵前负压部分;④定期检修透析机,确保空气探测器工作正常。

(六)溶血

1.原因

透析液低渗、温度过高;透析用水中的氧化剂和还原剂(氯胺、酮、硝酸盐)含量过高;消毒剂残留;血泵和管道内红细胞的机械损伤及血液透析中异型输血等。

2.临床表现

急性溶血时,患者有胸部紧迫感、心悸、心绞痛、腹背痛、气急、烦躁,可伴畏寒、血压下降、血红蛋白尿甚至昏迷;大量溶血时患者可出现高钾血症,静脉回路血液呈淡红色。

3.处理

立即关闭血泵,停止透析,丢弃体外循环血液;给予高流量吸氧,明确溶血原因后应尽快开始透析;贫血严重者应输入新鲜全血。

4.预防

如:①透析中防止凝血;②保证透析液质量;③定期检修透析机和水处理设备;④患者输血时,认真执行查对制度,严格遵守操作流程。

五、透析器首次使用综合征

在透析时因使用新的透析器发生的临床综合征,称为首次使用综合征。分为A型首次使用综合征和B型首次使用综合征。

(一)A型首次使用综合征

A型首次使用综合征又称超敏反应型。多发生于血液透析开始后5～30分钟。主要表现为呼吸困难、全身发热感、皮肤瘙痒、麻疹、咳嗽、流泪、流涕、打喷嚏、腹部绞痛、腹部痉挛,严重者可发生心搏骤停甚至死亡。

(1)原因:主要是患者对环氧乙烷、甲醛等消毒液过敏或透析器膜的生物相容性差或对透析器的黏合剂过敏等,使补体系统激活和白细胞介素释放。

(2)处理原则:①立即停止透析,勿将透析器内血液回输体内;②按抗变态反应常规处理,如应用肾上腺素、抗组胺药和激素等。

(3)预防措施:①透析前将透析器充分冲洗(不同的透析器有不同的冲洗要求),使用新透析器前要仔细阅读操作说明书;②认真查看透析器环氧乙烷消毒日期;③部分透析器反应与合并应用ACEI(血管紧张素转换酶抑制剂)有关,应停用;④对使用环氧乙烷消毒透析器过敏者,可改用γ射线或蒸气消毒的透析器。

(二)B型首次使用综合征

B型首次使用综合征又称非特异型。多发生于透析开始后数分钟至1小时,主要表现为胸痛,伴有或不伴有背部疼痛。

(1)原因:目前尚不清楚。

(2)处理原则:①加强观察,症状不明显者可继续透析;②症状明显者可予以吸氧和对症治疗。

(3)预防措施:①试用不同的透析器;②充分冲洗透析器。

六、血液透析突发事件应急预案

(一)透析中失血

1.原因

管路开裂、破损,接管松脱和静脉针脱落等。

2.症状

出血、血压下降,甚至发生休克。

3.应急预案

如:①停血泵,查找原因,尽快恢复透析通路;②必要时回血,给予输液或输血;③心电监护,对症处理。

4.预防

如:①透析前将透析器管路、管路针等各个接头连接好,预冲时要检查是否有渗漏;②固定管路时,应给患者留有活动的余地。

(二)电源中断

1.应急预案

如:①通知工程师检查稳压器和线路,电话通知医院供电部门;②配备后备电源的透析机,停电后还可运行 20～30 分钟;③若没有后备电源的透析机,停电后应立即将动静脉夹打开,手摇血泵,速度每分钟 100 mL 左右;④若 15～30 分钟恢复供电可不回血。若暂时仍不能恢复供电可回血结束透析,并尽可能记录机器上的各项参数。

2.预防

如:①保证透析中心为双向供电;②停电后 15 分钟内可用发电机供电;③给透析机配备后备电源,停电后可运行 20～30 分钟。

(三)水源中断

1.应急预案

如:①机器报警并自动改为旁路;②通知工程师检查水处理设备和管路。电话通知医院供水部门;③1～2 小时不能解除,终止透析,记录机器上的各项参数。

2.预防

如:①保证透析中心为专路供水;②在水处理设备前设水箱,并定期检修水处理设备。

(褚冉冉)

第六节　血液灌流治疗技术与护理

一、概述

(一)血液灌流

血液灌流是指将患者的血液引出体外并经过具有光谱解毒效应的血液灌流器,通过吸附的方法来清除体内有害的代谢产物或外源性毒物,最后将净化后的血液回输患者体内的一种血液净化疗法。在临床上被广泛地用于药物和化学毒物的解毒,尿毒症、肝性脑病及某些自身免疫性疾病等的治疗。

(二)吸附剂

经典的吸附剂包括活性炭和树脂。

1.活性炭

活性炭是一种非常疏松多孔的物质,其来源相当多样,包括植物、果壳、动物骨骼、木材、石油等,经蒸馏、炭化、酸洗及高温、高压等处理后变得疏松多孔。活性炭吸附力强的主要原因就在于多孔性,无数的微孔形成了巨大的比表面积。活性炭的特点是大面积(1 000 m/g 以上)、高孔隙和孔径分布宽,它能吸附多种化合物,特别是极难溶于水的化合物,对肌酐、尿酸和巴比妥类药物具有良好的吸附性能。

2.树脂

树脂是一类具有网状立体结构的高分子聚合物,根据合成的单体及交联剂的不同分为不同的种类。血液净化吸附剂采用吸附树脂,吸附树脂又分为极性吸附树脂和非极性吸附树脂。XAD-4、XAD-7 等对有机毒物、脂溶性毒物的吸附作用大;XAD-2 树脂对疏水集团毒素(如有机磷农药、地西泮等)的吸附力大;XAD 系列树脂的解毒作用优于活性炭,其吸附的毒物分子量为500～20 000 D。一般认为血液灌流的吸附解毒作用优于血液透析。如对苯巴比妥钠等镇静安眠药、解热镇静剂、三环类抗忧郁药、洋地黄、地高辛、茶碱、卡马地平、有机氯、百草枯等的解毒作用优于血液透析。对脂溶性高、分布容积大、易与蛋白结合的毒物解毒作用也优于血液透析。

(三)理想的血液灌流吸附必须符合以下标准

(1)与血液接触无毒无变态反应。

(2)在血液灌流过程中不发生任何化学反应和物理反应。

(3)具有良好的机械强度,耐磨损,不发生微粒脱落,不发生变形。

(4)具有较高的血液相容性。

(5)易消毒清洗。

二、血液灌流的方法、观察及护理

(一)方法

进行血液灌流时,应将吸附罐的动脉端向下,垂直立位,位置高度相当于患者右心房水平,用5％葡萄糖溶液 500 mL 冲洗后,再用肝素盐水(2 500 U/L 盐水)2 000 mL 冲洗,将血泵速度升至 200～300 mL/min 冲洗灌流器,清除脱落的微粒,并使碳颗粒吸水膨胀,同时排尽气泡。冲洗过程中,可在静脉端用止血钳反复钳夹血路以增加血流阻力,使冲洗液在灌流器内分布更均匀。灌流时初始肝素量为 4 000 U 左右,由动脉端注入,维持量高,总肝素量为每次 6 000～8 000 U,较常规血液透析量大,因活性炭可吸附肝素,要求部分凝血活酶时间、凝血酶时间及活化凝血时间达正常的 1.5～2.0 倍。

(二)血管通路

应用临时血管通路。首选股静脉、颈内静脉及锁骨下静脉。也可采用桡动脉-贵要静脉,足背动脉-大隐静脉。个别情况下也可使用内瘘或外瘘。血流量以 50 mL/min 开始,若血压、脉搏和心率稳定可提高至 150～200 mL/min。

(三)观察

每次血液灌流 2 小时,足以有效地清除毒物。如果大于 2 小时,吸附剂已被毒物饱和而失效。如果 1 次灌流后又出现反跳时(组织内毒物又释放入血液),可再进行第 2 次灌流,但 1 次灌流时间不能超过 2 小时。血液灌流如与血液透析联合治疗,则灌流器应装于透析器之前;结束时把灌流器倒过来,动脉端在上,静脉端在下,用空气回血,不能用生理盐水,以免被吸附的物质重新释放入血。

(四)不良反应

(1)血小板计数减少:临床上较多见。另外活性炭也可吸附纤维蛋白原,这是造成出血倾向的原因之一。

(2)对氨基酸等生理性物质的影响:血液灌流能吸附氨基酸,尤其对色氨酸、蛋氨酸等芳香族氨基酸吸附量最大,但一般机体有代偿功能,若长期使用,应引起警惕。

(3)对药物的影响:因能清除许多药物,如抗生素、升压药等,药物治疗时应注意调整剂量。

(4)低体温:常发生于冬天使用简易无加温装置血液灌流时。

(五)护理措施及注意事项

(1)密切观察患者的生命体征、神志变化、瞳孔反应等,保持呼吸道通畅。呼吸道分泌物过多的昏迷患者,应将头侧向一边,并及时减慢血流速度,去枕平卧。使用升压药,扩充血容量,如补液及输血、清蛋白、血浆等。但药物应在血路管的静脉端注入,或经另外的补液途径注入,否则药物被灌流器吸附,达不到有效浓度。若患者在灌流之前血压已很低,则可将充满预冲液的管路直接与患者的动静脉端相连接。

(2)血液灌流前大多数患者由于药物影响处于昏迷状态,随着血液灌流的作用,药物被灌流器逐渐吸附,1～1.5 小时后患者逐渐出现躁动、不安,需用床挡加以保护,以防坠床;四肢和胸部可用约束带进行约束,但不能强按患者的肢体,防止发生肌肉撕裂、骨折或关节脱位;背部应垫上软垫防止背部擦伤和椎骨骨折;必要时用包有纱布的压舌板垫在患者的上下齿之间,防止咬伤舌头,并注意防止舌后坠。

(3)保持体外循环通畅。导管应加以固定,对躁动不安的患者适当给予约束,必要时给予镇静剂。防止因剧烈活动而使留置导管受挤压变形、折断、脱出,管道的各个接头须紧密连接,防止滑脱出血或空气进入导管引起空气栓塞。

(4)严密观察肝素抗凝情况,若发现灌流器内血色变暗、动脉和静脉壶内有血凝块,则应调整肝素剂量,必要时更换灌流器及管路。

(5)如用简易的血泵做血液灌流,没有监护装置,则必须严密观察是否有凝血、血流量不足和空气栓塞等情况。如出现动脉除泡器凹陷,则提示血流量不足,应考虑动脉穿刺针是否位置不当、动脉管道是否扭曲折叠、血压是否下降;若动脉除泡器变硬、膨胀,血液溢入除泡器的侧管,提示动脉压过高,灌流器凝血;若同时伴有静脉除泡器液面下降,则应适当增加肝素的用量;在无空气监测的情况下,一旦空气进入体内将会发生严重的空气栓塞,因此要密切注意各管道的连接,严防松脱,注意动静脉除泡器和灌流器的安全固定。

(6)维持性血液透析患者合并急性药物或毒物中毒需要联合应用血液透析和血液灌流时,灌流器应置于透析器之前,有利于血液的加温,以免经透析器脱水后血液浓缩,使血液阻力增大,导致灌流器凝血。

(7)患者有出血倾向时,应注意肝素的用法,如有需要,可遵医嘱输新鲜血或浓缩血小板。

(8)若患者在灌流1小时左右出现寒战、发热、胸闷、呼吸困难等反应,可能是灌流器生物相容性差所致,可静脉注射地塞米松,给予吸氧,但不要盲目终止灌流,以免延误抢救。

(9)观察反跳现象:血液灌流只是清除了血中的毒物,而脂肪、肌肉等组织已吸收的毒物的不断释放、肠道中残留毒物的再吸收等,都会使血中毒物浓度再次升高而再度引起昏迷,会出现昏迷-灌流-清醒-再昏迷-再灌流-再清醒的情况。因此,对脂溶性药物如有需要,应继续多次灌流,直至病情稳定为止。如有条件,应在灌流前后采血做毒物、药物浓度测定。

(10)血液灌流只能清除毒物本身,不能纠正毒物已经引起的病理生理的改变,故中毒时一定要使用特异性的解毒药。如有机磷农药中毒时,血液灌流不能恢复胆碱酯酶的活性,必须使用解磷定、阿托品治疗。

(11)应根据病情采取相应的治疗措施,如洗胃、导泻、吸氧、呼吸兴奋剂、强心、升压、纠正酸中毒、抗感染等。

(12)做好心理护理。多数药物中毒患者都是因对生活失去信心或与家庭成员、同事发生矛盾而服药,故当患者神志逐渐清楚时,护士要耐心劝解、开导、化解矛盾,使患者情绪稳定,从而积极配合治疗。

(褚冉冉)

第七节 血浆置换治疗技术与护理

一、概述

(一)血浆置换

血浆置换是一种用来清除血液中大分子物质的体外血液净化疗法,指将患者的血液引出体外,经离心法或膜分离法分离血浆和细胞成分,迅速地选择性地从循环血液中去除病理血浆或血浆中的病理成分(如自身抗体、免疫复合物、副蛋白、高黏度物质和蛋白质结合的毒物等),而将细胞成分以及补充的等量的平衡液、血浆、清蛋白溶液回输入体内,达到清除致病物质的目的。此方法可治疗一般疗法无效的多种疾病。

(二)每次血浆交换量

每次血浆交换量尚未标准化。一般每次交换 2~4 L。一般来说,若该物质仅分布于血管内,则置换第 1 个血浆容量可清除总量的 55％,如继续置换第 2 个血浆容量,却只能使其浓度再下降 15％。因此每次血浆置换通常仅需要置换 1 个血浆容量,最多不超过 2 个。

(三)置换频率

置换频率要根据基础疾病和临床反应来决定。每次血浆交换后,未置换的蛋白浓度重新升高,通过从血管外返回血管内和再合成这 2 个途径。血浆置换后血管内外蛋白浓度达到平衡需 1～2 天。因此,绝大多数血浆置换疗法的频率是间隔 1～2 天,连续 3～5 次。

(四)置换液

为了保持机体内环境的稳定,需要维持有效血容量和胶体渗透压。

(1)置换液种类:①晶体液,如生理盐水、葡萄糖生理盐水、林格液,用于补充血浆中各种电解质的丢失;②胶体液,如血浆代用品,主要有中分子右旋糖酐、右旋糖酐-40、羟乙基淀粉,三者均为多糖,能短时有效的扩充和维持血容量;血浆制品,最常用的有 5％清蛋白、新鲜冰冻血浆,后者是唯一含枸橼酸盐的置换液。

(2)置换液的补充原则:①等量置换;②保持血浆胶体渗透压正常;③维持水、电解质平衡;④适当补充凝血因子和免疫球蛋白;⑤减少病毒污染机会;⑥无毒性,没有组织蓄积。

二、血浆置换的并发症及应对

(一)变态反应

1.原因

在血浆置换治疗过程中,由于弃去了含有致病因子的血浆,为了保持血浆渗透压稳定和防止发生威胁生命的体液平衡紊乱,在分离血浆后要补充等容量液体。新鲜冰冻血浆含有凝血因子、补体和清蛋白,其成分复杂,常可诱发变态反应。据文献报道,变态反应的发生率 ＜12％。

2.预防

在应用血浆前静脉给予地塞米松 5～10 mg 或 10％葡萄糖酸钙 20 mL;应用血浆时减慢置换速度,逐渐增加置换量。同时应选择合适的置换液。

3.护理措施

治疗过程中要严密观察患者状况,如出现皮肤瘙痒、皮疹、寒战、高热时,不可让患者随意搔抓皮肤,应及时给予激素、抗组胺药或钙剂,可为患者摩擦皮肤缓解瘙痒。另外,治疗前认真执行三查七对,核对血型,血浆输注速度不宜过快。

(二)低血压

1.原因

置换与滤出速度不一,滤出过快、置换液补充过缓;体外循环血量多,有效血容量减少;疾病原因引起,如应用血制品引起变态反应;补充晶体液时,血渗透压下降。

2.预防

血浆置换术中血浆交换应等量,即血浆出量应与置换液入量保持平衡,当患者血压下降时可先置入胶体,血压稳定时再置入晶体,避免血容量的波动。其次,要维持水、电解质的平衡,保持血浆胶体渗透压稳定。

3.护理措施

密切观察患者生命体征,每 30 分钟监测 1 次生命体征。出现头晕、出汗、恶心、脉速、血压下降时,立即补充清蛋白,加快输液速度,减慢血浆出量,延长血浆置换时间。一般血流量应控制在 $50\sim80$ mL/min,血浆流速为 $25\sim40$ mL/min,平均置换血浆 $1\,000\sim1\,500$ mL/h,血浆出量与输入血浆和液体量平衡。

(三)低钙血症

1.原因

新鲜血浆含有枸橼酸钠,输入新鲜血过多、过快容易导致低钙血症,患者出现口麻、腿麻及小腿肌肉抽搐等低钙血症表现,严重时发生心律失常。

2.预防

治疗中常规静脉注射 10%葡萄糖酸钙 10 mL。

3.护理措施

严密观察患者有无低钙血症表现及血液生化改变,如出现低钙血症表现可给予热敷、按摩或补充钙剂等对症处理。

(四)出血

1.原因

血浆置换过程中血小板破坏、抗凝剂输入过多以及疾病本身导致。

2.预防

治疗前常规检测患者的凝血功能,根据情况确定抗凝剂剂量及用法。

3.护理措施

治疗中严密观察皮肤及黏膜有无出血点;进行医疗护理操作时,动作轻柔、娴熟,熟练掌握静脉穿刺技巧,尽量避免反复穿刺;一旦发生出血,立即通知医师采取措施,治疗结束时用鱼精蛋白中和肝素,用无菌纱布加压包扎穿刺点,术后 6 小时注意观察穿刺部位有无渗血。

(五)感染

1.原因

置换液含有致热源;血管通路感染;疾病原因引起的感染。

2.预防

严格无菌操作。

3.护理措施

血浆置换是一种特殊的血液净化疗法,必须严格无菌操作;患者必须置于单间进行治疗,治疗室要求清洁,操作前紫外线照射 30 分钟,家属及无关人员不得进入治疗场所;操作人员必须认真洗手、戴口罩和帽子,配置置换液时需认真核对、检查、消毒,同时做到现配现用。

(六)破膜

血浆分离的滤器因为制作工艺而受到血流量及跨膜压的限制,如置换时血流量过大或置换量增大,往往会导致破膜,故血流量应为 $100\sim150$ mL/min,每小时分离血浆 $1\,000$ mL 左右,跨膜压控制于 50 kPa(375 mmHg)。预冲分离器时注意不要用血管钳敲打排气,防止破膜的发生。

(周秀燕)

第八节　血液透析患者的心理特点

患者心理是指患者在患病或出现主观不适后伴随着诊断、治疗和护理过程所发生一系列心理反应的一般规律。在生物心理社会医学模式中,患者心理的研究与应用是临床工作中一项重要的内容。人的心理与躯体疾病是一个统一体,准确地把握透析患者的心理特点,对于建立融洽的医患关系,有效地控制疾病进展,全面地改善透析患者的生存质量是十分有益的。

一、否认心理

多数尿毒症患者在患病之初都有过否认心理。患者否认尿毒症的诊断,拒绝透析治疗这个严酷的事实,他们常以自己的主观感觉良好来否认疾病的存在,照常工作、学习,以维持暂时的心理平衡;有的患者怀疑医师的诊断,反复询问病情,到处奔走就医,企图通过复查,推翻原有的结论;有的患者否认疾病的严重性,他们虽能接受尿毒症的诊断,但仍存在不同程度的侥幸心理,总认为医师喜欢把病情说得重一些,对疾病的严重程度半信半疑,因此不按医嘱行事,尽可能拖延做血管通路手术的时间;还有的患者表现沉闷,内心极端痛苦,不去积极治疗,甚至拒绝治疗;更多的患者则压抑自己强烈的情绪反应,表现为迟钝、犹豫,进而感到孤独,产生一种被遗弃感。有学者认为,否认疾病的存在在短时间内和一定程度上可缓解应激,减轻过分的担忧与恐惧,具有一定的积极意义,但是不顾事实的长期否认,将会延误治疗的时机。

二、焦虑心理

焦虑是一种常见的情绪反应,是一个人在感受到疾病威胁时产生的恐惧与忧虑,是一种与危险有关而又不知所措的不愉快体验,有人用"失助感"来解释焦虑。透析患者由于惧怕透析过程中可能出现的痛苦,担心失去正常生活的能力,尤其害怕死亡的来临,表现出真实的痛苦与焦虑。有的患者对于长期依赖透析治疗这个事实不理解或不接受,越接近透析日期,心理负担越重,焦虑和恐惧越明显,甚至坐卧不安,食不知味,夜不能寐。此外,医院环境的不良刺激,也容易使透析患者心境不佳,情绪低落,特别是当看到为抢救危重患者来回奔忙的医护人员,看到同病相怜的病友死亡时,更容易产生恐惧与焦虑,好像自己也面临着同样威胁。长期过度的焦虑,导致心理的失衡,不利于疾病的治疗。

三、抑郁心理

抑郁是一种闷闷不乐、忧愁压抑的消极心情,主要是由现实丧失或预期丧失引起的。接受透析治疗对于任何人来说,都不是一件愉快的事,多少都伴随着丧失感,所以多数透析患者都会产生程度不等的抑郁情绪,并随着病情的轻重和治疗效果的不同而有所差异,突出表现为自尊心低、沮丧、伤感、绝望和失助感,把生活看得灰暗,总认为自己的将来比现在更糟,缺乏自信,接受治疗消极,严重者甚至出现自杀行为。

四、孤独与怪癖心理

透析患者由于受到抑郁、焦虑等消极情绪的长期折磨,扭曲了原来的心理。他们暂时或长期丧失生活自理能力,自感无助于家庭与社会,成为家庭与社会的累赘而产生孤独感,这种心理变化长期持续存在会导致行为上的怪癖。他们常常把医护人员和家属当作替罪羊,无休止地向他们发泄不满,怨天尤人,一会儿责怪医师没有精心治疗,一会儿埋怨家人没有尽心照顾,要求逐渐增多,情绪极易激惹,有时为了一点小事就大发雷霆,任性挑剔,伤害他人感情,甚至出现自残和攻击医护人员的行为。

五、依赖心理

透析患者大都存在一种依赖的心理状态,对自己的日常行为、生活自理能力失去信心,自己有能力做的事情也不愿去做,事事依赖他人,情感幼稚,行为变得被动顺从。一向独立、意志坚强的人也变得犹豫不决,一向自负好胜的人也变得畏缩不前。透析患者的这种被动依赖心理,不利于疾病的控制,如一味姑息迁就他们的依赖心理,则难以培养他们与疾病斗争的信念。

六、悲观与绝望心理

对于刚被确诊为尿毒症的患者,悲观是常见的心理反应,在那些主观症状越来越明显,尤其是经过一段透析治疗,没有达到预期效果的患者身上表现得更为突出,他们对透析治疗由希望到失望再到绝望,惶惶不可终日,痛苦心情难以言表。有的患者为了不给家人添麻烦,不让他们过分地痛苦和担忧,反而表现得异常平静;有的透析患者意志薄弱,失去信心,不敢面对现实,万念俱灰,求生意志丧失殆尽,坐等死亡的到来。

（褚冉冉）

第九节　血液透析患者的心理需求

对于透析患者来说,有物质与医疗服务的需求,但相对更重要的是心理需求能够得到满足。虽然透析患者的心理需求因人而异,但也有共性规律可循,有学者根据马斯洛提出的人的需求层次理论,结合自己的观察与思考,认为透析患者主要有以下6种心理需求。

一、需要尊重

透析患者希望得到他人及社会的理解和尊重,特别是希望得到医护人员的关心和重视,得到较好的治疗待遇。不同社会角色的人常有意或无意地透露和显示自己的身份,想让别人知道他们的重要性,期望医护人员对他们给予特殊照顾。作为医护人员应该懂得,一切患者都是因为生病才来就医,他们在各自的工作岗位上都是为党和人民的事业服务的,在这一方面,大家都是平等的。所以,对待透析患者既要一视同仁,又要让他们每一个人都能感受到他是得到特殊照顾的。

二、需要接纳

由于透析患者需要定期到医院接受透析治疗,打乱了原有的生活习惯和作息时间,肯定会有一个逐步适应的过程,尤其是走进一个陌生的地方,需要尽快地熟悉环境,被新的群体(透析患者、透析室医护人员)所接纳,特别渴望医护人员和病友能够主动与其进行沟通和相处,在情感上被接纳。

三、需要信息

有研究资料表明,80%的患者有想了解自己疾病真实情况的想法,而80%的医师拒绝告诉患者。到底是否应当告知患者疾病的相关信息呢?学者认为,对于透析患者,应当矫正他们对透析治疗的不正确认识,根据患者的需要程度和心理承受能力提供适当的信息,解除其不必要的恐惧与焦虑,避免产生消极的情绪反应。但应注意,给透析患者提供的信息不可完全真实,否则会加剧其应激心理;又不可完全不真实,否则,他们根本不相信。对于透析患者,应当向他们提供以下一些信息:①尿毒症是不能治愈的慢性疾病,透析治疗是维持他(她)们生命的重要手段,拒绝治疗就意味着放弃生命。②建立血管通路(动静脉内瘘及临时性或半永久性血管通路)是进行治疗的必需条件,是维持性血液透析患者的生命线,应当倍加呵护。③医院、透析中心(室)有关规章制度及透析时间安排的有关信息。④干体重的概念、透析充分及饮食、饮水管理与疾病关系的有关信息。⑤医疗费用支付问题的有关信息等。当透析患者了解了这些信息,将有利于坚定他们战胜疾病的信心,依从性也会得到增强。

四、需要安慰

不管意志多么坚强的人,一旦进入透析治疗阶段后,心理都会失衡,再乐观豁达的人此时也希望得到亲朋好友尤其是医护人员的安慰和鼓励。因此,患者在透析治疗或住院期间,医护人员和患者亲近的人应通过各种形式给予他们精神上的安慰和鼓励,这对控制和稳定病情是不可或缺的。

五、需要安全感

由于透析治疗的特殊性及透析患者在治疗过程中可能出现的种种不适,容易使他们产生不安全感。他们需要了解自己的病情,期盼生命不再受到威胁,希望各种治疗既安全顺利又无痛苦。他们把能得到安全感和生命延续视为求医的最终目的。因此,医护人员对透析患者进行的任何治疗都应事先向他们做耐心细致的解释并有一定的技术保障,以增强他们的安全感。

六、需要和谐的环境

健康人的生活常常是丰富多彩的,而透析患者则几乎被束缚和封闭在一个单调的世界里,白色的墙壁,白色的床单,白色的工作服,循环往复的透析治疗,使他们始终处于一种被动的状态,感到无所事事,度日如年,特别是那些年轻及事业心较强的患者,更会如此。所以,要根据透析中心的客观条件尽可能营造出一种和谐温馨的环境,并视透析患者身体的具体情况,安排他们做适当的文体活动,不时给予透析患者有新鲜感的刺激,这将有利于调动他们的主观能动性,愉悦心情,促进身体的康复。

(褚冉冉)

第十节　血液透析患者心理问题的评估方法

一、评定量表概论

评定量表是评定个人行为的常用工具,是心理卫生评估的重要手段。它具有心理测验的特征,但在形式上又有所区别。在心理咨询和心理治疗中,应用评定量表可以使研究结论具有客观性、可比性和可重复性。

二、评定量表的价值

(一)客观

每个评定量表都有一定的客观标准,不论是谁,也不论在什么时间,在什么条件下评定受评者,都根据这个标准作出等级评定。

(二)量化

用数字代替文字描述(量化),有助于分类研究,观察结果便于作统计学处理,研究的结果表达符合科学要求。

(三)全面

评定量表的内容全面系统,等级清楚,用它来收集个体资料,评价心理卫生各个方面,估计防治效果,不会遗漏重要内容。

(四)经济

评定量表的操作方法比较容易掌握,完成每一份量表只需要 20～30 分钟,省时、省力、省钱。评定者与受评者都乐于接受。

三、评定量表的应用

(一)Scl-90 症状自评量表

1.Scl-90 症状自评量表的内容

Scl-90 症状自评量表(表 11-3)内容量大,反映症状丰富,准确地刻画了患者自觉症状的特点,作为心理卫生问题的一种评定工具,可以帮助医护人员了解透析患者的心理状况。

表 11-3　Scl-90 症状自评量表

姓名:		性别:		年龄:		病室:		研究编号:		
病历号:			评定日期:					第　次评定		
						没有	很轻	中等	偏重	严重
1.头痛						[　]	[　]	[　]	[　]	[　]
2.神经过敏,心中不踏实						[　]	[　]	[　]	[　]	[　]
3.头脑中有不必要的想法或字句盘旋						[　]	[　]	[　]	[　]	[　]
4.头晕或昏倒						[　]	[　]	[　]	[　]	[　]

姓名：		性别：		年龄：		病室：	研究编号：			
病历号：			评定日期：				第 次评定			
						没有	很轻	中等	偏重	严重
5.对异性的兴趣减退						[ ]	[ ]	[ ]	[ ]	[ ]
6.对旁人责备求全						[ ]	[ ]	[ ]	[ ]	[ ]
7.感到别人能控制您的思想						[ ]	[ ]	[ ]	[ ]	[ ]
8.责怪别人制造麻烦						[ ]	[ ]	[ ]	[ ]	[ ]
9.忘性大						[ ]	[ ]	[ ]	[ ]	[ ]
10.担心自己的衣饰及仪态						[ ]	[ ]	[ ]	[ ]	[ ]
11.容易烦恼和激动						[ ]	[ ]	[ ]	[ ]	[ ]
12.胸痛						[ ]	[ ]	[ ]	[ ]	[ ]
13.怕空旷的场所和街道						[ ]	[ ]	[ ]	[ ]	[ ]
14.感到自己的精力下降,活动减慢						[ ]	[ ]	[ ]	[ ]	[ ]
15.想结束自己的生命						[ ]	[ ]	[ ]	[ ]	[ ]
16.听到旁人听不到的声音						[ ]	[ ]	[ ]	[ ]	[ ]
17.发抖						[ ]	[ ]	[ ]	[ ]	[ ]
18.感到大多数人都不可信任						[ ]	[ ]	[ ]	[ ]	[ ]
19.胃口不好						[ ]	[ ]	[ ]	[ ]	[ ]
20.容易哭泣						[ ]	[ ]	[ ]	[ ]	[ ]
21.同异性相处时感到害羞、不自在						[ ]	[ ]	[ ]	[ ]	[ ]
22.感到受骗、中了圈套或有人想抓住您						[ ]	[ ]	[ ]	[ ]	[ ]
23.无缘无故地感到害怕						[ ]	[ ]	[ ]	[ ]	[ ]
24.自己不能控制地大发脾气						[ ]	[ ]	[ ]	[ ]	[ ]
25.怕单独出门						[ ]	[ ]	[ ]	[ ]	[ ]
26.经常责怪自己						[ ]	[ ]	[ ]	[ ]	[ ]
27.腰痛						[ ]	[ ]	[ ]	[ ]	[ ]
28.感到难以完成任务						[ ]	[ ]	[ ]	[ ]	[ ]
29.感到孤独						[ ]	[ ]	[ ]	[ ]	[ ]
30.感到苦闷						[ ]	[ ]	[ ]	[ ]	[ ]
31.过分担忧						[ ]	[ ]	[ ]	[ ]	[ ]
32.对事物不感兴趣						[ ]	[ ]	[ ]	[ ]	[ ]
33.感到害怕						[ ]	[ ]	[ ]	[ ]	[ ]
34.感情容易受到伤害						[ ]	[ ]	[ ]	[ ]	[ ]
35.旁人能知道您的私下想法						[ ]	[ ]	[ ]	[ ]	[ ]
36.感到别人不理解您、不同情您						[ ]	[ ]	[ ]	[ ]	[ ]
37.感到别人对您不友好、不喜欢您						[ ]	[ ]	[ ]	[ ]	[ ]
38.做事必须做得很慢以保证做得正确						[ ]	[ ]	[ ]	[ ]	[ ]

姓名：		性别：		年龄：		病室：		研究编号：		
病历号：			评定日期：					第　次评定		
						没有	很轻	中等	偏重	严重
39.心跳得很厉害						[　]	[　]	[　]	[　]	[　]
40.恶心或胃部不舒服						[　]	[　]	[　]	[　]	[　]
41.感到比不上他人						[　]	[　]	[　]	[　]	[　]
42.肌肉酸痛						[　]	[　]	[　]	[　]	[　]
43.感到有人在监视您、谈论您						[　]	[　]	[　]	[　]	[　]
44.难以入睡						[　]	[　]	[　]	[　]	[　]
45.做事必须反复检查						[　]	[　]	[　]	[　]	[　]
46.难以做出决定						[　]	[　]	[　]	[　]	[　]
47.怕乘电车、公共汽车、地铁或火车						[　]	[　]	[　]	[　]	[　]
48.呼吸有困难						[　]	[　]	[　]	[　]	[　]
49.一阵阵发冷或发热						[　]	[　]	[　]	[　]	[　]
50.因为感到害怕而避开某些东西						[　]	[　]	[　]	[　]	[　]
51.脑子变空了						[　]	[　]	[　]	[　]	[　]
52.身体发麻或刺痛						[　]	[　]	[　]	[　]	[　]
53.喉咙有梗塞感						[　]	[　]	[　]	[　]	[　]
54.感到前途没有希望						[　]	[　]	[　]	[　]	[　]
55.不能集中注意力						[　]	[　]	[　]	[　]	[　]
56.感到身体的某一部分软弱无力						[　]	[　]	[　]	[　]	[　]
57.感到紧张或容易紧张						[　]	[　]	[　]	[　]	[　]
58.感到手或脚发重						[　]	[　]	[　]	[　]	[　]
59.想到死亡的事						[　]	[　]	[　]	[　]	[　]
60.吃得太多						[　]	[　]	[　]	[　]	[　]
61.当别人看着您或谈论您时感到不自在						[　]	[　]	[　]	[　]	[　]
62.有一些不属于您自己的想法						[　]	[　]	[　]	[　]	[　]
63.有想打人或伤害他人的冲动						[　]	[　]	[　]	[　]	[　]
64.醒得太早						[　]	[　]	[　]	[　]	[　]
65.必须反复洗手、点数目或触摸某些东西						[　]	[　]	[　]	[　]	[　]
66.睡得不稳、不深						[　]	[　]	[　]	[　]	[　]
67.有想摔东或破坏东西的冲动						[　]	[　]	[　]	[　]	[　]
68.有一些别人没有的想法或念头						[　]	[　]	[　]	[　]	[　]
69.感到对别人神经过敏						[　]	[　]	[　]	[　]	[　]
70.在商店或电影院等人多的地方感到不自在						[　]	[　]	[　]	[　]	[　]
71.感到做任何事情都很困难						[　]	[　]	[　]	[　]	[　]
72.一阵阵恐惧或惊恐						[　]	[　]	[　]	[　]	[　]

姓名：		性别：		年龄：		病室：		研究编号：		
病历号：			评定日期：					第 次评定		
						没有	很轻	中等	偏重	严重
73.感到在公共场合吃东西很不舒服						[　]	[　]	[　]	[　]	[　]
74.经常与人争论						[　]	[　]	[　]	[　]	[　]
75.单独一人时很紧张						[　]	[　]	[　]	[　]	[　]
76.认为别人对您的成绩没有作出恰当的评价						[　]	[　]	[　]	[　]	[　]
77.即使和别人在一起也感到很孤单						[　]	[　]	[　]	[　]	[　]
78.感到坐卧不安、心神不定						[　]	[　]	[　]	[　]	[　]
79.感到自己没有什么价值						[　]	[　]	[　]	[　]	[　]
80.感到熟悉的东西变成陌生或不像是真的						[　]	[　]	[　]	[　]	[　]
81.大叫或摔东西						[　]	[　]	[　]	[　]	[　]
82.害怕在公共场所昏倒						[　]	[　]	[　]	[　]	[　]
83.感到别人想占您的便宜						[　]	[　]	[　]	[　]	[　]
84.为一些有关"性"的想法很苦恼						[　]	[　]	[　]	[　]	[　]
85.您认为应该因为自己的过错而受到惩罚						[　]	[　]	[　]	[　]	[　]
86.感到要赶快把事情做完						[　]	[　]	[　]	[　]	[　]
87.感到自己的身体有严重的问题						[　]	[　]	[　]	[　]	[　]
88.从未感到和其他人很亲近						[　]	[　]	[　]	[　]	[　]
89.感到自己有罪						[　]	[　]	[　]	[　]	[　]
90.感到自己的脑子有毛病						[　]	[　]	[　]	[　]	[　]

　　SCL-90 症状自评量表含有 90 个项目，分为 10 大类，即 10 个因子。10 个因子的定义及所含项目为以下几项。

　　(1)躯体化(反映主观的身体不适应)：包括 1、4、12、27、40、42、48、49、52、53、56、58 共 12 项。

　　(2)强迫症状：包括 3、9、10、28、38、45、46、51、55、56 共 10 项。

　　(3)人际关系敏感：包括 6、21、34、36、37、41、61、69、73 共 9 项。

　　(4)忧郁：包括 5、14、15、20、22、26、29、30、31、32、54、71、79 共 13 项。

　　(5)焦虑：包括 2、17、23、33、39、57、72、78、80、86 共 10 项。

　　(6)敌对：包括 11、24、63、67、74、81 共 6 项。

　　(7)恐怖：包括 13、25、47、50、70、75、82 共 7 项。

　　(8)偏执：包括 8、18、43、68、76、83 共 6 项。

　　(9)精神病性：包括 7、16、35、62、77、84、85、87、88、90 共 10 项。

　　(10)其他(反映睡眠及食欲)：包括 19、44、59、60、64、66、89 共 10 项。

　　2.SCL-90 症状自评量表的应用

　　(1)评分标准：每项采用 5 级评分制。

　　1分(无)：自觉无该项症状。

　　2分(轻度)：自觉有该项问题，但发生得不频繁、不严重。

3 分(中度):自觉有该项症状,其严重程度为轻到中度。

4 分(相当重):自觉有该项症状,其程度为中到严重。

5 分(严重):自觉有该项症状,频率与程度都十分严重。

凡是自认为没有症状的,都可记 1 分,没有反向评分项目。

(2)判断标准。①总分:将 90 个项目的各单项得分相加便得到总分。总均分=总分/90。总的来说,患者的自我感觉总是介于总均分(1～5 分之间)的某个分值上。阴性项目数:表示患者"无症状"项目有多少。阳性项目数:表示患者在多少项目中呈现"有症状"。阳性症状均分=(总分-阴性项目数)/阳性项目数,表示有"症状"项目的平均得分,可以看出该患者自我感觉不佳的项目范围内的症状,究竟严重到什么程度。例如:某患者总分 130 分,阴性项目为 24,阳性项目则为 90-24=66,阳性症状均分=(130-24)/66=1.61,即阳性症状较轻。②因子分:SCL-90 有 10 个因子,每一个因子反映患者某一方面的情况,因此,因子分可了解患者症状分布的特点及其病情的具体演变过程。因子分=组成某一因子各项目的总分/组成某一因子的项目数。例如:某患者偏执因子各项得分之和为 18 分,偏执因子的总项目为 6 项,所以,其偏执因子得分=18/6=3,这位患者的偏执因子是 3 分,处于中度水平。

(二)汉密尔顿抑郁量表

1.汉密尔顿抑郁量表的内容

汉密尔顿抑郁量表是由汉密尔顿编制。本量表是经典的抑郁评定量表(属于他评量表,见表 11-4),包括 24 条目,方法简单,标准明确,容易掌握。

表 11-4　汉密尔顿抑郁量表(HRSD)

项目	得分					项目	得分			
1.抑郁情绪	0	1	2	3	4	13.全身症状	0	1	2	
2.有罪感	0	1	2	3	4	14.性症状	0	1	2	
3.自杀	0	1	2	3	4	15.疑病	0	1	2	3
4.入睡困难	0	1	2			16.体重减轻	0	1	2	
5.睡眠不深	0	1	2			17.自知力	0	1	2	
6.早醒	0	1	2			18.日夜变化	0	1	2	
7.工作和兴趣	0	1	2	3	4	19.人格或现实解体	0	1	2	3
8.迟缓	0	1	2	3	4	20.偏执症状	0	1	2	3
9.激越	0	1	2	3	4	21.强迫症状	0	1	2	
10.精神性焦虑	0	1	2	3	4	22.能力减退感	0	1	2	3
11.躯体性焦虑	0	1	2	3	4	23.绝望感	0	1	2	3
12.胃肠道症状	0	1	2			24.自卑感	0	1	2	3

2.汉密尔顿抑郁量表(HRSD)的应用

(1)评分标准:采用 5 级评分(0～4 分)。

0 分(无):自觉无该项症状。

1 分(轻度):自觉有该项问题,但发生得不频繁、不严重。

2 分(中度):自觉有该项症状,其严重程度为轻到中度。

3 分(重度):自觉有该项症状,其程度为中到严重。

4 分(严重):自觉有该项症状,频率与程度都十分严重。

(2)判断标准:对照标准算出分数,<8 分,无抑郁;>20 分,轻度或中度抑郁;>35 分,严重抑郁。

(褚冉冉)

第十一节　血液透析患者精神异常的防治

透析患者出现的精神异常临床上多为反应性精神病,属于心因性精神疾病的范畴,与单纯的心理障碍有所不同,它以精神异常为主,多由剧烈持久的精神紧张或精神创伤直接引起。临床上常见于刚被确诊为尿毒症、即将接受透析治疗或透析治疗初始不顺利的患者。主要表现为起病比较突然,多发生在存在个性缺陷(胆怯、敏感等)或神经类型偏弱(神经症的个性特点)的患者,症状常反映精神刺激的内容,一旦消除了精神刺激或引起发病的处境有了改变,并给予适当的治疗,精神状态通常可以恢复正常,预后良好且不易复发。

一、发病机制

按照巴甫洛夫学派的观点,急遽强烈的刺激作用于高级神经活动过程,可以引起兴奋、抑制或灵活性的过度紧张及相互冲突;中枢神经系统为了避免进一步的损伤或"破裂"则往往引起超限抑制,而在抑制过程的扩散过程中,中枢神经系统低级部位的功能,包括一些非条件反射,就会脱抑制而释放出来,这样就产生了大脑皮质与皮质下活动相互作用异常的各种形式。在临床上可表现为不受意识控制的情绪变化、无目的的零乱动作和原始性反应;由于抑制扩散的深度和广度不同,患者可出现不同程度的意识障碍或呈现出木僵状态;临床上也的确可以经常看到患者先表现为兴奋过程增强,而后转向抑制状态;超强刺激还可激发大脑皮质的惰性兴奋灶,这就是幻觉和妄想发生的病理基础;网状结构上升激活系统功能亢进对皮质兴奋灶的形成,也起着一定的作用。一般认为遗传因素对反应性精神病的发生没有重大作用,根据北京安定医院的资料分析,有精神病家族史者占 29%,其中以患者的父母及兄弟姐妹多见,这是否意味着反应性精神病有遗传素质的倾向,尚有待于做进一步研究。

二、临床特征

大多数尿毒症患者发生反应性精神病有一个逐渐形成的过程。一般多在知道自己患尿毒症这个事实后 1~3 周发病,其前常有烦躁不安、苦思冥想、焦虑难眠、不能自制等情况存在;少数患者呈急性起病或在即将开始做透析前 1~2 天发病,也有个别患者在透析数月、数年后发生。

临床上可分为以下四种类型。

(一)反应性意识模糊状态

在国外文献中,常用"confusion"(混乱)或"amentia"(错乱)一词来描述这种状态,它是一种轻度的意识障碍,急性起病中比较常见。通常这一状态持续时间较短,学者体会,如给予适当治疗,一般 1 周左右即可恢复正常。患者清醒后可有片段回忆,似有大梦一场的感觉。主要表现:①迷惑、注意力涣散及定向力障碍(尤其对时间的定向力),似处于从睡眠到清醒的过渡状态中;

②患者的自我意识往往保持良好,可出现幻觉,但较简单,不像在症状性精神病所见到的那样生动和鲜明;③言语零乱,条理性差,有时令人难以理解,更为突出的是表情紧张或恐惧,言语不连贯,表现茫然;④动作杂乱而无目的性,或运动性不安,可见冲动性行为;⑤意识障碍的程度极易波动,有时表现为安静合作,有时则兴奋不安,难以接触。

(二)反应性兴奋状态

这一类型病程较短,多数在1周左右恢复正常。主要表现:①精神运动性兴奋,哭笑无常、言语错乱,但定向力基本存在;②有时可类似躁狂状态,并有打人毁物现象;③有的患者先表现为一过性木僵,后转入兴奋状态,此时可出现轻度意识障碍,到处乱走,或做出一些无意义的动作;④可有幻觉、错觉体验和妄想症状。

(三)反应性木僵状态

这一类状态比较少见。主要表现:①表情呆木,僵住不动,患者可长时间呆坐或卧床不起,甚至对痛觉刺激也无反应,终日缄默少语,毫无情感反应,难以交谈;②一般历时短暂,通常为几小时,长者1~2天恢复正常或转入意识模糊状态。

(四)反应性抑郁症

本型在维持性血液透析患者中比较常见,尤以中年以上的患者为多,男女差别并不明显。主要表现:①情绪低落、唉声叹气、焦虑苦闷、自责自卑,甚至产生生不如死的绝望念头;②对疾病的痛苦体验不因时过境迁而冲淡,常触景生情、伤心落泪;③由于情绪的影响,入睡困难或易为噩梦惊醒;④患者常主诉疲乏无力、不思饮食及躯体不适等。

三、诊断

有人片面地把凡在起病中有精神因素(特别是负性情绪)参与的疾病,均诊断为反应性精神病,尤其容易与心理疾病混为一谈,以至造成诊断上的扩大化。为此有必要拟出下列4条作为本病的诊断标准。

(1)发病由明显的精神刺激所引起,这一刺激对于患者来说具有一定强度,甚至是难以忍受的。

(2)起病在时间上与精神刺激有密切关系。

(3)精神症状在内容上围绕着创伤性体验及其处境,并伴有相应的情感反应,一般无荒唐离奇的思维内容。

(4)通常病程不长,改变环境及接受适当的治疗后可较快地恢复正常。

四、治疗

本病的治疗应以精神治疗为主,配合必要的药物治疗,并针对不同的临床表现采取恰当的综合治疗措施,预后是良好的。

(一)精神治疗

有学者认为,精神治疗一定要因人而异,缓急并重,对个别患者甚至可采取暂时回避的方法(安排家属陪住并提供必要的医疗监护),通常可以有较好的临床效果。具体做法:①采用向患者多解释、安慰和保证等方法,向患者分析并指出如何对待发病的精神刺激,如何正确对待和处理现实生活中的各种困难;②详细讲明尿毒症及透析治疗的本质,解除顾虑,充分调动患者的主观能动性;③同时做好家属工作,争取社会支持,促使病情向有利的方面转化。

(二)药物治疗

首先要保证患者充足的睡眠,对具有焦虑不安、心烦不眠的患者,通过延长生理睡眠,可以加强内抑制过程,使弱化的高级神经功能得以恢复,从而调节整个大脑的功能状态。常用的药物有安定、地西泮、多美康、百忧解等,并可根据患者的个体情况做相应处理。具体做法如下。

(1)对表现为兴奋、幻觉及妄想症状的患者,可给予氯丙嗪、奋乃静、氟哌啶醇等药物,用中等治疗量即可,如奋乃静 2～4 mg,3 次/天,口服;或氟哌啶醇 1～2 mg,3 次/天,口服;或 5 mg,肌内注射,效果肯定。

(2)对兴奋、激动严重者,可给予氯丙嗪 25～50 mg,肌内注射,1～2 次/天。

(3)对不能主动进食的患者,如木僵和抑郁状态的患者,应注意给予鼻饲或输液,以保证必要的营养支持。

(褚冉冉)

第十二节　血液透析患者的健康教育

一、健康教育的目的

透析患者和其他慢性疾病患者一样需要在日常生活中进行自我管理,改变以往的生活方式以适应透析治疗。血液透析需要每周 2～3 次,9～15 小时的治疗时间。不仅是患者自身,也需要其家人的配合,共同改变以往的生活方式。因此,作为护理人员,对患者及其家属进行宣教,使他们获得透析治疗所需的知识及技术,是十分必要的。

二、健康教育前的评价

(一)对患者的评价

进行健康教育前应首先对患者的个人情况进行评价。通过把握患者目前的情况,以提供适用于不同患者进行自我管理所需要的知识。一般应评估患者的身体状况、情绪状况、心理社会状况以及目前为止已掌握的知识,进而选择适合的宣教方法,具体见表 11-5。

(二)影响患者自我管理能力的因素

患者需要在透析治疗的同时不断调整自身状况以适应新的生活。有些因素影响着患者自我管理能否顺利进行,这些因素包括环境因素和个体因素,如患者的身体状况、对透析治疗的接受程度、包括家人在内的社会支持系统等。具体因素见表 11-6。

表 11-5　透析患者健康教育前的评价项目

评价项目	评价内容	收集信息
身体状况	发病以来疾病的控制情况	现病史、既往史
	目前疾病的状况	症状、体征
	有无并发症及其程度	由并发症引发的身体障碍(如糖尿病、脑血管疾病等)
	机体功能障碍的程度	实验室检查结果

续表

评价项目	评价内容	收集信息
		视力、听力、语言、知觉、行动等
		治疗方法及内容
		透析条件,透析中的状况(血压、症状、体重增加等)
		活动度,透析疗法,饮食,药物,内瘘,并发症(心血管疾病、糖尿病等)等处置
情绪状况	接受治疗及学习的意愿	是否不安、抑郁,是否拒绝透析
	疾病的接受过程,目前所处阶段	对身体和疾病关心的内容
	健康观、自我观、疾病观	社会责任的变化
	人际关系	经济状况
心理社会状况	患者的目标	年龄、性别
	理解力(阅读、书写、计算)	家庭构成、职业、地位、生活计划
		每天的行动计划
		阅读能力
已掌握的知识	以往学习的知识、技能	目前为止对有关肾功能不全、透析治疗所了解的知识、技术
	正在实施的康复计划	患者陈述的康复经验
	新学习的知识、技术等	与专家的交流
	医学专业术语的理解程度	
	患者希望的宣教方法,视觉(电视、图片、阅读)、听觉(交流、听录音等)	

表 11-6 影响患者自我管理能力的因素及原因

评价项目	原因	内容
充分透析	身体状况	
	肾功能	尿毒症引发的症状、并发症
	心功能	血红蛋白、尿素氮、血肌酐及血钾
	贫血	血压是否稳定
	骨、关节疾病	内瘘的状况
	内瘘	血液透析次数、透析时间、透析器
	末梢血管障碍	体力
	透析中的状态	
	有无并发症	
自我管理行为	透析接受情况	
	对疾病(透析疗法)的接受程度	接受程度,适应阶段(不安、抑郁、是否接受透析)
	饮食管理	有无活动的限制(听力、视力、知觉、步行)
	用药管理	透析过程是否顺利
	内瘘管理	饮食方式,血钙、血磷、血钾值

评价项目	原因	内容
		水、盐的摄取方式,体重增加率
		服药状况
		内瘘有无闭塞、出血、感染,内瘘的观察
环境因素	家庭构成	家庭、高龄患者、独居
	居住环境	有无来自家庭的援助
	家庭以及社会支持	经济保障(经济状况、保险的种类)
	信息源	住院方式(住院时间、有无陪护)
	社会资源	人际关系
个人原因	宗教	年龄
	兴趣	职业、职位、对职业的责任及兴趣
	社会责任	对自身的接受
	自我管理知识	社会生活
		自我照顾能力
		宗派
		原有的知识、技能
		患者的康复经验
		宣教内容
		宣教后的生活规划

三、健康教育指导

血透患者只有具备良好的身心状态,进行有效的自我管理,才能保证良好的生活质量,护理人员对此担负着重要的责任。

(一)诱导期的自我管理指导

患者从保守治疗进入到透析治疗,护理人员首先应全面评价患者的身心状况,从而制定出具体的宣教计划。对于诱导期的患者,宣教的目标是让患者了解自我管理的重要性,改善患者的身体状况,通过心理护理使患者尽早接受透析治疗,改变原有的生活方式,适应透析生活。

1.健康教育指导的内容

(1)持续透析:为使透析治疗顺利进行,在诱导期需要让患者了解肾功能不全的相关知识、血液透析原理及其必要性。为更好地提高透析治疗的效果,需要患者进行自我管理(充分透析、合理饮食、适当运动、预防感染、排便)等。同时应指导患者学会读取实验室检查结果、预防并发症(贫血、血钙的代谢异常、感染、糖尿病)的发生,一旦发现异常与医院进行联系,并指导患者日常生活中的注意事项。

(2)水分和饮食管理:主要包括以下两点。

透析饮食的制定方法:透析饮食的制定原则是维持和促进健康、保证摄入平衡。具体要点如下:①营养平衡、优质的食物。②适当的热量。③必要的蛋白质(不要摄入过量)。④控制水分。⑤禁食含钾食物。⑥禁食含磷食物。

告知患者如水、盐摄入过量易导致心功能不全、脑出血；热量摄入过多易出现高脂血症、动脉硬化；血钙、血磷摄入不平衡易引发甲状旁腺功能亢进症。①水盐的摄入方法：每次血液透析过程中，脱水量最好控制在体重的 5% 以内。告知患者如果透析期间体重增加过多，易增加心脏、血管的负担，体液过多导致高血压、心功能不全等并发症。此外，体重增加过多时，透析中可出现脱水困难、体力下降等问题。②钾的摄入方法：由于肾功能不全使钾不能在尿中排泄，因此如果钾摄取过量，易引发猝死等危险。指导患者每天钾的摄取量最好是 1 500～2 000 mg。③磷的摄入方法：蛋白质含量多的食物，磷的含量也比较高(1 g 蛋白质，含磷 12～14 mg)。指导患者不要过量摄取蛋白质含量多的食物，最好应用食品成分表选择食物。

(3)药物管理：①慢性肾衰竭患者因肾功能减退，药物排泄受阻，药物血浓度增高，半衰期延长，需调整用药剂量及用药间隔时间，尽量避免使用对肾脏有毒性作用的药物，如庆大霉素等。②透析可丢失水溶性维生素，故需补充叶酸、B 族维生素、维生素 C，但不能过量。补钙药应含服或嚼服，同时适当补充维生素 D，并监测血钙浓度。③大多数血液透析的患者常伴有高血压。高血压主要是由水、钠潴留引起的。通过透析清除多余的水分，纠正高钠后，血压会得到控制。但也会有部分患者尽管通过充分透析和超滤，血压仍持续升高，透析期间需服用降压药来控制血压。指导患者正确有规律地服用降压药，不得随意增减、不可自行停药；教会患者及家属自己测量血压，同时测量卧位、坐位和立位血压，防止直立性低血压；体位改变时动作尽量缓慢，防止直立性低血压的发生；透析前和透析中减少或停用降压药，以避免透析中低血压和透析后的直立性低血压；每天监测血压至少 2 次，做好记录；在服药过程中如出现不良反应，及时通知医师进行处理。④有贫血者定期注射促红细胞生成素，并注意药物不良反应的观察，每月复查血常规，口服铁剂如硫酸亚铁等，宜饭后 30 分钟口服，以减少胃肠道反应。同时忌饮浓茶，以免影响药物吸收。服药过程中如出现不良反应，及时通知医师进行处理，避免不良反应发生。⑤从肾脏排泄的药物(如 H_2 受体阻滞剂等抗溃疡药物等)，因在体内停留时间较长，为防止药效过量，应减少药量。⑥易被透析清除的药物(如头孢类药物)，原则上应该在透析后服用或注射。⑦患者应了解目前口服或注射药物的用途、作用、服用方法、不良反应以及注意事项等。

(4)内瘘管理：内瘘是维持性血液透析患者的生命线，为了保持内瘘能长久的应用，应防止发生闭塞、狭窄、感染以及出血。一旦出现问题，透析治疗就不能顺畅进行，进而导致透析不充分。因此，应指导患者了解内瘘对于患者的意义及其重要性，学习自我观察要点以及透析后的止血方法等。

2.健康教育方法

(1)持续透析：①相对于说明书这类的文字说明，图片或照片、录像带、模型、实物等能更加贴近现实。为让患者更好地理解血液透析疗法，可以让其观看透析管路、透析器以及透析膜断面的实物，以减少恐惧感，增进理解。②让患者熟悉各项实验室检查的正常值，便于自我管理。③为预防和早期发现并发症，可以应用各种宣传手册加深患者的认识，同时也可让一些自我管理较好的患者介绍经验。④对于刚刚开始透析治疗，身体状态调整不佳或对疾病尚未完全接受的患者，此时可能并不能马上进行自我管理。护理人员切忌向患者介绍过多的知识，以免增加负担，仅提供 1～2 个重要的信息即可。可以告诉患者所谓的自我管理是指患者能够对自身情况进行观察和判断。此外介绍一些患者感兴趣、关心的事情，注意在宣教的时候应注意与患者的个人情况相结合。

(2)水分和饮食管理：①对患者进行饮食指导，最好能连同营养师一起进行。②平衡的饮食应该是有效控制水和盐,不过量摄入钾和磷。③可以通过宣传手册、录像带等形式让患者了解食品种类及成分。④告知患者每摄入 1 g 盐能使 100 mL 的水贮存在体内。为加深印象,可以让患者观看血管内充满水时的照片,并比较正常时和心功能不全时胸部 X 线,以增加患者的感官认识。

(3)药物管理:①应该让患者记住正在服用的口服药和透析中应用的注射药物的药品名、作用以及不良反应,还应告诉患者为达到最佳药效必须按照规定的方法服药。②提醒患者把正在服用的其他科室的处方药和保健食品等告诉护理人员。③有些患者会根据以往的习惯进行服药,所掌握的知识可能是不完全正确的,因此护理人员应对患者了解的知识进行评估,对缺乏的部分进行补充说明,对错误的部分给予修正。

(4)内瘘管理:①可以让患者看内瘘的图片或照片,举例说明内瘘管理的重要性。②指导患者了解内瘘的部位、走行,用手触摸内瘘搏动,用耳倾听内瘘的范围和强度。③指导患者每天观察内瘘血管的紧张度、弹性等,防止发生闭塞、感染、出血等异常情况,一旦发现异常,应马上和医院取得联系。④宣教时应注意根据患者的实际情况来进行,避免使用专业术语,多用一些患者能理解的语言。

3.健康教育技术

(1)测量体重:向患者说明为达到水、盐管理的意义,做到每天测量体重,告知透析前后测量体重的意义,并强调如果测量错误可能出现透析不充分、脱水过量进而导致心功能不全和低血压。

(2)测量血压:测量血压是自我管理的项目之一。护理人员应向患者说明通过血压测量可以及时观察到水盐管理的效果、降压药或升压药的药效。患者应该掌握血压的正常值和测量方法,护理人员在指导患者进行血压测量时,可让其反复练习,并提醒患者血压出现异常时一定和医院取得联系。

(3)观察内瘘:为预防内瘘出现闭塞等情况,应每天进行观察。教会患者沿着血管的走行进行触摸、利用听诊器听取血流声音。了解正常的声音以及血管搏动的范围。

(4)做观察笔记:指导患者每天做观察笔记,记录的内容包括血压值、身体状态、自我感觉、身体调整状况、与医务人员交流后获得的信息、日常情况等。

(5)健康教育要点:①掌握正确的方法,护理人员进行指导的时候,先演示正确的方法,让患者进行观看,然后让患者来做,进行观察,对错误的地方进行纠正。通过反复的练习逐渐掌握正确的操作方法。②模仿正确的行为,模仿是提高学习效果的重要方法。为了使患者掌握正确的行为,指导者应注意每次进行演示时都应一致,不应有不同,这样才便于患者进行模仿。③减少操作错误,告知患者在测量血压和体重时,如操作不规范,可能出现错误的结果,应尽量减少操作失误。

4.心理、社会指导

(1)慢性肾衰竭患者因病难愈,需长期透析治疗并负有沉重的经济负担。患者易产生悲观、失望、焦虑、抑郁的情绪和逆反行为,对治疗信心不足。作为护理人员,首先对患者深表同情,充分认识了解患者的心理要求,态度和蔼、热情、认真,操作熟练准确,获得患者与家属的信赖。重视与患者家属沟通,取得家属的支持。根据患者不同的实际给予鼓励、帮助、提供相关忠告、咨询与支持,适当解释情绪对病情的影响,做好疏导工作,有计划地使患者了解透析的原理、疗效、血管通路的保护、控制导致疾病加重的危险因素及合适的生活方式和稳定的情绪对恢复健康的重要性等。鼓励患者树立乐观向上的思想,保持精神愉快,以最佳的身心状态接受治疗。

(2)当患者出现愤怒、悲伤的感情时,护理人员应鼓励患者记录下自己的心理反应,或者与医护人员进行交流。护理人员应多创造与患者交流的机会,帮助患者度过心理危机。如果出现了不能解决的心理问题,应适当请教心理专家进行援助。

(3)如果是社会因素,如原有的社会义务无法履行,或由于住院给家人带来了麻烦,或者是由于住院环境、经济状况、医保手续等方面的问题而造成的困难,都可能给患者带来影响。针对具体原因提供相关的信息给患者,并注意为患者争取来自社会支持系统的援助。

(4)护理人员应特别关注高龄患者和由于并发症而影响日常生活的患者。

(5)有些患者因担心治疗无法继续履行自己的社会责任(工作、家庭和学业),体力无法从事重体力劳动而产生忧虑,这时可以适当向患者提供腹膜透析或肾移植等方面的信息,便于患者结合自身情况进行选择。

5.对患者家属的健康教育

作为透析患者的家属,应做好与患者的治疗和疾病长期相处的精神准备。护理人员应指导家属正确的理解疾病和透析治疗,指导其作为协助者,多给予患者必要的、长期的援助。

(1)宣教内容和方法:在对家属进行宣教时,一般应和患者共同进行,护理人员应制定包括宣教次数、时间、内容和方法等内容的具体计划,便于操作。

(2)慢性肾功能不全和透析疗法:向患者的家属及周围人说明患者一旦出现慢性肾功能不全就应做好终身依靠血液透析维持生命的准备,家人应给予长期的援助。

(3)协助饮食管理:患者家属应该和患者共同学习透析饮食的原则。在饮食制作上多下功夫,因为只有家人的参与与支持才能保证饮食疗法的正确实施。

(4)协助用药管理:告知家属患者目前正在应用的药物的品名、作用、服用方法,当药物变化、停药以及出现不良反应等情况时,能及时发现。如患者不能与医师进行有效沟通时,家人应积极与医院取得联系,进行详细说明。对于个别不能有效进行体重管理、血压管理和用药管理的患者,护理人员应向家属进行详细的介绍,提醒家人做好监督。

(5)协助内瘘管理:护理人员应指导家属了解内瘘的意义、重要性,出现异常时学会如何应对,必要时应与医院进行联系。

(6)观察日常生活行动:家属在日常生活中应注意观察患者的身体变化、体重、血压、实验室检查结果,并协助记录观察笔记,便于为医务人员提供相关信息。

(7)社会资源的利用:由于患者长期进行透析治疗,给家庭带来了一定的经济负担。护理人员应该向家属介绍医疗保险、商业保险等信息。长期透析治疗也会给家属带来影响,出现心理、社会等方面的问题,护理人员应给予关注,并给予必要的援助。

(二)维持期患者的健康教育

维持期是指患者在诱导期之后病情趋于稳定,能正确对待疾病和治疗、能进行自我管理的阶段。

1.健康教育内容和方法

(1)持续透析:①为使透析治疗顺利进行,指导患者了解充分透析的意义、体重和血压管理的重要性、如何根据实验室检查结果判断健康状态以及如何预防并发症等。②有效利用透析记录、实验室检查结果、观察笔记的内容,制定出保证患者充分透析的计划。③医院方面,可以成立患者联谊会促进患者之间的经验交流,通过印制透析手册宣传相关知识。④提醒患者学会判断异常情况,以及出现时应尽早和医院取得联系。

(2)水分和饮食管理:饮食管理中,要特别留意患者的自我管理记录、实验室检查结果、透析中的状态。对于自我管理较为困难的患者,不能单纯地进行鼓励,应注意与患者多沟通,以了解具体的原因,给予有针对性的指导。

(3)药物管理:了解患者目前正在使用的药物并观察其服药的方法是否正确等。

(4)内瘘管理:指导患者了解有关内瘘的种类、血管的走行、长期使用者的观察要点等知识,并了解患者是否进行正确的自我观察。

(5)适当的体育锻炼:大多数维持性血透患者对运动知识缺乏了解,害怕运动会加重病情。为提高患者的日常生活活动能力(ADL),要注意调整适合自身的活动量。医护人员在为患者做透析治疗时,应向其宣传正确的体育运动方法及适当运动的益处。对于长期透析患者来说,除了规律透析、合理膳食外,加强运动锻炼,不但可以增强肌力、改善心功能、改善全身机体状态,使透析更加充分,还可以转移患者的注意力,缓解抑郁、焦虑等不良情绪。患者由于贫血、营养不良、血管疾病等限制了疾病的耐受力,运动应在控制血压、纠正贫血及心力衰竭的情况下进行。锻炼的原则:早期、渐进、维持、综合,以有氧运动为主,每次运动 30 分钟左右,不可过长,4~6 次/周。锻炼项目:如散步、跳绳、骑自行车、练气功、打太极拳等,以出现轻度气喘、疲乏及出汗为运动充分的标准,禁止剧烈运动。

2.心理-社会等因素的指导

透析治疗过程中,患者常由于透析并发症伴有的躯体不适、对预后的担心、对家庭关系的担忧、对经济的忧虑、需要不断往返于医院而带来的困难而出现各种心理、社会等方面的问题。为此,护理人员在不断改善患者躯体症状的同时,应留心观察患者日常生活中的烦恼,建立良好的护患关系,与患者进行有效的交流。

有关心理、社会方面的指导目标是使患者在接受透析治疗的同时还能担负工作和家庭的责任。

有些患者,由于运动功能、心功能以及视力等方面的障碍而导致日常生活活动能力(ADL)下降;有些患者由于容貌的变化、依赖家人以及原有社会责任的丧失等原因出现自卑等情绪。对于这些患者,作为护理人员,应对其经济能力、社会支持、患者心理等进行深入研究,充分了解患者目前所面临的困难,给予有效地援助,扩大患者的活动范围。

四、健康教育评价

对健康教育效果进行评价时,护理人员可以通过观察法、问卷调查法、陈述法、模拟练习等形式来了解患者对相关知识的掌握情况。此外,还可以通过患者的体重增加率、血压是否平稳、血钾和血磷是否正常等来了解其水分和饮食管理的情况。此外还应评价患者的用药管理、内瘘管理等方面的能力。

对血液透析患者的健康教育,是提高患者自我管理能力的途径,而建立一个以患者为主体的学习环境是十分重要的。它需要护理人员对患者已有知识、经验以及实际生活等方面进行正确、全面的评价,在此基础上结合患者的具体情况,制定出合理的宣教计划,有步骤地进行。

(褚冉冉)

第十三节 小儿患者血液透析技术与护理

一、适应证

(一)急性肾衰竭

利尿剂难治的液体超负荷导致高血压或充血性心力衰竭,高分解状态或因为支持循环需要大量肠外补充液体,以上情况合并持续少尿状态时需要透析。

(二)慢性肾衰竭

小儿慢性肾衰竭的年发病率为(2~3.5)/100 万人口,病因与第一次检出肾衰竭时小儿的年龄密切相关,5 岁以下的慢性肾衰竭常是先天性泌尿系统解剖异常的结果;5 岁以上的慢性肾衰竭以后天性肾小球疾病为主。对慢性肾衰竭来说生化指标的改变比临床症状更重要,当小儿肾小球滤过率为 5 mL/(min·1.73 m^2)时,相当于年长儿童血浆肌酐 884 mmol/L。慢性肾衰竭小儿透析指征见表 11-7。

表 11-7　慢性肾衰竭小儿开始透析的指征

1.血肌酐:年长儿童>884 mmol/L,婴儿>442 mmol/L
2.血清钾>6.0 mmol/L
3.CO_2CP<10 mmol/L 或血磷>3.23 mmol/L
4.药物治疗难以纠正的严重水肿、高血压、左心衰竭
5.保守治疗伴发严重肾性骨病、严重营养不良及生长发育迟缓者

凡具备以上任何一项都应开始透析,有条件时尽量提前建立动静脉内瘘,早期、充分透析可以预防出现严重并发症(如左心衰竭、致死性高血钾、心包炎等),也有助于纠正营养不良及生长发育迟缓。

二、小儿血液透析特点

近 10 年由于血液透析新技术的应用使小儿血透更加安全,如血管通路的建立、专用的小儿透析材料和设备等,但是在不同国家和地区之间,小儿透析的开展还是有很大的差距。

(一)血管通路

良好的血液通路是小儿血液透析的关键。由于小儿透析患者血管细,不好合作,建立有效的血管通路是血透成功的关键。

1.经皮穿刺中心静脉置管

目前小儿临时血透血管通路以经皮中心静脉穿刺插管为主,穿刺部位常用股静脉、颈内静脉及锁骨下静脉,婴幼儿多选用穿刺技术简便又安全的股静脉,如缺点是限制患儿活动,并易发生感染,因此导管留置时间不宜超过 1 个月,较大儿童如能够合作可选择颈内静脉或锁骨下静脉,此方法不影响患儿活动,导管留置时间较长,可达 3 个月,但穿刺技术要求高,要求患儿能够很好地配合,此时可考虑应用短效的静脉麻醉剂,并发症为误穿动脉、误穿腹膜等。

2.动静脉内瘘

动静脉内瘘用于需慢性血透的患儿,最常用的部位是上肢的桡动脉与头静脉。体重 5～10 kg 的小儿可利用大隐静脉远端和股动脉侧壁建立隐静脉袢内瘘,血管条件差者可行移植血管建立动静脉搭桥。由于小儿血管细,常需要应用显微外科技术建立动静脉内瘘,术后内瘘成熟期应足够长(1～6 个月),在成熟期内患儿应在医护人员指导下做一些有助于扩张血管的锻炼。过早使用动静脉内瘘易发生血肿或假性动脉瘤。

(二)透析器及血液管道

选择透析器型号和血液管道容量依据患儿年龄和体重的不同而有所差异。透析器和血液管道总容量不应超过患者总血容量的 10%,小儿血容量约为 80 mL/kg,即透析器和血液管道总容量不应超过体重的 8%,最好选用小血室容量和低顺应性透析器,如中空纤维型、小平板型,而具有大血室容量和高顺应性的蟠管型就不适合。为防止透析后失衡综合征,首次透析选择透析器的尿素清除率不超过 3 mL/(min·kg),以后的规律透析尿素清除率应在 6～8 mL/(min·kg)。一般情况下体重<20 kg 者选 0.2～0.4 m² 膜面积的透析器,20～30 kg 者选 0.4～0.8 m² 膜面积的透析器,30～40 kg 者选 0.8～1.0 m² 膜面积的透析器,体重超过 40 kg 者可选用成人透析器和血液管道。

小儿的血液管道容量为 13～77 mL,用直径 1.5～3 mm 的管道可限制血流量在 30～75 mL/min,如用大流量透析可选用短和直径大的管道,以减少体外循环血容量。

(三)血透方案设计

血透初期遵循频繁短时透析的原则,避免血浆渗透压剧烈改变。低蛋白血症患儿可在透析中输清蛋白 1～2 g/kg。

1.血流量

血流量 3～5 mL/(min·kg)。体重超过 40 kg 者可使血流量达 250 mL/min。

2.抗凝剂

常规应用肝素,首次用量 25～50 U/kg,维持量 10～25 U/(kg·h),透析结束前 30 分钟停用。低分子肝素平均剂量:体重低于 15 kg 者用 1 500 U,体重 15～30 kg 者用 2 500 U,体重 30～50 kg 者用 5 000 U。有出血倾向者应减少肝素用量或无肝素透析。

3.透析液

为避免醋酸盐不耐受,主张全部应用碳酸氢盐透析液,钠浓度 140～145 mmol/L,透析液流量 500 mL/L,婴幼儿血流量小,则透析液流量应减少到 250 mL/L。

4.透析频率

一般每周 2～3 次,每次 3～4 小时,婴幼儿因高代谢率和对饮食适应性较差,有时需每周透析 4 次或隔天透析,透析充分性指标应高于成人透析患者,建议维持 Kt/V 在 1.2～1.6。

三、小儿透析组织机构和人员设置

建议专为肾衰竭儿童设置肾病中心,包括小儿透析中心、儿科病房,透析中心除了成人透析中心应该配备的工作人员外,还应配备专门培训过的相应专业人员,如营养师、教师及心理医师等,这才能很好地控制小儿饮食等,也有助于纠正患儿的心理障碍。

四、血液透析的护理

（一）一般护理

（1）做好透析患儿的心理护理。医务人员穿着白色服装，每次透析都由护士做血管穿刺等，血液透析的不舒适及透析中没有家长的陪伴，这些往往使患儿感到恐惧、紧张，作为医务人员可以通过与透析患儿交谈，努力成为他们的朋友，用温柔的言语和娴熟的技能缓解患儿的恐惧、紧张的心理。通过做好生活护理，及时发现和满足患儿的需求，拉近与患儿的距离，提高患儿在透析过程中的依从性。另外，要做好患儿家属及年龄较大患儿的宣教工作，告诉他们疾病的相关知识，透析间期血管通路的护理及饮食控制的知识，以及自我护理对疾病预后的重要性。

（2）小儿一般选择容量控制型的透析机，以调节血流量和透析液流量，控制超滤量，降低透析失衡综合征和低血压的发生。应根据患儿的情况采用不同的透析处方，包括透析方式、透析液的温度和浓度。了解患儿的一般情况，如体重、年龄、血压、体温、有无出血倾向、有无并发症等，确定使用抗凝剂的种类及剂量，决定选用的透析器型号、超滤量及透析时间。回血时控制生理盐水的入量，以不超过 100 mL 为宜。

（3）患儿的血管条件较成人差，穿刺技术不佳可以引起血肿，诱发动静脉内瘘闭塞，加重患儿对血液透析的恐惧，不利于治疗。因此要求护士操作技术规范、娴熟，可以由资深的护士进行血管穿刺，做到"一针见血"，提高穿刺的成功率，有利于动静脉内瘘的成熟，并减轻患儿的恐惧心理。

（4）在透析过程中加强观察，包括：①穿刺处有无渗血；管道安置是否妥当，有无扭曲或折叠；②透析机运转是否正常；③管路内血液的颜色是否正常；④血流量是否正常；⑤血液、脉搏和体温情况。应经常询问患者有无抽筋、头痛、头晕和胸闷等不适。患儿年龄小，往往对不良反应敏感度较低，不能做到出现不适时及时告知医护人员，因此应通过对生命体征的密切观察，及早发现一些不良反应的早期征象，及时处理。

（5）对于有低蛋白血症的患儿，可以：①在透析过程中通过使用人血清蛋白或输注血浆提高血浆胶体渗透压；②对于严重低血压或严重贫血的患儿，可以增加预冲液量或使用新鲜血预冲体外循环系统，或在透析中使用升压药；③对于因体重增长过多使心脏前负荷过重或伴有急性肺水肿的患儿，应减少预冲液量；④对急性左心衰竭但不伴有高钾血症的患儿可以先行单纯超滤；⑤对合并高钾血症的患儿可以先用降钾药物，使高钾血症有所缓解，再行透析。

（6）保持呼吸道通畅，防止窒息。指导和督促患儿按时服药，定期注射重组人红细胞生成素，定期检查血液分析等各项检查。

（二）营养管理

小儿处于生长发育期，其代谢速度较成人快，活动量大，营养要求也高，但因疾病等原因，患儿食欲较差，且由于饮食控制使食物过于单调，加之透析丢失营养物质，因此患儿容易发生营养不良。因此可选择患儿喜爱的食物，经常变换烹饪方法，以保证患儿的营养需求。血液透析的患儿营养需求：优质高蛋白饮食，蛋白质摄入量为 1.0～1.2 g/(kg·d)，男性患儿热量摄入为 251 kJ/(kg·d)[60 kcal/(kg·d)]，女性患儿为 201 kJ/(kg·d)[48 kcal/(kg·d)]，要求其中 35% 来自碳水化合物。

（三）并发症及其护理

许多成人透析的远期并发症，如肾性骨营养不良、贫血、高血压、心包炎、周围神经病变等，也同样发生于慢性透析的小儿患者。因为小儿处于生长发育期,透析中低血压、失衡综合征、"干体重"的监测方面有其特殊性,且并发症中肾性骨营养不良和贫血的治疗尤其重要。此外慢性透析小儿还受生长发育迟缓、性成熟延迟、心理障碍的困扰等。

1."干体重"的监测

小儿自我管理能力较差,对水、盐不能很好限制,透析期间食欲不佳,常并发营养不良,加之处于生长发育时期,随年龄增加或肌肉增长等"干体重"都会随之变化,每次透析都应精确计算脱水量,防止容量负荷过高,在血透过程中实时监测血细胞比容可防止透析中血液下降,定期根据心胸比等有关指标确定"干体重",注意防止因脱水过多导致血压降低或脱水不足导致心力衰竭。

2.透析中低血压

小儿对血流动力学改变非常敏感,每次透析应遵循出水少于体重的 5%(婴幼儿<3%)或除水速度<10 mL/(kg·h)的原则。体重不足 30 kg 的患者,每周血透 3 次,每次 4 小时,65% 的病例出现循环衰竭、腹痛、恶心、呕吐等因急速除水引起的症状。体重 30 kg 以上的患者,只有20% 的病例出现这些症状。发生这些症状主要与除水有关,还与选用大血室容量透析器或血液管道有关。应非常仔细地观察透析当中生命体征,透析中最好配备血容量监控装置,回血时生理盐水不能过多(尽量不超过 100 mL)。当患儿血容量相对或绝对不足时,如重度贫血、低蛋白血症或较低体重(<25 kg),血透时没有相适应的小透析器而只能用较大透析器时,在透析前预冲血液或血制品(如血浆或清蛋白)于透析器和透析管道中可预防低血压的发生。透析中低血压的处理主要是输注生理盐水或清蛋白。

3.失衡综合征

若透析前尿素氮明显升高,超过 35.7 mmol/L(100 mg/dL)或使用大面积高效能透析器都易发生失衡综合征,常表现为头痛、恶心、呕吐或癫痫样发作,可静脉滴注甘露醇 1 g/kg,在透析开始 1 小时内滴入,其余在透析过程中均匀滴入,若频繁或大量使用,应注意其对残余肾功能的影响,也可提高透析液葡萄糖浓度。若透析前尿素氮超过 71.4 mmol/L 就应频繁短时间的透析。

4.心理和精神障碍

透析小儿不仅要接受长期依赖透析生存的现实,还要应付一些透析治疗带来的问题,如穿刺的疼痛、透析过程中的不适、饮食的限制、与同龄儿童的隔阂及死亡的恐惧等,这些常常导致小儿情绪低落、精神抑郁,加重畏食。鼓励这些儿童建立生活信心,需要心理医师、护士、家长及学校教师共同配合。对这类儿童更要强调生活质量,主张回归社会,尽可能参加体育运动,应帮助患儿合理安排透析时间,与同龄儿童一样入学校完成学业。

总之,在小儿透析过程中,早发现、早处理是防治血液透析急性并发症的关键。加强对患儿及家属的宣教工作,做好饮食管理及采用个体化透析,是防治远期并发症、提高透析患儿的存活率和生活质量的前提。医务人员高超的透析技术、穿刺技术在缓解小儿不良心理情绪方面起着至关重要的作用。

从长远观点看,终末期肾衰竭患儿长期血透并非上策,因为它对患儿生活质量影响较大,故在接受一段时间透析后最终应行肾移植。北美儿童肾移植协作组资料显示,12 岁以前肾移植有利于生长发育,13 岁以后肾移植未见预期的青春期加快生长,在青春期前进行肾移植有利于生长和性发育,与透析治疗比较,肾移植具有可以获得正常生活、较好职业的优点。

(周秀燕)

第十四节　老年患者血液透析技术与护理

血液透析疗法已成为治疗终末期肾脏病(ESRD)的有效措施。近年来透析人群中老年人比例显著增加,据欧洲肾脏病学会的报道,ESRD 进入透析治疗的患者平均年龄 56.8 岁,其中＞60 岁者占 52％。美国＞65 岁的透析患者已从 5％上升至目前的 42％。由于这一人群存在着与年龄相关的脏器组织学、功能及代谢的特殊性,老年终末期肾衰竭的治疗问题越来越引起人们的关注。

一、疾病特点

老年尿毒症患者并发症多,透析中的急性并发症以低血压、抽搐和心律失常为主,慢性并发症以心血管系统疾病、感染、营养不良、脑血管意外、恶性肿瘤和肾性骨病较常见,死亡原因主要为心血管疾病。

老年尿毒症患者在透析前大多伴有高血压、糖尿病、骨质疏松、心血管系统疾病、呼吸系统及消化系统疾病,因此在透析过程中容易发生低血压、抽搐和心律失常,有部分患者在透析过程中会出现腹痛,要警惕有无小肠坏死或腹腔感染灶。

维持性血液透析患者在透析前往往已存在营养不良,进行血液透析后,营养不良则更为明显,其中老年患者更为突出。患者由于对透析不耐受导致透析不充分,伴有糖尿病、胃肠道等慢性病,或使用某些药物引起不良反应导致患者厌食,蛋白质摄入不足;特别是透析不充分、微炎症状态、透析过程中各种营养物质的丢失及透析的不良反应等,这些都是引起营养不良的主要原因。长期的营养不良会使机体的免疫力降低,引起呼吸系统、泌尿系统的感染率上升。维持性血液透析的老年患者若由于上呼吸道感染诱发肺炎、高热,会使病情加重,使营养不良的状况变得更加严重,导致患者对血液透析不耐受,如此恶性循环,使患者死亡的危险性大为增加。

二、透析时机及血管通路的建立

对老年患者透析时机目前尚无一致看法,一般认为内生肌酐清除率＜0.17 mL/(s·1.73 m²)[10 mL/(min·1.73 m²)],或血肌酐浓度＞707.2 μmol/L 并有明显尿毒症症状(尤其有较明显的水、钠潴留,如明显水肿、高血压和充血性心力衰竭迹象),有较严重的电解质紊乱(如血钾＞6.5 mmol/L),有较严重的代谢性酸中毒(CO_2CP≤6.84 mmol/L)者,均应开始透析。

慢性肾衰竭老年透析患者,在透析前 4～6 周应安排行动静脉内瘘吻合术,使动静脉内瘘有充分的成熟时间,如需紧急透析而动静脉内瘘未建立,可以通过建立临时血管通路进行透析,如经皮静脉插管或直接进行血管穿刺。

三、血液透析的特点

(一)透析器

老年患者因疾病的特殊性,在透析中极易引起低血压、抽搐等不适,应尽量安排超滤稳定、有可调钠功能的机型。伴有心功能不全、持续性低血压者,应避免选择大面积、高通量的透析器,一般使用面积为1.2 m²的透析器。

(二)血管通路

建立合适的血管通路是血液透析得以进行的前提,亦是提供充分透析的必要条件。老年血透患者由于动脉粥样硬化、血管中层钙化、营养不良等因素,给自体动静脉内瘘的建立带来困难。常用的动静脉内瘘是在前臂进行桡动脉与头静脉的吻合。老年人由于桡动脉粥样硬化,造成桡动脉-头静脉瘘的失败率高达 56%,老年患者特别是年龄>74 岁者内瘘存活时间明显低于年轻者。

近期研究表明,老年人行直接的肘部内瘘(肱动脉合并行静脉吻合)优于任何其他形式的血管通路,早期失败率仅 1.8%,而前臂瘘>20%,血管移植建立动静脉瘘为 16.5%。当肘部瘘因流量不足而无法有效进行透析时,在相同血管通路改用移植血管建立动静脉内瘘可获得成功。

如果不能建立肘部自体动静脉内瘘,用同种移植静脉建立血管通路优于聚四氟乙烯人造血管,主要是并发症少,宿主血管的依从性好,技术容易等。最常见的并发症是血栓形成,常需要血管成形术或搭桥术。

部分老年透析患者无论自体或移植建立动静脉内瘘都有困难,可选用持久性双腔导管作为长期血管通路的有效补充形式。与普通双腔导管不同的是,持久性双腔导管长一些,柔韧性更好,对组织损害小,不易移动。此外,其在出皮肤处与穿刺点的平行距离至少有 2 cm,且皮下有一涤纶扣,被组织生长包绕,有利于导管在皮下的固定,并设置了自然抗感染屏障,延长了导管的使用时间。由于持久性双腔导管作为血管通路可立即使用,无动静脉分流,对心脏的血流动力学影响小,加之不需要忍受每次透析时穿刺的痛苦,使一些慢性肾衰竭患者容易接受,特别是无法建立有效血管通路时。

(三)血流量

不伴有慢性病的老年患者,血流量根据其年龄、性别、体重控制在 200~250 mL/min;伴有心血管系统疾病、肺心病、持续性低血压者,血流量应控制在 150~180 mL/min。流量过快可加重患者的心脏负担,引起心律失常及心动过速等。

(四)透析液浓度

根据患者在透析中存在的不同问题调节钠浓度。对于高血压的患者,可适当调低钠浓度,一般控制在 138~142 mmol/L;对于低血压、在透析中易出现抽筋的患者,可适当调高钠浓度,一般控制在 142~148 mmol/L。

(五)透析液温度

透析液温度一般控制在 36~37 ℃,对于持续性低血压的患者将透析液温度调到 35.5~36.5 ℃,因低温透析可使患者外周血管收缩,对血压有一定的调控作用。对发热患者也可适当降低透析液温度。对于血压正常或较高,但在透析中易引起抽搐的患者,可将透析液温度适当调高,控制在 37~37.5 ℃,以减少透析中肌肉抽搐的发生。

(六)超滤量

根据患者体重的增长情况设定超滤量。若患者透析期间体重的增长超过了干体重的 4%,则应根据患者以往的透析资料确定超滤量。一般超滤率控制在 500 mL 以内,并根据患者透析中的情况和透析结束前 1 小时的血压适当增减超滤量。

对个别水肿严重或伴有腹水、胸腔积液的患者,可以通过序贯透析来减缓透析对患者心血管系统造成的影响,促使水分排出。

(七)每周透析的次数和时间

年纪较大的患者,一般不能耐受长达 6 小时的透析,所以大都安排每周透析 3 次,每次4 小时。

四、护理

(一)一般护理

(1)病室环境应保持清洁,地面保持干燥,阳光充足,每天定时开窗通风,保持室内空气清新,保持室内温度在 18～20 ℃,湿度在 50%～60% 为宜。

(2)根据患者的病情及需求让其采取舒适的卧位,保持床单位清洁、干燥,床单位做到一人一用一更换。

(3)做好基础护理,满足患者的合理需求,对生活不能自理的患者,应帮助其进食和饮水。

(4)做好心理护理,仔细耐心地向患者及家属讲解关于血液透析的基础知识,让患者了解血液透析的意义及注意事项,消除患者紧张、恐惧的心理,使患者能配合治疗。生活上给予患者无微不至的关心,用温柔的言语、和蔼的微笑感染患者,对患者每一点微笑的进步都予以鼓励,使老年患者感受到医院的温暖,保持健康、乐观的心情,增强战胜疾病的信心和勇气。

(5)体重监测。老年患者的记忆力减退,往往在季节变换时由于衣物增减弄错自己的体重,护士应陪同患者测量体重,并做好详细记录,对透析期间体重增长过快的患者应提醒其注意控制饮食。

(6)透析前仔细询问患者有无出血倾向,合理选择抗凝剂;了解患者有无感染、发热,如有异常,先通知医师处理后再上机。根据患者体重增长情况及疾病的特点设定超滤模式、超滤量、血流量及透析液浓度等,给予患者个体化透析。

(7)加强永久性血管通路和临时性血管通路的护理。老年患者因某些慢性病,如糖尿病、肿瘤、慢性支气管炎等食欲下降,而分解代谢增加,消耗了体内蛋白质及脂肪的储备,引起营养不良,同时因尿毒症导致体内代谢和激素水平紊乱,故伤口不易愈合。老年患者大都伴有高血脂和肥胖,且疾病因素使患者血管条件较差,血管细、脆、易滑动,穿刺失败时易引起血肿,管壁修复较慢,这些给内瘘穿刺带来一定的难度。因此穿刺时应选择年资较长、技术较熟练的护士进行操作,有计划地选择动静脉内瘘穿刺点。老年人因精力不足、经济条件的限制、自身照顾不周而不能做好个人清洁卫生,容易引起动静脉内瘘感染。因此护士对其进行动静脉内瘘穿刺前应先做好皮肤清洁,观察有无血肿、内瘘是否通畅、周围皮肤是否完好;穿刺时应严格执行无菌操作技术,认真执行操作规程,防止并发症的发生。使用临时血管通路前,护士同样要做好皮肤的清洁消毒,观察伤口有无渗血、管道固定处有无缝线脱落、固定是否妥当。此外,还要做好患者动静脉内瘘及临时性血管通路的宣教工作,让其做好自我保护。

(8)给予吸氧:对伴有心肺疾病者,在透析开始时就可给予吸氧。

(9)保持呼吸道通畅:对于透析中出现恶心、呕吐者,应及时清理呼吸道,保持呼吸道通畅。

(10)透析过程中严格执行操作规程,避免发生不必要的医疗差错,造成患者身体上和心理上的痛苦。

(二)密切观察病情变化,做好记录

(1)在透析过程中加强观察:①穿刺处有无渗血;②管道安置是否妥当、有无扭曲或折叠;③透析机运转是否正常;④管路内血液的颜色是否正常;⑤血流量是否正常;⑥患者的血压、脉搏和体温情况。经常询问患者有无抽搐、头痛、头晕、胸闷等不适。有些老人对不良反应的敏感度较低，出现不适时不能及时告知医护人员，因此医护人员应通过对生命体征的密切观察，及早发现不良反应的早期征象，及时处理。

（2）在透析中，患者如需输血、输液，应严格掌握输液速度。为了使血液中的钾离子清除充分，输血应控制在透析结束前 2 小时结束；输液时根据不同的药物调节滴速，避免过快，一般控制在每分钟 30 滴为宜。用药时，密切观察患者有无输血反应、输液反应、药物变态反应等，以及用药后有何不适，如有异常应及时通知医师。

（3）透析结束后，对止血有困难的患者，应该帮助止血；告诉患者起床速度不要太快，避免发生直立性低血压；严密观察生命体征，待患者一切正常后才能护送出血透室。

（三）饮食护理

护士应关心患者透析期间的饮食、起居情况，加强与患者的沟通，讲解有关的营养知识，告诉患者饮食多元化的方法，把握机会和患者家属沟通，告知家庭支持的重要性。

对合并其他慢性病的老年患者，在饮食上要结合患者的不同情况，作出相应的调整。如患者伴有糖尿病，则应避免摄入含糖量过高的食物，主食以米、麦类碳水化合物为宜。

（四）并发症的护理

老年血液透析患者的急性并发症及远期并发症与常规透析患者的并发症基本相同，但由于疾病及年龄的特殊性，他们更易发生透析失衡综合征、心血管系统并发症、感染、营养不良、脑血管意外、肾性骨病及肿瘤等并发症。

1.透析失衡综合征

透析失衡综合征多见于首次进行血液透析的患者，指在透析过程中或透析后 24 小时内发生以神经系统症状为主的一系列综合征，如头痛、失眠、恶心、呕吐和血压升高等。初次血液透析的患者应缩短血液透析时间，以 3～4 小时为宜；血流量不易过快，一般控制在 150～180 mL/min。若患者在透析中出现上诉症状，在无糖尿病的情况下，可以静脉推注高渗糖水。

2.心血管系统并发症

心血管系统并发症是 60 岁以上的老年血液透析患者的常见并发症，也是最常见的致死原因之一。老年患者多患有缺血性心脏病、高血压和心脏传导系统疾病，导致心脏功能储备减弱；体外循环破坏了血流动力学的稳定性，增加了心脏的负担。透析中的低血压、体液及电解质的急剧变化、动静脉内瘘的形成均是构成老年血液透析患者心血管系统并发症的诱因。

（1）低血压：老年患者由于机体耐受力下降，多伴有心血管系统慢性病，在透析过程中极易发生低血压，应根据产生的原理认真分析，采取相应的防治措施。患者如在透析一开始就出现血压下降，可能与伴有心血管系统疾病或体外循环的建立、血流量过大致患者不能耐受有关。可通过减慢血流量、减慢超滤、增加预冲液量或使用新鲜血液预冲管道等减轻患者的不适，使患者顺利完成血液透析。如在透析过程中或透析结束前突然出现血压下降、打哈欠、恶心、呕吐、出冷汗、胸闷或伴有下肢肌肉痉挛，可能与患者透析间期体重增长过多，以致在透析时超滤量过多、速度过快有关，也可能是透析中进食过多所引起，应立即减慢血流量、减慢或停止超滤水分，补充生理盐水，待症状改善后继续透析。但要注重控制补液量，避免因补液过多造成透析结束后体内仍有过多水分潴留，诱发急性左心力衰竭。对于在透析中经常出现低血压、抽搐的患者，通过适当调高透析液钠浓度能使患者顺利地完成透析治疗。做好饮食宣教工作，让患者知道因饮食控制不佳而导致透析过程中出现各种并发症的危险性，使患者自觉遵守饮食常规，同时告知患者在透析过程中避免过多进食。

（2）心绞痛：由于体外循环的建立，患者可出现暂时的冠状动脉供血不足，在透析过程中突然出现胸骨后疼痛、胸闷，心电图可见 ST 段压低、T 波平坦或倒置，应立即减慢血流量及超滤量，或停止超滤，吸氧，并通知医师，根据医嘱给予硝酸甘油舌下含服，待情况好转后继续透析。如症状不缓解，应立即停止透析治疗。

（3）心律失常：在透析过程中患者感觉心悸、胸闷，出现心动过速、心律不齐，严重者可以出现室性或房性心律失常，应立即减慢血流量及超滤量，或停止超滤，吸氧，针对病因给予抗心律失常的药物，严重者应停止透析治疗。

（4）高血压：多见于患者饮食上摄入过多钠、患者过于紧张、肾素依赖性高血压、透析液浓度过高、超滤不足、失衡综合征、降压药物被透出，药物因素如重组人红细胞生成素的使用等。加强宣教工作，使患者了解饮食控制的重要性，严格控制水、钠的摄入；每次透析都应完成透析处方；鼓励患者在透析期间按时服药，使高血压得到有效控制；或改变透析方式，如进行血液滤过治疗；检查透析液的浓度是否过高；对在透析中有严重高血压的患者可以使用药物加以控制。

（5）心力衰竭：患者突发呼吸困难、不能平卧、心率加快、血压升高，在排除高钾血症的情况下，可以先给患者行单纯超滤，然后改为血液透析，这样可以减轻心脏负担。给予患者半卧位，吸氧或必要时用 50％乙醇湿化给氧。积极控制贫血，平时注意充分超滤，及时拍胸片以了解心胸比例，特别在发热或患其他疾病后，应警惕因体重减轻引起的水分超滤不足，预防透析后未达到干体重而诱发心力衰竭。

3.感染

老年患者由于疾病及年龄因素，免疫力低下，加上营养不良，易发生感染性疾病，特别是呼吸系统、泌尿系统感染及结核。上呼吸道感染易并发肺炎，老年血液透析患者感染的发生率仅次于心血管并发症。因此，应鼓励患者平时注意饮食的合理均衡，进行适度的锻炼，注意在季节变换时及时增减衣物，防止上呼吸道感染。一旦发生感染应立即去医院就医，按时服药，使感染得到有效控制。同时，在透析过程中，应注意严格执行无菌操作技术，防止医源性感染。

4.营养不良

长期血液透析的老年患者大多合并其他慢性疾病，由于消化吸收能力减弱，对蛋白质的吸收和利用能力降低，更易发生营养不良。很多患者独居，不愿给儿女带来负担，因此缺乏照顾，因疾病因素使其精力有限，不能做到饮食的多元化；因饮食需要控制，故饮食单一乏味；或由于缺乏营养知识，蛋白质及能量摄入减少，这些都会导致营养不良。

5.脑血管意外

老年患者由于高血压、高血脂、脑动脉硬化的发生率较高，反复使用肝素后，在动脉硬化的基础上，更易发生脑出血。患者往往表现为持续头痛、无法解释的痴呆、神志的改变，严重的出现偏瘫、死亡。有些患者因脑动脉硬化、降压幅度过大，诱发脑循环障碍，形成脑血栓，引起脑梗死。

因此，对高血压患者应鼓励其在透析期间严格做好自身防护，定期测量血压，按时按量服药，严格控制水分摄入，注意劳逸结合，避免过度疲劳。同时，对严重高血压的患者，应避免短时间内降压幅度过大。对已出现脑血管意外的患者，应避免搬动，在透析中严格控制血流量及超滤量，严密观察生命体征。因病情需要进行无肝素透析的患者应注意血流量、静脉压、跨膜压的变化，防止体外凝血。

6.肿瘤

老年血液透析患者因其免疫功能低下,恶性肿瘤的发生率是正常人的3～5倍,且预后差。对于患有恶性肿瘤的患者,做好心理护理极为重要。在透析过程中更要给予无微不至的关怀,密切观察病情,尽量减少急性并发症的发生。

7.老年血液透析胃肠道出血

老年人消化道憩室、毛细血管扩张、癌症的发生率高于年轻人,因而胃肠道出血的发生率也增高。出血原因以出血性胃炎占首位,其次为毛细血管扩张,可发生在任何部位,常为多发性,确诊依靠内镜检查。结肠憩室穿孔的症状不典型,以低热和模糊的腹痛为初发症状,须提高警惕。

8.精神心理问题

首先,慢性疾病的存在导致了患者对治疗的依赖性,维持性血液透析患者则更多依赖医师、护士、透析机。其次是由于疾病自身产生的依赖性,他们不得不进行调整,改变生活方式,并寻求在新的水平上的平衡,这常常是不舒服的,并由此产生一系列心理问题。国内统计资料表明,老年透析患者常存在着焦虑和抑郁,常有一些模棱两可的感情和行为,特别是那些集体活动受阻而致功能损害,不得不依赖他人者。国内资料显示,老年血透患者抑郁、焦虑自评量表总分明显高于中青年组,血液透析患者情感障碍严重者,可影响康复及预后,更加严重的可造成血液透析治疗中并发症的发生率增多,使血液透析中不稳定因素增加,治疗的风险性加大。尤其应注意的是老年患者血液透析时高血压的发生率较高,Kennedy发现抑郁症增加冠心病患者心源性猝死的危险性。有研究发现,抑郁症状患者在血液透析中心律失常的发生率明显增加,中青年患者出现抑郁症状时,虽然心律失常增加,但更多则表现为胃肠反应。

临床上绝大多数疾病背景下的抑郁未获得及时诊断和治疗,因此对患者抑郁症状发作的再认识已是临床上不可忽视的问题。老年血透患者抑郁症状的产生使临床医师面临更为复杂的医疗问题。两种疾病的并存和相互影响使得对躯体疾病治疗的难度增加。

患者在透析过程中出现不适时会紧张、焦虑,医护人员若能准确、快速、沉稳地做出处理,缓解患者的不适,既能减轻患者的痛苦,又能增加患者的信任感,提高患者在治疗过程中的依从性,改善患者的透析质量和生活质量。

随着血液透析技术的不断成熟、更新和发展,年龄不再是血液透析考虑的首要因素,但如何提高老年患者的透析质量和生活质量,仍然是我们继续探讨的话题。

(周秀燕)

第十五节　妊娠期患者血液透析技术与护理

慢性肾衰竭患者由于月经紊乱和排卵异常,其生育能力降低,如妊娠前血肌酐＞265.2 μmol/L(3 mg/dL),尿素氮＞10.7 mmol/L(3 mg/dL),成功的妊娠是罕见的。随着血液透析治疗及其技术的不断进展,成功的妊娠和正常分娩的报道日益增多,据国际肾脏病协会统计表明,妇女透析患者妊娠发生率美国每年约0.5%,沙特阿拉伯每年约1.4%,我国目前尚无该方面的确切资料。由于透析患者妊娠可危及母亲和胎儿的安全,肾脏科、产科及儿科恰当的配合与处理可帮助患者顺利度过妊娠期、围产期,提高胎儿成活率。本节重点阐述妇女妊娠期透析。

　　妊娠过程中,妇女的血容量负荷增加,心脏处于高排出量状态;前列腺素分泌增加,肾血管阻力下降,肾血流增加,使早期肾小球滤过率增加 30％～50％,导致溶质的排泄率增加,血肌酐和尿素氮水平下降。Sim 等观察到正常非妊娠期妇女血清肌酐为(59.2±12.4)μmol/L、尿素氮为(4.9±4.1)mmol/L,而血压正常妊娠妇女血清肌酐为(40.7±26.5)μmol/L,尿素氮为(3.1±0.5)mmol/L,因此认为妊娠期间血肌酐＞70.7 μmol/L 时应进行肾功能检查。

一、透析患者妊娠及其后果

　　透析患者生育能力明显下降,据统计透析患者妊娠发生率每年在 0.5％～1.4％,比利时一项研究表明其发生率每年为 0.3％。晚期随着促红细胞生成素的应用,透析患者生育能力有所改善,特别注意的是血液透析患者妊娠率为腹膜透析的 2～3 倍。透析患者生育能力下降原因尚不明确,早先文献报道仅有 10％的育龄妇女透析期间恢复月经,最近研究报道达 40％。早在 15～20 年前就有证实透析患者存在激素水平异常,在月经周期卵泡雌二醇水平同正常一样,但缺乏黄体生成素和卵泡刺激素高峰,孕激素水平持续下降,约 70％的妇女继发于高催乳素血症而产生泌乳。以上研究提示慢性肾衰竭患者存在下丘脑-垂体-卵巢轴基础水平异常,缺乏典型的排卵高峰和对月经的周期性调节作用。慢性肾衰竭患者妊娠常发生在透析开始的前几年,但亦有报道妊娠发生在透析后 20 年之久。多次妊娠亦较常见,美国国家透析患者妊娠登记资料显示,8 例孕龄妇女妊娠 2 次,8 例妊娠 3 次,1 例妊娠 4 次。透析患者妊娠结局如何报道不一,婴儿生存仅是判断妊娠成功的标志,其实大多数婴儿早产或生长发育迟缓,新生儿常合并呼吸窘迫综合征及其他早产并发症,NPRD 报道 116 例成活婴儿中有 11 例发生呼吸窘迫综合征及 1 例死胎。随诊资料较全的 49 例婴儿中有 11 例需长期医治或存在发育障碍,他们大多数归因于早产而非宫内氮质血症环境。

二、妊娠与透析

(一)透析治疗的时机

　　目前对于妊娠合并慢性肾衰竭的透析时机尚无统一标准,与非妊娠妇女相比,早期和充分透析是有益的。Hou 提出,当血清尿素氮为 30～40 mmol/L(80～100 mg/dL)时,必须开始透析。透析治疗有利于减轻宫腔内胎儿的氮质血症,改善胎盘功能不全,避免死产和自然流产。此外,透析治疗有助于控制孕妇的容量依赖性高血压,增加透析次数可以减少透析中低血压的发生,而且不需限制饮食,可改善母婴的营养状况。妊娠末期,由于婴儿每天约产生 540 mg 尿素氮,透析时间必须适宜延长。

(二)透析时间

　　关于妊娠合并慢性肾衰竭,每周透析总时间和透析的目标,各家报道不一。有研究主张强化透析(每天透析),尽管强化透析价值尚没有最后确定,但从理论上是可以实施的。Kundaye 等报道妊娠期间透析(残肾功能尚可),孕妇妊娠结局较满意,婴儿成活率为 75％～80％,但尚不能区分是残余肾功能还是充分透析治疗改善了妊娠结局,但起码降低了胎儿暴露于代谢产物环境的概率。另外,每天透析,透析期间体重增加较适宜,降低了低血压危险。透析患者羊水过多较普遍,增加了早产概率,相对于婴儿正常肾功能,血清过高尿毒素可促使渗透性利尿,增加羊水过多的概率。NPDR 主张每周至少 20 小时透析才能明显改善妊娠预后。

　　透析治疗对胎儿有害的证据不足,有些研究认为,透析可诱发早产。这是因为透析能使体内黄体酮下降10%，而早产与黄体酮减少有关。Sancbez Casajus 等在透析过程中对胎儿进行监测，结果提示胎儿对透析治疗的耐受力较好。透析中低血压可导致胎儿宫内窒迫，因此，必须防止妊娠过程中低血压的发生。

三、透析液处方

有关血液透析的处方建议很多，但能否改善母婴的预后不肯定。Hou 主张透析液钠浓度为 134 mmol/L，使之接近正常妊娠妇女血清钠较低的水平；增加透析液钙浓度至 2 mmol/L，以适应母婴钙的需求量；透析液中含糖量为 200 mg/dL，防止透析中出现低血糖；维持血压稳定的措施与非妊娠透析一致。

对于强化透析易引起电解质紊乱，需进行调整。如果每天饮食中钾的摄入量不能抵消透析丢失量，可导致血清钾水平下降，因而需适当增加透析液钾浓度。如果透析液中钙离子浓度仍为 0.875 mmol/L 可导致高钙血症，因而钙离子浓度为 0.625 mmol/L 较适宜。一般来说，透析液中 HCO_3^- 浓度设计为35 mmol/L，可缓冲两天间期酸负荷，每天透析可致血清 HCO_3^- 浓度上升，导致代谢性碱中毒，因而需个体化调节 HCO_3^- 浓度。

四、抗凝治疗

过去妊娠患者要适当减少肝素用量，对于每天透析患者需用最小剂量肝素，然而因非妊娠患者降低肝素用量可增加体外循环凝血，尽管迄今尚无严格病例对照研究，但妊娠处于高凝状态，可适当增加肝素用量，肝素不能通过胎盘，因而无致畸作用，对于明显出血孕妇主张无肝素透析。华法林能通过胎盘，在妊娠前 3 个月有致畸作用，在妊娠后 3 个月可引起胎儿出血，因而，对于需用华法林预防血管通路高凝状态的孕妇应该用肝素皮下注射预防。随着低分子量肝素普遍使用，及其出血危险性低等优点，目前主张应用低分子肝素。

五、妊娠透析患者的营养指导

透析本身会导致严重营养不良，因而妊娠透析期间需合理营养指导，如表 11-8 所示。

表 11-8　妊娠透析患者营养指导

物质	需要量
蛋白质	1.2 g/(kg·d)+10 g
维生素	
维生素 A	无需补充
维生素 B	无需补充
维生素 C	≥170 mg/d
维生素 B_1	3.4 mg/d
维生素 B_2(核黄素)	3.4 mg/d
烟酸	≥20 mg/d
维生素 B6	>5 mg/d
叶酸	1.8 mg/d
矿物质	

续表

物质	需要量
钙	2 000 mg/d
磷	1 200 mg/d
镁	200～300 mg/d
锌	15 mg/d
卡尼汀	330 mg/d

六、透析患者产科问题

慢性肾衰竭妊娠对母婴均有极大威胁,需泌尿科、产科、妇科、儿科通力协作,才能保证母婴平安。早产是慢性肾衰竭妊娠婴儿病死率和发病率增加的关键因素,需加强指导,同预防先兆子痫一样,需补充镁离子,但小心避免镁中毒和孕妇呼吸窘迫,当血清镁离子浓度低于 5 mg/dL 时需给予负荷剂量并在每次透析后给予补充。吲哚美辛可促进胎儿成熟,使分娩延后 72 小时,并可预防羊水过多,但过多应用可加重肾功能损害,引起高钾血症。由于死胎发生率增加,需密切观察胎儿生长发育状况,主张在孕 30 周后经腹壁羊膜腔穿刺抽吸羊水测胎肺成熟度,并注入地塞米松 10 mg,每周两次,促进胎肺成熟。对胎儿宫内发育迟缓的治疗,每天吸氧 3 次,每次30 分钟,并口服解痉药,如沙丁胺醇或氨茶碱,同时加强营养支持。关于分娩时机尚有争论,一些学者主张如果胎儿肺成熟,选择 34～36 周分娩较佳,但现在多数主张孕妇 38 周分娩较好,但对于透析患者,往往由于早产和产科问题留给我们选择的时间不多。剖宫产仅适用于产科问题,而绝非肾脏本身,否则主张自然分娩较好。特别注意的是分娩过程避免水负荷增加和感染,因为催产素能增加水潴留的危险。至于新生儿处理尤为必要,透析患者婴儿分娩时血清尿素氮和肌酐水平同母亲一样,可导致出生后渗透性利尿,没有密切监测和适当补充,可导致血容量不足和电解质紊乱。新生儿血清钙离子浓度监测也尤为重要,因为婴儿长期暴露在高钙血症的环境,出生后易发生低钙血症和痉挛等危险。

妊娠合并慢性肾衰竭对母婴均有危险,孕前肾功能良好者,妊娠可能不会引起肾功能的损害,婴儿生存率高;孕前肾功能中度以上损害者,妊娠可能导致 1/3 的患者肾功能恶化,密切监测和早期终止妊娠,也难以保证肾功能的逆转;积极配合透析治疗,肾功能可能恢复,妊娠高血压疾病也是不可忽视的问题,需警惕高血压的危险。另外,自然流产、早产和死产的发生率高,对胎儿的生存威胁极大。透析治疗可提高母婴的生存率,必须早期和充分透析,掌握透析原则,避免透析并发症。

（周秀燕）

第十六节　传染病患者血液透析技术与护理

随着血液净化技术在医疗中的广泛应用,某些传染性疾病患者如乙肝、丙肝、梅毒、艾滋病患者需要进行血液透析治疗。这类患者既是传染源,也是医院感染的易感者,在医院感染预防与控制方面存在着特殊性。

血液透析患者常见的传染性病原有以下几点。①细菌:革兰染色阳性球菌、革兰染色阴性杆菌、结核分枝杆菌。②病毒:乙型肝炎病毒(HBV)、丙型肝炎病毒(HCV)、人类免疫缺陷病毒(HIV)。③其他:梅毒螺旋体(TP)。

一、传染性疾病在血液透析患者中的流行过程及特点

(一)传染源

患者、隐性感染者、病原携带者和受感染的动物。

(二)传播途径

1.HBV

主要传播途径有母婴传播、医源性传播(输血和血制品、污染的医疗器械)、破损皮肤和黏膜传播及性接触传播。我国是乙肝高发区,未感染过乙肝及未接种过乙肝疫苗者均易感,特别是HBsAg阳性者的家属、反复输血及血制品者(如血友病患者)、血液透析者、多个性伴侣者、静脉药瘾者、接触血液的医务工作者等。HBeAg阳性或HBV-DNA阳性者传染性较强。

2.HCV

主要传播途径有血源性传播、医源性传播(输血和血制品、污染的医疗器械)、破损皮肤和黏膜传播;也可见母婴传播和接触传播,但不是主要传播途径。人类对HCV普遍易感。在血液透析环境中血液污染的潜在危险较高,短期存活的HCV可能更易引起感染,HCV感染持续状态会成为一个巨大的传染源。

3.肺结核

主要经飞沫传播,患者咳嗽,特别是打喷嚏时,结核菌可经飞沫直接感染近距离者;也可因患者随地吐痰,痰液干燥后结核菌随尘埃飞扬远距离播散。人群普遍易感,感染者免疫力低下时易发病。我国结核病疫情严重,表现为高感染率、高患病率、高病死率及高耐药率。

4.梅毒

主要传播途径有性接触传播、母婴传播、生活密切接触传播、医源性传播(输血和血制品)和通过器物间接传播,患者为唯一的感染源。成年男女普遍易感,全国发病率呈增长趋势。梅毒螺旋体在人体外不易生存,对热和干燥敏感;耐寒力强,0℃冰箱可存活48小时。

5.HIV

主要传播途径有性接触传播、母婴传播、血液传播,人群普遍易感。成人高危人群:静脉注射吸毒者、同性恋、性滥交或卖淫嫖娼者、血友病或经常输血和血制品者、器官移植者、非法采供血者、意外暴露者。发患者群主要为40岁以下的青壮年。在室温下,液体环境中的HIV可以存活15天,被HIV污染的物品至少在3天内有传染性。含有HIV的离体血液可以造成感染。HIV对热敏感,56℃、30分钟能灭活;一般消毒剂均能灭活病毒。

6.大肠埃希菌

通过粪口途径传播,很多患者与吃了未煮熟或污染的牛肉和猪肉、游泳、喝了被污染的水、吃了被污染的蔬菜有关。大肠埃希菌能产生毒力很强的志贺毒素,进入血液引起毒血症,病变在肾时可导致溶血性尿毒症(HUS)。家禽和家畜为主要感染源,7～9月为流行高峰,世界性分布。

7.耐甲氧西林金黄色葡萄球菌(MRSA)感染

耐甲氧西林金黄色葡萄球菌(MRSA)感染多发生于免疫缺陷者、大面积烧伤者、大手术后患

者、长期住院及老年患者。MRSA 极易导致感染的流行和暴发,治疗困难,死亡率高。MRSA 传播主要通过医护人员的手,在患者、医护人员、患者间播散。另外,衣物、敷料等物品可携带 MRSA,促进 MRSA 在医院内的流行。患者一旦感染或携带 MRSA,该菌可存在于患者身上达数月之久。

血源传播性疾病在医院内传播途径有输血、透析器复用、血液透析机污染、血管通路污染等。

(三)易感因素

患者自身的免疫缺陷状态、透析的持续时间、血液透析中心收治了传染性疾病患者、对感染患者未行有效隔离等都是影响患者易感性的重要因素。

二、传染性疾病患者血液透析时的处置

(一)经血液及体液传播传染性疾病的血液透析患者的处置

1.处理原则

透析室所有工作人员,应严格执行"防止通过血液及体液传播病原体感染的全面防控措施"的基本原则,包括以下几点。

(1)每次治疗后,清洁及消毒器械、仪器及环境表面。

(2)避免在患者之间使用共同物品。

(3)勤洗手及使用抛弃式手套。

(4)使用护目镜、面罩、口罩及衣罩。

(5)建议乙肝病毒阳性患者在独立的区域、及时用独立机器进行透析。

(6)建议丙肝患者在独立的区域进行透析。

(7)隔离:病毒性肝炎在标准预防的基础上,还应采用接触传播的隔离和预防措施。

2.感染的控制

(1)建立健全医院感染防控措施、消毒隔离制度、医疗废物处置制度。

(2)对医院感染相关知识、管理制度和有关法律知识进行培训。

(3)建立合理的血液净化流程,各级人员熟练掌握专业知识及有关消毒、隔离、防止感染的知识,提高保护自己、保护患者、减少环境污染的意识。

(4)环境布局要合理,医护人员严格按划分区域进行工作管理;设置隔离透析治疗专区或专间,如不能分设乙肝、丙肝、梅毒等不同传染病患者隔离透析专区或专间,则指引梅毒、HIV 携带者或艾滋病患者到指定的传染病医院或开设专区的医院进行透析治疗。

(5)加强室内通风换气、空气消毒,建立完整的空气处理系统,治疗期间持续空气净化。室内空调每月清洗,每月 1 次空气培养。

(6)工作人员管理:培训医务人员,落实和执行各项消毒隔离技术,做好标准预防,定期检查和指导;如不慎被污染锐器刺伤,要立即处理伤口,同时上报医院感染管理科,按照原卫生部《医务人员执业暴露防护工作指导原则(试行)》要求进行登记、评估、监测并指导用药。

(7)根据消毒隔离规范,做好医疗用品、医疗垃圾处理和环境、物品消毒。

(8)患者及陪客管理:血液透析室是一个特殊治疗场所,应尽量减少人员进出,严格家属陪护制度,防止交叉感染。

(9)做好透析用水、透析液的监测和管理。

3.透析前护理

评估患者病情和心理问题,进行耐心细致地解释和沟通,减少患者焦虑和恐惧。介绍疾病相关知识和隔离措施、预后等,增加患者及家属的康复信心。注意保护患者的隐私,取得患者的信任。提供有效的健康教育和隔离措施,帮助患者配合医护人员进行治疗。

4.透析中护理

对于具有传染性的患者,需在专门区域或地区进行治疗;除了常规治疗外,需由专门医务人员进行疗护,同时需严格消毒隔离规范,防止交叉感染。治疗中仍应进行心理干预,特别是当患者身处特别治疗区或感觉孤独、自卑时,护士应及时与患者沟通、交流,并加强观察。

5.透析后护理

(1)指导患者在家里采取相应的隔离措施,如不共用剃须刀、指甲钳、牙刷等洗漱用品;被患者血液污染的床单和衣物应浸泡在漂白剂里 30 分钟后再洗;培养良好的卫生习惯,勤洗手、勤擦身;分餐餐具用后煮沸或浸泡消毒。

(2)休息和活动:急性期应增加休息,病情稳定可适当活动锻炼,以不疲劳为度。

(3)饮食宜高热量、富含维生素,注意饮食卫生和营养均衡搭配,禁烟酒。长期服用抗病毒药物的患者,应注意减少脂肪的摄入。

(4)按要求服药,遵守服药剂量和时间,忌滥用药物。注意观察药物的不良反应,定期化验检测。

(5)正确对待疾病,保持心情平和,避免焦虑、愤怒等不良情绪。

(6)注意观察牙龈出血、皮肤瘀斑、鼻腔出血、便血、呕血等出血情况。如有伤口,需妥善包扎处理,不要让自己的血液、体液污染物品。

(二)患结核病的血液透析患者的处置

血液透析患者如果出现不明原因发热、不能解释的高血钙、体重减轻、恶心、肝脏肿大、淋巴肿大及不明原因的肺部浸润、胸腔积水、腹水等症状时,须积极评估结核病的可能性。据报道,透析患者的结核病表现变异大,有一半以上的患者是肺外结核,早期诊断困难。

1.处理原则

当血液透析患者确定或怀疑有结核病时,可以采取相对隔离措施,早期明确诊断。肺外结核一般不会传染,除非患者合并有肺结核。肺外结核如有开口的结节,其结核菌浓度很高,所以在标准预防的基础上,采用飞沫、空气传播的隔离措施,并建议患者住在有特别设计的通气系统的病房。

2.感染的控制

告诉患者结核的传播途径以及他们被隔离的原因,教育患者即使是在隔离房间内打喷嚏或咳嗽时也要用纸巾盖住口鼻,然后将纸放入密闭容器内及时焚烧,以防止飞沫散入空气中。严禁随地吐痰,床旁可放置有盖痰杯,痰杯每天消毒处理。保持病室通风、空气新鲜、清洁安静,紫外线消毒每天 2 次,地面湿式清扫。

3.护理

(1)对疑似开放性结核的血液透析患者,应安置在相对独立的隔离房间治疗。如果不能做到,可给结核患者戴外科口罩,并将患者置于下风处。工作人员进入该治疗区都需要戴 N95 以上的口罩。

(2)小心处理呼吸道分泌物,避免传染给其他人员。在患者痰杯内加入等量浓度为 500 mg/L

的含氯消毒剂浸泡1小时后弃去。接触痰液后须用流动水彻底清洗双手。

（3）根据患者不同的心理特点做好心理护理；指导良好的卫生习惯；强调用药的规律、全程、合理；适当锻炼，增加抵抗力；保证营养供给。

(三)耐甲氧西林金黄色葡萄球菌(MRSA)感染合并血液透析患者的处置

对于MRSA感染合并血液透析的患者，建议在传染病医院接受治疗，如条件不允许，可以采用单独隔离，专门护理。

（1）采用接触、飞沫传播的隔离与预防措施。护理患者时戴帽子、口罩、手套等，有皮肤破损者需戴双层手套；整理及更换床单、被褥时穿隔离衣；对患者使用的物品及呕吐物、分泌物等予以消毒。

（2）进行留置导管及静脉输液等操作时，必须严格执行无菌操作及手消毒制度。

（3）病室内湿式清扫，更换被褥时勿抖动，避免尘埃飞扬，以减少感染机会。

（4）医护人员带菌时应积极治疗，避免直接接触患者，以防引起院内感染。

（5）健康教育：向患者讲解疾病的传播途径及预防方法，注意保持皮肤清洁、完好，有皮肤破损时及时消毒包扎，出现皮肤或全身感染症状时应及时就医。

(四)肠出血性腹泻伴HUS(溶血性尿毒症)的血液透析患者的处置

肠出血性腹泻伴HUS常见致病菌为大肠埃希菌O157：H7，见于儿童，起病急骤，伴有腹泻前驱症状，肾脏损害重于脑部病变，需及早进行透析支持治疗。护理措施如下。

1.隔离

在标准预防的基础上，采用接触传播的隔离与预防措施。医务人员应加强手消毒；对患者接触的物品、餐具、病室物品表面以及呕吐物、排泄物予以消毒。

2.加强护理和病情观察

因该类患者多见于儿童，故血液透析时应加强护理和病情观察。①注意透析中腹痛的性质、部位和程度；观察大便的次数、性状、颜色和量，并及时记录；保持水与电解质平衡。②注意观察神志变化，观察尿液的颜色和量，记录出入量。③注意观察患者的面色、眼睑结膜、口腔黏膜、甲床的变化，观察皮肤、黏膜有无瘀点、瘀斑和出血点。④监测生命体征。⑤腹泻、腹痛、呕吐时，进行对症护理。⑥健康教育：向患者宣教疾病病因、传播途径、消毒隔离知识。

（周秀燕）

第十二章

疼 痛 护 理

第一节 疼痛的分类与评估

一、疼痛的分类

(一)根据疼痛的病理生理学分类

1.伤害性疼痛

由躯体或内脏结构受损继而兴奋伤害感受器而引发,进而又可分为躯体伤害性疼痛和内脏伤害性疼痛。躯体伤害性疼痛常因外科手术操作或肿瘤骨转移引起,表现为锐痛、搏动性疼痛,其定位常较明确。内脏伤害性疼痛常由肿瘤导致的周围脏器的浸润或空腔脏器的扩张引起,表现为钝痛或绞痛。

2.神经病理性疼痛

由于中枢或外周神经结构受到损害,其特征性表现为烧灼样或刀割样痛。

(二)根据疼痛的病程分类

疼痛根据其发生情况和延续时间分为急性疼痛、慢性疼痛、爆发性疼痛、偶发性疼痛。

1.急性疼痛

急性疼痛指有明确的开始时间,持续时间较短,常用的镇痛方法可以控制疼痛。

2.慢性疼痛

时间界限没有统一说法,多认为是无明显组织损伤,持续 3 个月以上的疼痛。近年来,在慢性疼痛的诊断上,更强调慢性疼痛引起的焦虑和抑郁,丧失社会交往和工作能力,导致患者生活质量的降低。慢性疼痛是一种疾病,应加以重视,及早治疗,以防止疼痛的慢性化过程进展和形成疼痛记忆,造成患者不必要的伤害。慢性疼痛又分为慢性非癌性疼痛和癌痛。

3.爆发性疼痛

爆发性疼痛是癌痛患者经常面临的问题,指在有效镇痛药物治疗期间,患者在持续痛的基础上,突然出现的短暂而剧烈的疼痛,疼痛发作频繁、持续时间短、不可预测、与原来的慢性疼痛无必然联系。

4.偶发性疼痛

偶发性疼痛也称为活动相关性疼痛,是爆发性疼痛的一种,主要与某些特殊的活动相关,如进食、排泄、翻身、走路等。

(三)根据疼痛的性质分类

1.钝痛

酸痛、胀痛、闷痛。

2.锐痛

刺痛、切割痛、灼痛、绞痛、撕裂样痛、爆裂样痛、钻顶样痛。

3.其他描述

跳痛、压榨样痛、牵拉样痛等。

(四)根据疼痛的部位分类

广义讲可分为躯体痛、内脏痛和心因痛三大类。其中按躯体解剖定位又可分为头痛、颌面痛、颈项痛、肩背痛、胸痛、上肢痛、腹痛、腰骶痛、盆痛、髂髋痛、下肢痛。

二、疼痛的评估原则

疼痛是一种令人不快的感觉和情绪上的感受,伴有实际的或潜在的组织损伤。疼痛是主观的感受。疼痛不像其他四项生命体征一样,有客观的评估依据,这要求医务人员对从病史采集、体格检查及辅助检查等方面收集的全部临床资料进行分析,对疼痛的来源、程度、性质等要素做出一个综合的判断。护士必须学习、了解相关知识,掌握基本的疼痛评估与记录方法,以保证及时、正确地掌握疼痛的发生、加重与缓解情况,调整治疗方案,落实治疗护理措施,提高患者疼痛治疗和护理水平。

(一)疼痛评估的"金标准"

疼痛是患者的主观感受,因此对于意识清醒的患者而言,疼痛评估的金标准是患者的主诉。作为护理人员要鼓励患者说出疼痛,要认真询问、耐心观察和了解患者的疼痛状况,为疼痛控制提供依据。而对于儿童和一些无法自我表达疼痛的患者,应该鼓励家属和照顾者汇报疼痛,或通过患者的表情、行为表现来评估疼痛。

(二)疼痛评估的基本原则

1.相信患者的主诉

疼痛是患者的主观感受,诊断患者是否有疼痛及疼痛严重程度主要依据是患者关于疼痛的主诉。因此,医护人员应鼓励患者充分表述疼痛的感受和疼痛相关的病史,鼓励患者积极参与疼痛评估,仔细倾听患者关于疼痛的表达,相信患者对疼痛感受的叙述。对于使用的疼痛评估工具,应教会患者如何使用。

2.全面评估疼痛

全面评估疼痛包括了解疼痛病史、疼痛性质、疼痛部位、疼痛程度,疼痛对生活质量的影响,镇痛治疗史等,进行心理学、神经学等方面的体检及相关检查。

3.动态评估疼痛

动态评估疼痛是评估疼痛的发作、治疗效果及转归,有利于监测疼痛病情变化及镇痛治疗效果和不良反应,有利于滴定和调整镇痛药物的剂量,以获得理想的镇痛效果。

(三)全面评估疼痛

参与疼痛治疗的医护人员应注意综合评估疼痛的情况,在询问过程中可以按照 PQRST 的顺序获得相关信息。P 为促发和缓解因素(provoking or precipitating factors);Q 为疼痛的性质(quality of pain);R 为疼痛的部位及范围(radiation of pain);S 为疼痛的严重程度(severity of pain);T 为疼痛的时间因素(timing),包括减轻或加重的时间,疼痛发作的时间,以及疼痛持续的时间。

除此之外,还应询问疼痛的病史,发作的原因,疼痛的伴随症状、疼痛对日常生活的影响,患者的既往病史,以前疼痛的诊断、治疗和效果等。另外还需要考虑患者的精神状态及有关心理社会因素。对于绝大多数癌痛患者都存在不同程度的恐惧、愤怒、抑郁、焦虑和孤独等心理障碍。如果不能发现这些心理障碍,并努力加以解除,即使给患者足量的镇痛剂,其痛苦仍得不到满意的解除。

(四)动态评估疼痛

在对患者进行初步疼痛评估以后,需要根据患者疼痛情况、治疗计划等实施动态常规的疼痛评估。

1.评估的时机

评估的时机:①患者主诉出现新的疼痛;②进行新的操作时,如患者疼痛程度增加,之前的疼痛治疗措施效果不佳时;③在疼痛治疗措施达到峰值效果后;④对于一些长时间存在的疼痛,如术后疼痛、慢性疼痛需要根据疼痛情况规律地进行评估。

2.再评估的内容

再评估的内容:①现在的疼痛程度、性质和部位;②过去 24 小时最严重的疼痛程度;③疼痛缓解的程度;④治疗方案实施中存在的障碍;⑤疼痛对日常生活、睡眠和情绪的影响;⑥疼痛治疗的不良反应。

三、疼痛的评估方法

(一)疼痛的评估工具

使用疼痛评估工具有助于医护人员了解患者的疼痛情况。目前疼痛评估工具的种类繁多,大致分为单维疼痛评估工具和多维疼痛评估工具两类。单维疼痛评估工具是基于患者的自我疼痛感觉来测量患者疼痛的典型方法。优点是简单、易用和直观,医护工作者稍加培训即可正确应用。多维度评估量表是对疼痛体验的若干组成部分进行评估,包括患者生活的多个方面的观察,如情绪、精神、日常活动、人际关系、睡眠质量等。

疼痛评估工具的选择,在临床实践中,衡量疼痛的程度在很大程度上是依赖于患者和医师或护士之间的语言交流。Jensen 提出当选择评分量表时,一般考虑五项标准,即易于管理和评分、错误应用的比率、灵敏性、统计的能力、与用其他量表所得结果的相互关系。

(二)0~10 数字疼痛量表

0~10 数字疼痛量表(Numeric Rating Scale,NRS):此方法从 0 至 10 共 11 个点,表示从无痛到最痛,由患者根据自己的疼痛程度打分。此表便于医务人员掌握,容易被患者理解,便于记录。目前是临床上应用较为广泛的量表。但此量表使用时个体随意性较大,尤其是在疼痛管理专业背景不强的环境中应用,有时会出现困难。

(三)0~5 描述性疼痛量表

0~5 描述性疼痛量表(Verbal Rating Scale,VRS):此量表对于每个疼痛分级都有描述,用轻度疼痛、中度疼痛、重度疼痛、剧烈疼痛及无法忍受的疼痛来帮助患者描述自己的疼痛。此量表容易被患者理解,但精确度不够,有时患者很难找出与自己的疼痛程度相对应的评分。0 级(无疼痛)。1 级(轻度疼痛):可忍受,能正常生活睡眠。2 级(中度疼痛):轻微干扰睡眠,需用镇痛剂。3 级(重度疼痛):干扰睡眠,需用镇痛剂。4 级(剧烈疼痛):干扰睡眠较重,伴有其他症状。5 级(无法忍受):严重干扰睡眠,伴有其他症状或被动体位。

(四)视觉模拟评分量表

在纸上画一条粗直线,通常为 10 cm,在线的两端分别附注词汇,一端为"无痛",另一端为"最剧烈的疼痛",患者可根据自己所感受的疼痛程度,在直线上某一点作一记号,以表示疼痛的强度。从起点至记号处的距离长度就是疼痛的量。刻度较为抽象,较不适合于文化程度较低或认知损害者。

(五)Prince-Henry 评分法

此方法主要用于胸腹部大手术后的患者和气管切开插管不能讲话者,术前训练患者用手势表达疼痛的程度,从 0 分到 4 分共分为五级,此方法简便可靠,易于临床应用。评分方法如下。0 分:咳嗽时无疼痛。1 分:咳嗽时才有疼痛发生。2 分:深度呼吸时即有疼痛发生,安静时无疼痛。3 分:静息状态下即有疼痛,但较轻,可以忍受。4 分:静息状态下即有剧烈疼痛,难以忍受。

(六)五指法疼痛评估

此方法分类形式与 Prince-Henry 评分法相似。评估时向患者展示五指,小指表示无痛,无名指为轻度痛,中指为中度痛,示指为重度痛,拇指为剧痛,让患者进行选择。

(七)Wong-Baker 面部表情量表

该方法是用 6 种面部表情从微笑、悲伤至痛苦得哭泣的图画来表达疼痛程度的,疼痛评估时要求患者选择一张最能表达其疼痛的脸谱。这种评估方法简单、直观、形象易于掌握,不需要任何附加设备,特别适用于急性疼痛者、老人、小儿、文化程度较低者、表达能力丧失者及认知功能障碍者。

(八)多维度评估量表

疼痛体验是一种多方面的、复杂的、综合的主观感受,单维度的评估量表不能综合测量疼痛体验的各个方面。多维度评估量表则含疼痛体验的若干组成部分。由于多维度评估工具可能需要更多的时间进行管理、完成、评分和解释,因此,常用于疼痛的研究。多维度评估量表评估疼痛对患者生活的多个方面的影响,例如情绪、精神、日常活动、人际关系,睡眠质量等。多维度评估量表种类较多,如简明疼痛调查表(The Brief Pain Inventory,BPI):它包括了有关疼痛原因、疼痛性质、对生活的影响、疼痛的部位等评估,以及上述 NRS 描述疼痛程度,从多方面进行评价。它是一种快速多维的测量与评价方法。该调查表一般需要 5~15 分钟完成。

(九)疼痛的行为测定法

由于疼痛对人体的生理和心理都造成一定的影响,所以疼痛患者经常表现出一些行为和举止的改变,主要有以下几个方面。①反射性痛行为:如惊恐、呻吟、叹气。②自发反应:为了躲避或减轻疼痛而产生的主动行为,如抚摸疼痛部位,护卫身体某些部位或区域,或将身体固定于某种特殊姿势等。③功能限制和功能障碍:如静止不动,过多的躺卧等被动行为。④睡眠习惯的改变。护理人员可以通过观察患者的行为表现来评估疼痛,主要适用于语言沟通障碍或意识障碍的患者。常用的评估工具有疼痛行为量表、重症监护疼痛观察工具等。

(十)疼痛部位评估

多数疼痛性疾病,疼痛的部位就是病变的所在部位。详细了解、反复询问疼痛部位对疼痛的诊断非常重要。除分清头面、颈项、肩臂、胸、腹、背、腰骶、臀髋、下肢等躯体部位外,还要明确疼痛发生所在的具体部位,如头面部痛,要明确是哪一侧、哪一部位,是额部、顶部、后枕部还是眼部、唇部、下颌部等。有时患者同时有几处痛或者某一范围内痛,或除病变部位以外的部位存在疼痛,则应看其范围是否与神经支配一致有关系。深部组织疾病如深部软组织损伤、骨性疾病等其疼痛部位及范围往往也不确切。

给患者提供人体正反面线条图,请患者在感到疼痛的部位画上阴影,并在最痛的部位画"×"。

(十一)镇痛效果评估

止痛效果的评估是有效缓解疼痛的重要步骤,也是护理程序的步骤之一,它包括对疼痛程度、性质和范围的重新估价,包括对治疗效果和治疗引起的不良反应的评价,为下一步疼痛管理提供可靠的依据。止痛效果评估主要依据为患者的主诉,但在临床实践中,患者的情况对疼痛评估有时会有障碍,如不报告疼痛、表达有困难等。这时还应评价患者的客观指征,如呼吸、神志、躯体变化等作为疼痛评估的辅助。可将评估结果和所用药物、剂量、途径、时间、效果及药物产生的不良反应等进行记录。

1.疼痛评估量表的选择

最简单易行的方法是用疼痛量表做动态评估,如"0~10""0~5""长海痛尺"等方法。

2.止痛效果评估量表的选择

(1)百分比量表。

(2)四级法。①完全缓解:疼痛完全消失;②部分缓解:疼痛明显减轻,睡眠基本不受干扰,能正常生活;③轻度缓解:疼痛有些减轻,但仍感到有明显疼痛,睡眠生活仍受干扰;④无效:疼痛没有减轻。

四、疼痛的评估记录

采用简单易行的疼痛评估工具和记录表格来准确评估记录疼痛的强度、疼痛缓解的程度及其与疼痛有关的指标。临床评估和记录疼痛的常规可概括为:①定时询问疼痛情况并给予系统的评估;②相信患者及其家属报告的疼痛和什么方法能使疼痛缓解;③推荐和选择适于患者及其家属的疼痛处理方案;④以及时、合理、协作的方式实施疼痛管理方案;⑤教会患者及其家属让其主动报告疼痛情况,最大限度地参与镇痛方法的选择。

近年来有专家将疼痛评估结果记录于体温单上,因疼痛已被正式定义为第五生命体征,故将传统的体温单更名为生命体征记录单,此研究得到了推广应用。有的医院将护理病历中的入院评估单、患者护理记录单、特护记录单中增加了疼痛评估记录的项目,在临床中广泛使用,对疼痛管理起着积极的作用。

五、疼痛的护理交接班

疼痛护理交班时应详细介绍患者的疼痛情况、使用治疗措施后疼痛缓解的程度、患者对于疼痛治疗效果的期望值、疼痛对患者的影响。具体包括以下几点。

（1）采用有效工具评估的疼痛程度。

（2）过去 24 小时疼痛程度的变化。

（3）使用镇痛措施后疼痛程度、性质变化情况，以及镇痛措施起效时间和镇痛效果维持时间。

（4）过去 24 小时因规律性疼痛和爆发性疼痛而用药的剂量。

（5）患者个人对疼痛治疗效果的期望值。

（6）未缓解的疼痛对患者的影响。

（7）是否存在药物的不良反应。

（9）根据患者的情况为后期的治疗计划提出更改建议。

（王凤娟）

第二节　手术后疼痛的护理

一、手术后疼痛

手术后疼痛简称术后痛，是手术后即刻发生的急性疼痛，是机体在手术后对有害刺激的一种主观感受。

二、术后痛的性质

术后痛的性质为伤害性疼痛，是临床最常见和最需紧急处理的急性疼痛，通常疼痛持续时间不超过 7 天。术后痛如果不能在初始状态下充分被控制，可能发展为术后慢性疼痛，其性质也可能转变为神经病理性疼痛或混合性疼痛。

三、术后痛转变为慢性疼痛的诱发因素

术前有长于 1 个月的中到重度疼痛、精神易激、抑郁、多次手术；术中或术后损伤神经，采用放射治疗、化学治疗；术后疼痛控制不佳和精神抑郁等。其中，术后疼痛控制不佳和精神抑郁为最突出因素。

四、术后痛的发生机制

手术导致的伤害性刺激自外周组织经脊髓向脑传递，传递包括转导、传导、调制和知觉 4 个阶段。外周组织损伤通过外周敏感化和中枢敏感化机制调节神经系统的反应性，外周敏感化和中枢敏感化促使了术后痛觉过敏状态的形成。

五、术后痛对机体产生的不利影响

术后疼痛是机体受到手术刺激后的一种反应，包括生理、心理和行为上的一系列反应。重度疼痛不仅可导致身体各器官功能改变，还导致内分泌、代谢、免疫和心理的改变。

（一）短期不利影响

1.心血管功能

心率增快、血管收缩、心脏负荷增加、心肌耗氧量增加，冠心病患者心肌缺血及心肌梗死的危险性增加。

2.呼吸功能

手术损伤后伤害性感受器的激活能触发多条有害脊髓反射弧，使膈神经兴奋的脊髓反射性抑制，引起术后肺功能降低，特别是上腹部和胸部手术后；疼痛导致呼吸浅快、呼吸辅助肌僵硬致肺通气量减少、无法有力咳嗽，无法清除呼吸道分泌物，导致术后肺部并发症。

3.胃肠运动功能

抑制胃肠蠕动，胃肠功能恢复延迟。

4.泌尿系统功能

尿道及膀胱肌运动力减弱，引起尿潴留。

5.骨骼肌肉系统功能

肌肉张力增加，肌肉痉挛，限制机体活动并促进深静脉血栓形成。

6.神经内分泌系统功能

神经内分泌应激反应增强，引发术后高凝状态和免疫抑制；交感神经兴奋导致儿茶酚胺和分解代谢性激素的分泌增加，合成代谢性激素分泌降低；增加全身氧耗，对缺血脏器有不良影响。

7.对心理情绪方面的影响

导致焦虑、恐惧、忧郁、不满、过度敏感；疼痛导致的睡眠障碍会产生心情和行为上的不良影响。

（二）长期不利影响

（1）疼痛控制不佳是使术后痛发展为慢性疼痛的危险因素。

（2）术后持续 1 年以上的长期疼痛是引起机体行为改变的风险因素。

六、术后镇痛的临床意义

术后镇痛不仅可以减轻患者的手术后疼痛，而且可以提高患者自身防止围术期并发症的能力。术后镇痛治疗能够提高大手术患者围术期的安全性，可以减少术后患者体内儿茶酚胺和其他应激性激素的释放，减轻或防止了机体一系列应激反应，利于患者术后康复。

七、术后镇痛的基本原则

（1）在稳定患者重要脏器功能的前提下实施完善的镇痛措施，最大限度地减少患者的痛苦和改善重要脏器功能。

（2）根据手术部位和性质预测术后疼痛程度，若估计术后疼痛较剧，在患者麻醉药物作用未完全消失前主动做预防给药，如预先留置硬膜外腔导管，手术结束时向导管内注入长效局麻药或麻醉性镇痛药。

（3）当患者术后疼痛评分≥5 分时，及时选择药物给予镇痛处理，把疼痛控制在≤4 分的水平。

（4）术后应用镇痛药的患者，首先采用非麻醉性镇痛药和镇静剂联合应用，视镇痛效果而后决定是否加用麻醉性镇痛药。

（5）手术后疼痛发生后，要首先注意观察和检查手术局部情况，明确疼痛发生的原因，然后再实施镇痛措施。

（6）应选用毒性低、对生理指标影响小、药物依赖性较低的镇痛药物，用药期间注意观察生命体征。

八、口服药物在术后联合镇痛中发挥的作用

口服药物在术后联合镇痛中发挥作用的途径：①联合应用几种不同作用机制的药物，以达到药物之间的互补和协同作用，获得最佳镇痛效果、最小不良反应，如联合阿片类和非甾体抗炎药的复方口服制剂等。②在不同的时间点发挥效能，使血药浓度保持在有效镇痛水平，如能发挥快速而持久作用的控释制剂药物等。③联合应用不同给药途径，如口服药联合局麻药局部镇痛或区域神经阻滞镇痛等。

九、口服药物用于术后镇痛的局限性

虽然口服药物用于术后镇痛有简单易行、方便无创、经济有效和安全性高等优势，但仍存在诸多不足，主要有以下几点。

（一）适用范围局限

目前口服药物生物利用度总体偏低，同等剂量的药物若采取口服途径给药，其血药浓度较低，另外受手术麻醉后胃肠道功能变化的影响，致使用药不及时、用药不完善，因而并非适用于所有手术的术后镇痛，仍局限于非胃肠道手术。

（二）起效相对较慢

口服药物在术后疼痛治疗上剂量的个体差异较大，达到峰浓度时间也相对较长，对控制术后短期疼痛的效果不太理想。

（三）给药时间受限

由于受术前禁食传统观念的束缚，口服药物在术前给药的时机仍较难把握，术后也需要充分考虑胃肠功能恢复的情况，才能安全给药。

十、硬膜外镇痛可能引起的并发症

（一）呼吸抑制
患者意识状态改变、嗜睡、呼吸深度减弱。

（二）尿潴留
多见于男性，多发生于镇痛治疗后的 24～48 小时，临床表现为排尿困难、耻区胀满。

（三）恶心呕吐
常出现于给药后 4～6 小时。

（四）皮肤瘙痒
发生率较高，尤其当阿片类镇痛药用量增大时，其发生率更高，症状随时间推移而逐渐减轻。

（五）便秘
镇痛药物会减慢胃肠蠕动，造成患者便秘。

（六）其他并发症
直立性低血压；过度镇静；硬膜外感染。

十一、硬膜外镇痛期间应监测的内容

为提高硬膜外镇痛的安全性,应定期监测患者的生命体征,重点监测呼吸和氧饱和度。将麻醉性镇痛药注入硬膜外腔后的第 1 个 4 小时内,监测呼吸频率 1 小时 1 次,之后可改为 2 小时 1 次,连续 16 小时,以后只要继续硬膜外给药,就应监测 4 小时 1 次。

十二、硬膜外镇痛产生呼吸抑制的处理

当患者呼吸频率少于每分钟 8 次、氧饱和度低于 90%,收缩压值低于 12.0 kPa(90 mmHg)时,及时汇报医师,同时面罩给氧,氧流量 6 L/min,唤醒并鼓励患者呼吸,病情严重者则需进行辅助或控制呼吸,同时使用纳洛酮。

十三、警惕硬膜外镇痛后呼吸抑制的发生

呼吸抑制是硬膜外镇痛令人担心的严重并发症之一,对此类患者应建立护理常规,严密监测生命体征,对年龄较大(大于 60 岁)、镇痛药用量大以及全身情况较差,尤其是肺功能减退和肝肾功能障碍的患者,应特别警惕呼吸抑制的发生。

十四、术后痛护理的特殊性

(一)镇痛治疗的非主动性
护士和患者对术后镇痛治疗的给予和接受都存在着非主动性。
(二)疼痛评估的偏差性
护理人员对疼痛的认识存在偏见,经常低估患者的疼痛。
(三)疼痛反应的差异性
患者对疼痛的反应常存在很大的个体差异性。
(四)影响因素的多样性
如性别、年龄等影响着护士对患者疼痛程度和治疗需要的判断。
(五)疼痛知识的局限性
患者对疼痛及其治疗的观念左右着疼痛处理的有效性。

十五、预防咳嗽引起的切口疼痛

向患者解释咳嗽后疼痛的发生机制,使患者有思想准备;讲述并演示正确的咳嗽方法;在患者进行咳嗽深呼吸训练时陪伴左右,使患者增强信心;向患者保证正确的咳嗽不会导致伤口裂开或内脏凸出;最大程度缓解咳嗽引起的疼痛,患者咳嗽时用毛巾、枕头或直接用手按压伤口并施加一定的压力,临床护理时减少对切口部位的压力或牵拉作用。

十六、激发或加剧术后痛的可能因素及其护理

(一)可能因素
1.精神因素
如精神压力过重、极度悲伤或恐惧、性格忧郁等。

2.环境因素

如闷热的天气、高分贝的噪声、强烈的光线、特殊的气味、污浊的空气、人多嘈杂的环境等。

3.身体因素

不良姿势、过度疲劳、低氧状态、药物作用等。

(二)护理

(1)创造安静的休养环境,调节光线,减少噪声,去除异味,保持适宜的温度和湿度。

(2)心理护理,寻找并消除精神因素,保持患者安定、镇静。

(3)保持良好的体位姿势,定时更换卧位,尽量保持舒适。

(4)分散注意力,通过躯体或精神上的活动使患者转移对疼痛的注意力。

(5)对于胸痛影响呼吸者,患者不敢呼吸、翻身,应协助翻身、拍背、咳嗽,防止并发症发生。

十七、术后使用 PCA 泵(患者自控镇痛泵)患者的护理观察

(1)全面了解患者病情,评估患者是否适合使用 PCA,对存在 PCA 禁忌证的患者,选择其他镇痛方法。

(2)掌握 PCA 泵的使用方法、参数设定(负荷量、背景剂量、锁定时间、限制剂量)和镇痛药特性。

(3)使用前向患者及其家属解释 PCA 的作用原理,说明可能出现的不良反应,征得患者本人及其家属的同意。

(4)患者术后返回病房时,病房护士应与麻醉医师认真交接班,确保 PCA 泵正常运行。

(5)熟悉 PCA 泵常见的报警原因和处理方法,对不能处理的故障,及时通知麻醉医师。

(6)使用硬膜外 PCA 泵时,导管固定在患者后背,应让患者保持正确卧姿,防止导管受压、牵拉、折断导致管道不通或导管脱出,保持导管通畅;使用静脉 PCA 泵时,尽可能使用单独的静脉通道,若确需通过 PCA 的静脉通路滴注其他液体,必须严格控制最初的给药速度,防止将管道内的镇痛药快速冲入体内而发生危及生命的情况。

(7)PCA 泵应低于患者心脏水平,电子 PCA 泵勿接近磁共振仪,不可在高压氧舱内使用。

(8)自控键应由患者选定何时按压,家属或护士不应随意按压,除非患者要求帮助时。

(9)PCA 泵使用期间应给予患者一级护理,密切观察用药量、药物浓度、镇痛效果及其不良反应,定时监测呼吸、血压和脉搏,并做好详细记录。出现镇痛不全时,及时通知麻醉科医师,遵医嘱酌情追加镇痛药。

(10)防治并发症,如皮肤瘙痒、恶心呕吐、便秘、呼吸抑制、PCA 静脉穿刺处感染或硬膜外腔感染等。

十八、术后痛患者的健康教育

(1)宣教术后疼痛对机体可能产生的不利影响,使患者积极参与疼痛治疗。

(2)术前评估者及其家属对疼痛相关知识的了解程度,了解既往疼痛史和预期疼痛处理应达到的目标。

(3)强调大部分术后疼痛可以缓解,患者有权享受术后无痛经历。

(4)告知患者或家属镇痛药物的作用、效果和不良反应等,解除排斥心理。

(5)向患者说明何时表达疼痛反应及如何表达,疼痛反应包括疼痛强度、性质、持续时间和部

位,并说明这些主诉将成为疼痛治疗的依据,护士将根据主诉所反映的疼痛特点采取必要的护理措施。

(6)向患者介绍自我解痛方法,在镇痛治疗的同时辅助使用放松、想象、冷敷和热疗等方法缓解疼痛。

(7)向PCA泵使用患者讲述给药的方式和时机,患者应在感觉疼痛开始时自行给药,以达到良好的镇痛效果。

(8)劝告患者及时向护理人员叙述心中的疑虑和担忧,避免因过分担心疾病的康复导致高度焦虑从而降低耐受性,加重疼痛。

十九、术后痛控制效果评估

(1)评估静息和运动时的疼痛强度,只有运动时疼痛减轻才能保证患者术后躯体功能的最大恢复。

(2)定时评估并记录疼痛程度及其治疗反应,包括用药后不良事件和不良反应。

(3)在疼痛未有效控制前,评估每次镇痛药物使用后的治疗效果。原则上静脉给阿片类药后5~15分钟、口服镇痛药后1小时,即药物达最大作用时做治疗效果评估。对于PCA患者应该了解按压次数与无效按压次数、是否寻求其他镇痛药物。

(4)对突如其来的剧烈疼痛,尤其伴有生命体征改变时,如低血压、心动过速或发热,应立即评估和治疗,同时对可能的切口裂开、感染、深静脉血栓等情况作出新的诊断和治疗。

(5)疼痛治疗结束时应由患者对医护人员处理疼痛的满意度,以及对整体疼痛处理的满意度分别作出评估。

二十、术后痛的管理目标

术后痛管理要达到以下目标:①最大程度镇痛,包括术后即刻镇痛、无镇痛空白期、持续镇痛、避免或迅速制止突发性疼痛;②最小的不良反应,无难以耐受的不良反应;③最佳的躯体和心理功能,不但安静时无痛,还应达到运动时镇痛;④最好的生活质量和患者满意度。

（王凤娟）

第三节　创伤性疼痛的护理

一、创伤性疼痛的定义

创伤性疼痛是一种伤员因组织损伤而产生的不愉快的主观感觉及情感体验。创伤性疼痛作为有害性刺激可引起机体各系统发生防御反应,但若得不到有效缓解,可对机体产生有害作用,不利于伤员的康复。

二、创伤性疼痛的发生机制

机体组织因外伤而受损时,受损细胞可释放出内源性致痛物质包括K^+、H^+、5-羟色胺、缓激肽、前列腺素和 P 物质等,激活或敏感化伤害性感受器,引起 Aδ 和 C 类神经末梢产生动作电位,传入脊髓整合后进入中枢,沿脊髓丘脑束和感觉投射系统到达大脑皮质,产生痛觉。

三、创伤性疼痛的临床表现

创伤性疼痛属伤害性疼痛,是由较短时间内作用于机体组织的伤害性刺激所引起,因此,大多属急性疼痛,会导致患者的生理和心理功能异常,如剧烈的血压波动、脉搏改变;呼吸加快、变浅,咳嗽无力;肢体扭曲颤抖、面部表情痛苦;体温升高,出汗等。重度疼痛还会增强机体强烈的应激反应,造成消化道溃疡,甚至出血。

另外,创伤性疼痛患者由于外伤突然致病,因此可出现惊恐、焦虑、压抑、紧张等情绪反应,结果使患者对疼痛的耐受性降低而加重疼痛感。恐惧和焦虑是急性疼痛的主要精神伴随症状,当疼痛时间延长、不缓解时,特别是疼痛治疗无效时,患者往往表现出愤怒和悔恨的情绪;如果严重的急性疼痛长时间得不到缓解,会导致患者出现精神抑郁和无助,引起患者个人行为的许多变化,包括增加自我关注、不愿与人接触和对外界刺激敏感性增加等。

四、创伤性疼痛的干预措施

(一)去除引起疼痛的原因

如有异物刺入皮肤,迅速取出异物;骨折后要妥善固定,肢体制动,有效牵引;四肢损伤时应抬高患肢 30°～40° 以利静脉回流,减轻疼痛。急性缺血性疼痛者应立即去除引起缺血的原因,如去除一切外固定物及包扎过紧的敷料,解除血管痉挛,改善组织缺血症状。

(二)心理护理

帮助患者适应医院新的生活环境并建立新的人际关系;指导患者保持良好的心态,以提高痛阈,增加对疼痛的耐受力;与患者家属建立良好的护患关系,力争支持和配合。

(三)药物镇痛

药物处理是减轻患者疼痛的有效方法之一,可以降低交感神经兴奋性,减少儿茶酚胺等激素的释放,防止心动过速、心肌缺血,减少外周血管收缩,特别是对于失血过多的低血容量伤员,镇痛药物的恰当使用可以防止休克的发生。另外,镇痛药的及时使用还可缓解患者焦虑、紧张情绪,有利于治疗和康复。

(四)皮肤刺激法

包括冷敷、热敷、按摩、震颤及皮肤搽剂的应用。冷刺激可产生局部麻醉作用,减轻炎性肿胀;热刺激可缓解肌肉痉挛,增加局部血供;按摩和震颤主要通过物理刺激增加血流,舒筋活血来减轻疼痛。

(五)非语言交流

触摸与暗示等非语言交流方法能使外伤者疼痛明显减轻甚至消失,反复疼痛的频次减少。可以通过抚摸患者的手、轻拍肩部或伤口周围抚摸等,使患者感到医护人员对其痛苦的关心与理解,产生积极的情绪反应,在轻松愉快中减轻疼痛。躯体舒适带来精神舒适,进而促进躯体创伤的康复,形成良性循环。

(六)技术性镇痛法

包括经皮电动神经刺激、神经阻滞术、硬膜外腔注射局麻药持续镇痛,超激光疼痛治疗仪照射治疗,臭氧浸润治疗等。

（七）中医镇痛

在对神经系统的疼痛治疗方面，其疗效甚至超过药物治疗。

五、创伤患者药物镇痛时的注意点

由于创伤患者病情复杂危重，因此在任何情况下，必须先保证患者的基础生命，然后根据患者的疼痛程度选择和使用镇痛药物，并结合患者的实际情况选择给药途径和剂量，注意药物的不良反应及处理措施。目前，新的医疗观点认为应克服旧的"忍耐疼痛"的观点，主张采用预防性用药，定时给药，而不是疼痛难以忍受时再给药。在镇痛期间，严密观察镇痛效果和不良反应，同时详细记录用药时间和剂量，防止成瘾。

六、创伤性疼痛的管理过程

创伤患者的疼痛管理可分为 3 个主要阶段：院前阶段（在野外初步评估和处理，包括脱离现场）、早期医院阶段（在急诊室的初步评估和处理）、手术和术后康复阶段。

七、颅脑外伤头痛的护理要点

（一）一般护理

密切观察病情，注意患者意识、呼吸、血压、脉搏和瞳孔等变化，观察有无恶心、呕吐等颅内压增高症状。一般抬高床头 30°，以利于静脉回流；同时注意维持呼吸道通畅。

（二）躁动护理

躁动不安是颅内外伤急性期的一个常见表现。引起躁动不安有许多因素，首先考虑脑水肿、脑肿胀或颅内血肿所致的颅内高压状态；其次是颅外因素，如呼吸道不通畅引起的缺氧，尿潴留引起膀胱过度充盈等，另外可能与颅内头痛有关。因此，对于颅脑外伤患者，当患者突然由安静转入躁动或由躁动转为安静深睡时，应提高警惕。当躁动发作时，不宜强加约束，可用床栏防止坠床，必要时专人守护。

（三）镇痛护理

由于镇静、镇痛药物的应用可能会因缓解疼痛而掩盖病情变化，镇静、镇痛药物会不同程度地干扰对患者呼吸、循环、意识和瞳孔的判断，因此，对于头颅外伤疼痛患者，必须仔细分析疼痛原因，不能盲目镇静、镇痛。对于突然发生的剧烈头痛要考虑是否有病情加重；对于诊断明确、病情稳定患者，可根据医嘱适当应用镇痛药并认真观察药效。另外，头颅深部疼痛中的部分患者可能与头颅外伤后并发脑水肿、脑肿胀而引起颅内高压有关，可应用脱水、利尿药物以达到缓解头痛目的。护士要善于观察患者的疼痛反应，采用口述描绘评分法或数字法对疼痛进行评分。

（四）心理护理

护士要适当地向患者解释疼痛的机制，为患者创造一个宁静舒适的休养环境，取得家属的支持与配合，通过举例、现身说教等鼓励患者面对现实，树立康复信心。

八、胸部外伤疼痛的治疗要点

胸部外伤疼痛主要是由肋骨骨折、胸壁软组织损伤、胸部放射性损伤、胸膜穿破造成的气胸及大血管损伤而引起。疼痛治疗包括：①病因治疗，悬吊肋骨骨折、胶布固定胸廓等缓解疼痛。②肋间神经阻滞疗法，一方面可止痛、消炎，另一方面可鉴别脊髓或内脏疾病引起的疼痛。③物理疗法,主要用激光、超声波等治疗方法。④口服或肌注镇痛药物。⑤患者自控镇痛:既可缓解疼痛,减轻疼痛对咳嗽的限制,使分泌物易于咳出,同时又能增加患者的呼吸幅度,改善呼吸功能,利于胸外伤康复。另外要注意的是,对于贯通性胸部外伤,在诊断不明确、未采取综合治疗时暂不采取镇痛治疗;如已经明确诊断,采取综合治疗时,应给予镇痛处理。

九、胸部外伤疼痛的护理要点

(一)一般护理

严密观察生命体征,注意神志、瞳孔、胸部和腹部体征等,注意有无复合伤。密切观察呼吸频率、幅度和缺氧症状,确保呼吸道通畅,清除气道内血液或分泌物,减少和预防吸入物淤积于肺内使肺膨胀不良。多根多处肋骨骨折患者应配合医师紧急行胸壁加压包扎固定,矫正胸壁凹陷以恢复胸壁的支架作用,清除或减轻反常呼吸运动,维持正常呼吸功能,促进伤侧肺膨胀,缓解胸廓异常活动导致的疼痛。

(二)专科护理

常规行胸腔闭式引流术,术后加强胸腔闭式引流管的护理。

(三)镇痛护理

对于呼吸循环稳定而疼痛剧烈者,可按医嘱给予全身止痛药物,同时加强呼吸循环监护,防止意外发生。指导患者根据自身疼痛程度通过 PCA 泵给予镇痛药物并观察患者疼痛消退的范围及程度,判断镇痛效果。对于突然加剧的疼痛要警惕有无病情加重;对于呼吸循环欠平稳的患者或尚未明确诊断的疼痛禁忌给予止痛药物,以免掩盖病情延误治疗而丧失抢救时机。对于因留置胸腔闭式引流管而引起的疼痛可适当应用止痛药物,如进行局部肋间神经阻滞。指导患者进行有效的腹式呼吸以缓解胸部疼痛,减轻呼吸困难。

(四)心理护理

加强心理护理及病情介绍,解释全身疲乏、疼痛、呼吸困难等不适的原因、持续时间及愈后情况。根据患者的需要做好生活护理。指导患者进行肺的功能锻炼,鼓励和指导患者深呼吸、有效咳嗽排痰。

十、腹部损伤的疼痛性质与创伤区域之间的关系

腹壁痛觉神经属于 $T_7 \sim T_{12}$ 发出的肋间神经,其神经末梢在腹壁上的分布极为丰富和致密。有创伤刺激时产生敏锐的疼痛,识别能力强,定位准确。壁腹膜属于 $T_6 \sim L_1$ 神经末梢,脏腹膜及腹腔内脏器的神经属自主神经末梢,来自迷走神经与 $T_5 \sim L_3$ 发出的交感神经,对切割等创伤疼痛不敏感,定位亦差,而对牵拉、膨胀等刺激较敏感。多数腹部损伤患者有腹胀主诉。若患者对创伤引起的疼痛识别能力强、定位准确时,通常受损的是肋间神经分布的腹部区域;当定位不明确时,受损部位为迷走神经和交感神经分布的区域。

十一、腹部闭合性损伤疼痛的特点

(1)有明显外伤史的同时常并发其他部位损伤,如肋骨骨折、骨盆骨折、盆腔损伤、颅脑损伤等,因此对此类患者应警惕腹内闭合性损伤的存在。

(2)患者腹痛呈持续性剧烈疼痛,有时可为钝痛,多呈弥漫性。

(3)最初发生疼痛的部位多为相关受损脏器,有些内脏损伤易出现反射痛或牵涉痛。

(4)早期腹痛可不明显,如脾脏破裂出血可仅表现为上腹部不适。

(5)如腹腔内脏器受损伤破裂致消化液外溢常表现为腹膜炎(腹痛、腹部刺激征等)。

闭合性腹部损伤的疼痛在未进行手术前腹膜刺激征明显且有逐渐加重趋势。

十二、腹部开放性损伤疼痛的特点

(1)有明显的外伤史,腹部有伤口,穿透伤者常可见脱出组织和渗出液。

(2)腹壁疼痛性质多为锐痛,定位准确。

(3)内脏伤所致的疼痛性质不一,可为锐痛或钝痛,多呈弥漫性。

(4)可能有出血性休克或腹膜炎综合征,常合并其他损伤综合征如肋骨骨折、盆腔损伤。

开放性腹部损伤患者由于存在出血、大量液体渗出和组织脱出等可能,因此在急性期患者往往有疼痛主诉,而一旦伤口等给予妥善处理后疼痛将成为其主要主诉。

十三、腹部损伤疼痛的护理要点

(一)闭合性腹部损伤

在未明确诊断及手术前不能用任何镇痛镇静药物,因为镇静镇痛治疗可能掩盖病情,加重休克,并且使患者难以维持正常的呼吸功能。因此,应绝对卧床休息,严密观察病情,禁食;对于确诊或高度怀疑腹腔脏器损伤的患者,应立即执行备皮、备血等术前准备工作,尽早手术治疗;如合并其他部位损伤,根据轻重缓急,首先处理危及生命的问题如开放性气胸、大出血等。术后患者应取半卧位,以利于体位引流和改善换气,减轻疼痛等。剖腹探查术后,若患者呼吸循环稳定可给予止痛治疗,包括肌内注射哌替啶和患者自控镇痛等。

(二)开放性腹部损伤

患者往往存在急性呼吸和循环功能障碍,因此抢救生命是现场急救重点。待患者休克得以改善,全身情况一旦稳定时,护士应立即注意疼痛的评估与处理,因为疼痛可能加重患者病情,给救治带来的困难。另外,在现场急救时如伤口较大,对已经脱出的内脏(如肠管和大网膜),应立即保护覆盖好,切忌还纳,以免污染腹腔。开放性腹部损伤患者均需紧急手术,应在严密观察患者全身情况的同时积极做好手术前的各项准备工作。此类患者因腹腔脏器脱出或大量出血等情况害怕自身生命能否生存而疼痛主诉不再是首要问题,护士要特别关爱他们,通过观察从他们的反应体察其疼痛程度,不忽视患者因疼痛加重休克等的可能性。

腹部损伤术后一般会留置引流管道,常用的有腹腔双套管,应注意做好管道护理。留置期间注意维持有效负压,保持引流管通畅,准确记录引流液量、性质及其变化趋势,引流管宜妥善固定,防止脱落等。要耐心听取患者主诉,了解其对疼痛的反应,根据常用的口述评分法或记分法对疼痛程度进行轻重分级。对于突然发生或逐渐加剧的腹腔疼痛要高度警惕是否有病情恶化倾向,尤其对伴有恶心、呕吐等腹部体征者更应警惕是否并发腹膜炎。对已行手术的患者,可按照腹部术后疼痛常规处理。

十四、四肢外伤的疼痛特点

四肢常见的外伤有骨折、关节脱位及软组织损伤,其中以四肢骨折最多见。疼痛是四肢外伤的首发症状,其特点:①有明确的外伤史;②疼痛明显、定位准确,移动患肢时疼痛加剧,局部有明显的压痛;③通过妥善固定制动,疼痛常常能缓解;④局部受伤处有肿胀与瘀斑并伴有肢体功能障碍但严重创伤合并休克或肢体神经断裂时,患者常无疼痛主诉或肢体远端无痛觉。

十五、四肢外伤疼痛的护理要点

(一)妥善固定与制动

四肢外伤以骨折多见,妥善固定可减轻疼痛。因此骨折或可疑骨折的患者,可用夹板、木板、自身肢体等妥善固定受伤的肢体。若有畸形的肢体,可通过手法牵引等方法使之尽量恢复肢体正常曲线,再行固定,以减轻疼痛,防止再损伤。在变换体位时注意分散患者注意力并适当给予镇痛药物以免加剧疼痛。

(二)及时进行清创等其他治疗

包括彻底清创、修复组织、封闭伤口,骨折脱位、复位固定等,早期还可冰袋冷敷,病情稳定后或恢复功能锻炼时采用热敷。

(三)加强牵引和石膏护理

根据骨折发生的部位、时间及进展情况指导患者进行科学、合理的功能锻炼。功能锻炼是治疗骨折的重要组成部分,可使患者迅速恢复正常功能。

(四)加强心理护理

因患者意外受伤且肢体骨折,一般心理负担重、担心预后,护士应主动关心,认真了解患者对疾病担心的程度,有的放矢进行解释。部分患者因惧怕疼痛,不敢进行任何活动,护士应通过心理护理使其保持心理健康,通过健肢来完成一些力所能及的行为,提高自我照护能力。对于小儿受伤者,告诉其父母不宜给孩儿过多照顾,以免发生长期卧床并发症。对于老人受伤者,应根据病情提供相应护理。

(五)合理实施镇痛护理

骨折等外伤急性期患者一般疼痛明显,尤其以活动时加剧,护士宜认真倾听患者主诉,采用口述描绘评分法或记分法科学评估疼痛程度,在明确诊断条件下,遵医嘱采取镇痛措施,评价镇痛效果。

十六、挤压综合征患者的疼痛特点

挤压伤患者往往伴有受压局部的明显肿胀,这时,患者不仅遭受挤压局部引起的剧烈、持续的疼痛,还会出现挤压肢体远端、因缺血而引起的疼痛,这导致患者主诉剧痛难忍,强烈要求使用镇痛药物止痛。

十七、挤压综合征患者疼痛的护理要点

护士应仔细倾听患者主诉并结合患者疼痛反应判断疼痛的性质、程度和部位。对于突然加剧的疼痛、并发肢体远端发冷发绀等远端肢体缺血症状时应提高警惕。首先通知医师,必要时行切开减压术,不可盲目使用镇痛药,以免掩盖病情延误治疗失去保全肢体的时机。剧烈疼痛会加重患者休克症状,对于诊断明确并经积极处理的患者,在保证呼吸、循环平稳的情况下适当应用全身镇痛药物,部分有硬膜外镇痛的患者可以根据情况适当加强镇痛效果。

(王凤娟)

第四节 常见疼痛性疾病的护理

一、心绞痛

(一)心绞痛的定义

心绞痛是冠状动脉供血不足,心肌急剧、暂时的缺血、缺氧所引起临床综合征。

(二)心绞痛的原因

冠状动脉粥样硬化,冠状动脉管腔变窄,导致心肌供氧量减少,或当患者情绪激动、用力活动或饱餐后,心肌和身体的需氧量均增加,从而导致心肌缺血缺氧,发生心绞痛。心绞痛是心肌缺血的直接表现,是无氧代谢集聚物作用的结果。

(三)心绞痛的诱发因素

诱发因素:①近半数患者在心绞痛发生前有诱因,如过度的体力活动、情绪激动、贫血、甲亢及心律失常等。②心绞痛可能发生在任一时刻,但早晨醒来数小时内发生最多,因为早上6点到中午12点交感神经兴奋性增高,血液黏稠浓缩,容易形成血栓,诱发心绞痛。

(四)心绞痛的疼痛特点

1.疼痛性质

心绞痛为深部的内脏性疼痛,常被描述为"绞榨样""钳夹样""窒息感""挤压感"等,也有一些患者感觉比较模糊,描述为轻度压迫样不适感、难受的麻木感,尤其是糖尿病患者。

2.疼痛部位

在胸骨上、中段后方出现,可波及大部分心前区,界限不清,放射至左肩、左上肢尺侧及环指和小指,也可放射到右臂和两臂的外侧面,偶尔可见于下颌骨以上或上腹部以下。

3.疼痛持续时间

疼痛症状通常是渐增、渐减的过程,多为1~5分钟,很少超过15分钟。

4.疼痛缓解方法

典型的心绞痛通过休息或含服硝酸甘油后在几分钟内缓解。

(五)不典型心绞痛的特点

疼痛仅是胸部憋闷感,隐隐作痛。部位不在胸骨后方,可发生在胃部、前胸后背、左胸或右胸、左肩或右肩、左臂或右臂,甚至颈部的不适、牙痛以及向大腿放射的疼痛等。发作的诱因不明显,也可能在午休或夜间睡眠中发生。疼痛的时间不是3~5分钟就缓解了,而是略有延长,甚至可达30分钟以上。

(六)左胸前区疼痛

典型的心绞痛可表现为左胸前区疼痛,但左胸前区的疼痛并不一定都是心绞痛。如肋间神经痛、肋软骨炎、反流性食管炎等都可引起左胸痛,尤其是食管疼痛极像心绞痛。因此,左胸前区疼痛可先请心内科医师诊断,排除心绞痛后,再去其他科就诊。

(七)治疗心绞痛的药物

治疗心绞痛的药物包括以下几点。①硝酸酯类药:硝酸甘油、异山梨酯等;②β受体阻滞剂:

普萘洛尔、美托洛尔等;③钙通道阻滞剂:硝苯地平、地尔硫等;④抗凝药物:阿司匹林、肝素等。

(八)患者使用硝酸甘油的注意事项

注意事项:①随身携带药片,家属要知道药放在何处。②心绞痛一旦发作,立刻舌下含服一片,并让它完全溶解。③服药后最好平躺,以防低血压。④每隔5分钟重复含服等量的药剂,直到疼痛缓解,如果连续含3片仍不能缓解心绞痛,或出现心率减慢、血压下降、呼吸急促、并伴恶心、呕吐、出冷汗、烦躁不安等,警惕急性心肌梗死,应立刻去医院就诊。⑤硝酸甘油应放在暗色瓶子里,并置于干燥处。因为6个月后药效消失,故应随时更换过期的硝酸甘油。⑥若药效够强,舌下含服后患者会觉得舌上有烧灼感、微辣感,而且有头部发胀、鼓动的感觉。⑦让患者了解药物不良反应:头痛、脸部潮红、低血压、眩晕等。

二、心肌梗死

(一)心肌梗死的定义

心肌梗死是冠心病的严重类型,是在冠状动脉病变的基础上发生冠状动脉血供急剧减少或中断,以致相应心肌发生持久而严重的心肌缺血,引起部分心肌缺血性坏死。

(二)心肌梗死的疼痛特点

(1)先兆症状以频繁发作心绞痛最常见,其次是胸闷。原来稳定型或初发型心绞痛患者的运动耐量突然下降,而心绞痛发作频度、严重程度、持续时间增加。诱发因素不明显,原来有效的硝酸甘油剂量变为无效,患者在心绞痛发作时还可能出现新的临床表现,如伴有恶心、呕吐、出汗、心律失常、心功能不全,疼痛放射到新的部位等。

(2)胸痛多无明显诱因,常发生于安静时,而且发作后经安静休息不能使之消失,含服硝酸甘油无明显效果。

(3)疼痛时间:较心绞痛长,可达数小时,甚至疼痛时轻时重达数日之久。

(4)疼痛程度:疼痛剧烈,难以忍受,常需用麻醉性镇痛药才能减轻。

(5)疼痛范围:较心绞痛更广,常包括整个心前区,可放射至下颌,或颈、背等处,常伴有呼吸急促,出冷汗及烦躁不安等。

(6)糖尿病患者无痛性急性心肌梗死的比例较大,可能表现为突发呼吸困难,意识丧失或不明原因的血压下降。

(三)心肌梗死疼痛的治疗方法

(1)应用吗啡、哌替啶等镇痛药,彻底消除疼痛,缩小梗死范围,保护心功能。

(2)立刻嚼碎160～325 mg阿司匹林,而后每天服用同等剂量阿司匹林。

(3)静脉输入维生素C、辅酶A、肌苷及极化液等提高心肌细胞的膜稳定性,改善心肌代谢。

(4)静脉使用β受体阻滞剂,降低心脏氧耗量,控制患者的心肌缺血,有效缓解症状。

(5)早期进行再灌注治疗,积极进行溶栓、腔内冠状动脉成形术等,疏通冠状动脉管腔,彻底改善心肌供血。

(四)心肌梗死患者的健康教育

1.保持良好情绪

提供适合患者的健康指导内容,避免紧张和情绪波动,防止复发。

2.促进身心休息

调整生活方式,缓解工作压力,保证充足睡眠。

3.安排合理饮食

选择低胆固醇、低动物脂肪、低热量、低糖类食物,多吃蔬菜水果,保持大便通畅。

4.防治与冠心病有关的危险因素

积极治疗高血压、糖尿病、高脂血症等,自觉戒烟、避免肥胖与缺乏运动等不良因素。

5.康复锻炼

恢复期逐步增加活动量,运动中如果出现胸痛、呼吸困难、心悸、头晕等症状时应中断运动或减轻活动量。

6.随身携带硝酸甘油片

教会患者和家属如何使用和保存硝酸甘油,教会其如何及时发现病情变化,并使其掌握简单的自救和急救措施。

7.定期复诊、坚持治疗

按医师处方服药,不得随意停药或改变用药剂量。

三、急性主动脉夹层

(一)主动脉夹层的定义

主动脉夹层是主动脉壁中层退行性病变,各层组织粘合力减退,主动脉壁受血流冲击或血管滋养管破裂导致内膜断裂,主动脉壁中层剥离,形成外层薄、内层厚的壁间血肿。

(二)急性主动脉夹层疼痛的原因及特点

(1)90%的患者在主动脉夹层急性发病时出现突发的心前区、胸背部、腰背部或腹部剧烈疼痛,因为内膜撕裂刺激血管壁神经,同时大量炎性介质释放,引起剧烈疼痛。

(2)疼痛像刀割或撕裂样,有濒死感,从胸骨后或胸背部沿主动脉向远端放射到颈、臂部,与急性心肌梗死相似。

(3)疼痛给予吗啡类药物不能缓解,为持续性疼痛,常伴皮肤苍白、出汗、周围性发绀等休克征象,但血压仍高于正常。

(4)腹部疼痛易与急腹症相混淆,但夹层病例很少表现恶心、呕吐、腹部压痛和腹肌紧张。

(三)急性主动脉夹层的治疗方法

1.药物治疗

镇痛药物:如哌替啶、吗啡等。控制心率药物:如β受体阻滞剂美托洛尔等。降压药物:如硝酸甘油、硝普钠等。

2.外科手术

人工血管置换术。

3.介入治疗

主动脉腔内隔绝术。

(四)急性主动脉夹层在镇痛治疗时需控制心率和血压

减慢心率可以减少血流对夹层破口或受损血管壁冲击的次数,降压可以降低血流对血管壁冲击的强度,所以两者均可以终止夹层的继续分离,使症状缓解、疼痛减轻。

(五)急性主动脉夹层患者控制血压心率治疗时的注意点

1.控制血压和心率是主动脉夹层治疗的关键

迅速将收缩压降到 $13.3\sim14.7$ kPa(100$\sim$110 mmHg),心率 60$\sim$80 次/分,可有效遏制夹层

扩展,同时保证重要脏器血流灌注。

2.四肢测压

部分患者因夹层血肿压迫,造成患侧血压偏低,因此测量血压时,应同时测量四肢血压,以健侧肢体血压作为调整临床用药的标准。

3.密切观察生命体征

降压过程中密切观察血压、心率、心律、神志、尿量及疼痛等情况,发现异常,汇报医师,对症处理。

4.降压药使用注意事项

不宜随意终止,更换药物要迅速、准确,防止血压骤升骤降。

5.密切观察夹层破裂先兆

血压突然急剧下降可能为夹层破裂,需立即通知医师,给予紧急处理。

(六)急性主动脉夹层患者疼痛状况与病情变化之间的关系

(1)主动脉夹层急性期突发持续性前胸、后背和/或腹部剧烈疼痛,多为撕裂样或刀割样,呈濒死感,而剧烈的疼痛可与血压升高、夹层扩展形成恶性循环,因此应密切观察疼痛时心率血压的变化,出现异常及时报告医师,对症处理,缓解疼痛。

(2)疼痛与休克的加重与缓解是病情变化的重要标志之一,血压下降后疼痛明显减轻或消失,这是主动脉夹层停止扩展的临床征象。

(3)如果疼痛减轻后又再次出现,或者部位发生改变,则提示夹层分离继续扩展,因此,要密切观察疼痛的部位、性质、时间、程度的细微变化,及时通知医师处理。

(七)做好急性主动脉夹层患者的术前护理

1.绝对卧床休息

急性期应绝对卧床休息至少3周。

2.加强心理护理

使患者了解病情,消除紧张情绪,防止情绪波动。

3.有效镇静镇痛

听取患者主诉,了解疼痛部位、性质、持续时间及有无改变,判断夹层有无扩展,使用长海痛尺评估,使用镇痛药将疼痛控制在0～2分。

4.严密观察病情

有效控制心率和血压,做好用药后病情观察。

5.合理安排饮食,保持患者大小便通畅

必要时使用缓泻药、留置导尿,防止腹压增大、血压骤升造成夹层破裂。

6.预防并发症

观察有无夹层进一步扩展产生的并发症。

四、下肢动脉硬化闭塞症

(一)下肢动脉硬化闭塞症的主要病理改变

下肢动脉硬化闭塞症的主要病理改变是动脉管腔狭窄、闭塞,病变好发于腹主动脉下端、髂动脉及股腘动脉等大、中动脉主干及主要分支动脉开口处。

（二）下肢动脉硬化闭塞症的疼痛原因及特点

1.疼痛原因

肢体出现慢性或急性缺血时，由于末梢灌注减少、细胞缺氧而分泌大量炎性介质，促发一系列病理生理反应，刺激肢体感觉神经末梢，引起局部疼痛。

2.疼痛特点

早期患肢有轻度发凉感、轻度麻木、活动后易感疲乏。由于肢体往往更容易发生远端灌注障碍，所以以小腿的症状比大腿症状重。随着管腔狭窄或闭塞程度的加重，症状也随之加重。整个病程表现为典型的间歇性跛行-静息痛-肢端坏疽 3 个阶段。

（三）下肢动脉硬化闭塞症的治疗方法

1.药物治疗

血管扩张药：培达、己酮可可碱、前列腺素 E_1 等。抗凝药物：低分子肝素、华法林、阿司匹林肠溶片。镇静镇痛药物：安定、盐酸曲马朵、美施康定等，必要时联合使用盐酸哌替啶和盐酸氯丙嗪。

2.手术治疗

经皮腔内血管成形术、支架成形术、人造血管或自体静脉旁路术、硬化动脉血栓内膜剥除术等。

3.局部治疗

局部换药、喷洒镇痛剂、应用促细胞生长药物等。

4.高压氧舱疗法

可增加肢体的组织供氧，减轻疼痛，促进溃疡愈合。

5.神经阻滞疗法

采用腰交感神经节切除术、局部神经阻滞术、硬膜外置管阻滞术等。

6.截肢术

应严格把握指征。

（四）下肢动脉硬化闭塞症患者的患肢护理

1.合适体位

下蹲、交叉腿、盘腿、跷二郎腿、膝下垫枕、抬高患肢、长时间采用坐位等均可使患肢血液供应减少，加重缺血程度，疼痛加重，应尽量避免。

2.适当保暖

患肢保暖，可增加血液循环，帮助缓解疼痛，但应避免过冷过热，禁用热水袋、电热垫暖脚或用热水泡脚。

3.溃疡及坏疽的处理

平时保持局部通风、干燥。缺血性溃疡可采用清洁换药每天 2 次，换药后趾间塞薄层纱布或棉球，避免摩擦，减轻疼痛。若坏疽已经产生，换药时采用氯己定等刺激性小的药液，动作轻柔，避免因刺激而加重疼痛，换药后不必包扎。

4.适当运动

鼓励患者做患肢的主动或被动运动，有助于充分建立侧支循环，使肢体的缺血症状得到缓解，从而减轻疼痛。指导患者进行 Buerger 运动（即仰卧抬高患肢 45°～60°，维持 1 分钟，改坐位下垂患肢 2 分钟，然后回复仰卧位并使患肢呈水平位休息 2 分钟，反复进行 5～6 次为 1 组，每天进行 2～3 组)。另外,在能耐受的限度内进行短距离行走,增加对疼痛或缺血的耐受力。坏疽期患肢应限制活动,避免因运动增加缺血肢体的耗氧量,加速坏疽的发展。

(五)预防下肢动脉硬化闭塞症患者的患肢过冷或过热

过热时,局部组织耗氧量增加,已经狭窄或闭塞的动脉不能供应足够血量来满足局部代谢的需求,表现为局部疼痛;过冷时,刺激小动脉产生痉挛,加重患肢供血不全而出现疼痛。

五、下肢深静脉血栓

(一)下肢深静脉血栓的定义

血流淤滞、内膜损伤和高凝状态等因素引起的下肢深静脉内血液凝固即为下肢深静脉血栓。

(二)下肢深静脉血栓引起疼痛的原因

下肢深静脉血栓形成后,深筋膜间隙内压力升高,压迫肌肉引起局部酸痛,同时血管壁出现炎性反应,导致炎性疼痛,但疼痛程度多不严重。深静脉血栓广泛累及肌肉静脉丛时,由于髂股静脉及其侧支全部被血栓阻塞,形成股青肿,而此时若伴有患肢动脉持续痉挛,则形成股白肿,引起动脉缺血,患肢疼痛剧烈。

(三)下肢深静脉血栓引起的疼痛的特点

小腿肌肉静脉丛血栓形成,多数症状较轻,主要表现为小腿疼痛和轻度肿胀,活动受限。症状与血栓形成时间一致。主要体征为足背屈时牵拉腓肠肌引起疼痛(Homan 征阳性)及腓肠肌压痛(Neuhof 征阳性)。

髂股静脉血栓形成后表现为臀部以下肿胀,下肢、腹股沟及患侧腹壁浅静脉曲张,皮肤温度升高,沿深静脉走向有压痛。血栓向上可延伸至下腔静脉,向下可累及整个下肢。

(四)下肢深静脉血栓的治疗方法

1.药物治疗

以溶栓治疗为主,辅以抗凝、祛聚药,并酌情给予镇痛药物。

2.手术治疗

急性期可采用静脉切开取栓术和 Fogarty 球囊导管取栓术,慢性期可采用旁路术、经皮腔内血管成形术(PTA)＋支架成形术等。

(五)下肢深静脉血栓患者的健康教育

1.促进静脉回流

保持患肢抬高位,高于心脏水平 20～30 cm。

2.做静脉操

仰卧位,双足做背屈和跖屈的交替运动,60 次/分,2～3 分钟为 1 组,间隔 5 分钟,连续 3 组。症状减轻后,鼓励患者练习行走。

3.保护患肢

避免长时间站立;每天穿着弹力袜或使用弹力绷带,持续应用至症状消失后至少 6 个月。防止下肢损伤,保持皮肤完整性,预防皮肤溃疡的发生。洗脚时水温须适度,选用中性温和的肥皂,并防止皮肤干燥皲裂;避免用手抓痒而造成皮肤破溃;避免患肢受压;穿着衣物和鞋袜应柔软宽松,减少因摩擦导致皮肤破损;避免患肢受过冷或过热的刺激。

4.妥善处理溃疡

发生溃疡时保持局部清洁,积极治疗,以免造成溃疡范围扩大甚至感染。

5.生活起居

劝导患者戒烟;注意加强营养;肥胖患者在保持足够营养的基础上有计划地减轻体重;指导患者多饮水等。避免一些影响静脉回流的动作如跷二郎腿、穿过紧的内裤等。经常抬高患肢,但避免膝下垫枕,防止腘静脉受压。避免久站,并在站立时将重心于足尖和足跟之间交替移动。

6.坚持用药

长期口服肠溶阿司匹林片每次 25~100 mg,每天 1 次。

六、浅表性血栓性静脉炎

(一)浅表性血栓性静脉炎的定义

浅表性血栓性静脉炎是指皮下浅静脉管壁因不同原因引起的炎症反应和管腔血栓性闭塞。

(二)浅表性血栓性静脉炎的疼痛原因及其特点

1.疼痛原因

主要由致炎因子的刺激导致。

2.疼痛特点

沿浅静脉走行部位红、肿、热、痛,有条索状物或硬结节,触痛明显。血栓可以引起炎症,炎症也可以引起血栓,两者互为因果。

(三)浅表性血栓性静脉炎的疼痛护理

1.了解病史

了解静脉炎的主要病因、发病时间、病变范围及皮肤受损情况。抬高患肢。保护好患处皮肤,防止搔抓而引起破损,导致溃疡及感染出现。

2.不同种类静脉炎的护理

(1)药物性静脉炎:疼痛轻微者停止静脉用药或改变用药途径即可自愈。若疼痛较明显,口服索米痛片、布洛芬,也可使用茶水泡金黄散外敷 24~48 小时。

(2)曲张静脉的血栓性静脉炎:抬高患肢,减少下床活动时间,下床后穿弹力袜或缠弹力绷带,促进回流,局部热敷或理疗,可采用浅静脉剥脱术。

(3)细菌性血栓性静脉炎:以抗生素应用为主,局部已经化脓者及时切开引流。

(4)游走性血栓性静脉炎:应注意查找其他部位的恶性肿瘤,尤其注意胰腺肿瘤。

七、消化性溃疡

(一)消化性溃疡疼痛的原因

(1)胃酸刺激溃疡面。

(2)胃酸作用于溃疡,引起化学性炎症反应,降低溃疡壁和基底部神经末梢痛阈。

(3)病变区张力增强或痉挛。

(4)出现穿孔并发症,引起急性腹膜炎。

(二)消化性溃疡疼痛的特点

消化性溃疡的疼痛具有长期性和周期性,这是溃疡病的另一特征性表现。整个病程可延续6~7 年,甚至几十年。此期间上腹部疼痛周期性发作,每次发作可持续数日到数月,继以数月至数年的缓解期而后再次发作。一般每年的春、秋两季是发作的高峰期。

(三)治疗消化性溃疡的药物

1.抗酸剂

能中和胃酸,缓解疼痛,促进溃疡愈合,如碳酸氢钠和碳酸钙等。

2.H_2受体拮抗剂

可选择性竞争结合壁细胞 H_2 受体,减少壁细胞分泌胃酸,常用药物有雷尼替丁、西咪替丁、法莫替丁等。

3.质子泵抑制剂(PPI)

即 H^+、K^+-ATP 酶抑制剂,具有强有力的抑酸作用,常用药物有奥美拉唑、泮托拉唑等。

4.胃黏膜保护剂

促进黏膜的修复是治疗的重要环节之一,如枸橼酸铋钾、硫糖铝。

5.抗感染治疗

溃疡容易复发,很多与幽门螺杆菌(Hp)感染有关,故应抗感染治疗。主张联合用药,即质子泵抑制剂或铋剂另加两种抗生素。

(四)消化性溃疡患者的健康教育

(1)指导患者掌握消化性溃疡的知识,坚持治疗,正确服药,避免复发。

(2)消化性溃疡属于典型的心身疾病,因此,无论在活动期还是在缓解期,都要注意劳逸结合,保持乐观情绪,消除不良的心理社会因素。

(3)溃疡活动期应适当休息,纠正不良生活习惯,戒烟酒、忌粗糙、坚硬、生冷、辛辣等食物,细嚼慢咽。

(4)避免服用对胃十二指肠黏膜有损害的药物,如阿司匹林、利血平等。

八、急性胰腺炎

(一)急性胰腺炎疼痛的原因

疼痛原因:①胰管内反流、阻塞造成胰管内压增高,激活了胰酶,胰蛋白酶渗入胰腺实质,引起胰腺组织自身融化,或被反流的十二指肠液激活,产生胰腺的自身消化作用;②饱餐等因素使胰腺外分泌旺盛,胰管内压力增高、胰酶外溢,使胰腺组织自溶;③胰腺血液供应不足;④手术损伤胰腺组织。

(二)急性胰腺炎疼痛的特点

疼痛特点:上腹部疼痛最常见,出现最早,位于腹部正中偏左,突然发生,急骤发展,呈刀割样疼痛,疼痛常放射到肩部、腰部、肋部,腹痛加剧同时出现休克症状,危及生命。早期伴有消化道症状,晚期出现麻痹性肠梗阻症状、毒血症症状。

(三)抑制胰腺分泌的治疗措施

1.胃肠减压

持续抽吸胃液,减少胃酸对胰腺分泌的刺激,可缓解疼痛,使胰腺"休息",消除腹胀。

2.禁食、水

减少食物刺激胃、十二指肠和胰腺外分泌,达到胰腺"休息"的目的。

3.应用抗胆碱能药物

可减少胰腺外分泌,常用的有阿托品、普鲁卡因、654-2 等。

4.生长抑素

8 肽(奥曲肽)和生长抑素 16 肽(施他宁)均抑制胰液分泌。

5.抗胰酶药物

抑肽酶,5-氟尿嘧啶等。

(四)急性胰腺炎患者解痉镇痛的方法

(1)诊断明确时立即镇痛因疼痛可加深休克,又可使血管痉挛,减少胰腺血供,加重病情发展。

(2)常用镇痛药哌替啶、吗啡等都会不同程度加重 Oddi 括约肌痉挛,因此应与解痉药阿托品同时使用,也可以静脉滴注 0.25％普鲁卡因止痛。

(3)连续硬膜外阻滞麻醉的镇痛效果较好。

(4)中医针灸镇痛也具有效果。

(五)急性胰腺炎患者的出院健康教育

1.戒酒

40％急性胰腺炎的产生是由酒精引起,长期大量饮酒可刺激胰腺分泌,并引起 Oddi 括约肌痉挛,腺液排出不畅,导致胰腺炎发生。

2.对于肠蛔虫引发的胰腺炎

与患者讲明蛔虫可钻入胆道,进入胰管,引发胰腺炎,应进行基本卫生知识宣教,如避免吃生冷食物,饭前便后要洗手等。

3.治疗原发病

40％胰腺炎患者合并有胆石症,对胆道结石的患者应及早治疗原发症,可预防胰腺炎的发生。

4.药物因素

如高脂血症、避孕药、利尿剂、四环素、硫唑嘌呤类等可引发胰腺炎的因素,都应引起患者的注意。

九、泌尿系统结石

(一)泌尿系统结石的分类

泌尿系统结石是最常见的泌尿外科疾病之一。泌尿系统结石包括肾结石、输尿管结石、膀胱结石及尿道结石。按泌尿系统结石所在的部位可分为上尿路结石与下尿路结石,上尿路结石以肾结石为主,而下尿路结石则以膀胱结石为主。

(二)泌尿系统结石疼痛的相关因素

疼痛是泌尿系统结石较常见的症状,疼痛的性质、强度与结石的部位、大小及活动与否等因素有关。引起剧烈疼痛的大多为输尿管与尿道结石,是在结石的排出过程中,停留至该处所致。

(三)泌尿系统结石疼痛的原因

结石引起疼痛的机制是多样的。肾结石可引起肾实质部分积水而发生炎症,亦可引起肾盂、肾盏部分梗阻,炎症与梗阻均可使肾实质肿胀,包膜受到牵张,从而产生疼痛。输尿管结石可因空腔器官梗阻,引起平滑肌的痉挛,产生绞痛。膀胱出口结石以及尿道结石形成,可由于尿液排出受阻,产生急性尿潴留,继而引起疼痛。肾结石可引起肾实质部分积水而发生炎症,亦可引起肾盂、肾盏部分梗阻,炎症与梗阻均可使肾实质肿胀,包膜受到牵张,从而产生疼痛。

(四)泌尿系统结石疼痛的特点

结石引起的疼痛表现多样,结石越小疼痛越明显。肾结石引起的疼痛可分为钝痛和绞痛。膀胱结石引起的疼痛常放射至阴茎头部和远端尿道,典型特征是伴有膀胱刺激症和排尿时尿流突然中断。尿道结石的典型表现为急性尿潴留伴会阴部剧痛,后尿道结石有会阴和阴囊部疼痛,阴茎部结石在疼痛部位可摸到肿物。

(五)泌尿系统结石的解痉镇痛治疗药物

1.M 受体阻断剂

如阿托品、溴丙胺太林、654-2 等,松弛平滑肌,适用于肾绞痛及急性尿潴留造成的疼痛。

2.钙通道阻滞剂

如维拉帕米、硝苯地平等,抑制 Ca^{2+} 进入平滑肌细胞内,从而抑制平滑肌收缩,缓解痉挛引起的疼痛。

3.吲哚美辛类药

通过抑制体内前列腺素合成而发挥作用。

4.黄体酮类

代表药为黄体酮。

5.麻醉性镇痛药

如哌替啶、吗啡等,用于急性肾绞痛患者疼痛难以忍受时,前提是诊断必须明确为尿路结石。

6.中草药

金钱草、石苇、滑石、车前子、鸡内金、木通、瞿麦等。

(六)泌尿系统结石解痉镇痛药物治疗时的观察要点

泌尿系统结石引起的疼痛急性发作时,最主要的治疗手段是利用药物解除平滑肌痉挛,缓解患者疼痛。用药过程中,注意观察疼痛缓解情况,同时应注意药物的不良反应,如使用阿托品和溴丙胺太林后患者可出现口干舌燥;吲哚美辛栓纳肛后可出现大汗等症状;哌替啶、吗啡等麻醉性镇痛药止痛疗效较好,但应注意耐药性和药物依赖。护士应了解常用药物的不良反应,用药后应巡视病房,注意患者的主诉,并给予相应的护理措施,同时应做好交接班工作。

(七)泌尿系统结石患者的健康教育

1.大量饮水

多饮水可以缩短游离晶体颗粒在尿路中的平均滞留时间,促进较小结石的自行排出;降低成石物质的尿饱和度,阻止结石继续生长;减少并发尿路感染的机会。这是防治任何成分泌尿系统结石简单而有效的方法。

2.含钙食品的摄入

大多数结石为含钙结石,调整食物结构有助于减少成石的危险,因此,以往将限食含钙食物作为预防结石的一项基本措施。但实际上低钙饮食反而会增加草酸钙结石形成的危险因素,因此不应一味地限制含钙食品的摄入。我国营养学会推荐,正常人摄钙量应为 800 mg/d,但我国实际人均摄钙量仅为 400 mg/d。

3.限制草酸的摄入

限制草酸的摄入是减少草酸钙结石的有力措施,限制含草酸食物如菠菜、欧芹、土豆、巧克力、甜菜、茶叶等,其中以菠菜含草酸量最高。

4.动物蛋白的摄入

动物性蛋白代谢后会产生酸性代谢产物,后者增加骨钙吸收、减少肾对钙的重吸收,从而使尿钙排出增多,减少泌尿系统结石发生。

5.防石药物

根据成石机制,选择合适的防石药物,如降低结石盐或酸饱和度的药物噻嗪类、磷酸纤维素;抑制成石作用的药物有镁剂、枸橼酸钾;干扰促进物的药物有甘氨酸等。

6.体育活动

健康状况良好者,应鼓励其积极参加体育活动,采用弯腰时叩击肾区、跑跳、倒立等方法以利于结石自行排出。

十、烧伤

(一)烧伤疼痛的特点

烧伤疼痛主要分为操作痛和背景痛。严重烧伤患者不仅要经历持续数周的且往往是很严重的背景痛,还要遭受急性、严重的操作痛,操作痛和背景痛两者之间差异明显。操作痛表现为急性、短暂的特点,疼痛强度特别大,常在治疗操作中出现,例如创面处理、清创术、静脉穿刺输液、关节功能锻炼等。背景痛表现为持续、迟钝的特点,疼痛强度相对较弱,疼痛相对模糊,持续的时间较长,一般在安静休息时出现,例如患者夜间卧床静息时出现的疼痛。严重的背景痛可影响睡眠,甚至引发抑郁症和焦虑症。

(二)肢体烧伤疼痛的原因及特点

1.包扎不当

烧伤后常伴肢体渐进性肿胀,包扎疗法使用的敷料相对过紧,出现缩窄性疼痛。

2.创面疼痛

Ⅰ烧伤疼痛明显,伴有皮肤红斑;Ⅱ烧伤时神经纤维暴露受损,创面疼痛最重;Ⅲ烧伤使皮肤全层包括神经均已失活,大多数患者可能仅有轻微疼痛,但焦虑程度增加。

3.感染

包扎敷料内创面疼痛加剧,并伴发热、血常规增高等症状。

4.体位

肢体烧伤时患者常呈强迫体位,在翻身及改变体位时,患者常感疼痛明显。

5.换药痛

操作痛的一种,疼痛时间短但程度严重。

6.幻肢痛

疼痛呈持续性,但有波动,发作时加重,发作时常伴有手足肌肉痉挛与收缩。

7.焦痂缩窄后疼痛

Ⅲ烧伤焦痂缩窄后,影响肢体远端的血液循环,造成远端肢体缺血、缺氧,毛细血管充盈试验延长,温度下降,疼痛明显。

8.植皮术后疼痛

因术中组织损伤、神经损伤、末梢性变态反应等,导致植皮区、供皮区疼痛,常为刺痛、电击样痛及胀痛。

(三)烧伤操作痛的非药物性镇痛方法

1.冷却疗法

治疗早期烧伤可以迅速减轻疼痛。

2.催眠疗法

可减轻操作痛,但仅部分患者对此敏感。

3.模拟现实疗法

为存在操作痛的患者创造一个模拟的现实环境,患者的注意力从疼痛中转移开。

4.娱乐疗法、音乐干预疗法

减轻操作痛并缓解焦虑。

5.使用腕踝针

镇痛效果较好。

6.经皮电刺激、经皮电神经刺激

经皮电刺激、经皮电神经刺激能够减轻操作痛和瘙痒,但达不到镇痛效果。

7.使用悬浮床

避免创面受压,减轻创面背景痛。

8.心理咨询及心理支持治疗

防止患者产生心理障碍。

(王凤娟)

第五节　儿童疼痛的护理

一、概述

疼痛对于儿童来说是伴随着自主神经、心理、情绪和行为反应的不愉快感觉、情绪和认知体验的综合。疼痛是主观感觉,评估时患者的主诉非常重要,但是由于新生儿、婴儿和一些更大年龄的儿童受到发育水平和口头表达能力的限制,往往不能够准确地表达疼痛。因此,儿童的疼痛经常未被注意、未被理解,导致延误治疗,有时甚至被完全忽略。

近年来有更多的医护人员认识到对婴儿和儿童进行足够疼痛治疗的重要性,儿童的疼痛治疗已经逐渐发展成一个专业。

(一)儿童疼痛常见的类型

儿童与成人一样,在日常生活中可能经受急性、慢性和反复发作性等多种疼痛。

(1)急性疼痛由明确的有害刺激或组织损伤引起(如打针和皮肤损伤)。

(2)慢性疼痛综合征,最多见有肌肉骨骼疼痛、头痛和腹痛。

(3)复发性疼痛综合征,如反复发作的头痛、腹痛或四肢痛。

(二)儿童常见的疼痛应对方法

儿童应对疼痛的方法包括两部分:外在的行为应对和内在的心理应对。

1.外在的行为应对

试图通过某种活动消除疼痛带来的危险或从疼痛中解脱。儿童应对剧烈的疼痛时可能变得更具有攻击性,通过语言或行动攻击医护人员或家庭成员。也可能表现为消极、逃避,但对患儿来说是一种比较好的应对方式,这可使他积存体内能量应对疼痛。

2.内在的心理应对

通过认知手段应对各种不适,患儿主要通过否认和退化两种方法:否认是指拒绝承认不愉快和不舒适,在某些绝望的情况下,否认可能是儿童唯一的临时性自我保护方法。退化主要表现为儿童可能会退回到更小时候的生理或行为模式,如遗尿、要求喂饭、使用幼儿时的语言,不能和父母分开等都属于退化性保护机制。

(三)儿童各年龄阶段的疼痛特点

1.新生儿

新生儿神经系统不成熟,但痛觉传导在解剖学和功能方面均已完善,疼痛感知与成人一样,而且在神经系统发育前,新生儿因缺乏良好的抑制作用,对传入的刺激会产生夸大和痛觉变态反应。新生儿不会自述,疼痛的评估只能通过间接方式,如行为改变、生理指标的改变来判断。

2.婴幼儿

医护人员要想完全了解婴幼儿疼痛感受几乎是不可能的,所以这个年龄段婴幼儿父母心理上的直接介入非常重要。患儿手术苏醒后应尽快让患儿父母到苏醒室,不仅可以缓解小儿紧张的情绪和疼痛程度,而且父母对帮助疼痛评估起到重要的作用。

3.学龄前儿童

可教他们用语言表述有关疼痛问题的方法。有些儿童因为害怕打针而否认自己的疼痛,此时护士应耐心解释。为了帮助孩子能尽可能地接受治疗,护士可在注射后,估计药物已起效时询问患儿是否感到好些。这样患儿在今后的治疗中就较容易配合。住院期间应让父母及其家庭成员积极参与进来,有助于小儿疼痛的评估,也有利于消除小儿恐惧和缓解疼痛。

4.学龄期儿童

已能很明确地描述疼痛的性质、程度。他们能接受多种指令,包括放松和分散注意力等。应充分应用心理学的方法帮助儿童提高自我控制能力。

二、新生儿疼痛的护理

(一)新生儿的疼痛评估工具

新生儿无法表达疼痛感,其疼痛的评估只能通过行为表现、生命体征等各项生理指标改变来实现。新生儿疼痛评估工具的选用与胎龄密切相关,但目前国际疼痛组织还没有金标准,临床常用的方法包括行为评估、生命体征评估以及综合评估。此外,现有针对临床疼痛评估的工具多为急性术后疼痛评估,新生儿慢性疼痛评估工具的发展仍是盲区。

(二)新生儿疼痛的行为评估及其注意事项

(1)新生儿在疼痛时会表现出一些行为,包括啼哭(疼痛引起的哭声往往高尖、持续时间长且频繁)、面部表情的改变、呻吟、肢体活动及行为状态(如睡眠和食欲)的改变。

(2)早产儿很少哭,即使受到疼痛刺激,哭闹时间也很短;危重儿因衰竭无力很少哭,或因气管插管导致声门阻塞而无法哭。因此,哭声并不是早产儿或危重儿疼痛评估有效、可靠的指标,需结合面部表情来评估。新生儿"疼痛面容"(蹙眉、挤眼、鼻唇沟加深、张口)是最可靠的疼痛指标,且持续时间最长。

(三)新生儿面部编码系统

新生儿面部编码系统用于评估早产儿和新生儿的疼痛。新生儿面部编码系统有 10 项指标,患儿有其中一项为 1 分,总分为 10 项之和,最低为 0 分,早产儿最高为 1 分,足月儿为 9 分,分值越高表明疼痛越严重。

新生儿面部编码系统 10 项指标包括:①皱眉;②挤眼;③鼻唇沟加深;④张口;⑤嘴垂直伸展;⑥嘴水平伸展;⑦舌呈杯状;⑧下颌颤动;⑨嘴呈"O"形;⑩伸舌(只用于评估早产儿)。

新生儿面部编码系统最初用于评估操作性疼痛。有学者由此研究术后疼痛评估方法,将新生儿面部编码系统修改至 5 项:皱眉、挤眼、鼻唇沟加深、嘴水平伸展、舌呈杯状,提高了对疼痛评估工具的特异性。

(四)通过生理性指标评估新生儿疼痛

一般用于评估新生儿疼痛的生理性指标包括血压、呼吸、心率变化、血浆激素水平和掌心出汗等。由于新生儿自主神经系统并不完善,可能导致测量结果的不确定性,所以不能仅用生理性指标单独评估新生儿疼痛,必须同上述的行为评估方法联合使用。

(五)综合评估新生儿疼痛

综合评估新生儿疼痛是通过选择某些行为和生理性指标,用评分的方法判断新生儿疼痛。这类方法有新生儿疼痛量表、舒适量表、CRIES 量表以及专用于早产儿疼痛评分量表。

(六)新生儿疼痛量表

新生儿疼痛量表是通过面部表情、哭闹、呼吸类型、上下肢活动、觉醒状态程度来评价疼痛。

(七)舒适量表

舒适量表可用于包括新生儿在内的儿科患者疼痛的评价。它包括 9 个指标:警戒度、镇静度、气道反应、哭声、身体活动度、肌张力、面部肌肉张力、血压和心率。

(八)CRIES 量表

CRIES 量表用于孕 32 周以上新生儿的术后疼痛评估。它包括 5 个指标:哭闹、需吸氧使 SaO_2 达 95% 以上、生命体征改变(心率和血压)、表情、失眠。其中生命体征在最后测量,以免惊醒患儿,失眠是基于记录 1 小时前的观察结果。

(九)早产儿疼痛评分量表

早产儿疼痛评分量表是根据早产儿特点专门设计的疼痛测量法,用于早产儿和足月儿的急性疼痛的评估。内容包括 2 个相关指标:孕周、行为状态。2 个生理指标:心率、血氧饱和度。3 个行为指标:皱眉、挤眼、鼻唇沟。

(十)新生儿疼痛的近期不良影响

(1)早产儿和患病新生儿在治疗过程中,承受长时间、反复的疼痛刺激,会使疼痛外周感受器敏感化,导致痛觉变态反应。

(2)疼痛引起的急性生理反应,如心率、血压、颅内压升高和氧饱和度降低等,足以导致灌注再损伤并诱发急性反复脑室出血,引起神经系统发育不良,严重影响脑的发育,对早产儿影响尤其严重。

(3)除神经方面外,疼痛还会促进激素、儿茶酚胺、生长激素和胰岛素的释放,造成高代谢状态,使血糖过高或过低、免疫力下降、代谢性酸中毒和电解质失衡,进一步增加术后并发症和病死率。

(4)另外,疼痛还可影响新生儿睡眠(觉醒)状态、食欲、母婴交流等。

(十一)新生儿疼痛的远期不良影响

(1)新生儿经历反复的疼痛刺激可引起痛觉改变。

(2)慢性疼痛综合征和躯体不适,并有可能导致儿童期注意力不集中,学习困难,认知行为障碍和适应能力差等问题。

(十二)新生儿疼痛常用的处理方法

新生儿手术已经普遍采用麻醉药止痛。除了手术造成的疼痛外,NICU 新生儿经历的疼痛最常见是操作性疼痛,减轻新生儿疼痛的方法有药物疗法和非药物疗法。

(十三)治疗新生儿疼痛的阿片类镇痛药物及其注意事项

新生儿常用的阿片类镇痛药物如吗啡、芬太尼等,适用于中重度新生儿疼痛。应用范围很广,可以静脉持续滴注或间断给药。阿片类药物易导致新生儿尤其是早产儿呼吸抑制和呼吸暂停,可用纳洛酮拮抗。应用时要注意肠蠕动、有无低血压、心动过速、惊厥等。新生儿也可出现对阿片类药物的依赖,减量应当缓慢。

(十四)治疗新生儿疼痛的解热镇痛类抗炎药及其注意事项

水杨酸及布洛芬很少用于新生儿。对乙酰氨基酚适合治疗中度的疼痛,可口服、静脉或直肠给药,目前认为新生儿短期用药既有效又安全,不必担心肝脏的毒性作用。

(十五)新生儿涂抹利多卡因/丙胺卡因油剂的注意事项

利多卡因/丙胺卡因油剂是由局麻药 2％利多卡因和 2.5％丙胺卡因以 1：1 混合组成的合剂,可较好地缓解患儿静脉穿刺、引流等操作性疼痛。使用时注意

(1)利多卡因/丙胺卡因油剂可直接涂于完整皮肤,每 10 cm^2 皮肤涂抹 1～2 mg,4～5 mm深,需用敷贴覆盖,40 分钟后有效。

(2)利多卡因/丙胺卡因膏剂只能用于健康完整的皮肤,避免使用到破损皮肤和黏膜,尽量减少药物覆盖皮肤的范围,避免重复使用。

(3)利多卡因/丙胺卡因膏剂只适用于足月儿或生后两周以上的早产儿,不适用于生后两周内的早产儿。因其皮肤系统不完善,存在全身药物吸收的危险。

(4)利多卡因/丙胺卡因油剂代谢产物之一可诱导高铁血红蛋白生成,新生儿容易发生高铁血红蛋白血症。

(5)由于新生儿酸性蛋白、白蛋白浓度低而导致药物血清游离浓度高,且肝酶系统发育不成熟,局麻药半衰期延长,故应慎重应用局麻药。

(十六)新生儿疼痛的非药物疗法

环境和行为的干预是最常用的非药物疗法,可单独或联合药物应用,具有低风险、简单易行的特点。包括改善 NICU 环境、加强健康教育、体位治疗、抚触、母乳喂养、营养性吸吮及蔗糖水。

(十七)新生儿疼痛的体位疗法

体位疗法主要包括保持屈曲体位和包裹襁褓。护理人员将两手分别置于新生儿的头部和双脚,并使其成屈曲体位,可降低各种致痛性操作所产生的疼痛,尤其是对气道吸引所产生的疼痛。鸟巢式的体位是包裹襁褓方法之一,可提高新生儿自我调节能力,减轻疼痛。

(十八)抚触会缓解新生儿疼痛

胎儿的感觉发育非常早,按摩、摇晃、拥抱和肌肤接触为无痛性触觉刺激,可刺激婴儿的触

觉、前庭、运动感觉系统,调节行为状态,减少应激行为。孕周<34周的早产儿可以睡水床和摇床,或轻微接触新生儿头背部皮肤安抚他们。

(十九)喂养新生儿缓解疼痛

母乳喂养对于健康的新生儿在经历较小的疼痛性操作是安全有效的止痛方法之一。其次是营养性吸吮,即在婴儿口中放置安慰奶头,以增加其吸吮动作,但并无母乳或其他液体吸入。营养性吸吮通过刺激口腔触觉受体提高疼痛阈值,促进5-羟色胺的释放而产生镇痛效果。另外口服蔗糖水也可以有效缓解侵入性操作引起的疼痛哭闹和行为异常。

(二十)蔗糖水缓解新生儿疼痛

(1)生理结构大于6个月的患儿,由于其生理结构的变化,此方法不再有效。

(2)浓度25%和50%GS,浓度越稀,效果越差。

(3)剂量24周早产儿口服0.1 mL的蔗糖溶液;根据胎龄和活动,24周至足月儿从0.1 mL增加至2 mL。

(4)服用时间前2~3分钟服完,在患儿经受疼痛的时候可反复服用。

(5)监测不良反应胎龄较小的早产儿过量服用可导致高血糖,坏死性小肠结肠炎。

(6)频率一天不超过8次。

(7)蔗糖与其他止痛药可同时应用。

(王凤娟)

第六节　老年人疼痛的护理

一、概况

疼痛是老年人晚年生活中的常见症状。有研究表明25%~50%的老年人有各种慢性疼痛,而且其中45%~80%的老年人疼痛症状明显需要接受长期治疗和护理。据国外报道60岁以上老年人疼痛的发生率为25%,为60岁以下者的2倍。疼痛会严重影响老年人的生活质量,也会带来其他很多不良后果。如何缓解老年人的疼痛,成为急需解决的医学问题。

(一)老年人疼痛的常见原因

老年人最常见的疼痛原因是肌肉骨骼疾病,尤其是由于骨关节的长期劳损和老年内分泌平衡失调引发的骨关节炎。老年人疼痛的第二位病因是神经病理性疼痛,如带状疱疹后遗神经痛。癌症亦是老年人疼痛的常见原因之一,1/3活动性癌症和2/3晚期癌症患者有明显的疼痛。此外,疼痛还与老年人心理改变及主诉症状的反应能力有关。

(二)老年人疼痛的特点

(1)老年疼痛患者常有多种疾病同时并存,起病缓慢,表现不典型,变化迅速,并发症多,药物的不良反应多。

(2)老年患者对疼痛的反应不敏感,而且他们的精神因素也起很大的作用。所以,他们有时会较少地诉说疼痛感觉和影响疼痛的因素。

(3)有些疾病的隐袭性可延误诊治,如风湿性多肌痛、不典型的心绞痛。

(4)老年患者的疼痛由不可治愈性疾病引起的较为多见,如晚期癌症。

(5)老年患者对治疗效果和毒性反应更敏感。

(6)老年人很容易受各种内外因素的影响,一天之内对疼痛的等级评分波动明显。

(三)老年人疼痛的不良影响

(1)疼痛会影响心情,疼痛的困扰可以导致严重的抑郁。

(2)疼痛会影响老年人的活动能力,导致自理能力下降,社会交往减少。

(3)疼痛对老年人的入睡和睡眠质量有影响,可以引起失眠。长时间的疼痛、失眠可引发神经衰弱以及对疾病的抵抗能力下降。

(4)疼痛久治不愈,老年人会因此而丧失活动能力,产生各种并发症甚至导致残废。

(5)慢性疼痛增加了医疗保健费用,加重家庭经济负担。

二、疼痛评估

(一)老年人疼痛评估的影响因素

疼痛是主观感受。只有医护人员和患者之间正确交流,才能准确评价。老年人的认知障碍,使他们不能准确描述疼痛。在这种情况下,行为特征可以用来评价疼痛,但比语言描述效果差。但是,有效评定老年人的疼痛方法相对较少。在年轻人常用的语言和视觉类量表对老年人效果不好。听力和视力减退也导致交流困难。

(二)老年人疼痛评估的方式

包括患者自诉疼痛评估、家庭成员"代理"疼痛评估以及认知功能障碍老年疼痛患者的特殊评估方法。

(三)认知障碍老年人的疼痛评估方法

许多精神错乱的患者或阿尔茨海默病的患者往往因为疼痛评估有困难,使疼痛不能及时得到治疗,所以仔细观察认知障碍老年人的疼痛是非常重要的。可供疼痛评估的行为表现有发声、面部表情、非语言暗示和行为的改变等。

与疼痛相关的行为包括语言线索,如呻吟、叫声;非言语行为如皱眉、做鬼脸等。但是这些征象可能在某些认知障碍的患者身上表现不典型,尤其是老年痴呆患者经常表现出与疼痛不相关的行为而引起误解,如不安、兴奋,其实这些都可能是疼痛的征象。疼痛的行为征象在活动时更明显,所以最好在患者活动时进行观察,且评估之前一定要先咨询熟悉患者情况的家属。评估疼痛的最后一步是经验性的止痛试验,当怀疑有疼痛存在时,适当使用一些止痛剂可能是有益的。

(四)老年人疼痛评估的注意事项

(1)老年人存在着全身多系统、多器官的病变,因此,在对老年人疼痛进行检查评估时,应注意多种疾病相互影响的因素。

(2)对于一些识别能力严重减退的老人,对其检查诊治要有特殊的方法。

(3)因采用目前的疼痛评估方法对日常生活自理能力减弱并伴有忧郁情绪的老人,难以得出准确结论。因此,应对老年人的生活自理能力进行评估。ADL 评分适用于非卧床患者;而对有明显行动能力损害者可以用 Katz 提出的观察评分。

(4)有些患者觉得应该少麻烦护士,忍耐疼痛,所以护士应细心观察患者,发现问题,正确评估。

(五)老年人常用的疼痛评估工具

包括 Wong-Baker 面部表情量表法、数字评分量表、五指法、Memillan 疼痛评估表等方法。另外,可以通过观察患者的行为改变,表情活动、睡眠及饮食等以及生命体征的改变,如呼吸、心率等,间接了解患者的疼痛程度。

三、疼痛治疗

(一)老年人疼痛的分类及其治疗方法

美国老年医学会(AGS)指南将疼痛分为四类:剧烈疼痛、中度疼痛、轻度疼痛和持久性疼痛,且分别制定了治疗方法。

1.剧烈疼痛患者

最适合应用阿片类药物,如吗啡。当患者出现耐受时应增加剂量,且向患者解释耐受和成瘾的区别,告诉患者这是可预见的长期用药结果,而并不是成瘾。密切监测患者的不良反应,如恶心、嗜睡、瘙痒、注意力缺损、呼吸抑制及便秘等。

2.中到轻度疼痛患者

对乙酰氨基酚是最好的选择,但是对于有肝肾功能障碍的患者或者饮酒的患者,剂量酌减(少于正常最大剂量 4 克/天)。另如有必要可应用非甾体抗炎药,但是有心力衰竭等禁忌证的患者除外。需长期服药者可用 COX-2 选择性抑制剂,如塞来昔考或者罗非昔考等,可以减少胃肠道并发症。

3.持久性疼痛患者

应持续性给药,且应使用短效镇痛药,有些持续性疼痛患者适合添加辅助药,如抗抑郁药、抗心律失常药和抗惊厥药等。最好应用镇痛效果好且风险低的药物。

(二)老年人疼痛的治疗方案

近年来疼痛治疗学已有了较大的发展,国际上已确定综合治理疼痛的技术方法,WHO 也对患者的疼痛颁布了疼痛守则等,使用吗啡泵或持续椎管内输注镇痛药等方法也日益增多,但对老人的疼痛处理尚无成熟的治疗方案。多数急性疼痛的控制仍依靠治疗基本病变和使用短期镇痛药;慢性疼痛则趋向多维的治疗方案,不单纯依赖药物,常以镇痛和辅助药合用为主。

(三)老年人疼痛的药物治疗原则

老年人用药应慎重,加强监测,其中的疼痛药物治疗原则包括以下几点。

(1)严格掌握适应证,合理选择药物。

(2)注意老年人对药物起效慢,清除慢的特点。

(3)药物剂量宜从偏小量(与中青年相比)开始,逐步调整到有效剂量,预防和治疗药物的不良反应。

(4)密切监控长期接受治疗的老年患者可能出现的不良反应以及药物与药物、药物与疾病之间的相互作用。

(5)对治疗效果及反应做反复评价,随时修正治疗方案。

(四)老年人慎用的止痛药物

1.丙氧酚

丙氧酚比阿司匹林或扑热息痛的毒性都要大,且效果并不比后者好。

2.曲马朵

曲马朵有可能会诱发癫痫。

3.美沙酮

其作用时间长而且半衰期不稳定,剂量难以控制,用于老年人风险较大。

4.哌替啶

其疗效不如口服镇痛药,且其代谢产物去甲哌替啶容易蓄积而快速导致机体中毒。

(五)老年人服用阿片类镇痛药的注意事项

(1)老年人对阿片类药比年轻人更敏感。

(2)阿片类药物可引起老人意识朦胧、呼吸抑制和成瘾。

(3)阿片类药物的其他不良反应如便秘、恶心并不随用药时间延长而减轻,这给长期应用带来困难。因此可从首次用药开始就要养成按时排便的习惯,同时要增加液体的摄入,服润滑剂和刺激大便的药物。恶心是药物直接兴奋大脑化学感受器所致,抗组胺和吩噻嗪止吐剂有效,但老年人往往产生抗胆碱能不良反应,如谵妄、运动失调等。

(4)在服用阿片类药物的同时应停用其他中枢神经系统的药物。

(5)老年人用各种阿片类药物的镇痛效果和不良反应各有不同。其中镇痛性常引起老年人的谵妄和焦虑,可能与药物的激动/拮抗阿片受体的活动有关。长效阿片制剂如美沙酮更应小心使用,因为虚弱的老年人对此药有蓄积现象。

(六)老年人服用非阿片类镇痛药的注意事项

个别药的镇痛特性、代谢、排泄和毒副作用差异明显。但这类药用到一定剂量,再增量也不增强镇痛效果。单独用药或配伍用麻醉性镇痛药,对游走性关节痛和炎性病变效果好,无成瘾性。用药时要注意消化性溃疡、肾功能损害和出血等不良反应,尽量减少剂量,尤其是虚弱老人的用药更需谨慎。NSAID 药物造成不良反应后一般应在减量的同时,服用胃黏膜保护剂,对严重的胃出血应停药,并及时对症处理。

(七)老年人使用辅助类药物镇痛的注意事项

辅助类药物可有效治疗某些类型疼痛,如慢性疼痛,尤其是神经性疼痛,包括局麻药、皮质类固醇、抗惊厥药、三环类抗抑郁药等。其中安定、阿米替林等药物老年人不能耐受,应该尽量避免使用。

(八)老年人疼痛的非药物治疗方法

非药物治疗包括物理治疗和心理治疗以及一些辅助治疗措施(如针灸、氨基葡萄糖饮食疗法)。某些病例对这些方法卓有成效,与药物治疗合用效果更好。

(九)老年人疼痛的物理治疗方法

如体育锻炼、热敷、冷敷、按摩、振动按摩法、经皮神经电刺激疗法等。经皮神经电刺激疗法对老年人慢性疼痛有效,尤其糖尿病神经病变、肩关节痛、滑囊炎和肋骨骨折效果较好。但经皮神经电刺激疗法效果不稳定,有些人长期有效,有些人随时间延长效果减弱。

(十)老年人疼痛的心理治疗方法

包括认知行为疗法、放松疗法、疾病相关教育、社会支持疗法。如多与患者交流,使其树立战胜疾病的信心;通过与他人交谈、看电视、听音乐等分散患者注意力,可以减轻焦虑程度;另外向患者提供相关用药知识,进行健康教育,鼓励家人多陪伴患者、与患者共同面对疾病,都可改善疼痛治疗效果,降低药物不良反应。

四、老年人疼痛的护理要点

(1)当患者疼痛时,耐心倾听患者主诉,评估患者疼痛部位、性质、强度。松开患者的衣服,协助患者调整到最舒适的体位,尽量不去移动疼痛部位。

(2)向患者解释疼痛的原因,以及疼痛可能持续的时间。

(3)遵医嘱使用镇痛剂,观察患者用药反应及效果。

(4)向患者解释药物成瘾的有关知识。

(5)勿直接将物品放置在患者的疼痛部位,例如棉被、毛毯等,可以利用支架架空。

(6)用手轻轻抚摸病痛部位,以减轻肌肉紧张度。

(7)利用谈话、听音乐、阅读书报等方式,转移患者对疼痛的注意力。

(8)减少不必要的噪音干扰,创造良好的环境氛围。

(9)给予患者清淡易消化的食物,禁烟酒。

(10)做好健康教育,提高患者的自控能力。

(王凤娟)

第七节　女性疼痛的护理

一、痛经

(一)痛经的定义

凡在行经前后出现下腹疼痛、坠胀、伴腰酸或其他不适者称为痛经,疼痛达到一定程度可以对日常生活和工作产生影响。痛经分为原发性和继发性两类,前者是指生殖器官无器质性病变的痛经,后者指由于盆腔器质性疾病如子宫内膜异位症、盆腔炎或宫颈狭窄等所引起的痛经。

(二)原发性痛经的常见病因

1.精神因素

经常发生在严重抑郁、神经过敏、精神高度紧张的患者。这些患者对月经的生理不了解,而产生恐惧心理。某些痛经患者应用镇静剂后,症状得到缓解。

2.子宫因素

子宫肌肉收缩过强或产生不规则收缩,致使子宫血管挤压过度,子宫供血障碍产生缺氧而造成痛经。子宫发育不良,子宫肌束及纤维组织比例失调也可能与痛经的发生有关。

3.内分泌因素

痛经多发生于有排卵周期,故可能与激素间的平衡失调有关。子宫内膜和血内前列腺素含量增高,是发生痛经的重要因素。

(三)原发性痛经的特点

(1)原发性痛经在青少年期常见,多在初潮后6~12个月发病,这时排卵周期多已建立。无排卵性月经一般不发生痛经。

(2)疼痛多自月经来潮后开始,最早出现在经前12小时,行经第一天疼痛最剧,持续2~3天缓解,疼痛程度不一,重者呈痉挛性,部位在耻骨上,可放射至腰骶部和大腿内侧。

（3）可伴发恶心、呕吐、腹泻、头晕、乏力等症状,严重时面色发白、出冷汗,与临床应用 PG 时引起胃肠道和心血管系统平滑肌过强收缩的不良反应相似。

（4）妇科检查无异常发现。

(四)继发性痛经的特点

随局部病变加重而逐年加剧,疼痛部位位于下腹部及腰骶部,可放射至阴道、会阴、肛门或大腿。

(五)痛经的药物治疗方法

1.一般方法

包括激素、止痛剂、解痉剂、镇静剂及中医中药治疗。常用方法是下腹部放置热水袋,并给一般止痛剂、镇静剂和解痉剂。

2.性激素治疗

应用激素抑制排卵也是有效的缓解疼痛的方法,例如雌激素、孕激素序贯应用,一般可连续应用 3 个周期,有时在经前 7～10 天,应用口服避孕药如炔雌醇 0.05 mg 加炔诺酮 0.5 mg,每天 1 次,治疗痛经,可得到完全不痛的良好效果。

3.前列腺素合成酶抑制剂治疗

常用前列腺素合成酶抑制剂如氟芬那酸 200 mg,每天 3 次,或甲芬那酸 500 mg,每天 3 次,于月经第一天开始服药至月经干净停用。吲哚美辛治疗痛经效果更佳,于月经开始或疼痛开始时服用,每次 25 mg,每天 2～4 次,服 1～2 天或至疼痛消失后停药。

(六)痛经的针刺疗法

在月经来临前 1～2 天自觉腰腹不适时或在痛经发生时进行传统针刺疗法、耳针疗法及腕踝针疗法。

(七)痛经的手术治疗

1.扩张宫颈及刮宫术

适用于已婚不孕的痛经患者。

2.子宫悬吊手术

对于子宫后倾后屈者,可行子宫悬吊术以纠正子宫位置,有利于经血流通而达到缓解疼痛的目的。

3.腹腔镜手术

在腹腔镜下即可确诊内膜异位症引起的继发性痛经病因。

(八)痛经患者的心理护理

痛经是一种肌肉紧张或痉挛引起的小腹胀痛或腰酸的感觉。如果患者没有被发现损伤、感染、肿瘤等器质性病变的证据,应考虑引起痛经的社会心理因素或个性特征。社会上重男轻女的思想,多少影响着妇女有意识或无意识地怨恨自己是女性,认为来月经是"倒霉""痛苦",另外某种痛苦的精神创伤,或夫妻性生活不和谐也会产生焦虑恐惧的情绪,以致引发痛经。护理人员应体贴关心患者,说明月经周期是妇女特有的生理过程,解除患者思想负担,调整患者的情绪状态。

(九)痛经患者的饮食护理

对于痛经患者,月经来潮期间要特别注意饮食调节。避免吃生冷食物及辛辣食物,以免经血运行不畅而加重疼痛。指导患者多吃一些具有温通之性的食物,如牛羊肉、荔枝、生姜、萝卜、山楂等。并且要依据痛经病的证型合理选用和调配食物。

（十）痛经患者的病情观察

密切观察疼痛的部位、性质和持续时间。评估疼痛的程度，及时记录并报告医师，痛经严重时可根据医嘱应用解痉镇痛药、镇静剂及对抗前列腺素作用的药物。督促配合诊治，有些继发性痛经往往是肿瘤最先出现的症状之一，如果不及时检查确诊，及早进行治疗，会延误病情。

（十一）痛经患者的健康教育

1.做好五期卫生保健知识宣教

五期卫生保健是指妇女月经期、妊娠期、产褥期、哺乳期、更年期的卫生保健。在这五个时期，妇女抗御病邪的能力降低，易导致病邪侵害发病。因此做好五期卫生保健对预防痛经特别是继发性痛经具有重要意义。

2.指导患者劳逸适度，生活规律

月经期要适当休息，保持体力，以增强抗御疼痛的能力。不要过度劳累，也不宜久卧不起，以免加重痛经。痛经患者必须养成良好的生活规律。

3.注意卫生，预防疾病

某些痛经是由于不注意个人卫生所造成的，如外阴不洁、经期性交、细菌上行感染等所引起的子宫内膜炎、宫颈炎等。因而，讲究个人卫生，特别是月经期卫生，对预防痛经有很大的帮助。月经期要绝对禁止性交、坐浴等，勤洗外阴部、勤换内衣裤、护垫要清洁、消毒。

4.加强锻炼，增强体质

体育锻炼能促进血脉流通，关节流利，气机调畅，可防治病痛。鼓励痛经患者进行适当的体育锻炼，以增强体质。

二、分娩疼痛

（一）分娩疼痛的定义

分娩疼痛包括子宫收缩痛、宫颈扩张痛及盆底扩展痛，进一步的疼痛可能来自腹膜和盆腔韧带。虽然分娩疼痛并非疾病所引起，但分娩时的疼痛常会令产妇产生恐惧。

（二）分娩疼痛的原因

1.精神因素

精神上处于高度紧张，导致子宫体下部肌肉也处于紧张状态，从而使宫口扩张受抑制，引起疼痛。疲劳、沮丧、失望、恐惧、缺乏他人的精神支持可以加剧分娩期间的疼痛。

2.生理因素

分娩时疼痛主要是因子宫收缩而引起的阵痛。疼痛一般从分娩的第一产程初开始，子宫的韧带和腹膜受到牵拉，子宫壁的血管暂时受压而闭塞，使其周围组织产生暂时性缺血和缺氧而发生疼痛。随后逐渐加重。到第二产程终末，大致呈直线增强，疼痛可达到最剧烈的程度，进入第三产程则急剧减轻。

（三）分娩疼痛的特点

（1）几乎所有的孕妇都有不同程度的分娩疼痛。

（2）疼痛是从开始时的不舒服逐渐变为不可忍受的疼痛。

（3）疼痛部位主要在下腹部和腰部，有时放射到髋部、骶部或沿大腿下传。

（4）疼痛程度随着产程的进展而变化。随着产程的发展，疼痛明显加剧，在宫颈扩张到7～

8 cm时最为剧烈。进入第二产程后，来自宫颈扩张的疼痛逐渐减轻，代之以不自主的"排便感"。宫缩时，先露部紧紧压迫骨盆底组织，产生会阴部牵拉和阴道扩张所致的疼痛，往往被强烈的"排便感"所暂时掩盖。到第三产程时，子宫容积缩小，宫内压下降，会阴部牵拉消失，产妇感到突然松懈。

（四）分娩疼痛的药物治疗

在对母婴无害的前提下可适当采用药物止痛或麻醉。镇静药和镇痛药消除分娩疼痛是最简单易行的一种方法。

（1）哌替啶用于分娩疼痛，应注意其能很快通过胎盘。母体肌注后2小时在胎血内浓度可达到峰值，以后逐渐降低。静脉注射后数秒钟就能在胎血内出现，6分钟达到母血与胎血之间的药物平衡。

（2）哌替啶半衰期是3小时，故3小时内能结束分娩者不能应用。

（3）若哌替啶用量太大，或经静脉推注，可引起头晕、呕吐、出汗、口干、瞳孔散大和呼吸减慢至10～12次/分，且阵痛时出现烦躁不安或兴奋乱动，可造成误伤。

（4）大剂量哌替啶还能使血管舒张，产生直立性低血压，对母子都不利。

（5）氟哌利多或异丙嗪与哌替啶配合使用，可减少哌替啶的用量，减少其不良反应。

（五）神经阻滞治疗分娩疼痛的方法

（1）外阴及会阴部局部浸润。

（2）阴部神经阻滞。

（3）宫颈旁阻滞。

（六）中医针灸治疗分娩疼痛

针刺产妇双侧的太冲及三阴交穴，可减轻其产程中的疼痛。

（七）产妇分娩期行自控硬膜外镇痛

自控硬膜外镇痛使患者可以改善镇痛并减少不良反应，是安全有效的分娩镇痛方法之一。自控硬膜外镇痛在硬膜镇痛起效后，可设在适当的锁定时间及单次给药量，由患者自行给药（0.125％丁哌卡因8～10 mL/min），或持续背景输注（0.125％丁哌卡因4～8 mL/h），按需追加3～4 mL/15 min或6～8 mL/30 min。4小时最大允许剂量一般限于80 mL。

（八）产妇分娩疼痛的护理要点

包括加强产前健康教育、创造温馨的分娩氛围、心理护理、加强休息和饮食及正确评估疼痛的程度。

（九）分娩疼痛的产前健康教育

护理人员应教会孕妇们使用放松技巧和进行呼吸训练，有助于解除肌肉的持续紧张状态，减轻分娩疼痛。

（十）产妇的分娩环境

应用McGill护理模式，为孕妇创造温馨的分娩环境。其中心思想是提倡以患者及其家庭成员为中心，提供全方位的优质护理。在分娩过程中应鼓励丈夫参与分娩的全过程。丈夫的参与作用与陪伴对分娩中的产妇来说是一种莫大的精神支柱，能够为产妇提供心理上的支持和鼓励，帮助解除产妇的精神紧张状态，消除产妇的孤寂感。

三、人工流产术疼痛

(一)人工流产术疼痛的原因

由于宫颈和子宫在手术过程中受到机械性刺激,尤其当宫颈扩张器顺子宫位置、方向扩张宫颈和吸管进入宫腔吸引胚胎组织时,患者可感到局部疼痛难忍、牵拉不适。严重者由于局部刺激可引起迷走神经兴奋、冠状动脉缺血、心脏传导功能障碍而出现人流综合征。

(二)人工流产术疼痛的特点

所有接受人工流产的孕妇都会感受到全身或局部的不适。全身的反应主要是出现人流综合征,其特点是受术者在人工流产术中或手术结束时出现心动过缓、心律失常、血压下降、面色苍白、出汗、头晕、胸闷,甚至发生昏厥和抽搐。局部的不适表现为在手术过程中受术者感到下腹部疼痛、牵拉不适。

(三)人工流产术疼痛的治疗方法

主要包括药物治疗、静脉麻醉、宫旁神经阻滞麻醉和吸入性麻醉等。

(四)药物治疗人工流产术疼痛

可在术前宫颈管内放置丁卡因栓剂。一旦出现心率减慢,静脉注射阿托品 0.5～1 mg,症状可缓解。

(五)无痛人工流产术

无痛人工流产术是提高妇女生活质量的一个重要标志。具备简易的监护装置和急救措施,在麻醉医师的具体实施下选择静脉麻醉的人工流产术。使受术者在睡眠状态中接受手术,无痛苦、不良反应小。

(六)对人工流产术疼痛行宫旁神经阻滞麻醉

取 1%利多卡因于宫颈旁 4、8 点钟各注射 2.5 mL,5 分钟后疼痛症状缓解。

(七)对人工流产术疼痛行吸入性麻醉

氧化亚氮(笑气)是一种吸入性麻醉剂,为无色具有香甜味的惰性气体。通过抑制中枢神经系统兴奋性神经质的释放起到镇痛和麻醉作用。在人工流产术可通过面罩吸入使患者进入睡眠状态,此法起效快,作用消失快。具有以下特点。

(1)镇痛效果好,显效快,作用消失也快,无蓄积作用。

(2)孕妇能保持清醒,主动配合治疗。

(3)对消化道无刺激,对心、肺、肝、肾功能无损害,有香甜味,患者乐意接受。

(4)使用方便,不需要特殊设备和专职麻醉师,就能达到理想的无痛流产要求。

四、女性急性下腹痛

(一)引起女性急性下腹痛常见的妇科疾病

临床上所遇到的急性下腹痛以异位妊娠、卵巢囊肿蒂扭转及急性盆腔炎为常见。

1.腹腔内出血

如异位妊娠破裂,恶性葡萄胎或绒癌浸润子宫肌壁易致宫壁穿通,刮宫不慎造成子宫穿孔、子宫内膜异位症病灶出血等。

2.肿瘤蒂扭转,肿瘤变性或破裂

卵巢囊肿蒂或子宫浆膜下肌瘤蒂扭转,子宫肌瘤红色变性,卵巢囊肿破裂等。

3.急性炎症

急性盆腔炎、盆腔脓肿破裂、肿瘤的感染等。

4.子宫异常收缩

如流产、原发性痛经。

5.阻塞

如处女膜闭锁引起阴道、子宫、输卵管积血。

（二）女性急性下腹痛的伴发症状

1.阴道流血

异位妊娠时，阴道流血大多发生于短期的停经之后，一般流血量少、不规则，有时可有蜕膜管型排出，卵巢囊肿蒂扭转多不伴有阴道流血。

2.休克

异位妊娠多并发出血性休克，急性盆腔炎多表现为中毒性休克。

3.发热

急性盆腔炎常于下腹痛开始以前或同时出现寒战、高热；异位妊娠或卵巢囊肿蒂扭转者体温基本正常，在发生感染时体温才明显上升，但此时腹痛已持续数天之久。

4.其他症状

恶心呕吐出现于卵巢囊肿蒂扭转时；昏厥常见于异位妊娠内出血者。

（三）女性急性下腹痛的体征

1.异位妊娠

子宫颈有明显举痛、子宫稍大、在子宫一侧或子宫直肠凹陷处扪及肿块。

2.急性盆腔炎

穹窿部触痛明显、子宫正常大小且固定、有压痛，两侧附件增厚、压痛，有时扪及炎性包块。

3.卵巢囊肿蒂扭转

子宫正常大小，在子宫的一侧扪及肿块，有时可活动，子宫与肿块之间有压痛，推动肿块时，患者腹痛加剧。

（四）女性急性下腹痛的治疗原则

在诊断未明确前，禁用止痛药及灌肠。诊断明确后，可针对不同的疾病采取相应的治疗措施。

（五）女性急性下腹痛的病情观察

密切注意腹痛的性质、位置、特点、症状与月经周期的关系。

（1）持续性钝痛多为炎症或腹水所致，持续性难以忍受的疼痛应考虑到晚期肿瘤可能。

（2）输卵管妊娠破裂或卵巢肿瘤破裂可致撕裂样疼痛。

（3）下腹痛正中疼痛多因子宫疾病引起；下腹一侧疼痛应考虑为该侧附件病变；下腹双侧痛常发生于双侧附件炎症病变。

（4）在两次月经期中间出现周期性一侧下腹隐痛，应考虑为排卵痛；经期出现腹痛者可能为原发性痛经或子宫内膜异位症；周期性下腹痛但无月经来潮多为经血排出受阻。

（六）女性急性下腹痛患者的心理护理

急性下腹痛患者在诊断未明确前往往存在焦虑、恐惧等心理问题，护理人员应主动关心、体贴患者，向患者解释疼痛发生的可能原因及治疗前景，解除患者的心理负担。经常与患者家属沟通，争取患者家属的积极配合，共同为患者提供良好的心理氛围。

（王凤娟）

参 考 文 献

[1] 徐凤杰,郝园园,陈萃,等.护理实践与护理技能[M].上海:上海交通大学出版社,2023.

[2] 刘丹,徐艳,计红苹.护理理论与护理实践[M].北京:中国纺织出版社,2023.

[3] 李瑾,赵梦.老年护理[M].北京:中华医学电子音像出版社,2023.

[4] 崔丽娟,张小明.外科护理[M].北京:中华医学电子音像出版社,2023.

[5] 宋桂珍,吴小霞,刘莎,等.现代护理理论与专科护理[M].上海:上海交通大学出版社,2023.

[6] 刁咏梅.现代基础护理与疾病护理[M].青岛:中国海洋大学出版社,2023.

[7] 梁艳,甄慧,刘晓静,等.临床护理常规与护理实践[M].上海:上海交通大学出版社,2023.

[8] 李阿平.临床护理实践与护理管理[M].上海:上海交通大学出版社,2023.

[9] 李婷.外科疾病护理实践与手术护理[M].上海:上海交通大学出版社,2023.

[10] 韩美丽.临床常见病护理与危重症护理[M].上海:上海交通大学出版社,2023.

[11] 安百芬,孔环,刘梅,等.护理基础技能操作与临床护理[M].上海:上海交通大学出版社,2023.

[12] 张敏.现代护理理论与各科护理要点[M].武汉:湖北科学技术出版社,2023.

[13] 夏述燕.护理学理论与手术护理应用[M].汕头:汕头大学出版社,2023.

[14] 呼海燕,赵娜,高雪,等.临床专科护理技术规范与护理管理[M].青岛:中国海洋大学出版社,2023.

[15] 杨正旭,贤婷,陈凌,等.基础护理技术与循证护理实践[M].上海:上海科学技术文献出版社,2023.

[16] 包玉娥.实用临床护理操作与护理管理[M].上海:上海交通大学出版社,2023.

[17] 马姝,王迎,曹洪云,等.临床各科室护理与护理管理[M].上海:上海交通大学出版社,2023.

[18] 高凤云.外科护理技术[M].北京:北京大学医学出版社,2023.

[19] 王芳.临床护理技能[M].北京:人民卫生出版社,2023.

[20] 傅辉.现代护理临床进展[M].上海:上海交通大学出版社,2023.

[21] 王卫涛,赵洪艳,许春梅,等.常见疾病护理进展[M].上海:上海交通大学出版社,2023.

[22] 梁晓庆.护理临床理论与实践[M].上海:上海科学技术文献出版社,2023.

[23] 盛蕾.临床护理操作与规范[M].上海:上海交通大学出版社,2023.

[24] 赵振花.各科常见疾病护理[M].武汉:湖北科学技术出版社,2023.

［25］洪小芬.实用护理实践与应用［M］.汕头：汕头大学出版社，2023.

［26］于红静，郭慧玲.专科疾病护理精要［M］.广州：暨南大学出版社，2023.

［27］仲丽霞，高杰，宋晶，等.老年疾病诊疗与护理［M］.成都：四川科学技术出版社，2023.

［28］袁菲，杨翠翠，张金荣，等.临床护理思维与实践［M］.上海：上海科学普及出版社，2023.

［29］郝娜，李旭静，李超，等.护理综合临床实践［M］.开封：河南大学出版社，2023.

［30］孙珊珊，周金秋，解恒群，等.临床护理学与护理管理［M］.上海：上海交通大学出版社，2023.

［31］林瑞华，王亭亭，迟金菊.护理学基础与护理管理［M］.上海：上海交通大学出版社，2023.

［32］陈静.临床常见病护理进展［M］.上海：上海交通大学出版社，2023.

［33］王娴娴.临床护理研究与新进展［M］.上海：上海交通大学出版社，2023.

［34］胡淑丽，王雪琳，张秀英，等.现代常见病护理规范［M］.上海：上海交通大学出版社，2023.

［35］王建敏.实用内科常见疾病护理［M］.上海：上海交通大学出版社，2023.

［36］潘甜甜，张焱梅，於雯雯，等.关怀理论视角下的护理干预对老年支气管哮喘患者的影响［J］.
海军医学杂志，2023，44（1）：102-105.

［37］蔡冉.临床护理干预路径在支气管哮喘护理中的应用效果分析［J］.中文科技期刊数据库（全
文版）医药卫生，2023（11）：126-129.

［38］王帅，宋艳玲，李雪微，等.人性化优质护理服务在呼吸衰竭护理中的效果［J］.中文科技期刊
数据库（全文版）医药卫生，2023（5）：149-152.

［39］白光英，马麒麟.综合护理干预在重症呼吸衰竭护理中的应用有效性及影响研究［J］.中文科
技期刊数据库（文摘版）医药卫生，2023（7）：119-121.

［40］王雯雯.优质护理干预在呼吸衰竭护理中的临床效果评价［J］.中文科技期刊数据库（全文
版）医药卫生，2023（7）：172-175.